家庭医学健康
百科全书

Family Medical Guide

翟文龙　编著

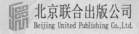

北京联合出版公司
Beijing United Publishing Co.,Ltd.

图书在版编目（CIP）数据

家庭医学健康百科全书 / 翟文龙编著 . -- 北京 : 北京联合出版公司, 2016.6(2021.11 重印)
ISBN 978-7-5502-7578-2

Ⅰ. ①家… Ⅱ. ①翟… Ⅲ. ①家庭保健 Ⅳ. ① R161

中国版本图书馆 CIP 数据核字 (2016) 第 078471 号

家庭医学健康百科全书

编　　著：翟文龙

责任编辑：徐　鹏

封面设计：彼　岸

责任校对：赵宏波

北京联合出版公司出版

（北京市西城区德外大街83号楼9层　100088）

三河市兴博印务有限公司印刷　新华书店经销

字数720千字　　720mm×1020mm　1/16　27.5印张

2016年6月第1版　2021年11月第8次印刷

ISBN 978-7-5502-7578-2

定价：75.00元

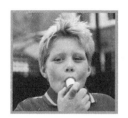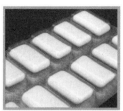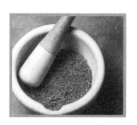

前 言
PREFACE

目前，由于我国医疗机构普遍存在"以药养医"等种种弊端，上医院看病常常需要办理各种繁杂的手续，付出高昂的医疗费用，看病就医成了当前让老百姓最头疼的事。因此，多数人希望能在家中自行治疗一些疾病，而不用时时、事事都求助于医生。其实，自我治病防病，维护和促进身体的健康，这是完全可行的。只需要掌握基本的医学常识、护理技能和急救技能，就能在日常生活中成为自己最好的家庭医生，有力地捍卫自己和家人的健康。如果能做到对自身和家人的身体状况有较为清楚的了解，随时监测身体的各项指标，判断身体发出的各种警讯，就完全可以根据病情和经济情况选择合适的自疗妙方，从而免去了上医院求医的种种麻烦。

但也有一些人对家庭自我保健和医疗抱怀疑态度，认为病了只能求助医生，事实上这是过度放大了医生的作用。在治疗一些小病小痛方面，医生并不比我们自己更高明。医生的治疗的确能缩短病程，缓解症状，这让多数人认为病愈完全是医生的功劳。然而大家不知道的是：许多疾病是可以通过身体自愈能力来治愈的，医生用药后反而会抑制身体本身的自愈能力，久而久之，人体会开始依赖医药。最高明的治疗手段是我们身体本身的自愈力，只需要我们自己去引导它发挥作用，就可以轻轻松松地恢复健康。

无论对于患者还是医生而言，拥有一部真正称得上权威的家庭医学指南都是梦寐以求的事情。患者足不出户，就获得世界一流医学专家关于各种疾病的治疗建议，放心、舒心、省事、省钱，其效果还远远超过了那些医术平庸者开出的药方。《家庭医学健康百科全书》就是一部符合广大读者家庭保健需求的书，它既是一部家庭医疗保健指南，帮助读者解决自身或家人的健康问题，也是一部供医生参考和学习的医学工具书。

懂得并掌握一套科学、实用的家庭医学知识，就等于为全家人上了一份健康保险。本书与其他的家庭医疗用书相比，内容更为广泛和深入，涵盖家庭健康医疗的各个方面，信息非常丰富，是目前最全面的家庭健康医疗实用工具书之一。书中共有八章内容，首先，简明地阐述了家庭实用医学常识、家庭卫生与保健、家庭用药指南的相关知识，方便读者快速掌握最基础的家庭保健知识，以便面对小病小恙做到心中有数。其次，重点讲述了急症和意外伤害的急救措施和急救的基本常识，以及科学的家庭护理方案，帮助读者轻松掌握各种急救技能和护理技能。再次，按不同病症分科，用图文结合的方式介绍了各种常见病的基本常识和治疗方法，帮助读者轻松应对生活中的常见病。最后，介绍了传统中医疗法、自然疗法，让读者真正享受花钱少，无副作用的疾病诊疗方法。

阅读本书，读者能获得权威、专业的防病、治病、保健方案，掌握准确、实用的医学知识和信息，了解疾病真相，面对疾病，无须恐慌，无须乱投医，一些小病在家就可以处理，患上大病去医院就诊时，自己多一份医学知识储备，便能更好地配合医生治疗，使得医生更准确地诊断疾病，治疗效果也会倍增。但愿本书能满足每一个家庭的需要，帮助你随时解决健康问题，为你和家人的健康保驾护航。

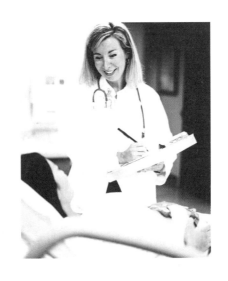

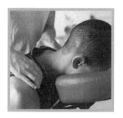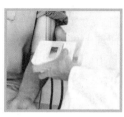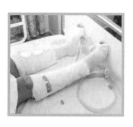

目 录
CONTENTS

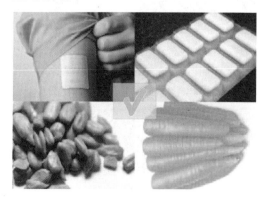

第三章　家庭用药指南

第四章　急救和家庭护理

第五章　常见症状的自我诊断

第六章　常见疾病防治

第七章 传统中医疗法

第八章 自然疗法

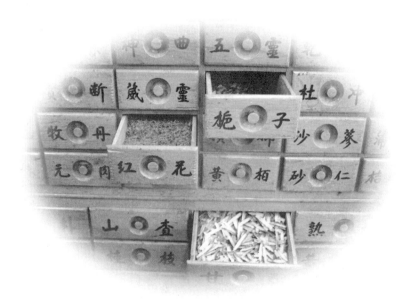

第一章　家庭实用医学常识

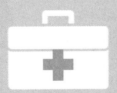

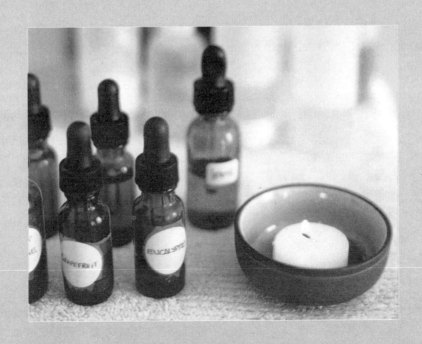

第一节 人体结构

骨骼

人体骨骼共有 206 块。上肢骨共有 64 块，每侧是 32 块；下肢骨共有 62 块，每侧是 31 块，头颅骨有 29 块，脊柱骨有 26 块，胸部骨有 25 块。只有少数人的骨块数目微有不同。

» 骨的形成

胎儿早期，头颅所含的真正骨块很少，大多数骨块是由"软骨"所构成。软骨转化为骨块的过程叫"骨化"。在 X 光照射下，唯一能显示出来的地方就是骨块形成的地方（软骨几乎是看不出的），故能轻易地查出骨化现象。在股骨、肱骨及指骨等长骨中，骨骺区的骨块生长情况最充分。

·头颅

头颅由许多骨块结合而成，形成一个坚硬的结构以保护脑及中枢神经，并作为颜面组织的基础。

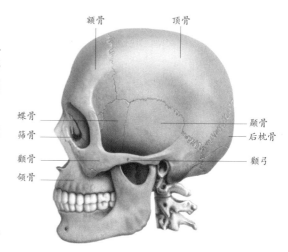

头颅骨侧面观
头颅骨由 29 块骨头构成。

·骨骼

男性与女性骨骼的差异，主要在于骨盆形状。

胛舌骨肌下腹和锁骨之间是肩胛舌骨肌锁骨三角，又称锁骨上大窝或三角。体型较瘦者，在胸锁乳突肌起端两头之间，还可看到锁骨上小窝或三角。

·面前区

面部的血供主要来自颈内动脉的分支。面动脉经咬肌前缘上行，并以其终末支内眦动脉与眼动脉的分支鼻动脉吻合。在面部，面动脉发出成对的分支分布到唇部。面侧区由面动脉和面横动脉共同营养，后者源自颞浅动脉。面前区深层由上颌动脉的终末支眶下动脉营养。

表情肌由面神经分支支配，分支包括颞支、颧支、颊支和下颌缘支。

面部的皮肤感觉由三叉神经的分支——眼神经、上颌神经和下颌神经管理。眼神经分出额神经、泪腺神经和鼻睫神经司管面部皮肤感觉。

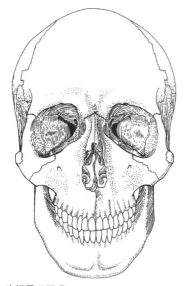

头颅骨正面观

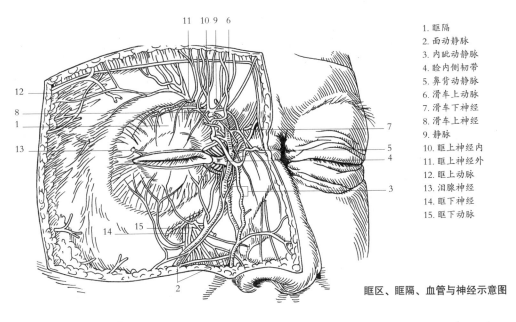

1. 眶隔
2. 面动静脉
3. 内眦动静脉
4. 睑内侧韧带
5. 鼻背动静脉
6. 滑车上动脉
7. 滑车下神经
8. 滑车上神经
9. 静脉
10. 眶上神经内
11. 眶上神经外
12. 眶上动脉
13. 泪腺神经
14. 眶下神经
15. 眶下动脉

眶区、眶隔、血管与神经示意图

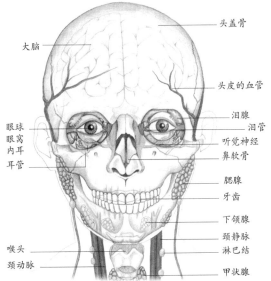

头盖骨
大脑
头皮的血管
泪腺
泪管
听觉神经
鼻软骨
腮腺
牙齿
下颌腺
颈静脉
淋巴结
甲状腺
眼球
眼窝
内耳
耳管
喉头
颈动脉

头颈部正面示意图

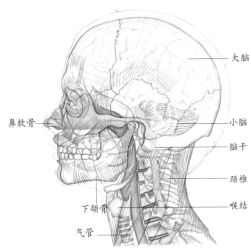

大脑
小脑
脑干
颈椎
喉结
鼻软骨
下颌骨
气管

头颈部侧面示意图

» 骨骼的构造成分和作用

　　人体的骨架由206块骨组成，加上肌肉和关节构成了整个运动系统。有了它，我们就可以通过有力的运动来接触外部世界，或用四肢做出极其细微的运动。骨骼将人体支撑起来，赋予人体外形，并且包裹和保护了内部器官。另外骨骼储存矿物质，骨内含有造血的骨髓。

·脊柱

　　贯穿人体中央的一串坚固而可弯曲的骨。脊柱由许多以关节相连的脊椎骨构成。每个关节只容许小量的运动，但全部加起来便能使脊柱弯曲自如。从侧面看，脊柱呈4个生理弯曲，这有助于增强脊柱、平衡身体

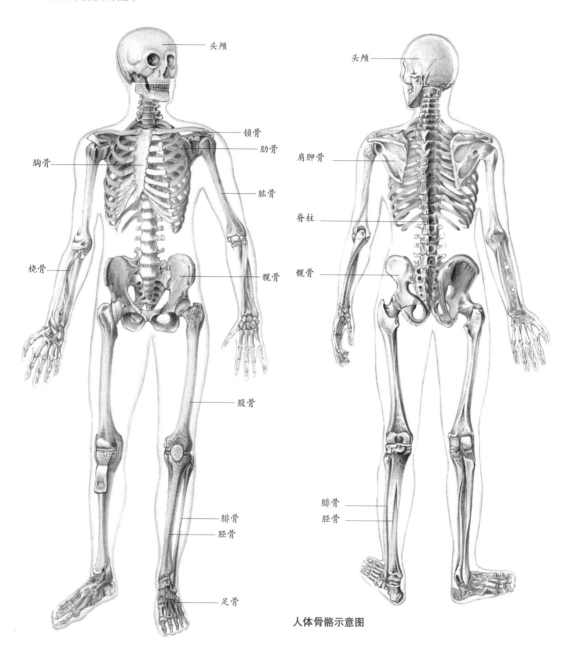

人体骨骼示意图

头颅
锁骨
肋骨
胸骨
肱骨
桡骨
髋骨
股骨
腓骨
胫骨
足骨

头颅
肩胛骨
脊柱
髋骨
腓骨
胫骨

并吸收运动中的颠簸。

· 脊椎骨

　　构成脊柱的骨块。一块脊椎骨包含一块短的柱状骨，称为椎体，连接在一个称为椎弓或神经弓的环形弓上。椎体有助于承受人体的重量。椎弓可保护脊髓，后者贯穿称为脊椎孔的空间。椎弓具有若干骨质突起，称为棘突。它们形成与其他脊椎骨之间的关节，

并固定肌肉。脊柱具有 24 块分离的脊椎骨和 9 块部分或全部融合在一起的脊椎骨。

· 关节的种类

　　骨骼中各骨之间的连接是由关节完成的。关节有好几种：固定关节（骨缝）将骨块牢牢地结合在一起，头颅即是用固定关节结合在一起的许多骨块；部分活动关节具有某种程度的伸缩性，脊柱的骨块即是由这种

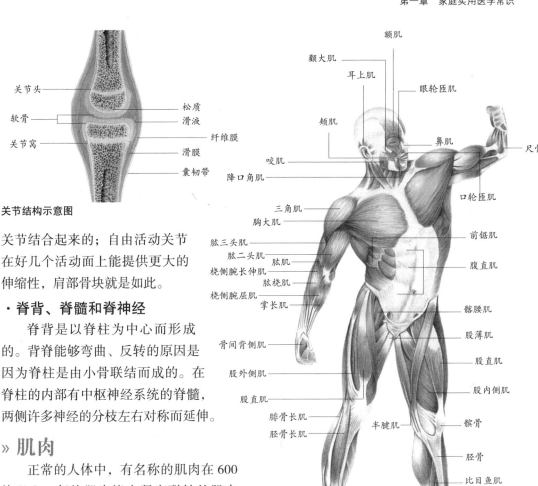

关节结构示意图

关节结合起来的；自由活动关节在好几个活动面上能提供更大的伸缩性，肩部骨块就是如此。

·脊背、脊髓和脊神经

脊背是以脊柱为中心而形成的。背脊能够弯曲、反转的原因是因为脊柱是由小骨联结而成的。在脊柱的内部有中枢神经系统的脊髓，两侧许多神经的分枝左右对称而延伸。

》肌肉

正常的人体中，有名称的肌肉在 600 块以上。每块肌肉皆由紧密联结的肌肉纤维构成，其长度由几毫米（如牵动眼球的肌肉）到 30 厘米不等（如臀部肌肉）。骨骼肌的两端直接或经由一条肌腱与一块骨头相连。

·肌肉的种类

肌肉基本有两种：能控制的肌肉，称为随意肌、横纹肌肉或称为骨骼肌。不能控制的肌肉，称为平滑肌、自主肌或不随意肌。虽然心脏肌肉不受控制，但通常单独归入一类——心肌。

·头部及颈部肌肉

面部肌肉可以产生与饮食及头部姿势有关的各种运动。此外，表情也是许多肌肉协调动作而做出的。

放松状态肌肉纤维的长度较长，收缩状

人体肌肉正面图

态的肌肉纤维长度较短。

神经系统

神经系统是一个巨大复杂的网状系统，控制着人类生活和行为的每一方面。这个系统交织遍布全身，接收、破译并对从外界及自身得到的信息采取行动。控制这一网状系统的是中枢神经系统，它包括脑和脊髓。中枢神经系统的作用主要与感觉和主动行为有关。

» 神经细胞

神经系统的基本功能单位是神经细胞（又称神经元），从含有细胞核的细胞体分支出的突起向各个方向延伸。细胞最长的突起是轴突，它传导着向外传出的信号。其余的突起是树突，数量不等，主要接收从其他细胞传来的信息。

» 周围神经系统

周围神经系统包括 12 对脑神经和 31 对脊神经。神经元分为传入神经元和传出神经元。传入神经元负责携带信号传向中枢神经系统，而向外传播的信号是由传出神经元传导的。一组组传入纤维从脊椎骨间的空隙进入脊髓形成脊神经后根；传出纤维也从同样的间隙以脊神经前根的形式离开脊髓。周围神经系统的传出纤维可划分为躯体神经系统和自主神经系统。躯体神经纤维激活对骨骼肌或随意肌的控制，而自主神经纤维对平滑肌或不随意肌起作用，也对心肌和多种内部器官和腺体起作用。

» 自主神经系统

自主神经系统与无意识功能有关，可被进一步分类为交感神经系统和副交感神经系统。这两种成分经常存在于同一个腺体或器官，彼此相互拮抗。一般地说，交感部分在需要快速行动时起作用，而副交感神经可以拮抗交感神经。自主神经系统调节正常情况下无意识的生理活动，比如呼吸、心率、血液流动、体温控制、消化、腺体分泌及排泄。

» 脑与神经

脑是中空的，其内有 4 个互相连接的空腔，叫作脑室。脑室里面充满了一种叫脑脊液的液体。脑室与脊髓中央下行的细长腔相连。脑被包在由颅骨形成的坚硬颅腔里面。脑的主要组成部分是两个大脑半球、小脑及脑干。大脑半球内含将近 90% 的脑组织，由复杂的神经组织皱褶所组成，其皱褶的全部表面约有一张报纸那么大。与肌肉协调有关的小脑，位于大脑两个半球后下方，也由神经细胞组成，并且也为两个半球。长约 75 毫米的脑干，将脑部其他部分与脊髓相连，含有控制"自律"功能的神经中枢。

·颅神经

由脑底伸向身体各部位的颅神经共有 12 对。有几条较重要的神经将主要感觉器

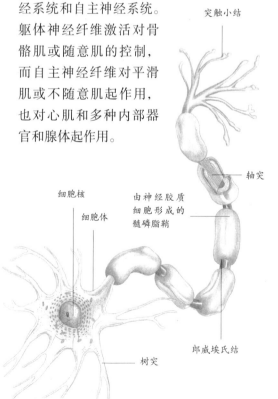

神经元构造

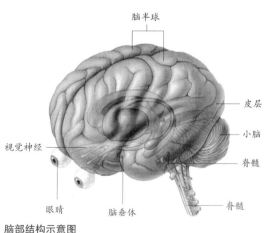

脑部结构示意图

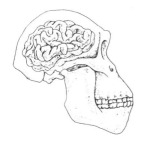

很小的脑，最早的人类——南猿比唯一存活下来的人类——晚期智人的脑部小。

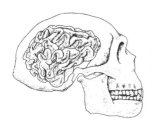

稍大的脑，170万年前的直立人的脑容量大约是南猿的2倍。

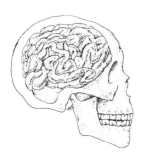

很大的脑，晚期智人的头骨脑容量为1200~1600毫升，是南猿的3倍左右。

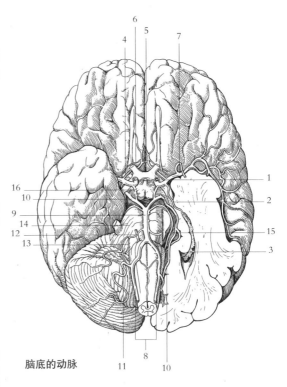

脑底的动脉

1. 颈内动脉	9. 旁中央动脉
2. 虹吸部	10. 大脑中动脉
3. 大脑前动脉	11. 岛叶支
4. 胼胝体周围动脉	12. 外侧额底支
5. 胼胝体膝	13. 颞支
6. 额底内侧动脉	14. 顶叶
7. 额支	15. 大脑后动脉
8. 胼胝体缘支	16. 眼动脉

官的信息带到脑部去。例如，视神经将视觉信息由眼睛传到脑部去，脑部则对这些信息加以协调及解释。

循环系统

循环系统负责将血液运往身体各器官组织。动脉将血液从心脏运出去，静脉再把血液运回到心脏来。

》心肺与血管

心脏几乎完全由肌肉组成，大约有紧握的拳头大小。它大致位于胸部中央，其中2/3部分位于胸骨左边，另外1/3位于右边。肺位于心脏两侧，左肺较右肺略小。在左右肺之中，大约含有3亿个微小的肺泡，其表面的总面积有一个网球场那么大。肺部上端与颈根部的锁骨齐平，而肺的底部由于呼吸的缘故，在第十肋至第八肋间移动。

》胸部

由胸内观察，可见肺部（部分呼吸系统）与心脏（部分循环系统）之间的错综复杂的联系情况。

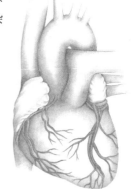

心脏血管外观参考图

呼吸系统

肺中血液的氧化，各组织使用氧和产生二氧化碳，及在肺中清除血液中的二氧化碳的过程，被称为呼吸。肋间肌和膈肌的收缩增大了胸腔容积，使我们吸入气体；反之，我们呼出气体。呼吸系统沿气管下行，气管在肺中分成越来越小的细支气管，最后形成肺泡，在肺泡里血液和气体紧密接触，使二氧化碳和氧气得以自由交换。

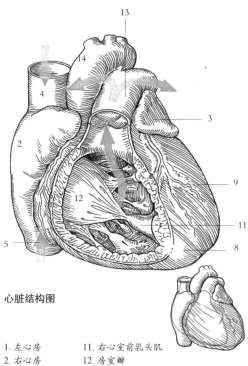

心脏结构图

1. 左心房
2. 右心房
3. 心耳
4. 上腔静脉口
5. 下腔静脉口
6. 下腔静脉瓣
7. 冠状窦口
8. 右心室
9. 左心室
10. 肉柱
11. 右心室前乳头肌
12. 房室瓣
13. 肺动脉干
14. 主动脉
15. 主动脉瓣
16. 二尖瓣

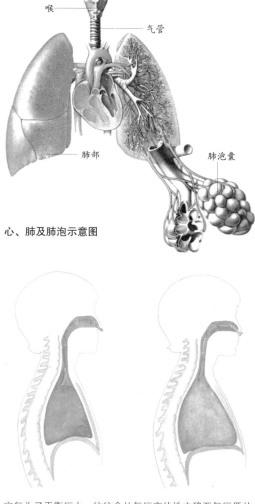

心、肺及肺泡示意图

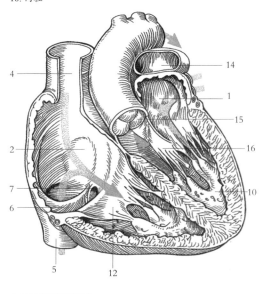

血液流通路线简图

血液在封闭的路线之中循环。气体交换在肺部进行，由肺部出来的血液经过心脏泵往全身各处，然后再回到肺部。

空气为了平衡压力，往往会从气压高的地方移至气压低的地方。借着横膈活塞式的运作，当肺中的气压下降时，外面的空气就流进来。相反地，肺的气压升高时，内部的空气就往外跑。平静呼吸时，其吸气时空气的流通时速是 6.4 千米，相当于风的速度。

躯干

由脊柱、肋骨和肩胛骨及覆在骨骼上的肌肉等组织构成，其可被横膈分为胸部和腹部。躯干的上部是胸部，内有心脏及肺脏。横膈的边缘附着于胸廓的底部。腹部有消化系统及泌尿系统。腹部下方是由髋骨组成的骨盆。

消化系统

消化道是一条从口腔延伸到肛门的管道。食物从口腔下移，通过食道（长约25厘米）到达胃部（容量大约是1.5升）。食物在胃中停留一段时间后，又到达十二指肠，细小的肝管及胰管将来自肝和胰的消化液运到十二指肠。食物主要是在接下来的小肠（长5米）中被消化吸收的，然后是2.5米长的大肠，向下进入直肠，最后抵达肛门。

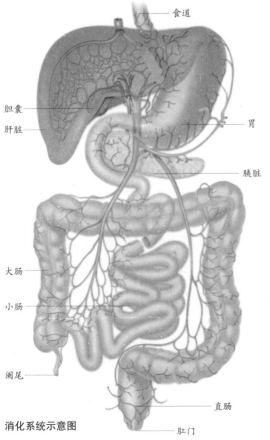

消化系统示意图

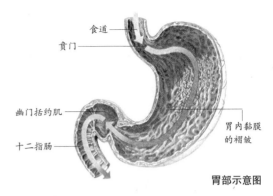

胃部示意图

淋巴系统

淋巴系统遍布全身，可把细胞之间的空间中过多的流体，引入两条导管，再排入血液。淋巴系统是单向的，可将流体送回血液中，但不能从血液中收集流体。

淋巴系统还辅助免疫系统，抵抗感染。淋巴液是一种从血液中衍生出来的液体，色泽透明或呈浅枯草色，在比静脉和动脉细小的淋巴管内流动。淋巴有两项主要的功能：一是把某些物质（如脂肪）及其他化学物质输送到全身各处去，二是帮助人体抗御疾病。

淋巴结嵌于淋巴管间，有过滤淋巴液的作用。

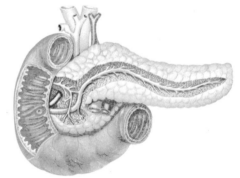

胰腺
胰脏是产生消化液并调节血糖浓度的细长的器官，几乎呈水平状位于胃的下面。它同时为消化系统和内分泌系统的组成部分。分泌酶以用于消化的胰细胞，形成外分泌腺，称为腺泡。一个腺泡由一簇细胞构成，其透过一条称为胰管的导管将胰液释放入十二指肠。产生激素的胰细胞则是内分泌腺，称为胰岛。胰岛素和抗胰岛素就是由胰岛所生产的激素。这两种激素合力控制血液中的葡萄糖浓度。胰岛直接将激素释放到血流中。

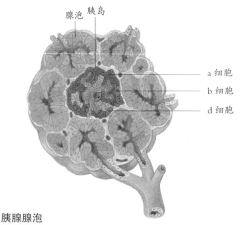

胰腺腺泡

胰腺内分泌腺由数团细胞构成，称为胰岛。胰岛主要有三种细胞——a细胞、b细胞、d细胞。在这些细胞的周围有若干组外分泌腺，称为腺泡。腺泡向通往胰管的小导管中分泌消化酶。

脾脏是淋巴系统中最大的器官，有制造淋巴细胞，破坏衰老的血细胞的作用。

内分泌系统

内分泌系统包括9种主要腺体，分散在全

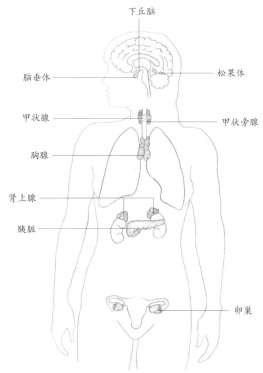

女性全身内分泌腺概况

身。这些腺体共同产生数十种化学物质，称为激素。它利用化学回馈来调节身体许多作用的速率，并在生长和有性生殖中担任关键的任务。

泌尿生殖系统

泌尿系统由肾脏、输尿管、膀胱、尿道组成。负责将细胞摄取养分及热量之后代谢出来的废物和水分一起排出体外。

膀胱将来自肾脏的尿液储存起来，并经由尿道将尿液排出体外。男性的尿道大约有25厘米长，但女性的尿道则只有2毫米长。下腹部器官有时候被叫作盆腔器官，因为它们位于杯形的髋骨（骨盆）内。

» 肾

排出废物并控制水分的排泄器官。人体内有两个肾，外形如豆，呈褐色，其位置在腹部的后方附近。肾从血液中以尿液的形式排出废物、盐分和水。每个肾含有100万以上的微小过滤器，称为肾小球，紧密地聚集在一起。在肾外部的皮质内，液体由血液当中滤出，然后进入肾小球。在肾内部的髓质内，身体所需的大部分物质被血液重新吸收。肾小球中存留的液体排入称为输尿管的导管中，然后再压送到膀胱中。

健康小贴士

肾脏的主要功能是形成尿液，排出代谢产生的废物。此外，它在维持水、电解质和酸碱平衡中也起重要作用。肾脏生成尿液要经过三道程序：①肾小球的过滤作用；②肾小管和集合管选择性重吸收；③肾小管和集合管的分泌与排泄。

» 男性生殖器官

除了看得见的阴囊（内有两个睾丸）及阴茎之外，男性生殖器官还包括腹内的腺体及导管。

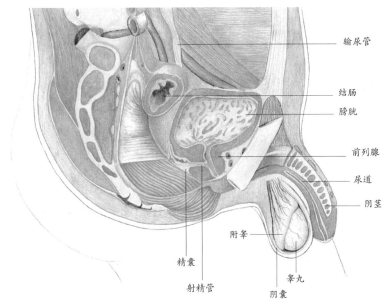

输尿管

结肠

膀胱

前列腺

尿道

阴茎

附睾

精囊

射精管

睾丸

阴囊

男性生殖系统

» 女性生殖器官

女性生殖系统可分内生殖器官和外生殖器官，分别指生殖系统在体内不可见的部分和体外可见的部分。外生殖器包括阴阜、大阴唇、小阴唇、阴蒂、阴道前庭，内生殖器包括阴道、子输卵管、卵巢。

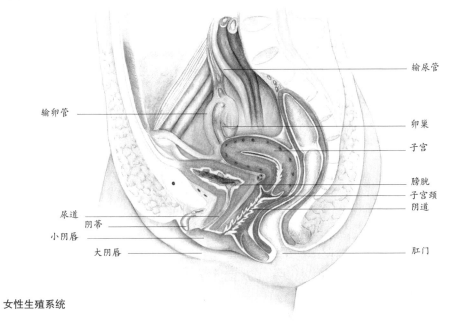

输卵管

尿道

阴蒂

小阴唇

大阴唇

输尿管

卵巢

子宫

膀胱

子宫颈

阴道

肛门

女性生殖系统

第二节　就医检查咨询

了解医院

无论居住何处，都要问清楚医院在哪儿，有哪些好医生。不要等到家里有人生病了才病急乱投医。了解医疗情况最好选在平时空闲的时候，这样就可以从容、审慎地实地查看并获取到多方面的信息，也可通过体检与医生建立起融洽的关系。这一点很重要，可以让医生了解你的体质，为日后发现问题，对症下药做准备。

举家迁往新居前，如家里有人生病并且正在接受治疗，一定要请诊治的医生将病况及病历用书面形式详细列明，以便交给新医生作为参考。

» 看病须知

· 及时就诊

患者一旦发现自己有不适症状时，如经常出血、胃痛等，就应及时上医院诊治。尤其是出现一些原因不明的症状，如淋巴结肿大、腹部出现肿块等，更应及时上医院检查。

· 全面叙述病史

向医生叙述自己的病史时，首先应讲自己目前最突出的症状是什么，什么时候出现的。再讲述与之有关的症状。最后应说过去得过什么病。

· 客观地讲述病情

有好多患者刚坐到医生面前，就迫不及待地先给自己下个诊断。这样很容易诱导医生误诊。正确的方法是要耐心地、客观地讲述自己的病情，使医生能够准确地做出结论，对症下药。

· 相信医生的诊断

患者应该相信医生的诊断，不要疑神疑鬼。否则，既不利于治疗，又无助于早日康复。当然，患者也可以多去几家医院，多找几位医生来为自己诊治。

» 急诊治疗

了解在何种情况下应该急诊是十分必要的。

· 市级医院急诊范围

（1）病人发热体温在 38.5℃以上。

（2）病人有急性心力衰竭（心率在每分钟 120 次以上或每分钟 50 次以下），或心律失常（脉搏的节律不规则，而且强弱不等）。

（3）大出血：包括呕血、咯血、五官出血和外伤、妇科、产科等出血。

（4）有昏厥、昏迷、休克、抽搐、急性肢体瘫痪。

（5）各种急性中毒：食物中毒、农药中毒等。

（6）呼吸困难、颜面青紫、呼吸道异物阻塞。

（7）急性腹痛，如急性阑尾炎、急性黄疸、胃、十二指肠溃疡穿孔、宫外孕等。

（8）急性损伤、交通事故以及各种创伤导致软组织损伤、骨折、灼伤等。

（9）急性无尿（一昼夜完全停止排尿），或尿潴留（小腹膀胱膨胀但不能排出小便）。

（10）急性视力障碍、眼部异物、电光性眼炎。

（11）意外伤害：电击、触电、溺水、土建塌方挤压伤、工业外伤等。

· 病人看急诊须知

（1）首先经值班护士鉴别了解症状是否属于急证，确认是急证的，则予急诊挂号。

（2）向急诊室护士借取推床、推椅、担架，便于移送危重或行走不便的病人。

（3）急诊病人的处方、检验单、手术申请单、入院通知单等一般都加盖"急诊"两字。病人家属可直接到专为急诊服务的窗口办理各种手续。

（4）急诊病人经医生检查后，由医生决定是否要回家治疗和休息，或留院观察及住院治疗。

（5）看过急诊后，根据医嘱还需到门诊或专科门诊去做系统的检查，进行有计划的完整治疗。复诊时，要带上急诊病历卡及化验单、X线检查报告等。

» 门诊治疗

· 内科

诊断人体内脏器官和系统的疾病，一般采用外科手术以外的方法加以治疗。

· 外科

通过外科手术治疗身体损伤、疾病或畸形。外科学的分支很多，既有普通外科（包括颈部、腹部和胸部）、眼外科、口腔外科、胸外科、心血管（心脏和循环系统）外科、结肠和直肠外科、神经（脑和神经系统）外科、矫形（骨骼、肌腱和韧带）外科，以及整形（整复或整容手术）外科等。

· 麻醉科

采用引起知觉消失的麻醉剂，为接受外科手术的病人或产妇实施麻醉。

· 心脏内科

治疗心脏和循环系统疾病，特别是治疗心血管疾患。

· 皮肤科

专门诊治皮肤和毛发的疾患。

· 内分泌科

治疗内分泌系统疾病。内分泌系统包括各种产生激素的腺体，激素用以调节人体多种生理功能。内分泌专家专门诊治各种有关激素分泌和代谢功能的疾患，诸如甲状腺疾患、糖尿病、某些类型的肥胖病等。

· 消化科

治疗消化道疾患，即食道、胃、肠以及肝脏、胰脏等器官的病。

· 老年病科

专治老人的功能失调或常见病。

· 妇科

治疗妇女生殖系统疾患，大多数妇科医生也是产科医生。

· 产科

负责妊娠期、分娩期和产后的医疗护理工作。

· 传染病科

诊治由病毒、细菌和其他微生物引起的疾病。

· 泌尿科

治疗肾脏尿道、前列腺和生殖器的疾患。

· 精神科

诊治精神病和情绪问题。

· 神经科

治疗脑部和神经系统的疾患。

· 肿瘤科

治疗良性或恶性肿瘤。

· 放射科

利用X射线照片诊断疾病，并且实施放射治疗。

· 眼科

专治眼疾和视觉毛病。

· **耳鼻喉科**

治疗耳、鼻和咽喉疾患。

· **儿科**

诊治儿科疾患，实施预防接种，照顾儿童健康；检测儿童及少年的行为问题和心理障碍，并给予适当治疗。

· **病理科**

通过化验室试验研究疾病及疾病在人体组织内引起的变化。

» 住院治疗

如果患者病情较重，需长时间正规治疗，医生就会要求患者住院。

· **住院准备**

患者住院前要有所准备，需带的物品有：住院证、门（急）诊病史卡、身份证或公费医疗证。并准备预交一定数目的现金（各医院按不同疾病而规定的住院预交款）以及碗、筷子、匙、毛巾、牙刷、牙膏、肥皂、杯子、卫生纸等日常生活用品。

» 住院须知

（1）遵守医院制度，听从医务人员指导，与医务人员合作。

（2）医生查房时不能离开病房，按时休息。不能外宿，必要的外出应该请假，经医生同意后，才能离开病区。

健康小贴士

下面是你在选择医生时所需要考虑的一些事情：

（1）你需要哪一类的医生？

（2）你需要一个对某类治疗技术或者对某类疾病有专长的医生吗？

（3）医生的办公地点能很容易找到吗？他有足够的办公时间和手术时间吗？你需要提前多久预约？

（4）你所要选择的医生在同行中有良好的声誉吗？

（3）不得擅自进入医护办公室，翻阅本人或其他人的病历卡及各种医疗检查报告。

（4）饮食应由医生决定，不得随意更改。糖尿病人尤应严格控制饮食。

（5）不得进入其他病房，防止交叉感染。

医院检查

» 询问病史

病史询问就是医生向患者及其家属了解患者发病的经过及症状的演变，这是诊断疾病的第一步。

· **患者的基本情况**

患者的姓名、性别、年龄、婚姻状况、籍贯和职业等。

· **现病史**

主要包括本次疾病发生的时间、起病缓急和各种症状、起病后的发展过程，以及曾接受何种治疗、治疗效果如何。对于主要症状应当详细讲明。

· **健康史**

患者过去的健康情况与这次发病常有密切的关系。所以医生会询问过去曾患过何种疾病以及治疗和康复的情况。

· **家族史**

家庭各成员的健康情况，有无结核病、肿瘤、糖尿病、冠心病、高血压病及精神病等。

» 体格检查

体格检查是医生对患者进行诊断的第二步。体格检查通常按一定顺序，先观察全身一般情况，然后依次从头开始，到颈部、胸部、腹部、四肢，必要时还要检查肛门及外生殖器。检查方法包括视诊（望诊）、触诊、叩诊和听诊。常用的检查器械有听诊器、血压计、体温表等。

· 全身情况

神志意识：观察患者的神志。如有兴奋不安、语言失常、寻衣摸床等，称为"意识障碍"，按其程度可分为意识模糊、嗜睡、昏迷等。若患者有错觉、幻觉、骚动不安、胡言乱语等，称为"谵妄"。

体温、血压：医院测量体温的方法主要有口测法和腋测法两种，成人正常的体温为 36.3～37.2℃，婴幼儿体温会略高一些。一般会测 2～3 次，每次间隔 2～3 分钟，最后取平均值，理想血压值为：收缩压 <120 毫米汞柱，舒张压 <80 毫米汞柱。

气味：某些特殊的气味，可有利于诊断的确立，如糖尿病酮症酸中毒时，可闻到患者口腔内有烂苹果气味；有机磷中毒患者口腔内有大蒜味，等等。

皮肤和黏膜：注意皮肤有无苍白、黄疸和发绀；有无失水或水肿；有无出血点和皮疹。红痣色泽鲜红，可经常见到。

淋巴结：检查颌下、颈部、锁骨上、腋窝和腹股沟的淋巴结，应注意其大小、数量、有无压痛、硬度及活动度。一般来说，淋巴结肿大而压痛明显者多为发炎所引起；质地坚硬而固定，则应考虑肿瘤或其他部位肿瘤的转移。

头部五官：注意头部形态、婴幼儿囟门是否闭合，有无隆起或凹陷。囟门隆起，说明脑压增高；囟门凹陷是失水的表现。注意有无面瘫。

眼：有无突眼、眼皮浮肿、巩膜发黄、结膜充血、出血、眼球活动度及有无震颤等。正常人瞳孔遇光后缩小，深度昏迷时瞳孔对光反射消失，两侧瞳孔放大。

耳：检查有无流脓，乳突部有无压痛及两耳的听力情况。

鼻：有无鼻塞、流涕、鼻腔出血。鼻翼翕动常是呼吸困难的表现。

口腔：黏膜有无溃疡，口唇有无疱疹、

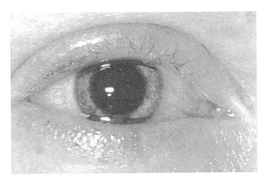

角膜溃疡

角膜溃疡指角膜（眼球前面的透明保护膜）的外层发生的破裂或者开放疮。角膜溃疡会导致巩膜变成粉红色或者红色。有些情况下，溃疡看起来就如一块白斑，能影响视力。

发绀。扁桃体有无肿大及分泌物。

· 颈部检查

颈部阻力：正常时抬头颈部无阻力。颈部阻力增加是脑膜受刺激的表现。

甲状腺：甲状腺可随吞咽运动而上下活动，应注意其大小、形状、质地、有无震颤及血管杂音。

气管：将示指和无名指放在左右胸锁关节突起上，中指放在气管上，检查气管是否居中。当肺不张、肺萎缩时，气管被拉向患病的一侧；而大量胸水、气胸时，气管被推向不患病的一侧。

颈静脉：正常坐位时颈静脉不显现，如有怒张，表示有心力衰竭或上腔静脉受压迫、心包缩窄等。

颈动脉搏动：正常人不显著。当有主动脉瓣关闭不全时，由于脉压增大，可见到颈动脉明显搏动。

· 胸部检查

胸部检查包括胸壁、肺脏和心脏。

胸壁：观察胸廓外形。一般老年人或肺气肿患者，胸廓前后径增加（称桶状胸）；软骨病患者呈鸡胸；先天性心脏病患者，常有心前区隆起。胸部一侧或局部凹陷见于肺萎缩胸膜粘连、肺不张或胸部手术后；胸部一侧或局限隆起见于代偿性肺气肿、胸腔积液。触诊局部有无压痛、皮下气肿。

肺脏：①望诊。正常两侧呼吸运动对称。一侧肺或胸膜病变可使该侧呼吸运动减弱或消失。②触诊。两侧呼吸运动幅度、语音震颤。语音震颤增强见于大叶性肺炎、浸润型肺结核、肺梗阻、肺结核空洞、肺脓肿等；语音震颤减弱见于支气管阻塞、胸水、气胸及胸壁增厚等。③叩诊。正常肺脏叩诊清音。叩诊变浊音见于肺炎、肺结核、胸腔积液和胸膜增厚等。叩诊变鼓音见于肺空洞、肺大泡。叩诊过度回响见于肺气肿。肺脏的叩诊尚需注意肺上界、肺下界及肺下界的移动度。④听诊。听呼吸音、啰音、胸膜摩擦音及语音。呼吸音有支气管呼吸音、支气管肺泡呼吸音和肺泡呼吸音。

心脏：①望诊。心尖冲动的位置、范围及强度。正常心尖冲动在左第五肋间锁骨中线稍内侧，冲动范围为直径 2.0 ～ 2.5 厘米。当左心室肥厚时，心尖向左下移位，冲动有力呈抬举样；当心包液体时，心尖冲动减弱或消失。②触诊。触感心尖冲动、震颤和心包摩擦感。后二者均为病理性。③叩诊。正常人心脏左界在第二肋间区是位于胸骨左缘，向下逐渐左移，到达心尖时在左锁骨中线内 1 ～ 2 厘米。心脏右界几乎与胸骨右缘吻合，但在第四肋间区位于胸骨右缘之外。④听诊。要注意心率、心律、心音的强弱及性质、除心音以外的附加音，包括杂音和摩擦音。正常心率每分钟 60 ～ 100 次，规则、有力。每分钟多于 100 次，称为心动过速；少于 60 次，称为心动过缓。

·腹部检查

可人为地将腹部分成 9 个区（右上腹部、右中腹部、中下腹部、左上腹部、左中腹部、左下腹部、中上腹部、脐及脐周部、右下腹部）。腹部检查也可分为望、触、叩、听诊 4 种。

望诊：正常腹部平坦，存在腹式呼吸。消瘦或严重脱水时，腹部凹陷（称舟状腹）。腹部膨隆表示腹水、腹块或气腹。腹壁静脉显露、怒张，表示门静脉或下腔静脉血流受阻。

触诊：检查肝脏、脾脏位置，大小、质地，表面有无结节、压痛及叩击痛。腹部有无块物，如发现有块物，应注意其部位、大小、边缘、表面、质地、活动度及有无压痛。腹部有无压痛（急性阑尾炎时，右下腹有压痛）、挤压痛及反跳痛。

叩诊：有无移动性浊音（有移动性浊音，则表示有腹水）。胃肠道穿孔时肝脏浊音界消失。

听诊：正常肠鸣音每分钟 4 ～ 5 次。肠鸣音增多见于腹泻；肠鸣音消失见于麻痹性肠梗阻。

·脊柱及四肢检查

检查脊柱弯曲度、有无压痛及叩击痛、活动度如何。检查四肢有无畸形、瘫痪、有无震颤（常见于肝昏迷、甲状腺功能亢进、麻痹性震颤等）、有无静脉曲张及水肿。关节检查要注意其形态、局部皮肤情况及关节活动度。杵状指（趾）见于肺气肿、先天性心脏病等。

·神经系统检查

神经系统检查内容比较复杂，这里只介绍正常神经反射、锥体束征及脑膜刺激征。常选用的正常神经反射有角膜反射、肱二头肌反射、肱三头肌反射、膝反射及跟腱反射、腹壁反射等。锥体束征包括划足底试验，腓肠肌挤压试验和擦胫骨试验。脑膜刺激征有抬头试验及屈髋伸膝试验。

·血型与配血

人类的红细胞分为 O、A、B 和 AB 四种主要类型，此外还有不少亚型和其他许多血型系统。不同血型的红细胞所含的凝集原和血清中的凝集素均不相同。各型血之间可发生凝集反应，不论红细胞的 A 或 B 凝集原，只要遇到相对的凝集素就会发生凝集。

血型的鉴定：一般取已知 A 型和 B 型人的血清作为测定的标准血清，然后将受检的红细胞分别加入这两种血清里，用肉眼或显微镜观察这些红细胞有无一堆堆的凝集，而判定其血型。

» 透视与拍片

·透视

透视（特别是胸透）常用于心、肺病变的初步诊断，如肺炎、肺结核、肺肿瘤、风湿性心脏病和某些先天性心脏病等。在透视中还可以观察人体内器官的活动如心脏跳动、大血管搏动、呼吸情况等，但透视不能辨认细微病变，而且不能留下图像记录作为以后的对比参考。这些缺点可以用拍片检查得到补充。

·拍片

普通拍片常用于胸部、骨骼病变的诊断，尤其是骨折时。对于腹部病变常用于肠梗阻、尿路结石、胆结石的诊断。拍片也有缺点，如检查范围受胶片大小限制，不能观察功能改变。所以在 X 线检查中，常常将透视和拍片两者并用，取长补短。

健康小贴士

透视和拍片，都要注意拿掉身上被检查部位的敷料、膏药以及首饰、钱币等金属，甚至要脱去必要的衣服，避免纽扣等影响拍片效果。胸部和腹部拍片时还要暂时屏住呼吸，因为身体和内部器官的活动，会使拍下的影像模糊。

» 造影检查

造影检查是将一种比人体密度高或低的物质导入到人体内要检查的部位，人工地造成要检查部位密度差异，以构成对比，达到诊断的目的。被导入的物质叫造影剂。对于造影检查，需要注意的是，如果需要用碘做造影剂，那么在造影前要做碘过敏试验，因为有人对碘有过敏反应。

·造影剂类型

一类是易透过 X 线的气体；另一类是不易透过 X 线的物质如碘剂和硫酸钡。造影剂导入人体，可以通过不同途径：有口服、静脉注射、插管后直接注射。这取决于不同的检查目的，和所采用不同种类的造影剂。

·造影检查项目

支气管造影：造影剂是 40% 碘化油加适量磺胺粉混合成混悬剂，并将一根导管经鼻腔插入气管，用 10% 普鲁卡因做气管及支气管表面麻醉，然后注入造影剂，以显示气管、支气管分支。常用于诊断支气管扩张及气管内肿瘤。禁忌证是：近期（约 20 天内）有大量咯血；活动性肺结核；心肺功能不全；碘过敏者；磺胺过敏者。

钡剂灌肠检查：常用结肠双重造影。先做清洁灌肠，后经肛门插入导管，注入适量钡剂再行注气，以构成气钡双重造影。注入气和钡后，患者要进行翻身，并做多种体位拍片。常用于结肠肿瘤、梗阻和结肠炎的诊断。疑结肠坏死者禁用此法。

胃肠钡餐造影：常用胃肠双重造影，即气钡双重造影。在造影前先在肌肉内注入 10～20 毫克盐酸 654-2，然后服发泡剂，再服适量钡剂，并进行不同体位拍片。用于诊断胃肠病变如溃疡病、胃肠道肿瘤等。疑有胃肠道穿孔者禁用钡剂做胃肠道检查，而需改用其他水溶性的造影剂。

子宫输卵管造影：是妇产科 X 线检查中最常用的一种方法，造影剂是 40% 碘化油，经子宫颈口注入以显示宫颈、宫腔及两侧输卵管。常用于检查不孕症、生殖道畸形、子宫肌瘤等。有以下情况不宜做检查：如生殖道炎症、严重全身疾患、月经期或子宫正在出血、妊娠期、碘过敏者，以及子宫癌或恶性绒毛膜上皮癌。

心脏和动脉造影：这种造影检查需要经皮肤穿刺、将一根导管插入要检查的心脏或动脉内，来做造影检查，或者还可以进行压力测定、血液含氧量及某些物质的分析。常用于诊断先天性心脏病以及其他心脏瓣膜病变。在腹部可以将导管选择性地插入肝动脉、肾动脉及供应肠道的动脉，并做造影检查。诊断肝、肾、肠肿瘤和寻找腹内出血部位。心血管造影是侵入性检查，有并发症，如穿刺部位产生血肿、动脉内膜损伤等。

» CT 检查

· CT 对颅脑的诊断

CT 对颅脑、五官病变的诊断有独到之处，如对脑肿瘤、囊肿、脑内和硬膜下血肿、脓肿等诊断具有高度的准确性，并且适用于颅底、眼眶、鼻咽部及中耳病变的诊断。

· CT 对胸部的诊断

常规胸部 X 线片对胸部病变的诊断准确性很高，且比 CT 经济方便，所以只有在必要情况下才采用 CT，如了解肿瘤的侵犯范围，特别是纵隔淋巴结转移情况等，或判断肿块的性质，鉴别囊性还是实质性病变。

· CT 对腹部的诊断

CT 对腹部的器官如肝、胰、肾检查很有帮助，特别是肝、胰、肾肿瘤的诊断。对

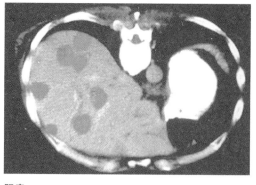

肝癌
上图是经 CT 检查的肝癌图片，其中左边一大块区域就是肝脏，可以看到肝脏上的肿瘤（斑点）从结肠处开始蔓延。

腹膜后肿瘤、淋巴结肿大的诊断也很有价值。

· CT 检查须知

（1）在 CT 检查中，有时还需要在静脉内注入造影剂，称为增强 CT 检查，目的是更清楚地显示病变。

（2）在检查腹部时，需口服水溶性造影剂，以显示胃肠道，避免把正常肠道误为腹腔肿块。腹部 CT 检查前两天吃少渣饮食，给予轻泻剂，无须清洁灌肠。为了减少肠蠕动，可在检查前给予低张药物。检查时患者要保持不动，在胸腹扫描时，患者要暂时屏气。

» 超声波检查

超声波是声音的一种，因为其频率超过了人耳听觉范围，只能听到频率的上限，即 20000 赫兹，所以叫超声波。超声波方向性较好。

· 检查方法

A 型（示波）法；B 型（成像法）；M 型（超声心动图）法；扇型（两维超声心动图）法；多普勒超声法等。实际上，B 型法分为线扫、扇扫和弧扫三类。即扇型法应该包括在 B 型法之中。

A 型法：较常用，从示波上的波幅、波数、波的先后次序等，来判断有无异常病变。在诊断脑血肿、脑瘤、囊肿及胸、腹水，早孕、葡萄胎等方面，比较可靠。

B 型法：最常用，可得到人体内脏各种切面图形，对颅脑、眼球（如：视网膜剥离）及眼眶、甲状腺、肝脏（如：检出小于 1.5 厘米直径的小肝癌）、胆囊及胆道、胰腺、脾脏、产科、妇科、泌尿科（肾、膀胱、前列腺、阴囊）、鉴别腹部肿块、腹腔内大血管疾病（如：腹主动脉瘤、下腔静脉栓塞）、颈部及四肢大血管疾病的诊断，均甚有效。图形直观而清晰，容易发现较小病变。

M 型法：根据体内心脏等结构活动，

记录其与胸壁（探头）间的回声距离变化曲线，从这种曲线图上，可清晰认出心壁、室间隔、心腔、瓣膜等特征。常同时加入心电图、心音图显示记录，用以诊断多种心脏病。某些疾病如心房内黏液瘤等，本法符合率极高。

扇型法：可得到心脏各种切面图像，并可观察到心脏收缩和舒张期的不同表现。由于它看到的图形比较全面，诊断范围大大超过了 M 型法，并且更为细致和确切。此外用本法一样可诊断肝、胆、胰、脾、颅脑、妇产科等疾病。

多普勒超声法：是测定血管腔（心腔）内血流的方法。它利用物理学上的多普勒效应，可从体外测出血管内的血流速度数据，同时定出血流方向，对诊断多种四肢动静脉疾病有应用价值，因为本检查法对一切活动的器官都很灵敏，故可用来确定胎心、胎动，以及发展成为可以测出心脏内选定部位的血流状态。多普勒血流信号可予显像或作为彩色显示，用以迅速确定血流方向以及流速的粗定量。

· **优点**

超声波检查的优点是对人体的影响极微。超声波是一种机械振动，它不会像某些药物或放射线一样，产生"积蓄效应"，因此可供多次重复检查，特别是对软组织的分辨情况良好，往往并不需要造影或其他的辅助条件。超声波仪器体积小，便于移动，造价低廉，使用方便。

· **缺点**

超声波检查法也有一些不足之处，表现在目前仪器的分辨率还不很高，较小病变不一定显示；在检查过程中，还有不少方面依赖于手法和经验；一般仪器的各种调节缺乏量化，以及不同仪器之间无统一标准，这些都可影响诊断结果。

健康小贴士

核磁共振显像技术是利用强大磁场结合无线电波产生断面影像。如脑部，从断面扫描图磁共振显像术中可以把不正常的组织显示出来，对研究骨头重的软组织特别有用。还可以诊断器官和关节疾患。

· **临床应用**

超声诊断在预防医学上、治疗上以及计划生育中都有它的应用价值。在治疗上，新近发展了超声波穿刺法，就是在超声图像监视下，在病变区插入穿刺针头，施行各种治疗（如穿刺抽脓或插入导管引流）。尤其在妇科应用极广，如可从 B 型图中确定宫腔内节育器有否脱落或位置过低；可在停经 5 ~ 6 周发现妊娠囊，及早进行人工流产，等等。

》 心电图检查

心脏在收缩与舒张时，有微小的生物电产生，利用心电图机可从身体表面不同部位探测这种电位变化并记录下来。心电图纸上横的每一小格等于时间 0.04 秒，直的每小格等于电压 0.1 毫伏。心电图记录时毫无痛苦，对健康无害。

》 阴道镜检查

阴道镜是直接观察宫颈上皮和血管形态改变的仪器。它具有光源和可以将局部组织放大 6 ~ 40 倍的透镜。能比子宫阴道涂片法更迅速地反映情况。而且还可以用于活组织检查。阴道镜检查给患者造成的痛苦很小。

》 纤维胃镜检查

是胃部疾病诊断中常用的一种检查方法。其特点是可以在胃镜的直视下，观察胃部病理变化；亦可在胃镜直视下，采集胃部少量组织做组织学检查。

· 临床应用

主要用在下列情况：临床表现提示胃部有疾病，而钡餐 X 线检查不能肯定；钡餐 X 线检查怀疑胃部有疾病，但不能最后肯定；钡餐 X 线检查不能区分的良性溃疡和恶性溃疡，良性肿瘤和恶性肿瘤；原因不明的上消化道出血，以及上述各种情况的随访和观察；用来清除胃内异物，摘除胃内息肉、胃内止血。

· 检查前准备

患者于检查前一日晚上 10 时起禁食，于上午 8 ～ 10 时进行检查。如下午进行检查者，上午可饮糖水，而中午禁食。检查前 30 分钟肌内注射阿托品 0.5 ～ 1 毫克，对精神紧张者可同时肌内注射苯巴比妥钠或安定。如伴有幽门梗阻、胃滞留者，应先抽尽胃液及胃内容物，必要时给予洗胃。

· 检查后须知

检查后一般无不良反应，即可回家休息。2 小时后可进流质饮食或软食，以后恢复正常饮食。若有反应或活检后出血较多者，应留院观察，对症处理。

» 腹腔镜检查

腹腔镜比其他内窥镜直接观察的范围要大得多，包括腹腔、盆腔（女性内生殖器位于盆腔内）内的各种脏器和组织。

· 临床应用

不孕症检查：主要用以观察输卵管形态、周围有无粘连，伞端是否闭锁；观察卵巢形态、有无粘连、有无排卵征象，且可同时施行分离粘连、扩张输卵管伞端等小手术。此外，尚可通过腹腔镜吸取卵巢内卵子以进行体外受精，培育"试管婴儿"。

子宫内膜异位症检查：常用于明确诊断。如窥见散在病灶，可酌情电凝毁损；若发现卵巢已有内膜异位囊肿，可先抽吸囊液，再注入药物破坏囊壁。

宫外孕检查：高度怀疑宫外孕而诊断困难时，行腹腔镜检查既可明确诊断又可进行治疗。如为未破裂型输卵管妊娠，可同时取出胚胎或局部注药以灭胎。

第二章　家庭卫生与保健

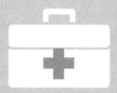

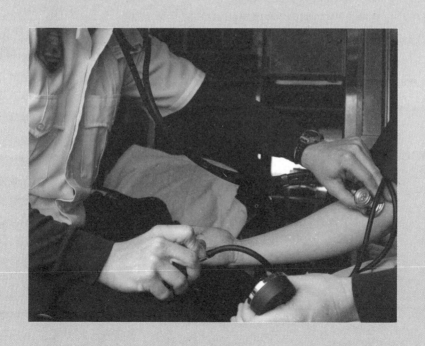

第一节 饮食保健

饮食与健康

» 营养学基础

糖类、蛋白质和脂肪是营养饮食的主要组成。了解营养学的目的是确保每天都能选择最佳食物并以正确的比例搭配。仔细阅读食品标签可知晓食物中所含营养成分的数量。

· 糖类

糖类是身体能量的主要来源，占每日所摄入的热量的 45%~65%。糖类包括糖、淀粉和植物食品中的纤维，有单体和复合体两种存在形式。身体吸收单体糖类的速度非常快，这种糖类有食用糖、大多数水果及牛奶中的糖(乳糖)。身体对复合糖类的吸收较慢，它们能为身体持续不断地提供能量。复合糖类也有助于稳定血糖水平，避免因食用单体糖类而引起血中葡萄糖浓度的上下波动。因此，你平时摄入的大多数糖类应该是来自整

健康小贴士

如何获取身体所需要的营养成分，引领更健康、更积极的生活，降低最常见的慢性病的发病风险，包括心脏病、癌症、高血压和糖尿病。为了保持健康，你需要：

（1）维持健康的体重；

（2）每天都要保持活力；

（3）每天都要吃多种谷类食物，特别是整谷食物；

（4）每天都要吃多种水果与蔬菜；

（5）正确地保存食物；

（6）减少膳食中饱和脂肪与胆固醇的含量，总脂肪的摄入量要保持适中；

（7）选择低糖饮料和食物；

（8）选择未加工低盐食物；

（9）如果喝含酒精的饮料，一定要适度。

个谷物、蔬菜和完整的水果（包括皮）的复合糖类。

儿童和成年人每天应摄入大约 130 克糖类，这是为了获取足够量的葡萄糖以保证大脑功能正常的最低量；大多数人每天进食的糖类会大大超过这一数量。添加了糖的食品在我国食品供应专柜和所有食品种类中随处可见；一些明显添加有糖的食品是糖果、软饮料、水果饮料、面粉糕饼及其他甜食；一些看不出是否添加糖但实际上加有糖的食品有沙拉调味料、谷类食品、番茄酱及面包。加糖食品吃得较多的人通常摄入的热量较多，而摄入的基本营养成分较少，一定要限制含糖食品与饮料的摄入。

· 蛋白质

蛋白质是机体所有细胞中主要的功能性和结构性组分，也是参与组织构成、维持和修补的基本要素。蛋白质由 21 种不同的氨基酸组成，是酶、激素、核酸或其他分子的生命基础。人体能合成多种氨基酸，但有些氨基酸必须从饮食中获得，这类氨基酸叫作必需氨基酸。来自动物产品（如肉、鱼禽、蛋、牛奶和奶酪）的蛋白质被称为完全蛋白，因为它们能提供所有的必需氨基酸。

如果你想限制动物性产品的摄入，那就要进食更多的植物蛋白，包括谷物、豆类、坚果和蔬菜。因为这些食物无一能单独提供所有的氨基酸，它们提供的都是不完全蛋白。但是，你可以通过将不同的植物蛋白搭配在一起来获取完全蛋白，如米饭加豆类、面包加花生酱、玉米饼加豆类以及辣椒加谷物面包。此外，你可将任何不完全蛋白与奶类蛋白相搭配，进一步扩充或提高不完全蛋白的摄入量。如通心粉与奶酪、豆类与奶酪或全

颗粒谷物面包与牛奶都可提供高质的蛋白。

·脂肪

人体利用食物中天然的脂肪来储存能量及携带某些维生素到血液中。脂肪的结构单位叫脂肪酸，也被用于合成激素。脂肪让你感觉充实，可增加食品的风味以及口感。脂肪使舌头感觉到冰激凌的奶油味，脂肪还能使蛋糕及其他烘烤食品松软。

每一类的食物脂肪或油都是由脂肪酸组合而成的，或多或少地含有饱和脂肪酸和不饱和脂肪酸。有的脂肪，特别是单不饱和脂肪酸（存在于橄榄油、芸苔油、酪梨及坚果等食物中）和植物甾醇（存在于某些人造奶油中），对人体是有益的。但是，有的脂肪则对人体是有害的，如饱和脂肪（存在于肉和油多的奶制品中）和反式脂肪（存在于黏稠的人造奶油和某些市售的烘烤食品中），它们使脂肪沉积物在血管内堆积从而导致心脏病。因此，要尽力避免或限制这类脂肪，用健康的植物性脂肪来替代它们。

·维生素与矿物质

维生素是存在食品中、维持身体正常功能所必需的化学物质。矿物质是植物性食品中的基本元素，它是人体所必需的，但需要量非常少。除了维生素 D 外，你的身体不能制造维生素或矿物质，所以你需要通过饮食来获取。有些人能从他们的饮食中获取足量的维生素与矿物质，但有许多人需要服用多种维生素或矿物质的补充剂来保证获取足量的基本营养物质。尽管食物是营养的最佳来源，但大多数医生还是会向大部分人推荐每日用多种维生素或矿物质的补充剂。

尽管每日服用多种维生素可能是有益的，但它不能取代健康的饮食。饮食能提供多种营养物质，如纤维、必需脂肪酸、抗氧化剂与植物性化合物，这些在补充剂中是不存在的。要避免服用大剂量的特定维生素或矿物质，这样对身体可能有害，也可能会增加或降低身体对其他维生素或矿物质的吸收。如脂溶性维生素 A 和维生素 D（不能像水溶性维生素那样从尿中排出）能引起严重的健康问题。除非你是处于行经期的妇女或被诊断为患有缺铁性贫血，否则请服用不含铁的多种维生素或铁含量不超过 15 毫克的维生素。过量的铁与患心脏病的风险增加相关。

营养专家对抗氧化剂型维生素的评价很

不同类型的脂肪比较		
脂肪的类型	主要的食物来源	对血液胆固醇的影响
单不饱和脂肪	橄榄油、芸苔油、花生油、坚果、酪梨	降低LDL（坏的）与总胆固醇水平，提高HDL（好的）胆固醇水平
多不饱和脂肪	玉米油、葵花子油、红花油、亚麻仁油、大豆油、棉籽油、鱼	降低总胆固醇水平，降低HDL（好的）胆固醇水平
ω-3脂肪酸	冷水鱼脂肪，如大马哈鱼、鲭鱼、鲔鱼	降低总胆固醇与LDL（坏的）胆固醇水平，提高HDL（好的）胆固醇水平
植物甾醇	某些桶装人造黄油和色拉调味料	降低总胆固醇与LDL（坏的）胆固醇水平
饱和脂肪	红肉、禽类暗红色肉脂肪、全脂和2%奶制产品、黄油、巧克力、椰子油、棕榈油	增加总胆固醇与LDL（坏的）胆固醇水平
反式脂肪	大多数黏稠的人造奶油、部分氢化的蔬菜油、深炸的土豆片、许多快餐食品、大多数商业化烘烤食品	降低总胆固醇与LDL（坏的）胆固醇而且可能降低HDL（好的）胆固醇食品
膳食胆固醇	蛋黄、肝脏、全脂奶制品	提高总胆固醇水平（但没有饱和脂肪与反式脂肪提高的多）

健康小贴士

钙是各年龄段都需要的基本物质，其存在于奶制品、钙强化橙汁及其他食品中，是保持骨骼和牙齿强健的基本物质，有助于调节心跳和降低血压。要构建强健的骨骼和牙齿，从出生到6个月的孩子每天应获取400毫克的钙，7~12个月的孩子每天需600毫克的钙，1~10岁的儿童每天需要800毫克钙；再大一点儿的儿童、青少年和年轻人（年龄在11到24岁之间，此时的骨骼密度达到高峰）每天应摄取1200~1500毫克的钙，成年女性和男性每天大约需要1200毫克钙。绝经后的妇女每天需要摄入1500毫克钙（如果她们每天服用能构建骨骼的药物就只需要摄入1000毫克钙）；50岁以上的男性每天应摄入1200毫克的钙。

高，如维生素C、类胡萝卜素（含β-胡萝卜素、番茄红素与叶黄素）和维生素E，因为它们能保护细胞免受自由基——人体正常代谢产生的有害的产物引起的损伤。自由基产生的损伤与所有的常见慢性病有关，包括心脏病、2型糖尿病、癌症及阿尔茨海默病；也与衰老有关。当体内自由基的数量超过抗氧化剂的数量时，自由基就会对细胞产生损伤。保持抗氧化剂占优势的办法是食用大量富含抗氧化剂的食品——蔬菜、水果和全颗粒谷物。

矿物质对保持良好的营养起着重要作用。人体对一些矿物质，如铬、硒和锌的需求量非常少，这些矿物质被称为微量矿物质。但人体对有些矿物质需求量很大：存在于谷类食物、蔬菜和肉中的镁，可调节心跳和许多酶（引起化学反应的蛋白质）的活性；存在于红色肉类、菠菜和强化谷类食物中的铁，有助于将氧气从肺脏携带到身体的其他部位。

有些人较其他人更需要某种维生素、矿物质或其他营养物质，如儿童、青少年和

50岁以上的成年人对钙有特别高的需求，以构建骨骼及保持骨骼强壮。婴儿和初学走路的孩子比更大点儿的孩子和成年人需要摄入更多的脂肪，以确保大脑正常发育并满足他们快速生长的需要。女孩和行经期女性需要适量的铁以补充月经期间丢失的铁。孕妇应摄入足量的维生素B_9——叶酸（每天400毫克），以预防出生缺陷。

·水

水是一种重要的但常常被忽视的营养物质。虽然水不能提供能量或热量，但水像纤维一样在维持机体正常功能方面起关键作用。水可将营养分配到各个细胞，调节体温，并清除废物。正常情况下要保证每天喝6~8杯水，如果你饮用了含咖啡或酒精的饮料，需要喝更多的水，因为咖啡或酒精会增加体内水分的丢失。剧烈的运动及炎热、潮湿的天气会快速耗尽你的体液，从而增加对水的需求，但这些不是唯一的脱水因素。生活在干燥的气候及在冬天干燥有暖气的室内也能增加脱水的风险，提高对水的需求。

许多人喜欢喝瓶装水，因为他们感觉瓶装水更安全。但是，大多数瓶装水不含氟化物或天然矿物质。一些含添加剂的瓶装水含有多种营养物质，但是价格昂贵且可能还不如自来水健康。但由含铅管道、焊锡或水井抽水机浸出的铅也会污染自来水，特别是老式住宅。为了降低家庭自来水中铅的浓度，请在每天第一次使用前先打开水龙头，让水流3~4分钟后再开始使用。烹饪时尽量用冷的自来水，而不是热的，因为热水更容易溶出管道中的铅。

» 饮食习惯

·不健康的饮食习惯导致营养失衡

营养失衡会带来一系列的身体不适，而不健康的饮食习惯是导致营养失衡的主要原因。

"病从口入"并不仅仅指不卫生的饮食带来的身体疾患，还包括不良的饮食习惯带来的营养失衡问题。随着生活水平的提高，食物的丰富，我们逐渐走向了"三高一低"（高能量、高蛋白、高脂肪、低纤维）的膳食道路，日益喜欢精粮而非五谷杂粮和蔬菜水果，喝含糖饮料及纯净水而非茶与白开水了，高脂血症、肥胖症、动脉硬化、高血压、冠心病、脑血管病、糖尿病和癌症等的发病率也直线上升了。

所以，养成良好的饮食习惯是保证健康的前提，因此日常饮食要注意以下几个方面：

（1）细细品味食物。许多消化不良的毛病和压力过大有关。生气、焦虑或精神涣散，都会影响食物消化吸收。吃什么不重要，身体如何"处理"吃进肚里的食物才是重点，细嚼慢咽，身体才能有充分的时间完全消化食物。

（2）宁可少吃、不可过量。实验证明，每天被喂食物的能量低于标准需求的动物，平均寿命较长，也较少罹患疾病。事实上，一些科学家开始认为，微量的"营养不足"

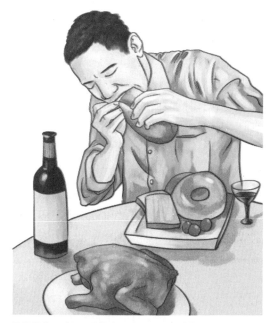

暴饮暴食，对肠胃的伤害最大，最终对健康无益。

对身体有益无害。摄食过量的营养食物，并不能保证更健康。

（3）烹调简单好处多。多数人都喜欢品尝新菜色，精致的大餐总是让人食欲大动，不过大餐吃多了当心失去欣赏简单食物的能力。虽然并不鼓励大家粗茶淡饭，但是为了健康着想，为了不让自己丧失对简单食物的味道鉴别能力，学着喜欢烹调简单不失原味的食物，将受益无穷。

（4）吃新鲜的食物。冷冻、罐装、干燥和煮熟后包装好的食物含有过多脂肪、盐分和糖，以及不应有的人工添加剂。事实上，加工食品不及新鲜的食物好吃。

（5）摄取种类不同的食物。吃不同的食物，可以得到身体必需的各种营养，营养学有时远不能掌握人类所需要的全部营养。比如锌这种元素，近年来才被列为重要营养元素之一。为了确保营养充分、均衡，多吃各种不同的食物才是最明智的。

·有节制地饮酒

酒的主要成分是酒精。酒精是一种纯热量物质。每克酒精可提供大约 29 千焦的热量，远远超过主食的产热量。

酒可谓"有利有弊"，关键在酒的"质"与"量"。少量饮用果酒、低度酒，可增加胃液分泌，增加食欲，促进消化。但如果饮酒过量，或饮用烈性酒，则会增加高血压、中风等疾病发生的危险，损害肝、肺和神经系统的功能，还可刺激胃黏膜，降低食欲，引起消化不良等各种胃肠疾病。

·远离不健康食品

了解一些不健康食品的危害，日常饮食中尽量避免吃这样的食品，有助于养成好的饮食习惯。

（1）油炸食品的健康隐患。油炸食物的种类很多，荤食、素食、甜食、咸食都有。它们都是油性大的食物，即含脂肪量高的高脂食物。如果是动物油炸的食品，更不宜常食、多食。常吃高脂食物不但可使血脂升高，促使动脉硬化，而且易使人发胖。油炸食物的营养价值低。油脂和被炸食物经过高温后，油和食物中的维生素 A、胡萝卜素、维生素 E 等遭到破坏，损失达50%左右。在高温中油脂被氧化，所含必需脂肪酸也受到破坏。

（2）谨慎食用烧烤食品。在烧烤类食品的制作过程中，存在着烧烤方法不科学、制作过程不卫生、加入不符合要求的添加剂等卫生问题，给食用者带来潜在的健康损害。肉类在高温下直接燃烧，被分解的脂肪滴在炭上再与肉类蛋白结合，可产生苯并芘。苯并芘是国际卫生组织公认的较强致癌物，对多种动物有致癌作用，对人类可致胃癌等恶性肿瘤。另外，添加剂有问题。一些摊主为了改善烧烤食品的色泽及口感，在肉的腌制过程中，加了嫩肉粉、亚硝酸盐等，严重的可导致顾客亚硝酸盐食物中毒。

» 食物及营养

人体所需的营养素绝大部分是通过食物获取的，它的生理功能大致可分为构成躯体、保持体态、补偿消耗、修补组织、维持体温和供给热量六个部分。

营养素的摄取对人体十分重要，不足或过多都会影响人体健康。营养素摄取不足，或质量不好，可能造成儿童发育不良、体格矮小、瘦弱多病、畸形、智力低下；对成人可能会造成精神不佳、易于疲劳、抵抗力降低、贫血，甚至出现坏血病、软骨病、夜盲症、浮肿等营养疾病；孕妇和哺乳妇女的营养摄入不足，可能会影响下一代的体质。严重缺乏营养时甚至会使人死亡。

营养过多时，一方面会增加人体器官的负担，另一方面也会引起某些疾病，如冠心病等。所以科学合理的膳食，是人体健康的

健康小贴士

按以下方式摄入水果和蔬菜，就能满足一天的消耗量：每天吃早餐时吃 1~2 种水果；选一种水果和蔬菜作为点心；午餐选一种蔬菜；晚餐吃两种及以上的蔬菜。

重要保证。

食物的种类很多，但大致可分为粮谷类、根茎类、果蔬类、肉食类、水产类、蛋奶类、饮料类与调味品类，等等。

· 粮谷类

含有较多的淀粉，也含有一定的蛋白质，其中小麦的蛋白质含量为10%，稻米为8%左右。赖氨酸、蛋氨酸相对较少，故蛋白质利用率较低。如与豆类、肉类等含赖氨酸较多的食物混合进食，在一定程度上可以相互补充。谷类脂肪含量多在20%以下，玉米为4%，荞麦为7%；矿物质含量1.5% ~ 3%，主要是磷和钙。谷类是膳食中 B 族维生素的重要来源，主要存在于谷粒周围（胚芽、糊粉层）。但粮食碾磨时，常有损失。标准面粉的维生素和无机盐含量较精白面粉为高。

· 根茎类

如马铃薯、甘薯等，含淀粉和粗纤维较多，蛋白质含量较低，无机盐含量也较少。但马铃薯、甘薯却含有较多的维生素 C，甘薯还含有丰富的胡萝卜素。

· 肉食类

肉类食品有丰富的营养，其蛋白质为完全蛋白质，易被人体吸收。较丰富的脂肪，可为人体提供较多的热量和必须脂肪酸。肉类及内脏器官还含有丰富的 B 族维生素及一定量的无机盐。

牛肉、羊肉、猪肉及野兽的脂肪饱和度较高，约为50%。过量食用对人体可能造成危害。不过，肉类也是高质量蛋白质、维生

素和矿物质的主要来源，它们对健康很有益处。摄取肉食时，应考虑其脂肪的含量，并配足量的蔬菜。

·豆类及豆制品

豆类包括大豆（黄豆、黑豆、青豆等）、蚕豆、豌豆、赤豆和绿豆等。豆类特别是大豆的蛋白质和脂肪含量都较高。豆类蛋白中赖氨酸含量较粮谷类高，脂肪中也多是不饱和脂肪，又有丰富的磷脂，营养价值很高。大豆制品种类很多，如豆腐、豆芽、腐竹、腐乳、豆浆，以及调味品豆豉、豆制酱油，等等。

豆制品的营养价值极高，其中，豆浆含蛋白质4.4%，高于牛奶，且易消化吸收。脂肪、碳水化合物含量分别为1.8%和1.5%，热量低于牛奶；铁含量超过鲜牛奶。

发酵豆制品，如豆豉、豆瓣酱、臭豆腐和腐乳等，均系大豆经加工加热发酵工艺处理后制成。其蛋白质经发酵分解，易消化吸收，某些营养成分还有所增加，如铁和B族维生素等。

·蛋类食品

在大部分国家，鸡蛋是重要食品，其他禽类的蛋也少量供食用。

蛋类约含蛋白质13%～15%，利用率高达99.6%，是天然食物中生理价值最高的蛋白质。蛋类的脂肪含量为11%～15%，主要集中在蛋黄内，含量达30%。值得重视的是蛋黄中也含有大量的胆固醇。蛋清中几乎没有脂肪，蛋类中钙、磷、铁等无机盐含量较高，是婴幼儿及贫血患者补充铁的良好食品。还含有维生素A、维生素D、B族维生素等。

蛋类食品处理不当会含有致病菌，比如沙门氏杆菌。有些鸡蛋中带有沙门氏杆菌，若没有经过适当烹调，食用后会引起食物中毒。没有完全烧熟的鸡蛋和蛋类食品可能是中毒的主要原因之一。生吃鸡蛋，尤其危险。另外，生蛋清中含有抗生物素蛋白和抗胰蛋白的酶。两者能妨碍维生素的吸收，后者能抑制胰蛋白酶的活力，影响人体对鸡蛋营养素的吸收。但这两种蛋白质煮后会被破坏，所以，从营养的角度来讲应吃煮熟的鸡蛋。

沙门氏杆菌的抑制方法其实很简单，因其易于在温暖气温下繁殖，因此鸡蛋必须储存在冰箱里。5℃或以下温度能抑制沙门氏杆菌在鸡蛋内或蛋壳上繁殖。

·乳类食品

健康小贴士

鸡蛋最好用蛋盒储存在冰箱中，而且鸡蛋新鲜也很重要，应于购后两周内食用。检查其新鲜程度的方法是将新鲜鸡蛋放入冷水中会下沉。鸡蛋应煮至蛋黄和蛋白变硬方可食用。炒蛋要炒3～4分钟；水煮要煮5～7分钟；连壳煮的蛋则煮7～10分钟。鸡蛋应即烧即吃，否则应放在冰箱中。

乳类的水分含量虽然在85%以上，然而它却是人类必需营养素最重要的来源之一。它是蛋白质的最佳来源，同时也含有脂肪、碳水化合物及钙、磷、钾、钠、维生素A、维生素C、维生素B_1、维生素B_2和烟酸等。乳酪基本上是浓缩乳经由细菌的作用而熟成或酸化的产品。奶油主要是由牛乳中的脂肪所构成。乳类也可用于制造发酵产品，例如酸奶。

健康小贴士

大豆含蛋白质35%～40%，是粮谷的3～5倍，也高于牛肉中蛋白质的含量；脂肪含量平均为18%，其中不饱和脂肪酸为84.7%，磷脂约占1.5%；碳水化合物含量约为25%；并含有B族维生素和维生素E及胡萝卜素；每百克含有矿物质钙367毫克、磷571毫克及铁11毫克。

其他豆类如豌豆、蚕豆、绿豆、小豆、芸豆和刀豆蛋白质含量为25%，碳水化合物含量为50%～60%，脂肪仅占10%左右。

（1）酸奶。又称为酸乳酪。是一种经过发酵、具弱酸性、半固体状的人工牛奶食品，源于巴尔干半岛。食用酸奶，可以使肠道具有抗菌性而能恢复正常的体内平衡。普通的酸乳酪所含的热量较牛奶低，但比牛奶更容易消化，而且富含乳酸和 B 族维生素，因此，对消化功能不佳者和老年人而言，是最好的食品。

（2）脱脂牛奶与全脂牛奶。全脂牛奶的脂肪含量为 3.9%，其中饱和脂肪含量非常高（占 62%），食用过多会使血液中胆固醇含量升高，并最终导致心脑血管疾病。脱脂牛奶比全脂牛奶对人体更有益。脱脂牛奶脂肪含量仅为 0.1%，而且热量仅为全脂牛奶的一半。半脱脂牛奶脂肪含量仅为 1.6%（不到全脂牛奶的一半），热量约为全脂牛奶的 70%。

· **果蔬类**

健康小贴士

脱脂和半脱脂牛奶中矿物质和蛋白质含量与全脂牛奶相同，但可溶性维生素 A 和维生素 D 的含量较低。不要给 5 岁以下儿童喝脱脂牛奶。儿童需要全脂牛奶提供的较多能量。

（1）干果。干果如芝麻、核桃、花生、瓜子、葵花子、腰果、葡萄干、松子、白果等含有丰富的核酸。核酸是一种生命信息物质，不仅在蛋白质合成中起重要作用，而且还会影响体内的各种代谢方式和速度。人体内皮肤细胞是新陈代谢最快的细胞之一，一般每 15 天就更换 1 次。实验证明，每天摄入一定量的核酸食品，可减少面部皱纹。并且干果中还含有丰富的不饱和脂肪酸，可使皮肤更富有弹性，是多种与形体美有关的激素和性激素的重要原料，对健美、美容大有裨益。

（2）香蕉。香蕉等水果能为人体提供较多的维生素，尤其是能提供较多的降血压的钾离子，而能升压和损伤血管的钠离子含量很低。故经常吃香蕉等水果，对防治高血压是有益的。

（3）苹果。苹果含有很多维生素、糖和矿物质，尤其含有大量的锌，是水果中的佳品。苹果含有的多糖果酸，还能排出人体中包括胆固醇在内的有害物质。苹果含热量低，是一种重要的减肥食物，还有润肠通便和美容的功效。

（4）西瓜。西瓜性甘、寒。它是汁液最丰富的瓜果之一，水分含量高达 96.6%，有清暑解渴、消烦利咽、利水止痢的功能。西瓜营养丰富，含有大量的糖，丰富的维生素 A、B 族维生素、维生素 C，有多种有机酸，以及钙、磷、铁等矿物质和丰富的粗纤维。

西瓜还具有多种医疗功效，其果汁有降血压的作用。西瓜翠衣，即西瓜外皮（中药店有售成品）性甘寒，较瓜瓤更具解热、消炎、降压、促进新陈代谢、减少胆固醇沉积、软化和扩张血管的功效。西瓜已经成为心血管病人的一种食疗佳品。

（5）马铃薯。马铃薯，俗称洋芋、土豆、山药蛋。

马铃薯的糖分是苹果的 1.5 倍，维生素 B_2 是苹果的 3 倍，维生素 C 和铁质是苹果的 4 倍，维生素 P 是苹果的 5 倍，蛋白质是苹果的 6 倍，磷是苹果的 7 倍，维生素 B_6 是苹果的 11 倍。就其营养来说，一斤马铃薯相当于三四斤苹果。

马铃薯也是一种减肥食品，与同重量的米、麦相比，其所含热量较低。又因其纤维细嫩、对胃肠黏膜无刺激作用，易被吸收消化，故对消化道疾病患者来说，马铃薯是上好的食物。

马铃薯含有丰富的钾，能使肾脏血管收缩，具有利尿作用。另外，实践也证明，用马铃薯榨出的汁液煮沸饮用，可治疗胃和十二指肠溃疡。有浮肿的病人和肾病患者应多吃马铃薯，对身体康复都有好处。

（6）胡萝卜。胡萝卜的营养成分非常丰富，它含有胡萝卜素、维生素、糖、氨基酸、矿物质钙、磷、铜等。其中人体必需的胡萝卜素的含量在蔬菜中名列前茅。烹调时应多加入一些油，才能使脂溶性的胡萝卜素更容易被人体吸收。

（7）紫菜。紫菜所含的维生素 C 是卷心菜的 70 倍，是治疗溃疡的最佳食物。紫菜还含有大量的碘、钙、铁、锰、锌等矿物质和大量的维生素。其中，碘可以通过影响人体甲状腺素的生成，而起到调节生理基础代谢和促进身心健康的作用。此外，碘对减轻妇女更年期综合征和男性阳痿等疾病都有一定的疗效。常吃紫菜还可以延缓人体衰老，预防贫血、龋齿及治疗夜盲症和降低胆固醇。

（8）萝卜。萝卜所含的维生素 C 比梨、苹果高 7 倍，还含有蛋白质、脂肪、氧化酸、淀粉酶等。近年来，医学界发现萝卜含有的多种酶，能通过消除致癌物质亚硝酸，而阻止细胞发生癌变。

（9）莴笋。莴笋，又名莴苣。按其食用部分，可分为叶用莴笋和茎用莴笋。叶用莴笋以其嫩叶供食用，在西餐中主要作为生食，所以又名生菜。茎用莴笋的食用部分是肥大的地上茎。莴笋是含铁量较多的蔬菜，宜于贫血病人食用。另外，莴笋的叶片含有多种营养成分，尤其是钙、磷、铁等矿物质和各种维生素，食用价值较高，不宜丢弃。

（10）芹菜。芹菜含蛋白质、脂肪、糖类及钙、磷、铁等矿物质和多种维生素。特别是维生素 D 的含量较多。芹菜有降血压的作用，尤其对早期高血压患者疗效更为显著。芹菜还有镇静的作用。

·水产类

（1）鱼类。鱼类富含蛋白质、维生素和矿物质。一般有鲤鱼、草鱼、鲢鱼、黄鱼等。较名贵的有鳜鱼、武昌鱼、鳟鱼、鳗鱼、鳕鱼。其组成与肉类很接近，属于完全蛋白质，是生理价值很高的优质蛋白质之一。鱼类含脂肪 1% ~ 10%，多数为 1% ~ 3%，白色的鱼，如鳕鱼，所含脂肪和热量都极低，是减肥者的理想食物。多油的鱼，例如沙丁鱼和鲑鱼，所含热量和脂肪比白色的鱼高，不过，大多为不饱和脂肪，经常食用，有助于防止心脏病。鱼类脂肪特别是鱼肝脂肪中富含维生素 A（保护视力和皮肤）和维生素 D（促进骨骼生长和保持骨骼健康）。在鱼类中鲤鱼、鲶鱼、鲱鱼等都含有硫胺素酶，不宜生食。

罐头鱼在许多方面与新鲜鱼营养价值相同，有些罐头鱼可以连骨一起吃，所以还能提供丰富钙质。如果不想摄入过多的脂肪，可买那种用盐水浸泡而不是用油浸泡的罐头鱼。

（2）贝壳类。贝类包括牡蛎、龙虾、蟹等，其蛋白质含量为 18%，有几种贝类如蛤、海扇、龙虾、蚝和虾，一般不可生食。贝类肉质细嫩鲜美，营养丰富，特别是牡蛎、贻贝、扇贝和乌蛤蛋白质含量高，而脂肪含量低。但不能生吃或吃不太熟的贝，否则容易中毒或有感染多种细菌或病菌的

健康小贴士

水产类的食品味道鲜美，营养丰富。鱼类含蛋白质 15% ~ 20%，由于鱼肉蛋白质组织结构松软因而比畜肉蛋白更容易被消化吸收，适用于儿童和体弱者食用。其他水产品的蛋白质含量也很丰富，如对虾含 21%，河虾 17.5%，海螃蟹 14%。鱼类含脂肪 1% ~ 10%，其中鱼肝脂肪含有丰富的维生素 A、维生素 D。

风险。

· 饮料类

（1）果汁。①鲜榨果汁：用水果直接榨制，维生素含量较高。为了不损失维生素，鲜榨果汁须在5℃以下储藏。由于未经浓缩或加热处理，其味道最好。鲜榨果汁通常可存放5天（开启后只能存放2天，购买时应先检查包装上的饮用日期）。②冷冻复原果汁：纸盒或塑胶瓶装的冷冻果汁大多是在浓缩果汁中加水，使其恢复水分而制成的。这种果汁的加工成本比生产鲜榨果汁低，产品的维生素含量也低，而且果汁味道也不新鲜。这种果汁未开启时可在冰箱中保存7～10天（应查看包装上的日期），开启后，只能保存3～4天。③超高温处理果汁：这类无需冷藏的果汁也是用浓缩果汁加水复原的，是用沸点以上高温加热数秒钟后装入容器的。这类果汁可在室温下保存数月（应查看包装上的饮用日期）。开启后应放入冰箱冷藏，并在5天内喝完。长期储存果汁比冷冻复原果汁便宜，维生素C含量相差不多。④果味饮料：果味饮料往往仅含5%～10%的果汁。其余成分为水、糖、调味料和色素。其糖含量和热量往往与原料果汁相同。

食物治病

食物能有效治疗疾病，自古至今就不断被世界各地的人们用实践证明了它的可行性。比如中国人常用红枣治疗贫血，用秋梨治疗咳嗽；西方人用洋葱治疗感冒，大蒜消除炎症，芹菜降血脂等。通过现代科学的研究，也完全证明了食物对疾病的治疗功效，而且揭示了食物有效治病的机理：食物中含有各类植物化学物质，它们通过某种复杂的作用来抵抗致病因子以达到控制人体疾病的目的。让许多人大吃一惊的是，研究还证明

了，一些食物成分的有效性完全等同于现代医药。更重要的是，相对于现代医药和医疗技术而言，食物治病的形式对人体的影响十分温和，不会带来诸如打针吃药等痛苦的体验，而且简便轻松，因为这些有益的食物是我们日常饮食中的重要组成部分，我们在大快朵颐的同时，便能收到良好的治病防病的效果。此外，天然食物基本上是无毒害的，对我们的身体不会产生任何毒副作用。这一点足以让我们更安全、更放心。

有效地利用食物治病来替代医学治疗，需要满足的一个前提条件是合理地选择食物和正确地安排饮食生活。事实上，这也正是食物治疗疾病的重要意义所在，现代科学也证明了，许多疾病的发生如高血压、糖尿病等都是由于错误的饮食方式所致。就这一点而言，防病的意义远甚于治病。长期坚持正确的饮食可从根本上降低发生疾病的概率。各种食物的有效成分能对人体本身起到一定的调理作用。它保证了人体各项功能的正常，降低或规避了本身产生突然病变的可能性；也提高了人体抵抗诱发疾病的外因（如各种病毒的侵袭）的能力。

» 常见食物的治病功效

· 苹果

可降低胆固醇；含有抗癌物质，具有抗菌性、抗病毒性、抗炎性等；治疗便秘和腹泻；抑制血糖上升，治疗糖尿病；治疗高血压。

· 香蕉

治疗便秘；含丰富的钾，治疗高血压；增强胃内壁抗酸抗溃疡的能力；有益于治疗消化不良（胃部不适）。

· 西瓜

具有抗氧化和抗癌作用；具有温和的抗菌抗凝血活性；有利尿作用，治疗膀胱炎、肾脏疾病。

· 无花果

对抗癌症；通便、抗溃疡、抗菌和抗寄生虫；促进消化。

· 草莓

具有抗癌活性，能有效防治各种癌；促进整肠运动，治疗便秘；提高免疫力，治疗感冒。

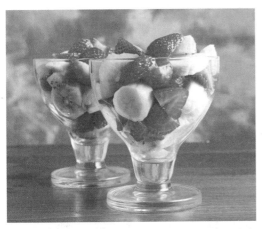

可将草莓、香蕉、猕猴桃做成沙拉，这样可一次性补充多种营养素。

· 芦笋

具有强效抗癌活性；强化毛细血管，治疗动脉硬化、高血压。

· 黄瓜

防止血小板的凝聚，防止脑血管障碍、心肌梗死；具利尿降压作用，治疗高血压。

· 胡萝卜

保护动脉、提高免疫力和抗感染能力；能有效降低中风、肺癌等发病概率；可降低眼部退化疾病（如白内障和黄斑病变）和心绞痛的发病率；可抑制血胆固醇。

· 芹菜

可降低血压；具有温和的利尿作用；可使致癌物质特别是烟解除毒性。

· 茄子

可降低血胆固醇，治疗动脉硬化；具有抗菌、利尿特性；促进血液循环，治疗高血压；其中的茄碱物质被制成外用软膏用以治疗皮肤癌。

· 冬瓜

利尿作用，治疗膀胱炎、肾炎；降低体温，防止上火；促进钠的排出，治疗高血压。

· 苦瓜

促进血液循环，治疗动脉硬化；含有丰富的维生素，防止疲劳；治疗胃溃疡、十二指肠溃疡；降低血糖，治疗糖尿病。

· 白菜

抑制致癌物质；治疗高血压；治疗便秘、腹泻；有利尿作用，治疗肾脏疾病。

· 山药

抑制胆固醇上升，治疗高血压；降低血糖，治疗糖尿病；促进水分代谢，治疗肾炎；治疗便秘。

· 土豆

有助于预防高血压和中风；抗癌功效；治疗肾功能低下；强化体内黏膜，治疗胃溃疡和十二指肠溃疡。

· 红薯

治疗各种癌症；可预防心脏病、中风。

· 海带

降低血压；降低胆固醇，治疗高脂血症；整肠作用，治疗便秘；防止血糖急剧上升，治疗糖尿病。

· 蘑菇

有助于预防或治疗癌症、病毒病（如流感和脊髓灰质炎）；有助于防治高血胆固醇、黏稠的血小板和高血压。

· 牛奶

具有抗癌作用，可抗结肠癌、肺癌、胃癌和宫颈癌；有助于预防高血压；强壮骨骼，治疗骨质疏松症；有安神功效，治疗失眠、情绪不稳定；保护胃壁，治疗胃炎。

· **大豆**

可提高绝经后女性的雌激素水平；具有抗癌活性，对抗乳腺癌、前列腺癌；抑制过氧化脂肪，治疗动脉硬化；强化骨骼，治疗骨质疏松症。

· **玉米**

具有抗癌抗病毒的活性；具有提高雌激素的能力；降低胆固醇，治疗动脉硬化；强化肠道功能，治疗便秘、结肠癌；有利尿作用，治疗肾脏疾病。

» 常见疾病药膳

· **感冒**

1. 桑杏炖猪肺

原料：桑叶2克，南北杏2克，猪肺50克，姜1片，蜜枣半粒，食用油、姜、葱、食盐适量。

制法：猪肺买回来后要先用清水对着肺喉冲洗一下，冲至发胀后放出水，如此重复几次，直到洗净为止。烧热锅，用油及适量姜葱爆香猪肺，爆至水干捞出。将桑叶、南北杏、猪肺、姜片、蜜枣一同倒进炖盅内，待煮好后加入食盐调味即可。

用法：佐膳食。

功效：治感冒，润肺，止咳。

2. 鲫鱼萝卜汤

原料：新鲜鲫鱼1条，白萝卜若干，料酒、食盐、白糖、鸡精适量，葱、蒜、姜丝少许。

制法：洗净鲫鱼和配料，烧热锅，放入油，烧至七成热，放入葱丝和姜丝，放鲫鱼，倒料酒，翻炒几下，然后加入水。鲫鱼汤呈白色的时候，加入萝卜，也可加入一些香菇，等汤浓时，加入盐、糖适量。出锅时加蒜丝即成。

功效：滋阴润肺。特别适合感冒人群。

3. 红糖萝卜叶

原料：鲜白萝卜叶30克，红糖30克。

制法及用法：水煎服，每日2次。

功效：治感冒。

4. 蜂蜜葡萄水

原料：鲜葡萄200克，蜂蜜少许。

制法：将葡萄捣烂，过滤取汁，以瓦罐熬稠，加入蜂蜜调匀。

用法：用酌量开水冲服，代茶饮。

功效：治感冒。

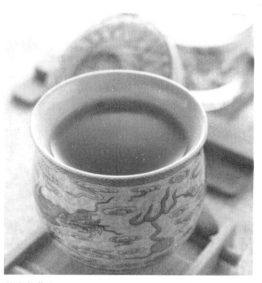

蜂蜜葡萄水

· **哮喘**

1. 杏仁豆腐汤

原料：杏仁、麻黄各15克，甘草6克，豆腐250克。

制法：将上四味入锅，加适量水，共煮1小时，去药渣，吃豆腐喝汤。

用法：分早晚两次服。

功效：治哮喘。

2. 白果水

原料：白果9～12克（炒，去壳）。

制法：一天分两次服用。

用法：白果加水煮熟，入砂糖或蜂蜜，连汤食。

功效：治支气管哮喘、肺结核咳嗽。

3. 砂锅杏仁豆腐

原料：优质豆腐120克，杏仁15克，

麻黄 3 克，盐、味精、芝麻油各适量。

制法：先将杏仁、麻黄洗净，共装入纱布袋，用线将口扎紧；然后将豆腐切成 3 厘米见方块和药袋一起放入砂锅，加适量水，先用旺火烧开，后改用小火，共煮 1 小时，最后捞出药袋，后加入盐、味精、芝麻油调味即成。

用法：食豆腐、喝汤，一天分两次食用。连服 3 日为 1 疗程。

功效：润肺滑肠，发汗定喘。适合受凉发作者食用，疗效显著。豆腐性味甘平，可补虚润燥、清热化痰；杏仁性味苦温，能祛痰理气、止咳平喘；麻黄味辛微苦，可开宣肺气、发汗解表、利水平喘。三者结合，功效倍增，是治疗肾阳虚哮喘的良方。

·消化不良

1. 凉拌猪肚

原料：猪肚 1 副，白芝麻、鲜酱油、白胡椒适量。

制法：猪肚反复用水冲洗净。把白胡椒打碎，放入猪肚内，并留少许水分；把猪肚头尾用线扎紧，慢火煲 1 小时以上（至猪肚酥软），加盐调味即可；汤煲好后的猪肚酥烂滑软，切条装盘，再撒上白芝麻和鲜酱油，即成一道非常不错的冷盘。

用法：作为凉菜食用。

功效：适用于胃寒，心腹冷痛，因受寒导致的消化不良、吐清口水，虚寒性的胃及十二指肠溃疡等人群食用。

2. 胡萝卜粥

原料：胡萝卜、粳米各适量。

制法：将胡萝卜洗净切碎，与粳米同入锅内，加清水适量，煮至米开粥稠即可。本粥味甜，易变质，须现煮现吃，不宜多煮久放。

功效：健脾和胃、下气化滞、明目、降压利尿，适用于高血压以及消化不良、久痢、夜盲症、小儿软骨病、营养不良等症。

3. 泡洋葱

原料：洋葱 500 克。

制法：洋葱剖成两半，放入泡菜（酸菜）坛中，浸泡 2～4 日，待其味酸、甜、辛、辣时即可佐餐食用。

功效：健胃进食，增加胃酸。防治消化不良，适宜饮食减少及胃酸不足的病人食用。

·胃痛

1. 荔枝陈皮

原料：荔枝核 100 克，陈皮 10 克。

制法：将上两味晒干，共研为细末，即可食用。

用法：每次 10 克，每日早、中、晚饭前，用温开水送服。

功效：治胃脘胀痛。

2. 核桃仁大枣姜汁

原料：大枣 1 只，核桃仁 1 个，生姜汁 1 小杯。

制法：先将大枣去核后，夹入核桃仁，外用湿纸包裹爆熟。

功效：治胃痛。

3. 胡椒红枣丸

原料：大红枣（去核）7 个，白胡椒 7 粒。

制法：每个大红枣内入白胡椒，线扎好，饭锅上蒸 7 次，共捣为丸，如绿豆大。

用法：每服 7 丸，温滚水下，如壮实者用 10 丸。服后痛止，而胃中作热作饥，以粥饭压之即安。

功效：治胃痛。

·痔疮

1. 银耳红枣汤

原料：银耳 100 克，红枣 50 克。

制法：先将银耳冷水泡发洗净，与红枣一同小火煨烂。

用法：分次服用，每日 2 次。

功效：滋阴生津，益气止血。主治内痔出血属虚证，伴有气短、乏力者。

2. 香蕉蕹菜粥

原料：香蕉100克，蕹菜(空心菜)100克，粳米50克，食盐或白糖适量。

制法：蕹菜取尖，香蕉去皮为泥，粳米煮至将熟时，放入蕹菜尖、香蕉泥、食盐或白糖，同煮为粥。

用法：做早餐主食。

功效：清热解毒，润肠通便。蕹菜能清热解毒，凉血，通便；香蕉生津润燥；粳米和胃，除烦渴。三物配用，可用于痔疮实热之证，适合大便秘结带血者。

3. 蒸荔枝

原料：荔枝8个。

制法：荔枝加油盐少许，隔水蒸熟服食。

功效：治痔疮。

4. 无花果水

原料：无花果适量。

制法：煎汤。

用法：熏洗肛门。

功效：治痔疮肿痛。

·便秘

1. 五味大肠

原料：大肠头、糖色、盐、胡椒粉、白醋、砂仁粉、肉桂粉、芫荽末、葱姜蒜末适量。

制法：大肠洗净煮熟，晾一晾，切一指高的墩状。锅内下葱姜蒜末炒香，烹醋加大肠、糖色、盐及适量鲜汤，小火煨至汤汁剩1/3，撒砂仁粉、肉桂粉、胡椒粉，淋花椒油放入芫荽末即成。然后调入味精、白糖，淋入麻油煸炒数次，出锅入碟即可。

用法：作为菜肴食用。

功效：对血痢、便秘等肠道疾病有良好的食疗效果。

2. 奶汁苤蓝

原料：苤蓝500克，牛奶150毫升。

制法：将苤蓝洗净切成薄片，再加1000毫升清水烧开，将苤蓝片烫至变色发软时，捞出沥水。锅洗净后加入沸牛奶、精盐、味精，用湿淀粉勾芡后，倒入苤蓝片，搅拌几下，即可装盘。

功效：益气健脾，补虚强体，宽肠通便，能提高机体免疫力，年老体弱及便秘者宜食。

·腹泻

1. 鹌鹑赤小豆姜汤

原料：鹌鹑1只，赤小豆20克，生姜3～5片，食盐少许。

制法：将鹌鹑去毛及肠杂，与赤小豆、生姜同煮汤，加食盐调味。

功效：健脾，除湿，利水。适用于痢疾、腹泻等症。

2. 蜂蜜萝卜叶饮

原料：萝卜叶50克，萝卜皮50克，蜂蜜50克。

制法：萝卜叶和萝卜皮加水2碗，煮成大半碗，调蜂蜜饮用。

功效：治痢疾。

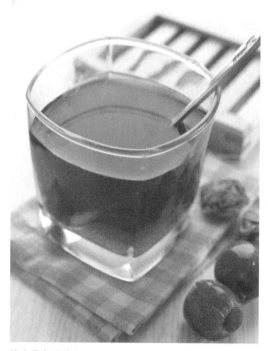

蜂蜜萝卜叶饮

第二节　运动保健

运动与健康

» 运动健身的好处

人的身体是为运动而设计的。我们遗传了祖先为狩猎食物、徒步长途旅行及建筑住所而需要的同等高效的机体。但是，今天我们大多数人是开车去购物，每天大部分时间都坐在办公室或教室。因为缺乏运动而引发了许多常见的慢性病，包括骨质疏松症、心脏病、高血压、2型糖尿病和癌症。体育活动能帮助我们预防这些慢性病，并帮助我们留住如下的健康：

（1）增强心肺功能；

（2）提高血液中有益的HDL胆固醇的浓度，降低有害的LDL胆固醇的浓度；

（3）帮助控制体重；

（4）改善睡眠；

（5）减压，改善情绪，并降低抑郁症的发病风险；

（6）增强肌肉力量和功能；

（7）构建强健的骨骼；

（8）增加关节的柔韧性；

（9）改善自我形象；

（10）提高精力和耐力；

（11）改良你的姿势；

（12）减慢老化进程；

（13）改善老年人的生活质量。

运动对大脑也有好处。身体活动似乎能刺激大脑细胞的生长，特别是脑内的海马部位，该部位在记忆与学习方面发挥着重要作用。身体活动也提高大脑抗感染的能力。

这里推荐一个每天活动1小时的运动指南，包括日常生活中低强度活动（如步行或清扫房屋）和更为剧烈的运动（如慢跑、游泳或骑脚踏车）。如果你的工作要求你经常坐着，你可以每天以每小时6.5千米的速度步行60分钟，或进行每周4~7天高强度的运动，如慢跑20~30分钟。这个运动指南适用于6岁以上的儿童和所有成年人。

如果你有长期久坐的习惯，那么从现在开始适度运动，你将来过早死亡的风险就能降低一半。你可以把锻炼时间分散在一整天内分多次完成，只要确保总的锻炼时间有大约60分钟即可。例如，早上步行20分钟，晚上10分钟；午餐前增加20分钟的步行和10分钟的爬楼梯，你就能达到这个目标。

所有类型的体育活动对身体都有好处，而且只要能坚持下去就可以降低发生心脏病和其他疾病的风险。当然，运动越积极，你就会越有活力，获得的健康益处就越大。通过增加更有活力的运动项目来逐渐提高你的活力，如将慢跑或游泳添加到你的步行运动计划中。

随着年龄的增加，人们的活动就会减少，但身体对体育活动的需求并没有随着年龄的增加而减少。事实上，即使你在步入老年后才开始运动，你也能收到积极的效果。以前惯于久坐的人在50岁、60岁或更老的时候开始运动，即使以前患有心脏病，在运动后因心脏病突发而死亡的风险也会明显下降。运动也能增加关节的柔韧性和肌肉的力量，降低骨折的风险，而且能使你步入老年后仍保持活力与生活自理的能力。

将更多的体育活动添加到你日常的生活工作中。上班时提前一两站下公交车，步行完成剩余的路程。无论何时，使用楼梯代替电梯。和孩子一起骑脚踏车，晚饭后带全家去散步。休息时做庭院和园艺工作。天气不

警告⚠

尽管运动对健康有许多益处，但知道何时停止运动也很重要。定期运动能降低心脏病突发的风险及因心脏病而早死的危险，但过度运动也能引起心脏病突发，特别是对于久坐或有心脏病风险因素（如高血压或心绞痛）的人而言。如果你感觉有任何异常症状或呼吸困难，感觉头晕，胸部的左侧、中间或在左侧颈部/肩部、手臂疼痛或有压迫感，或有不规则的心跳，请立即停止运动。拨打 120 急救号码，或请人带你到最近的医院急诊部。

好时，沿着当地的购物商场散步几次。周末计划郊游，如徒步旅行、滑雪或溜冰而取代看电影。在看电视的同时，可骑固定式脚踏车或使用手握器锻炼。带全家去徒步旅行或骑自行车旅行。

大多数体育活动并不需要任何特殊的运动技能。事实上，许多不喜欢参加运动的人都会惊讶地发现像快步走之类的运动令人如此愉快。如果你已经很长时间没有运动，那么应该循序渐进，逐步提高你的耐力。运动前要预热，在正式运动前后做伸展运动，运动结束后以适当的速度步行逐渐停下来。如果你很健康，在开始运动前不必去咨询医生，只要注意慢慢地增加运动量即可。但是如果你有以下情况，在计划增加体育活动之前你应该去咨询医生：

（1）你有心脏病，而且医生已建议你只能在医生监督下从事运动；

（2）在过去的几个月内你出现过胸痛；

（3）运动时出现头晕；

（4）轻微运动即感气促；

（5）你因患心脏病或高血压而服药；

（6）你可能因训练而患骨关节病；

（7）你患糖尿病需要胰岛素注射治疗；

（8）你已到中年或老年，长期以来未进行过体力活动，而且刚开始时的运动强度较大。

如果运动时你感觉关节疼痛或有其他症状，请立即停止运动并去看医生。

» 三种运动类型

医生将运动分为三种：有氧运动、力量训练和柔韧性运动。每种运动对身体有不同的作用，你的日常运动保健应该包含以上三种运动形式。

· 有氧运动

有氧运动即指肌肉运动所需要的能量来自细胞内的有氧代谢。当你做有氧运动时，运动的肌肉和关节向你的大脑发送信息，促使大脑刺激你的心脏跳动得更快、肺呼吸得更重，以吸收更多的氧气。有氧运动可使你的心脏工作更努力，提高心脏的工作效率，即使在休息时也一样。在一定时间内涉及手臂和大腿的肌肉的所有重复性运动都是有氧运动。属于有氧运动的项目包括快步走、跑步、跳绳、骑自行车、爬楼梯、游泳、划船、溜冰及越野滑雪。

有氧运动是减少身体多余脂肪并提高肌肉数量的一种好方法，有氧运动也可燃烧过剩的热量，从而有助于控制体重。体重健康的人发生心脏病、糖尿病、某些癌症以及其他与超重、肥胖相关的健康问题的风险较低。

有氧运动也能调节情绪。定期做有氧运动的人在情绪和心情方面的感觉非常好。当你做有氧运动时，你的身体会产生一种叫脑啡肽的化学物质，它能改变大脑内的化学反应，使你的心情愉快，疼痛减轻。大多数人在有氧运动后会感觉更放松，睡眠也更好。

医生推荐每天进行 30~60 分钟的有氧运动。尽量使运动时的心率（每分钟心跳次数）达到你的年龄所对应的最大心率的 50%~80%，这一心率叫作你的最佳目标心率。如果运动时你的心率不能达到这一范围，就要调整运动强度，直到心率能达到

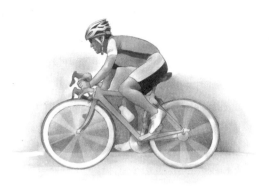

骑自行车属于有氧运动，能锻炼心肺功能，还可以锻炼腿部肌肉。

这一范围。

　　记住每次运动前要热身 5 分钟，在运动结束后要逐渐放松。运动时从伸展脊柱、手臂和大腿的肌肉与关节开始，然后步行、慢跑或缓慢骑自行车来稍微提高心率，接着再准备开始更剧烈的运动。热身和放松运动能增加身体的柔韧性，同时亦有助于预防肌肉与关节的损伤。

　　请记住，如果你停止有氧运动超过 2 周左右，你运动获得的一些健康好处就会慢慢消失。为了保持最佳的健康水平，请务必坚持有氧运动计划。不断改变运动项目使其多样化，可防止对运动产生厌烦情绪。比如每周数次快步走或者慢跑，两天游泳，剩下的几天骑固定式踏板车或划船，跟着录像带做有氧运动。此外，你还可以采取多种方法调整你的运动计划以保持对运动的热情。

·力量训练

　　力量训练能增强肌肉力量，从而使你保持健康状态，而且与有氧运动一样能增强你的心脏功能。负重训练（使用无重力或有重力的器械）是增强肌肉力量的一种有效方式。另外，做仰卧起坐、俯卧撑、引体向上、抬腿以及打拳等运动也能达到同样的目的。力量训练运动有时指阻力训练，因为这些训练都要求你的肌肉对抗或支撑一定的重量，如支撑 4.5 千克的东西或你的体重。

　　你不必特意去买任何特殊的设备来强健肌肉，提举盛汤的罐子或书本就可以锻炼肌肉。当然，你可以买些便宜的用于手脚处的沙袋在家里使用。参加健身俱乐部，在那里你可接触到许多负重器械，这些器械能锻炼你所有的肌肉群。

　　如果你通过负重或采用负重器械进行锻炼，就以你能承受的最大重量开始进行，连续不间断地锻炼 8~15 次。有时你可能需要从 0.45~0.9 千克开始，然后逐级增加重量，因为开始时负重太大可能会损伤你的肌肉。抬或推时呼气，而放松时吸气。在做力量训练时不要屏住呼吸，因为屏住呼吸可能会影响血压。如果锻炼时感觉疼痛就要立即停止。根据需要逐渐增加承受的重量（较轻的重量可增加你的耐力而不会增加你的力量）。保持负重的重量，直到你能连续 2~3 次进行一组 8~15 个的上下运动。在连续运动中要适当休息。

　　为了追求最佳的锻炼效果，你需要一周内至少 2 次锻炼到你所有的肌肉群。不要连续 2 天以相同的方式锻炼同一块儿肌肉，在锻炼后要给肌肉休息的时间。在力量训练后的一两天内肌肉酸痛是正常的。

·柔韧性锻炼

　　随着年龄的增加，你的肌肉和关节逐渐不能做最大范围的活动。最终，关节柔韧性不断降低，你完成日常工作的能力不断下降。锻炼比如伸展运动将有助于你保持肌肉和关节的柔韧性，且使运动更灵活；伸展运动也能在你锻炼或执行日常工作时保护你的肌肉免受损伤。

　　你可在运动开始前热身，运动结束后伸展某些特定部位以增加全身的柔韧性。伸展运动也能预防或缓解肌肉疼痛或痉挛，特别适用于那些长期不活动又刚开始运动的人。

　　需要伸展的最重要的肌肉是腘旁腱（在

大腿后面）、腰部及肩部肌肉。当你在做伸展运动时，请记住下列原则：

（1）伸展动作不要太大，以免你感觉不舒服或疼痛，疼痛是你动作幅度过大的信号。

（2）缓慢、平滑地伸展，避免跳跃或急拉。

（3）保持姿势。当你已达到最大伸展度时，请保持这一姿势30秒，这样你的肌肉和关节就能获得最大的益处。

瑜伽与健美是伸展及调和肌肉的极好运动方式，因为这些运动能将关节伸展到最大范围。这些运动也能改善循环，缓解压力及减压。你可在当地的健康俱乐部或社区中心找到瑜伽或健美培训班，许多公司为它们的雇员提供培训班。你也可通过录像带及图书学习瑜伽姿势和健美动作。

» 科学健身

·运动强度

把心率提高到130次/分以上的体育锻炼才会提高身体的供氧能力，否则对人体益处不大。年龄超过60岁，体质较差者应先征询医生的意见。

·运动过程

（1）准备活动。在剧烈运动前，最好做些以温和动作开始的准备活动，主要是通过使所有主要肌肉（如颈部、肩部、上背、手臂、下背和脚的肌肉）得到伸展，来避免运动损伤。因为身体不可能立即适应激烈的运动。一般10分钟即可。然后以剧烈的动作提高心率。接着就可以做一些针对将进行的运动的特殊活动。

（2）伸展运动。伸展活动只是健身活动的一部分，还须以增氧和缺氧运动来增强肌肉力量与耐力。伸展活动对健康有许多益处：

①提高身体的灵活性，并有助于年老后保持活动能力。

②预防损伤。伸展活动使肌肉和关节更

灵活，避免扭伤。

③提高身体跳跃、提举和弯曲能力，因为伸展的肌肉比收缩的肌肉更有力量。

④肌肉放松后，予人轻松的感觉。

一般采用静态伸展法，保持5～15分钟。

（3）运动锻炼的坚持。循序渐进，即为了不使锻炼半途而废，应根据自己的生活方式和现有的健康水平，制订一个分段实施的运动计划，然后循序渐进，逐步提高运动强度和增加运动次数。自我奖励，即通过锻炼获得健康，就是最好的奖励。但如果锻炼碰到困难，感到气馁时，鼓励自己继续努力，不妨额外给自己一些具体的奖励或好处。奖励的方式很多，如周末让自己多睡半小时，买双专用运动鞋等。同伴鼓励，即锻炼开始松懈时，别人有时能够激励自己。因此，和仨俩同伴共同参加训练，有助于坚持下去，或者参加慈善筹款活动。一旦养成锻炼的习惯，也就成功了。自得其乐，即要找喜欢的运动进行锻炼。时刻提醒自己，身体强健可更好地享受生活乐趣，这样也能提高锻炼的

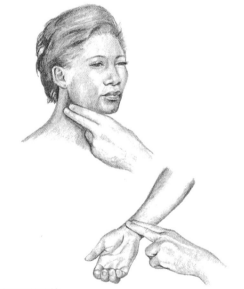

检测你的脉搏
将中指与示指（不要用拇指）的指尖放在你的颈前部喉结一侧或腕关节内（底部）。当你感觉到脉搏跳动时，就开始计数心跳的次数。

健康小贴士

6~9岁儿童适合的运动：应鼓励孩子参与简单的游戏和运动。仍然不鼓励孩子参加小学低年级的竞赛。相反，要确保每个孩子都能参与。

积极性。

（4）恢复运动。健身专家认为，运动后做整理活动对身体具有保护作用。整理活动第一阶段所做的速度较慢的扩胸、踏步等动作能使呼吸逐渐恢复正常，使血液均匀地流遍全身。对清除肌肉在运动时因缺乏足够氧气而产生的乳酸，也有帮助。

为达到最佳效果，最好接下来再做一些整理伸展活动，以放松肌肉，防止肌肉酸痛和长久性损伤。骤然停止运动是有危险的，常会引起不适、眩晕或痛性痉挛。

恢复运动中的整理活动一般只需做5 ~ 10分钟，做完整理活动后用温水淋浴有好处，但必须是在运动结束30分钟以后。因为人泡在温水里血压会降低，运动后马上躺在浴缸里，浴后站起来有可能昏厥。

· 运动饮食

运动饮食，需均衡补充碳水化合物、蛋白质、脂肪、维生素、矿物质和水。蛋白质的主要作用是制造和修复身体细胞和组织，碳水化合物则是身体活动的主要能量来源。体内储存的脂肪相当于能量库，在糖原因长时间锻炼或剧烈运动而耗尽，或饮食中碳水化合物不足时，储存的脂肪就与蛋白质一起提供身体急需的能量。

在运动中，一个成年人约每小时失水1升。在炎热天气下进行剧烈运动，身体失去的水分可多达每小时2.3升，即使游泳亦会失去水分。因此，在运动过程中不但要适量补充5大营养素食品，更不能缺少水分的补充供给。

· 运动时间

人体内有以24小时为周期的生物节律，基本上不受日常活动的影响。体温一般在傍晚时分最高，血液循环和新陈代谢率以及肌肉力量也在那时达到高峰。

在冬季和春季的头一两个月，选择锻炼身体的时间应躲过早晨六、七点钟空气污染的高峰，夏季最好选择在早晨五六点钟时锻炼。如果能选择上午10点、下午3点锻炼身体是最好的，因为这时空气清洁度较好，是最好的锻炼时间。

日常健身运动

» 制订适合自己的健身方案

是指针对个人身体状况而采用的一种科学的、定量化的健身锻炼方法。健身运动处方的特点是因人而异，以便有针对性地达到健身和防治疾病的目的。

· 健康检查

对实施健身锻炼的人进行的必要的健康检查，以了解其是否有不宜参加健身锻炼的疾病。检查内容包括问诊，主要了解病史、运动史和现在的健康状况等；临床检查，如心电图、血压、血液、尿等的检查。

· 体力检查

主要是了解被检查者的体力，以发现潜在的障碍及异常，为参加健身锻炼的人确定适宜的锻炼强度提供依据。目前国内外普遍采用12分钟跑检查法，检测被检查者在12分钟内能够跑完的最大距离，以此来表示其全身耐力的水平。

· 制订运动计划

在考虑安全因素的条件下，首先是选择健身锻炼内容，应以有氧运动项目如步行、慢跑、韵律操、网球、太极拳等为宜。其次是确定适宜的运动强度（中等强度）。

运动时间一般控制在 15 ~ 60 分钟为宜。中老年人或体质较差者，则强度宜较小，持续时间可相对长些。

·实施健身锻炼

实施健身锻炼是检验运动处方可行性的最后步骤，要在健身锻炼过程中根据具体情况，如是否有副作用和疲劳感，来对运动处方的内容进行调整，使之更切合实际。同时通过定期检查，掌握身体变化和健身锻炼效果，提高健身锻炼的质量。

» 常见的健身方法

·跑步健身

跑步是最简单、最为人们所认可的运动方式，实际上它也是最有效的健身方法之一。跑步可以分快跑、缓跑、长跑等几种，要根据自己的身体情况，选择其中最适合自己的一种。在达到必要的运动程度的时候，可以加强全身各组织器官，尤其是心肺的功能。

·步行健身

据医学测定，持恒步步行能增强心血管功能，改善血液循环。若每小时以 5 千米（或每分钟 80 ~ 85 米）的速度步行，脉搏可达到 100 次 / 分；中老年人每小时以 3 千米的速度步行 1.5 ~ 2 小时，代谢率可提高 45% ~ 50%，可加速多余脂肪和热量的消耗，有明显的减肥效果。轻松的步行可以缓和神经、肌肉的紧张而起到放松镇静的作用。每天慢步行走 3 ~ 4 小时，其吸氧量较平常安静时的吸氧量增加 4 倍，并对预防老年性骨质疏松和肌肉萎缩有较好的疗效。常用的健身步行有以下几种：

（1）普通步行法。采用慢速（60 ~ 70 步 / 分）进行步行，每次步行 30 ~ 60 分钟，这种步行一般用于保健作用。

（2）快速步行法。以每小时 5 ~ 7 千米的速度每次步行 30 ~ 60 分钟，一般用于

老年人增强心脏功能和减轻体重，运动至心率达 120 次 / 分左右为宜。此外，还应结合自我感觉，如食欲、睡眠、疲劳等来综合评定合适的运动量。

·退步行走健身

它改变了人们双腿前进时轻松自如的习惯，因而能大大增加膝关节的承受力，锻炼膝部肌肉和韧带。退步行走还要求必须判断好方向，控制好身体的平衡，因此，还可以锻炼小脑的平衡功能，增强躯体的灵活性和协调功能，改善腰、背功能，有利于预防鸡胸驼背和健美体形。

·爬行健身

就是模仿动物爬行的健身方法。人们在日常生活中由于直立时间过长，颈、肩、脊柱、腰腹负荷增加，极易疲劳，如不注意调节，还容易诱发疾病。而爬行健身可将全身重量分散到四肢，以减轻身体各部位，尤其是腰椎的负荷，故对防治腰椎部疾病、腰肌劳损以及多种颈、肩、脊柱病有一定的疗效，对防治心血管疾病也有积极作用。应坚持每天做 1 ~ 2 次，每次 10 ~ 20 分钟的模仿动物爬行锻炼，数月后定能获得健身的功效。

·杠铃

国际标准杠铃是按照举重规则规定的要求制成的。健身运动用的"练习杠铃"，尺寸和规格没有严格要求。为推广健身健美运动，可以因材制宜、因陋就简，利用废旧钢铁、机器零件等材料，制成横杠（长 1.4 ~ 1.6 米）和杠铃片。

·骑自行车健身

骑自行车运动健身，越来越被大多数人所喜爱。骑车时，要注意骑车的姿势，做到人坐正，双脚蹬车用力均匀；骑车一定时间后要适当变换姿势，改变一下习惯的蹬车动作，以使平时较少活动的肌肉一起来参与活

动。将臀部移到坐垫前部或坐垫后部，用脚踝部的力量来蹬车，这样可使腿部肌肉群的不同部位得到锻炼，使脚踝更灵活有力。此外，在上、下车时，尽可能将腿伸展高抬，这样不仅可舒展身体，同时又可锻炼腰腿肌肉的柔韧性。

中华传统健身运动

» 42 式太极拳

42 式太极拳是原国家体育运动委员会武术研究院于 1989 年组织专家编创的一套太极拳竞赛套路。这套太极拳共有 42 个动作，其技术风格是在杨式太极拳的基础上，吸收了各流派之长，又有所创新。

·42 式太极拳动作名称

①起势；②右揽雀尾；③左单鞭；④提手；⑤白鹤亮翅；⑥搂膝拗步；⑦撇身捶；⑧捋挤势；⑨进步搬拦捶；⑩如封似闭；⑪开合手；⑫右单鞭；⑬肘底捶；⑭转身推掌；⑮玉女穿梭；⑯左右蹬脚；⑰掩手肱捶；⑱野马分鬃；⑲云手；⑳独立打虎；㉑右分脚；㉒双峰贯耳；㉓左分脚；㉔转身拍脚；㉕进步栽捶；㉖斜飞势；㉗单鞭下势；㉘金鸡独立；㉙退步穿掌；㉚虚步压掌；㉛独立托掌；㉜马步靠；㉝转身大捋；㉞歇步擒打；㉟穿掌下势；㊱上步七星；㊲退步跨虎；㊳转身摆莲；㊴弯弓射虎；㊵左揽雀尾；㊶十字手；㊷收势。

·42 式太极拳要诀

42 式太极拳是一套综合性的太极拳，它包含了杨式、陈式、孙式等不同流派的基本动作，内容十分丰富。因此，要想练好42 式太极拳，不仅要做好太极拳的基本动作，而且还要遵循太极拳的基本要领和技法要求，掌握住心静体松、圆活连贯、虚实分明、呼吸自然等几个要点，以达到更好的练

习效果和健身效果。

» 八段锦

·八段锦功法特点

（1）柔和连贯。柔和，是指习练时动作不僵不拘，轻松自如，舒展大方。缓慢，是指习练时身体重心平稳，虚实分明，轻飘徐缓。圆活，是指动作路线带有弧线，不起棱角，不直来直往，符合人体各关节自然弯曲的状态。它是以腰脊为轴带动四肢运动，上下相随，节节贯穿。既像行云流水连绵不断，又如春蚕吐丝相连无间，使人神清气爽，体态安详，从而达到疏通经络、畅通气血和强身健体的作用。

（2）松紧相兼。松紧，是指习练时肌肉、关节以及中枢神经系统、内脏器官的放松。在意识的主动支配下，逐步达到呼吸柔和、心静体松，同时松而不懈，保持正确的姿态，并将这种放松程度不断加深。紧，是指习练中适当用力，且缓慢进行，主要体现在前一动作的结束与下一动作的开始之前。八段锦中的"双手托天理三焦"的上托、"左右弯弓似射雕"的马步拉弓、"调理脾胃须单举"的上举、"五劳七伤往后瞧"的转头旋臂、"攒拳怒目增气力"的冲拳与抓握、"背后七颠百病消"的脚趾抓地与提肛等，都体现了这一点。松紧配合得适度，有助于平衡阴阳、疏通经络、分解黏滞、滑利关节、活血化瘀、强筋壮骨、增强体质。

本功法中的动与静主要是指身体动作的外在表现。动，就是在意念的引导下，动作轻灵活泼、节节贯穿、舒适自然。静，是指在动作的节分处做到沉稳。

健康小贴士

八段锦通过一定动作的效果活化身体的经络，使身体的气血得到改善，使经络中的气血运行通畅，可以起到调理机体，健身长寿的效果。

（3）神形气合。神，是指人体的精神状态和正常的意识活动，以及在意识支配下的形体表现。"神为形之主，形乃神之宅。"每势动作以及动作之间充满了对称与和谐，体现出内实精神，外示安逸、虚实相生、刚柔相济，做到了意动形随、神形兼备。

习练本功法时，呼吸应顺畅，不可强吸硬呼。

·八段锦习练要领

（1）静动自然。静动，是指精神与形体两方面的放松。解除心理和生理上的紧张状态；放松是由内到外、由浅到深的锻炼过程，使形体、呼吸、意念轻松舒适无紧张之感。自然心静，是指思想和情绪要平衡安宁，排除一切杂念。

（2）准确灵活。准确，主要是指练功时的姿势与方法要正确。通过功法的预备势进行站桩锻炼即可，站桩的时间和强度可根据不同人群的不同健康状况灵活掌握，为学习掌握动作打好基础。在学习各式动作时，要对动作的路线、方位、角度、虚实、松紧分辨清楚，做到姿势工整，方法准确。

灵活，是指习练时对动作幅度的大小、姿势的高低、用力的大小、习练的数量、意念的运用、呼吸的调整等，都要根据自身情况灵活掌握。

（3）练养相兼。练，是指形体运动、呼吸调整与心理调节有机结合的锻炼过程。养，是通过上述练习，身体出现的轻松舒适、呼吸柔和、意守绵绵的静养状态。对有难度的动作，一时做不好的，可逐步完成。对于呼吸的调节，可在学习动作期间采取自然呼吸，待动作熟练后再结合动作的升降、开合与自己的呼吸频率有意识地进行锻炼，最后达到"不调而自调"的效果。

练与养，是相互并存的，应做到"练中有养""养中有练"。练养相兼与日常生活也有着密切的关系。能做到"饮食有节、起居有常"，将有助于提高练功效果。

（4）循序渐进。在初学阶段，习练者首先要克服由于练功而给身体带来的不适，如肌肉关节酸痛、动作僵硬；紧张、手脚配合不协调、顾此失彼等。在初学阶段，本功法要求习练者采取自然呼吸方法。待动作熟练后，逐步对呼吸提出要求，习练者可采用练功时的常用方法——腹式呼吸。最后，逐渐达到动作、呼吸、意念的有机结合。

» 五禽戏

所谓五禽戏，就是指模仿虎、鹿、熊、猿、鸟五种禽兽的动作，组编而成的一套锻炼身体的方法。

老年人经常练五禽戏，会感到精神爽快，食欲增进，手脚灵活，步履矫健，具有强壮身体的作用。五禽戏对于肺气肿、哮喘、高血压、冠心病、神经衰弱、消化不良等症，也有预防和防止复发的功效，尤其是对中风后遗症，能有效改善病人的异常步态和行走姿势，防止肌肉萎缩，提高人体的平衡能力。

五禽戏的练法有两种：一种是模仿五种禽兽的动作，用意念想着它们的活动，自然地引出动作来，只要动作的前后次序有个组合就可以了，每次锻炼的动作次序可以不完全一样。另一种是参阅现有五禽戏的书籍，学习整套动作。具体方法如下：

·熊戏

右膝弯曲，左肩向前下晃动，手臂亦随之下沉；右肩则稍向后外舒展，右臂稍上抬。

左膝弯曲，右肩向前下晃动，手臂亦随之下沉；左肩则稍向后外舒展，左臂稍上抬。

如此反复晃动，次数不限。

练熊戏时要在沉稳中寓于轻灵，将其剽悍之性表现出来。本动作有健脾胃、助消化、

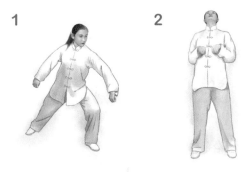

"熊戏"动作分解图

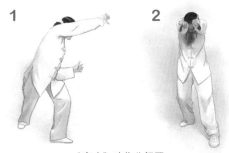

"鹿戏"动作分解图

活关节等功效。

・虎戏

第一左动：自然站立，左脚向左跨步，右手向左上方画弧横于前额，呈虎爪形，掌心向下，距额一拳，左手横于后腰，掌心向上，距腰一拳，身向左扭动，眼看右足跟，抬头，强视片刻，形似寻食。

第二右动：方向相反，动作相同。

练虎戏时要表现出威武勇猛的神态。本

指尖下垂与头平；左臂于后，距腰一拳，指尖向上，眼为斜视。

第二右动：方向相反，动作相同。

练鹿戏时要注意体现其静谧怡然之态。本动作可强腰肾，活跃骨盆腔内的血液循环，并锻炼腿力。

・猿戏

第一左动：自然站立，左腿迈出，足跟抬起，脚尖点地，右腿微屈提步；左臂紧贴乳下方，指尖下垂成猿爪形；右臂弯曲上抬，右手从右脑后绕于前额，拇指中指并拢，眼为动视。

第二右动：方向相反，动作相同。

练猿戏时要仿效猿敏捷灵活之性。本动作有助于增强心肺功能，健壮肾腰。

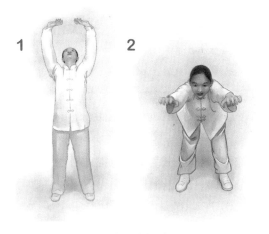

"虎戏"动作分解图

动作作用于华佗挟背穴和督脉，用于坐骨神经痛、腰背痛、脊柱炎和高血压等病。

・鹿戏

第一左动：自然站立，左腿起步踢出，上体前倾，脚掌距地一拳，右腿微屈，成剪子步；右臂前伸，腕部弯曲，手呈鹿蹄形，

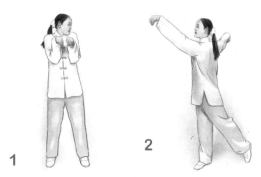

"猿戏"动作分解图

・鸟戏

第一左动：两脚平行站立，两臂自然下垂，左脚向前迈进一步，右脚随之跟进半步，右脚尖点地；同时两臂慢慢从身前抬起，掌

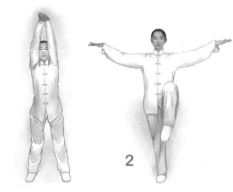

"鸟戏"动作分解图

心向上，与肩平时两臂向左右侧方举起，随之深吸气；两脚相并，两臂自侧方下落，掌心向下，同时下蹲，两臂在膝下相交，掌心向上，随之深呼气。

第二右动：方向相反，动作相同。

练鸟戏时要表现出展翅凌云之势，方可融形神为一体；本戏又称鹤戏，即模仿鹤的形象，动作轻翔舒展，可调达气血，疏通经络，活动筋骨关节。

老年人在练习五禽戏时要领如下：

（1）先有意念活动锻炼，再配合呼吸和肢体活动，三者融为一体。

（2）必须象形取义，如学虎的爪、扑、旋转等动作，学鹿的触、走、盘坐等动作，学熊的推、攀、摇晃行走等动作，学猿的跃、采、转、闪、进退等动作，学鸟的飞、落、伸展等动作。

老年人练习五禽戏时，应注意选择空气新鲜、草木繁茂的场所，每日可锻炼4～5次，每次10分钟。

» 气功

气功是传统医学宝库中独特的强身健体方法之一，中医认为气功有平衡阴阳、调和气血、疏通经络和协调脏腑的功用。气功主要是通过调整姿势、调整呼吸、调整精神的锻炼方法来调整身体内部的元气，也就是通常所说的"内练一口气"。

·练功方法

（1）气功从练功方法上讲，分为动功和静功两大类。老年人以练静功为好，可根据身体状况，选择适合自己的锻炼功法。

（2）练功前10～15分钟停止一切活动，排空大小便，做好练功准备。

（3）练功时要心情平静，肌肉放松，做到松静自然，动静结合，练养相兼，意气相依，循序渐进。

（4）要摒除思想杂念，将意念集中在某一点上，如意守丹田。能否将意念集中是练功成败的关键。

（5）调节呼吸，做到意气合一。

（6）练功应由易到难，不要急于求成，做到循序渐进，持之以恒，日久必见成效。

（7）练功时间一般为20～30分钟，每天早、晚各1次。

（8）空腹和饭后不应马上练功。

（9）练功时如有头痛、头晕、胸闷、呼吸不畅等不适时，应查找原因，加以纠正，如症状继续加重，则应暂时停止练功。

·收功原则

气功作为一套完整的功法，不论是动功、静功，还是动静结合功，都应有预备式和收功式。气功家说："练功不收功，不如不练功。"可见，收功是练功过程中重要的一环，初练气功的老年人更不容忽视。

老年人在收功时应遵循以下三个原则：

（1）须收通经络。练功时由于病情、体质功法掌握程度不同，经脉和气血的收通并非每次都很理想。故收功时做做按摩、拍打动作，不仅有利于收通经络，还可消除因站桩、盘坐带来的两脚酸痛。

（2）应引导元气归元。气功是锻炼元气的过程，练气时在意识支配下，气在体内运行和外界交流，练气后若放任元气散乱运行，则不仅起不到培育真气的目的，有

健康小贴士

　　练习气功忌心浮气躁。人体很多病症皆因情绪所致，原因在于人的情志可以影响人体的正常生理功能，功能一旦失调紊乱，就会引发疾病。因此，练气功者，应保持平和的心态，不应动气，不然会导致练习功亏一篑。

时还会出现气流上冲胁部胀痛的异常反应，故收功时应多做几遍开合呼吸，引导元气下聚丹田。

　　（3）应顺动静逐渐转化。练功时是由静转动、由动转静的缓慢适应过程，若一下子走向两个极端，则与人体生理规律不相适应。所以，老年人在收静功时先轻轻活动肢体，再慢慢收步。

» 易筋经

·易筋经功法特点

1.动作舒展，伸筋拔骨

功法中的每一势动作，不论是上肢、下肢还是躯干，都要求有较充分的屈伸、外展内收、扭转身体等运动，从而使人体的骨骼及大小关节在传统定势动作的基础上，尽可能地呈现多方位和广角度的活动。其目的就是要通过"拔骨"的运动达到"伸筋"，牵拉人体各部位的大小肌群和筋膜，以及大小关节处的肌腱、韧带、关节囊等结缔组织，促进活动部位软组织的血液循环，改善软组织的营养代谢过程，提高肌肉、肌腱、韧带等软组织的柔韧性、灵活性和骨骼、关节、肌肉等组织的活动功能。

2.柔和匀称，协调美观

本功法在传统"易筋经十二定势"动作的基础上进行了改编，增加了动作之间的连接，每势动作变化过程清晰、柔和。整套功法的运动方向，为前后、左右、上下；肢体运动的路线，为简单的直线和弧线；肢体运动的幅度，是以关节为轴的自然活动角度所呈现的身体活动范围；整套功法的动作速度，是匀速缓慢地移动身体或身体局部。动作力量上，要求肌肉相对放松，用力圆柔而轻盈，不使蛮力，不僵硬，刚柔相济。每势之间无繁杂和重复动作，便于中老年人学练。同时，对有的动作难度做了不同程度的要求，也适合青壮年习练。

3.脊柱旋转，运动屈伸

脊柱是人体的支柱，又称"脊梁"。由椎骨、韧带、脊髓等组成，具有支持体重、运动、保护脊髓及其神经根的作用。神经系统是由位于颅腔和椎管里的脑和脊髓以及周围神经组成。神经系统控制和协调各个器官系统的活动，使人体成为一个有机整体以适应内外环境的变化。因此，脊柱旋转屈伸的运动有利于对脊髓和神经根的刺激，以增强其控制和调节功能。如"九鬼拔马刀势"中的脊柱左右旋转屈伸动作，"打躬势"中椎骨节节拔伸前屈、卷曲如勾和脊柱节节放松的伸直动作，"掉尾势"中脊柱前屈并在反伸的状态下做侧屈、侧伸动作。因此，本功法是通过脊柱的旋转屈伸运动以带动四肢、内脏的运动，在松静自然、形神合一中完成动作，达到健身、防病、延年、益智的目的。

·易筋经习练要领

精神放松，形意合一；
呼吸自然，贯穿始终；
刚柔相济，虚实相兼；
循序渐进，个别动作配合发音。

第三节　预防性卫生保健

健康自我监测

》 监测健康标准

一般来说，通过对照下面14条健康参考标准，即可知道我们身体的健康状况。一旦发现有不正常的地方，则应该及时到医院做进一步检查，以便及时治疗，进而确保身体的健康。

·身高

我国成年男性平均身高为165厘米，女性为156厘米。若成年后身高低于120厘米，则说明其内分泌、营养等方面存在问题。此外，中老年人由于骨关节退行性改变可以比年轻时稍矮。

·营养状况

正常人的皮肤弹性良好，指甲、毛发润泽，皮肤黏膜红润，皮下脂肪丰满而富有弹性，肌肉结实而丰满。如果皮肤黏膜干燥，指甲干枯，毛发稀疏，皮下脂肪薄，肌肉松弛无力，则说明其营养状况不良。

·体重

正常人的体重应该保持在一个相对稳定的状态，一个月内的体重变化不会超过2千克。如果一个人的体重经常（一月内）变动，则说明身体健康状况不佳。

·体温

正常人的体温应该在37℃左右，每日的体温变化不超1℃，超过1℃即为不正常。

·色觉

正常人能分辨红、橙、黄、绿、青、蓝、紫等多种色彩，如果不能区别其中的一色或是多色，即为色觉不正常。

·血压

正常人的血压在17.3/11.3千帕，如果一天中血压有3次超过18.7/12.0千帕，即为不正常。

·脉搏

正常成人的脉搏在75次/分左右，一般不少于60次，不多于100次，如果超出这个范围即为不正常。

·心率

正常成人的心率为60～100次/分，如果大于100次/分，或是小于60次/分，即为不正常。

·呼吸

正常成人的呼吸在16～20次/分，呼吸次数与心脉跳动的比例为1：4，每分钟呼吸少于10次或多于20次为不正常。

·进食

正常成人进食一般在1～1.5千克/天，如果连续7天的进食量超过平日的3倍或为平日的1/3，即为不正常。

·大便

正常成人排便应该1～2次/天，如果连续3天以上没有排便，即为不正常。

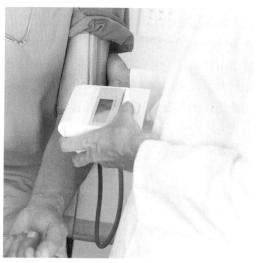

测量血压时间不同，血压计不同，季节不同都能引起血压的变化。

· **小便**

正常成人一天的排尿量应为 1500 毫升左右，如果连续 3 天以上，每天排尿量在 2500 毫升以上，或连续 3 天的排尿量少于 500 毫升以下，即为不正常。

· **月经**

正常女性的月经周期在 28 天左右，经期持续时间在 7 天左右，如果经期超前推后 15 天以上，或是经期持续时间少于 5 天，抑或经期持续时间超过 10 天，即为不正常。

· **夫妻生活**

正常成年男女结婚后，没有采取避孕措施，女方 3 年内没有怀孕，则说明一方或是双方不正常。

» 身体出现的健康警报

从人体外部器官或组织可以看到与之相关的其他身体部位的病症，捕捉到很多有关健康的信息。

· **头发**

头发不仅能保护头皮，更能反映一个人身体的健康状况，所以通过头发发生的一些细微变化便可以察知身体的某些疾病。如果一个人一天头发脱落量达 100 根左右（正常人头发脱落量一天大约为 60 根），则可能是内分泌系统功能失常的表现。如果男性前额发际脱发，则可能患有肾病；如果女性出现全发散发性脱落，则可能患有慢性肾炎。如果头发脆弱易断，则表明有甲状腺疾病的可能。如果年轻人过早白发（遗传、精神因素除外），应该去医院及时检查是否患有严重肠病、重度贫血，以及动脉粥样硬化等疾病。头发色泽变浅、变淡，是维生素 B_{12} 偏低的信号。

· **眼睛**

通过眼睛不仅看到外部世界，也可以看到身体的某些病症。眼睑变成白色，暗示循环系统可能亮了红灯，此时应该去医院检查

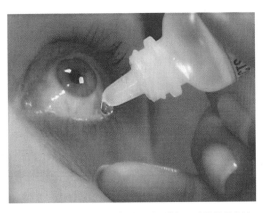

眼睛是人体最先衰老的部位，平时要掌握正确的保养方法。

一下是否贫血；眼白呈黄色，说明可能出现了黄疸的症状；眼白出现绿点，很可能是肠梗阻的表现；眼白出现血片，可能是动脉硬化，尤其是脑动脉硬化的早期表现；眼白出现红点，是糖尿病患者常有症状之一；瞳孔发白是老年性白内障发病的主要症状之一。眼底有渗出物及出血，可能是患有高血压、肾炎、贫血、糖尿病等疾病的症状之一；长期的眼圈发黑，则可能是肾亏兼有血瘀征象的一种表现。

· **鼻子**

鼻子也能反映人体的健康状况。鼻子常呈黑色、蓝色或棕色，则可能提示胰脏或肝脏有病证。鼻子发黑且无光泽，则提示胃肠可能有疾病，尤其可能患有胃溃疡。若鼻子两边发红，油腻光亮常脱皮，说明体内缺锌。鼻子变白，是贫血患者最主要的症状之一，出现此种症状，应该及时去医院查明病因。鼻前粉红，是鼻部结核病早期症状之一，青少年出现此种情况尤其应该注意，因为它是患结核病最主要的症状之一。

· **耳朵**

正常的耳朵颜色为微黄而红润，同时对外界的感觉也较为敏锐，如果耳朵颜色发生改变，则很可能是一些疾病的前兆。耳郭呈红色或暗红色，则表明患有某种急性高热性疾病，若同时还伴有红肿疼痛，则是耳郭炎

症的表现；耳郭呈白色或淡白，则可能是受到风寒侵蚀，或气血虚亏，或肾气虚亏等，也是慢性消化性疾病的症状之一；耳郭干枯、发黑，则是肾亏的表现；耳垂经常潮红，则提醒身体免疫功能下降，体质虚弱。

· 唇

嘴唇可以说是人体健康状况的"晴雨表"，很多疾病的早期症状都会在嘴唇上表现出来。唇色泛青，是血液不流畅，血瘀气阻的表现，应提防中风、血管阻塞等疾病的发生；唇色发白，很有可能是贫血，或大肠虚寒，或胃虚寒的表现；唇色深红，常见于高热；上唇内黏膜呈紫色，则是冠心病的早期症状之一；嘴唇发紫，多见于慢性支气管炎，以及由肺部疾病引起的心脏病等疾病。

· 舌

正常人的舌头，舌苔呈薄净而滋润有津，颜色为薄白色。舌苔过白，多属寒证，但也可以见于热证。早期肺炎、急性支气管炎也可能会导致舌苔过白。此外，舌苔过白也是一些慢性炎症感染的前兆，如慢性肾盂肾炎、慢性盆腔炎等。体温过高时，可以使舌苔变黄。消化道功能紊乱时，也会出现舌苔发黄，如结肠炎、慢性胃炎、溃疡病等疾病症状。此外，炎症感染时，也会导致舌苔发黄，如脑炎、急性阑尾炎、败血症以及大叶性肺炎等炎症疾病。

· 牙齿

牙齿作为人体咀嚼食物的主要工具之一，它的一些变化也能显示身体某个部位可能出现了问题。如在吞咽食物时牙齿疼痛，嘴巴也不易张开，且肿痛往往发生在一端，则提示你可能患有冠周炎。再如牙龈出血，可能表明身体缺乏维生素 C 或牙龈有慢性炎症和炎症性增生。此外，牙龈出血还可能是血液疾病、肿瘤等疾病的先兆。所以，出现经常性牙龈出血，应该及时到医院检查。

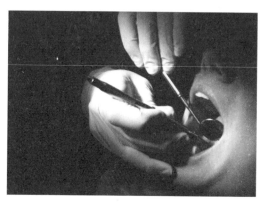

每年定期做牙齿健康检查、清洁一定牙齿，可以防止牙周疾病。

· 指甲

指甲明显向上拱起，并围绕指尖弯曲，则提示你可能患有某种慢性疾病；如果指甲呈黄绿色或黄色，生长缓慢，且厚而坚硬，则提示可能患有甲状腺疾病、淋巴疾病或慢性呼吸系统疾病；指甲萎缩或变薄，表明身体营养失调，或可能患有肢端动脉痉挛或麻风病等疾病；指甲长期呈灰白色，表示营养不良，或可能患有慢性呼吸系统疾病、消化系统或心血管系统疾病，如肺结核、慢性胃炎、萎缩性胃炎等。

了解和发现以上症状警讯，有助于我们未雨绸缪，但也不能据此认为只要身体某部位响起了"警报"，就断然肯定自己患上某种疾病，更不能擅自用一些止痛药、消炎药、肠胃药等，这样做不仅会关闭身体警报系统，也会给医生诊断带来不便。最好的办法是：身体拉响健康警报后，就直接去医院做相关部位的体检，从而得出准确的结论。

» 24 小时健康自测

一般来说，24 小时健康自测主要包括如下内容：

· 起床时

如果经常出现盗汗（简单地说，睡眠中出汗即为"盗汗"）症状，一定要去查明原因，因为盗汗往往是发热的征兆；闻口气，如果起床后口气较臭，可能预示有胃病。

· 洗脸刷牙时

洗脸时如果发现脸色发黄，且感觉身体疲倦无力，可能提示你患有黄疸。刷牙时如果经常牙龈出血，说明你极有可能患有牙周病，因为健康的牙齿在刷牙时（刷牙姿势得当）是不会出血的；如果经常在刷牙时出现呕吐的感觉，则说明你可能患有慢性胃病。

· 工作时

如果总感到不明原因的口渴，则可能提示你患有糖尿病，因为无故口渴是糖尿病的典型症状之一；腰酸背痛，如果工作时老是感到腰酸背痛，且颇具疲劳感，则说明内脏或脊椎可能存在问题；记忆力差、健忘，则是神经衰弱和动脉硬化的典型征兆之一；单纯头晕，若不是因为工作单调，请检查一下甲状腺。

· 回家上楼时

如果回家上楼时，常出现心动过速，有时还伴有眩晕的感觉，则说明你的心脏功能较弱。除了心动过速外，如果还出现胸口隐痛或憋闷的感觉，则说明你的心脏和脑部血管可能存在疾病因子，应该尽快去医院检查治疗。

· 修指甲时

如果指甲呈倒三角形，即指甲的前端增大，根部狭小，提示可能有麻痹性疾病。如果指甲上有点状或丝状白斑，多为慢性肝病、肝硬化、肾病的早期征象。如果指甲上有横向红色带，提示胃肠道可能有炎症或房室间隔缺损、心脏瓣膜脱垂等疾病存在。

· 洗头时

如果洗头时有大量头发脱落，则说明头发营养不足或可能患有内分泌疾病。

· 读书看报时

如果读书看报时眼睛疼痛，感觉字迹模糊不清，则可能患有青光眼；如果拿书或报纸的手经常抖动，可能患有甲状腺功能亢进，

也可能是帕金森氏病的前期征兆。

· 睡觉时

如果经常因脚抽筋而惊醒，可能是缺钙的表现，也可能是动脉硬化的表现；如果睡觉时鼾声不断，且声音较大，则说明鼻子可能出现了问题。

通过 24 小时的健康自测，一旦发现自己相关部位有疾病的迹象，就应该尽快去医院做相关检查，以便确诊是否需要接受相关治疗。

» 用运动指标做免费体检

运动可以说是每个人都需要的，它不仅可以促进人体血液循环，增进肌肉的力量，消耗体内的脂肪，还能增进神经系统的协调性，使反应能力增强，手脚敏捷。此外，运动还可以活动关节，使年老者的关节灵活，避免过早地发生功能性退变。除了上述益处外，运动还有一个重要的作用——能给我们做免费体检。因为每个人在运动的过程中和运动后出现的一些变化，能较为准确地反映他的健康状况。下面就简要介绍几条"运动指标"作为体检的标准，以便对照检查。

· 是否有较为强烈的运动欲望

通常情况下，健康的人精力充沛，精神状态良好，对各种运动有较为强烈的欲望，很想"一展身手"。如果身体健康状况不佳，则会对各种运动感到索然无味，甚至一想到运动就禁不住打呵欠，流眼泪。如果出现此种状况，毫无疑问，你的健康状况肯定是不太好的，最好能去医院进行相关的检查。

· 运动过程中是否有不适感

健康的人在运动的过程中会感到很舒畅，全身充满力量，吸气、呼气很顺畅（剧烈运动除外）。如果在运动的过程中出现恶心、呕吐、头晕、头痛、乏力、提不起精神，即使做一些很简单的运动也会感到呼吸困

难，这就说明你的健康状况较差，身体某些部位可能存在致病因子。

· 运动后的饭量如何

一般来说，运动具有开胃的作用，因而运动后，人的食欲会大增，但如果在运动后出现食欲不振、食量减少，甚至不想吃东西，这就暗示肠胃可能存在一些问题。一旦有此种情况出现，就应该及时去医院做肠胃检查。需要注意的是，在运动后出现食欲不振，也可能与运动方式（如长跑后就会出现食欲减退）、运动量（过于剧烈的运动也会导致运动后出现食欲不振）有关，所以不能一概而论。

· 运动后睡眠质量如何

人在运动后睡眠较好，不仅入睡快，睡得香，而且醒后精力充沛，如果在运动后入睡慢，且在夜间易醒，醒后感觉疲惫不堪，则说明健康状况欠佳，需要及时进行相关检查。

上面4条"运动指标"都是从主观的角度上来进行测定的，因而可能在不同的人身上会有一定的差异。同时，运动还涉及方方面面的问题，如运动时的天气状况、运动者本身的身体状况、运动量的大小，以及运动方式等，这也会对"运动指标"的判断结果产生一定的影响。所以，不能仅凭这4条"运动指标"轻易做出判断。

自我检查

» 皮肤癌的自我检查

所有20岁以上的成人（尤其是那些经常受到太阳光长时间照射的人）都必须有规律地（至少每个月一次）检查自己的皮肤有无任何改变。熟悉自己身上的胎记、雀斑、痣和瑕疵特点。如果皮肤上有新出现的痣或新近出现的色素斑点、斑块，或者一颗已有

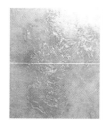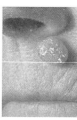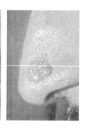

基底细胞癌

基底细胞癌是一类常见的皮肤癌，通常是由过度暴露于日光中所致。基底细胞癌发展缓慢，也不易扩散，而且很少会危及生命。基底细胞癌的形状多样化，但通常是由一个小而平坦的结节开始，然后逐渐形成溃疡（开放疮），并且边缘突起。这里为你提供了一个基底细胞癌的特写（上方见左图）。基底细胞癌多见于脸部，通常长在眼睛周围、鼻子附近（上方见中图），或者鼻子上（上方见右图），以及其他暴露在日光中的地方（包括背部、胸部、手臂和腿）。

的痣发生了变化，或者某处在不断地增生、流血、瘙痒或不能愈合等，都可能是皮肤癌的征兆。

· 如何进行皮肤癌的检查

当你检查皮肤时，要特别注意直接、频繁接受日光照射的皮肤区域，要确定在良好的光线下进行皮肤检查。

进行皮肤自我检查时要做到：

（1）站在一面长镜子前面，对你的整个身体进行从前到后的检查。

（2）近距离地检查你的脸（特别是你的下巴、鼻子和脸颊）、耳朵和颈部的前面、胸部（妇女还要看乳房的下方）和腹部，检查你的肩部，举起你的手臂看左右两侧。

（3）将肘部弯曲，仔细观察你的前臂、上臂的后面以及你的手背和手掌（包括你的手指甲）。

（4）用一面手持的镜子连同一面长镜子一起使用，将你整个头各处的头发分开，观察你的头皮的各个部分。检查你颈部的后面以及每个耳朵的顶部和后面。

（5）检查你的后背部（上和下）、臀部以及两条腿的背面。

（6）坐下，观察你的生殖器、大腿和胫骨的前面、脚尖和脚跟，以及脚趾之间的

部位。

» 男性睾丸的自我检查

所有到了青春期或超过 15 岁的男性都必须进行至少每个月一次（每周一次更佳）的睾丸诊查，以检查出睾丸癌早期征兆的任何变化。除了发现某个睾丸中有任何肿块之外，一侧睾丸的增大或缩小、积液，睾丸、阴囊、腹股沟或腹部的沉闷感、疼痛或其他不适，都有可能是癌症的征兆，必须立即报告给医生。睾丸癌的另一个征兆是乳房的增大或触痛。

检查自己的睾丸将有助于你熟悉它们的正常触感和形态。假如你检查到了一个肿块或膨胀物（疼痛的或不疼痛），就请立即去看医生。虽然癌性肿块可能存在于睾丸的前部，但它们更有可能在侧面生长。

· 如何进行睾丸的自检

自我检查睾丸的最佳时间是在温水浴后或淋浴的时候。因为热会使阴囊的肌肉松弛，从而使你更容易检出异常。

在检查睾丸时要做到：

（1）站在一面长镜子前面。检查睾丸和阴囊是否有肿胀，或者看一侧睾丸是否明显比另一侧的大（一侧睾丸轻微大于另一侧是正常的）。

（2）寻找附睾（在每侧睾丸后上方，用来聚集并运送精液的柔软管状结构）以熟悉它的触感，以使你不会把它误认为一个癌性的肿块。

（3）用两只手检查每一个睾丸。检查时将拇指置于睾丸顶部，示指和中指置于睾丸下部。

（4）用双手轻轻将睾丸在拇指和其他手指之间滚动。每个睾丸用 30~60 秒的时间来检查。

（5）触摸睾丸的表面以寻找任何肿块或肿胀，不管它有多么小。

（6）对另一只睾丸重复整个检查。

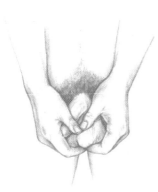
在拇指和其他手指之间滚动睾丸。

» 女性乳房的自我检查

早期检测可以提高乳腺癌治愈的可能性。许多乳房肿块是女性通过定期自我检查发现的。所有女性都应该从 18 岁开始每个月检查她们自身乳房的变化，并且在她们的一生中持续下去。乳房的任何形状或触感的变化，或者乳房皮肤、乳头的变化都有可能是乳腺癌的早期征兆。找出乳房的硬块或软块，皮肤组织的变化（例如鱼鳞皮肤）或颜色的改变（例如皮肤发红），乳房局部皱褶或凹陷（例如小凹的形成），一个新近形成的乳头内陷，或任何形式的乳头排出物。每个女人的乳房都是独特的，因此你需要了解你的乳房，让它告诉你什么情况下你的乳房才是正常的，这一点很重要。

在每个月月经周期的相同时间对你的乳房进行一次自我检查。进行乳房自检的最佳时间是你的月经期刚刚结束之时（在你的月经期开始后 7~10 天），此时你的乳房不是

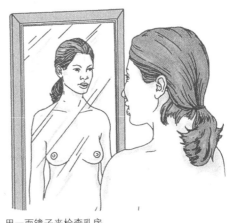
用一面镜子来检查乳房。

十分敏感或肿胀。假如你服用口服避孕药，那么就在你每个月开始服用一个新的药片时进行乳房自检。假如你正在接受激素治疗中，请咨询你的医生有关做乳房自我检查的最佳时间。过了绝经期后，选择一个月中一个特殊的日子进行乳房自检，并坚持在以后每个月的这一天进行检查。

假如你在乳房自检时发现有任何异常，请立即告诉医生。虽然大多数的乳房肿块和其他改变并非癌症，但它们都必须得到医生的评估。

·如何进行乳房的自我检查

检查乳房时采取正确的姿势能帮助你轻易地触摸到乳房中的肿块。进行乳房自我检查时须做到：

（1）站在镜子前面，手臂自然垂在两侧，仔细观察每只乳房是否有肿块或其他改变。

（2）将双臂伸直举过头顶重复检查，再次观察乳房的变化；然后将双手在脑后交叉合拢，前后活动肩膀观察乳房的变化。

（3）双手放于髋部，将双肘向前推，观察皮肤或乳头的变化。

（4）用你的拇指和示指挤压两个乳头并检查分泌物。

（5）躺在一个平坦的表面（如硬床或地板上），在你首先要检查的乳房一侧的肩下放一个枕头。抬起准备检查一侧的胳膊，越过头顶放置于床或地板上。假如你拥有一对巨大的乳房，你需要调整体位以保证正准备检查的乳房组织分布平衡。

（6）用另一只手的中间三个手指的指腹而不是指尖正对着乳房，从腋窝处开始检查。检查时在乳房上做小的圆周运动，圆圈面积大约同硬币大小。以打圈方式环绕着乳房移动手指，或者沿乳房上下来回移动手指。不论你使用何种方式，不要让手指离开乳房直到你的检查覆盖乳房的每一部分为止（有的女性使用油、洗液或粉剂来使手指更容易在乳房上移动）。

（7）用轻柔的力量去触摸皮肤，然后轻轻地增大压力来感触表皮下的变化，再加大压力去感触肋骨附近的变化。

（8）用这种方式检查整个胸部，从腋窝中央向上到胸骨（趋向胸部的中心），从锁骨向下到乳房下方。

（9）重复同样的动作检查另一侧乳房。

（10）假如你触摸到了肿块或发现有任何变化，请立刻告诉医生。

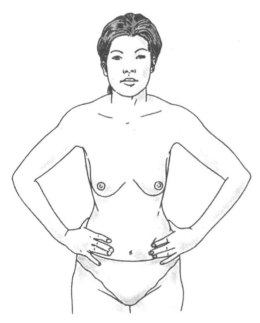

将双手放于髋部并收缩胸部肌肉。

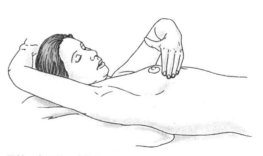

平躺，肩下垫一个枕头。

» 老年人的自我检查

一般来说，老年人的自我检查包括如下内容：

· 定期记录自己的体重变化

体重的变化，尤其是老年人体重的异常变化，往往是一个危险信号，如果体重持续上升，则要警惕高血压、心脏病，以及高血脂的发生，如果体重出现不明原因的持续下降，则要警惕恶性肿瘤和糖尿病的发生。由此可见，定期记录自己体重的变化，对老年人来说是非常有必要的，这也是观察健康情况的一个非常重要的指标。

· 学会测量记录体温、脉搏，以及呼吸次数

体温、脉搏，以及呼吸次数与一个人的健康状况密切相关，如果体温变化过大，或是心动过速或过缓，均能反映身体某些部位可能出现了问题。尤为重要的是，如果老年人能每天测量记录体温、脉搏，以及呼吸次数，一旦其发生意外事件，其记录的数据就能为医生治病提供非常宝贵的资料。

· 每天测量血压

很多老年人都有程度不一的高血压，这严重威胁着他们的健康。因为高血压具有突发性，很多外界因素极易诱发它。老年人每天测量血压，就可以随时了解自己的血压状况，一旦血压有异常情况出现，则可及时采取相应措施，从而避免危险的发生。

· 留心身体出现的任何不适症状

很多重大疾病往往会在早期表现出来，如果老年人能留心身体出现的不适症状，则可以避免很多危险状况的发生。

（1）眼底出现的某些变化，可能预示着糖尿病、高血压、动脉硬化、慢性肾病以及白血病等。

（2）如果高血压患者突然出现头晕、头痛，则可能是血压升高的表现，需要立即服降压药。

（3）如果身体的某些敏感部位，如颈部、腹部，或是女性的乳房等部位，出现了不明原因的肿块，则应该警惕恶性肿瘤的出现，及时到医院进行相关检查。

（4）如果视力出现不明原因的下降，则要小心白内障的发生；如果上肢或下肢出现活动障碍，则应警惕脑血管疾病的发生。

（5）如果皮肤颜色发黄，则可能是黄疸或肝炎的先兆。

（6）要留心大小便的颜色、次数，以及每天排出量的多少，如黑色大便多为消化道出血（也有可能是摄入了大量猪血等含有铁血红素的食物），大便黏稠则表明肠道有炎症发生，大便带血则多见于上消化道溃疡出血、胃肠息肉、小肠出血、肿瘤、肛门疾病，以及一些血液疾病、急性传染病、寄生虫等。

（7）鼻部集中了五脏的精气，鼻与脏器通过经脉相连，机体内的一些微小变化也能通过鼻子的颜色、形态和功能的改变而反映出来，如果鼻子常有棕色、蓝色或黑色现象，则很有可能是胰脏和脾脏出现了问题；如果鼻子苍白，则应该考虑是否患有贫血；如果鼻子嗅觉不灵，很有可能患有慢性筛窦炎。

总之，只要老年人平常能做好自己身体基本状况的相关记录，并留心身体出现的不适症状，往往就能发现那些潜在的致病因子，从而为早期治疗各种病症提供很好的帮助。

常规检查和试验

» 乳房造影术

乳房造影术，又叫乳房X线摄影术，是通过低强度的X线扫描绘制出乳房内部结构的照片。数字化乳房造影法用计算机编码而不是X线片来记录X线。乳房造影术常

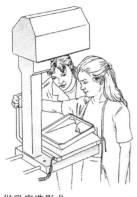

做乳房造影术

在做乳房造影术时，每只乳房被压扁在乳房造影机的两块塑料薄片之间。技术人员会帮你摆放好乳房的位置，尽可能地在薄片之间将乳房压平，以得到一张质量清晰的图像，并能更容易地定位异常部位。当乳房被压扁至一定程度后，发射低强度的 X 射线扫描。通常每个乳房照两张 X 线照片——一张从顶端照，另一张从侧面照。整个过程要花10~15 分钟。

用作 40 岁以上妇女乳腺癌的筛选，以早期检测癌症，早期检测出的癌症通常更容易治疗，治愈的可能性更大。诊断性的乳房造影术常用于评估诸如肿块、疼痛或乳头溢液之类的乳房变化，并且在乳房造影筛查试验中可以更近距离地观察所发现的异常。虽然每年有很多妇女死于肺癌，但是乳腺癌是妇女尤其是 50~69 岁的妇女最常见的癌症。

大多数医生建议妇女在 40 岁左右时做乳房造影作为筛选检查的基准测试，以后每 1~2 年做一次。对于患乳腺癌风险较高的妇女，如那些有乳腺癌家族史（尤其是母亲或姐妹有乳腺癌）的妇女，医生可能会建议她在年轻时就开始定期做乳房造影术。你可以在乳房诊所、医院的放射科、私人的放射诊所或医师诊室获得一张高质量的乳房 X 线照片。

» 大便潜血试验

粪便带血可能是结肠癌或直肠癌的早期征兆，但也可能是不太严重的情况，如痔疮。一项叫作大便潜血试验的结肠癌筛选试验，能检测出粪便中是否存在隐血。由于早期的小肿瘤很少导致出血，并且即使出血，量也很小，因此用肉眼是不可能看到的，只能通过化学测试检测出来。大多数大便潜血试验是在家中完成的，但是医生在常规的骨盆检查或直肠检查的时候也经常用戴手套的手指提取粪便样本进行检测。医生建议从 50 岁开始就应该每年做一次大便潜血试验。有患结肠癌危险因素的人，如有结肠癌家庭史或以前有结肠息肉的人，应该从 40 岁开始每年做一次大便潜血试验。

医生会给你一个在家里用的试剂盒。在做潜血试验（叫作愈创木脂涂片法）时，你要从三次不同的排便中各取少量的粪便样本把它们放置在一张特殊的卡片上，然后你把卡片邮寄给医生诊室或实验室，在那里检测样品是否有血。

你无需医生的处方就可以从药房领到潜血试验用的试剂。测试时你要在一次排便后把一张以化学方法处理过的纸片放在马桶里，你要观察纸片颜色的变化，然后把它记录在试剂盒提供的卡片上。你需要在两次或多次排便时重复这一操作，然后把结果邮寄给你的医生。

不管用何种试剂盒，都要仔细按照说明书的要求去做。在做试验之前，你需要做一些饮食方面的改变并避免服用一些可能会影响测试结果的药物。例如，你需要在测试的前 7 天停止服用阿司匹林以及其他的非甾体抗炎药物（服用对乙酰氨基酚是可以的，因为它不会使出血增加）。在测试前 3 天，每天摄入维生素 C 的量不要超过 250 毫克（无论是食物中的还是额外补充的），并且不吃红色肉类或生的花椰菜、菜花、辣根、防风草、萝卜、包菜或瓜类。假如你正处在月经期或月经期后 3 天内、痔疮正在出血或者小便中有血时，不要做该测试。测试前几天避免用洁厕剂，因为洁厕剂会影响测试的结果。放置有粪便样品的卡片要避热、避光和化学药物（如碘酒、漂白剂和家用清洁剂）。

假如大便潜血试验表明你的粪便中有

血，医生会建议你重复试验或做另外的试验如结肠镜检查、钡餐灌肠或乙状结肠镜检查，以检查你的结肠和直肠。

» 直肠指检

　　直肠指检用于检查骨盆和下腹部的异常。在直肠指检时，医生戴上手套并抹上润滑油，然后将手指插入直肠，并用其他手指按压下腹部或骨盆部位。直肠指检是男性常规体格检查和妇女常规骨盆检查的一部分，或者用于查明引起如骨盆痛或直肠出血症状的原因。在检查的时候，医生通常会从直肠取一份粪便的样本用来检测粪便中是否有血，粪便有血可能是结肠癌的早期征兆。对于男性，医生在做直肠指检时可以触摸到前列腺；对于女性，医生可以触摸到子宫和卵巢，从而检查这些器官是否有异常。其他的器官，如在做直肠指检的时候有时也需要进行射精检查与确诊。

> **警告** ⚠
> 　　肛指检查在许多肛肠疾病的诊断中都有很多的效果，而且操作简便，所以是肛肠科医生常用的检查方法之一。但任何事物都不是万能的，肛指也不例外。例如肛指就不能用于肛裂检查。

» 乙状结肠镜检查

　　灵活的乙状结肠镜检查可用作大肠下段（乙状结肠或降结肠）癌症的筛选试验，它从直肠进入结肠的最后部分。乙状结肠镜检查也被用来查明引起腹泻、腹痛和便秘的原因，或诊断和监测溃疡性结肠炎或克罗恩病等疾病。在检查过程中，医生会将一个短的、可弯曲的、带光源的导管（乙状结肠镜）插入到直肠中，并慢慢将它导入下段结肠。医生退镜过程中仔细检查直肠和结肠。

　　如果医生检查到了任何异常病变，如异常增生组织（息肉）或炎症组织，他就会用

器械插入其中，取走一小块组织样本（活组织检查）。组织样本会被送到实验室，由技术人员在显微镜下做检查。假如你体内有息肉，因为它有癌变倾向，所以医生会建议你做结肠镜检查以观察整段结肠。

　　在做乙状结肠镜检查之前，你将会被告知有关清肠的说明。例如，你的医生可能会建议你在术前用1~2次灌肠剂，并且可能会要求你用泻药或调整你的日常饮食。在检查过程中，你要侧躺在一张检查床上，然后医生会将一根可弯曲的导管（约手指粗细）插入你的肛门和直肠，并慢慢地直接向上穿过下段结肠。你可能会感觉到有些不舒适，如下腹部的压迫感和轻微的绞痛。整个过程需要5~10分钟。

» 血液检验

　　医生在很多情况下都会要求患者进行血液检验。取一份血样本送到实验室进行评估，医生就可以判断你是否对某一种疾病易感，或者明确你现有疾病的病因并确定治疗方法。许多因素都可以影响测试的结果，例如正在服用的处方药或非处方药、饮酒或测试前进食等。你在准备进行血液检验前，医生会告知你应该如何为检查做准备。

· 全血细胞计数

　　全血细胞（CBC）计数目的是为了检查红细胞、白细胞和血小板——血液中主要三种细胞的数量和质量。一项全血细胞计数包括六个不同的试验。

　　（1）红细胞计数。红细胞（RBC）计数常用来测定血液中红细胞（给组织运输氧气）的含量是否过高或过低。红细胞水平的极度增高可能是血液病例如红细胞增多症的征兆；红细胞水平的极度降低则可能是贫血的征兆。

　　（2）红细胞压积。红细胞压积试验同红细胞计数一样，常用来测定极高水平或低水平的红细胞。在红细胞压积试验中，医生

先扎破受试者的手指，然后取一滴血置于一支玻璃管内，接着将玻璃管放在离心机中高速离心，使红细胞下沉到底部，而血液中的液体部分（即血清）则留在顶部。

（3）白细胞计数。白细胞（WBC）计数常用来测定白细胞（对抗感染）的水平。白细胞水平的高低都可能表明你已受感染或感染的风险在增高。高水平的白细胞还可能表明是一种血癌，如白血病。

（4）血细胞分类计数。血细胞分类计数用于测定五种不同类型白细胞的数目，包括中性粒细胞、淋巴细胞、单核细胞、嗜酸性粒细胞和嗜碱性粒细胞。任何一种类型的白细胞水平升高或降低都有可能是传感染、过敏或者更严重的病症，如癌症、白血病、心脏病发作或艾滋病的征兆。

（5）血红蛋白。血红蛋白试验用于测定血红蛋白（运输氧气并使血液成为红色的色素）的数量。血红蛋白试验也用于检验红细胞含量是否正常。血红蛋白数目降低提示有缺铁性贫血。

（6）血小板计数。血小板计数用于测定血液中血小板（能使血液凝结的细胞片段）的数量。手术前了解体内血小板的数目非常重要。血小板计数低可能是由白血病和其他癌症或因治疗癌症引起的，血小板计数高可能是因骨髓疾病或缺铁性贫血引起。非常低的血小板数值可能是内脏出血的征兆。

·血液生化检测

血液生化检测包括测定血清（血液的液体部分）中某些化学物质含量的一系列试验。异常的血液生化检测结果可能但不一定总是提示有健康问题，而患有疾病的人有时则会出现正常的血液生化检测结果。假如你的血液生化检测结果异常，医生会在建议你做进一步的医学检查之前，重复一次血液检验，看检验结果是否一致。不同的实验室给出的正常结果范围可能会稍有不同。

健康小贴士

成人的常规接种疫苗

除了定期的健康检查和筛选试验之外，医生很可能会建议你接种疫苗，以抑制某些有潜在危险的感染性疾病。你必须接种的疫苗取决于你的危险度系数。下面介绍有关下列疫苗的接种情况。

疫苗	谁必须接种	何时接种
破伤风加强免疫	所有成人	每10年一次
白喉加强免疫	所有成人	每10年一次
水痘	从未患过水痘或接种过疫苗的成人	任何时候
肺炎球菌性肺炎疫苗	60岁以上者或慢性病患者、长期依靠护理设施生活者、卫生保健工作者或免疫系统受损的患者	5~10年一次
流感疫苗	所有成人	每年秋天（在流感季节开始时）
麻疹、腮腺炎和风疹	1956年后出生的以及未得过这些传染病或接种过疫苗的每个人	任何时候
乙型肝炎病毒	卫生保健工作者和任何慢性病患者或多个性伴侣者	任何时候
脑膜炎	大学生或到脑膜炎流行地区的旅行者	任何时候；对旅行者，至少出发前1周

（1）胆固醇和脂质。胆固醇和脂质试验用于测定血液中不同脂肪的含量，包括三酰甘油、HDL（高密度脂蛋白）——好的胆固醇，以及 LDL（低密度脂蛋白）——坏的胆固醇。三酰甘油或低密度脂蛋白胆固醇含量的增高、高密度脂蛋白胆固醇含量的降低，都提示包括心脏病、动脉粥样硬化和中风等在内的心血管疾病危险度增加，医生通过胆固醇测试来评估心脏病的危险度。糖皮质激素、噻嗪类利尿剂和口服避孕药等药物都会影响胆固醇的含量。过量饮酒、肾脏和肝脏疾病、肥胖症、更年期、糖尿病以及甲状腺功能减退症（甲状腺活性不足）也可以影响胆固醇和脂质的含量。

（2）葡萄糖。葡萄糖是一种为人体提供能量的糖类，由胰腺产生的胰岛素负责调节血液中葡萄糖的水平。葡萄糖含量增高可能是糖尿病的征兆，葡萄糖含量降低可能是肾上腺功能不足的征兆。中风或心脏病发作等疾病可以暂时使葡萄糖含量增加，糖皮质激素、利尿剂和三环抗抑郁药等药物也能增加葡萄糖的含量。一般而言，健康人很少发生低血糖。血糖的正常值范围是 65~109 毫克 / 分升。

（3）白蛋白。白蛋白试验用于测定血液中白蛋白的含量，白蛋白将水分保留在血管内，它是人体内最丰富的蛋白质。白蛋白的含量是判断一个人整体营养状况的良好指征，如肝炎、肝硬化及营养不良之类的病症可以引起白蛋白含量的下降，白蛋白的含量在妊娠期也会降低。白蛋白试验可以有助于肝病、肾脏疾病，以及如克罗恩病等能减少营养素吸收的肠道疾病的诊断。患有癌症或慢性病，如自身免疫性疾病或艾滋病的人，经常表现为白蛋白水平降低。白蛋白的正常值范围是 3.7~5.2 克 / 分升。

（4）碱性磷酸酶。碱性磷酸酶（ALP）是存在于机体所有组织里的一种酶。正常状况下在肝脏、胆管、骨头，以及孕妇和胎盘碱性磷酸酶含量较高，碱性磷酸酶浓度增高可能是一些异常状况，包括骨病、白血病和肝病在内的征兆。这种酶正常情况下也会升高，如健康的骨发育，或可由药物异常反应引起。碱性磷酸酶的正常值范围是 40~157 国际单位 / 升。

（5）丙氨酸氨基转移酶。丙氨酸氨基转移酶（ALT）存在于多种组织中，但是在肝脏中含量较高。医生用丙氨酸氨基转移酶试验来检查是否有肝损伤情况，肝损伤后会使丙氨酸氨基转移酶释放到血液中。丙氨酸氨基转移酶水平异常增高可能是肝脏疾病的征兆，如肝炎和肝硬化。丙氨酸氨基转移酶的正常值范围是 5~35 国际单位 / 升。

（6）血尿素氮。血尿素氮（BUN）是肝脏中蛋白质分解后的副产物。血尿素氮含量的升高可能是肾脏疾病的征兆，有时可能是严重胃肠道出血的征兆。抗生素和利尿剂也能影响血尿素氮的含量。医生用血尿素氮试验来评价肾功能以及诊断胃肠道出血的状况。血尿素氮的正常值范围是 8~23 毫克 / 分升。

· **血培养**

在进行血培养时，从肘内侧的静脉或者从手背上的静脉中抽出血液，然后经过几天的培养后进行检查。血培养用来检查血液中是否存在细菌和其他微生物生长。血液中细菌的存在提示有菌血症，可威胁生命。

· **前列腺特异性抗原试验**

前列腺特异性抗原（PSA）试验用于测定血液中一种由前列腺细胞所产生的前列腺特异性抗原的蛋白质含量。当一个人患有前列腺癌或如前列腺炎、前列腺增生等非癌性疾病时，前列腺特异性抗原的含量就会增加。前列腺特异性抗原试验常与直肠指检一起进行，用于 50 岁或 50 岁以上男性前列腺癌的筛选和诊断。由于黑人患前列腺癌的风险高于白人，因此黑人（以及所有有前列腺癌家族史的男人）大约在45岁时就应该开始做前列腺特异性抗原试验。这个试验也可以联合其他试验，来检测接受过前列腺癌治疗的男性该病的复发情况。

前列腺特异性抗原的水平低于4纳克/毫升被认为是正常的。如果你的前列腺特异性抗原含量升高，医生将建议你做更多的试验，包括影像试验或活组织检查（从前列腺组织中取一小块组织样本在显微镜下检查）。大多数前列腺特异性抗原含量高的男性，尤其是那些50岁以上的男性，在进一步的试验中并未发现前列腺癌。如果你的前列腺特异性抗原含量升高，咨询医生是否需要每年做一次前列腺特异性抗原试验以及可能的随访。

·甲状腺激素

甲状腺产生两种甲状腺激素，分别是甲状腺素（T4）和三碘甲腺原氨酸（T3），它们可以在血液中检测出，帮助医生评估甲状腺的功能。甲状腺激素的生成是由脑中的腺垂体分泌促甲状腺激素（TSH）而触发的。医生通常综合两个或更多的试验来诊断甲状腺疾病。例如，高水平的TSH和低水平的T4可以提示甲状腺激活不足（甲状腺功能减退），异常低水平的TSH和高水平的T4可以提示甲状腺激活过度（甲状腺功能亢进）。总T4的正常值范围是4.6~12微克/分升，总T3的正常值范围是80~180纳克/分升，总TSH的正常值范围是0.5~6微单位/毫升。

» 尿液检验

医生通过尿液检验对尿液进行评估以发现是否有肾脏或膀胱感染的征兆，或尿液中是否有血或其他物质的存在。一个人做尿液检验可能有许多原因，包括作为每年体格检查的常规项目、手术前、诊断泌尿道感染，以及用来确认和监测怀孕等。尿液样本可以在医师诊室采集或在家里采集（然后再带到医师诊室）。

在清洁的条件下采集尿液样本是必要的。在做尿液检验之前，要求你清洗你的生殖器区域，以确保尿液没有被通常定植在皮肤上的细菌所污染。用一个干净的容器接尿。为了得到中段尿或收集到清洁尿液样本，要求你将尿液排入容器之前先往马桶里排尿几秒钟。

·尿液分析

医生做尿液分析的目的是诊断或监测影响肾脏的疾病，如肾脏疾病或糖尿病。医生会用一个测试条去检验特别可疑的异常，如是否有细菌的存在。样本放于显微镜下做更近距离的检查，以寻找细菌或其他微生物以及特殊的物质，如可能是健康问题征兆的黏液、红细胞或白细胞。

·尿液培养

医生做尿液培养以诊断泌尿道感染。尿液收集好以后，将一份样本置于实验室内的一张载玻片上，放置于保温箱中24小时。如果样本上有细菌、酵母或其他微生物生长，试验结果就被认为是阳性的，然后样本用不同的药物进行试验，以确定用何种药物治疗感染。

健康小贴士

任何时间排出尿都可以做常规化验检查。一般肾病病人为观察前后结果则规定一律采用清晨起床第一次尿液送检。但应注意不要把非尿成分带入尿内：如女性患者不要混入白带及月经血，男性患者不要混入前列腺液等。

第三章 家庭用药指南

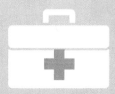

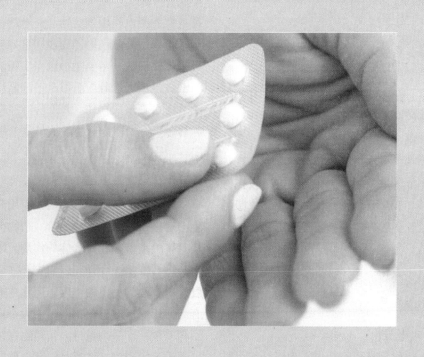

第一节　用药基本知识

基本给药方法

给药方法有很多种，最常用的方法是口服法，也称内服法，用于全身给药，其他还有注射法、吸入法、舌下和直肠给药等。局部用药时多采用皮肤及黏膜给药。

» 口服

口服是最方便、安全的给药方法，适用于大多数药物和患者。多数药物口服后，经过胃肠道吸收而在全身起作用，也有少数药物是留在胃肠道内作用于胃肠局部。

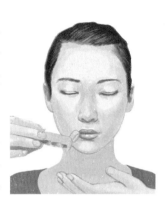

口服药物时要注意药物的大小，如果药片过大需要掰开服用，以免伤害食道。

但是，在患者出现昏迷、吞咽困难、呕吐、病情危急或有胃肠道功能障碍难以吸收等情况下，是不宜采用口服给药的。有些药物对胃肠的刺激性很大，易引起恶心、呕吐，也不宜口服。还有些药物可被酸性胃液或碱性肠液破坏，或在胃肠内不易被吸收，这些药物也不能采取口服给药。不过，可以把易被胃酸破坏和对胃刺激性大的药物制成肠溶糖衣片或胶囊后再口服。

» 注射

注射给药的方法分为皮下、肌肉、静脉、鞘内注射等数种。

» 皮下注射

皮下注射是将药物注射在皮下结缔组织内的方法，适用于少量药物（1～2毫升），常在做皮肤试验时使用。皮下注射会出现局部胀痛，吸收也较慢，现在已很少采用。刺激性强的药物和油剂都不宜皮下注射。

» 肌内注射

肌内注射也叫肌肉注射，是将药液注射于较深一层的肌肉组织内（多在臀部肌肉内），有时也注射于上臂三角肌的外侧。由于肌肉组织中血管较多，药物吸收快而完全，疼痛也比皮下注射轻，故注射量可比皮下注射稍多。油剂、不能溶解的混悬剂及刺激性药物均宜采取肌内注射。

» 静脉注射

静脉注射可注入较大量的药液，并且起效迅速，常用于急救和危重患者的抢救和治疗。用于静脉注射的药液必须是澄明溶液，不能有浑浊、异物或致热源，还要绝对无菌。有溶血、凝血作用的药物、混悬剂、油剂等均不可采用静脉注射。药液用量如果更大，可采用输液法，主要是静脉点滴输液法，使药液缓慢流入静脉内。但是，静脉注射或输液会对血管造成损伤，长期静脉注射还会引起静脉炎，所以静脉注射应尽量少用。

药物的剂量

药物的剂量一般是指成人应用药物能产生治疗作用的一次平均用量。药物剂量的大小直接关系着药物对人体的作用，因为药物要有一定的剂量才能在体内达到一定的浓度，只有达到一定的浓度，药物才能发挥应有的作用。同时，药物剂量的大小还关系着用药安全，如果剂量过大，药物在体内的浓度超过一定限度，就容易引起不良反应，甚至导致药物中毒。因此，要正确发挥药物的有效作用，同时避免发生不良反应，就必须严格掌握用药的剂量范围。为此，我们首先应该明确有关剂量的几个基本概念。

» 药用量

凡能产生治疗作用所需的用量称为药用量，也称剂量或治疗量。药用量有一定的数量范围，应用药物刚能产生治疗作用的最小量称为最小有效量。药用量的最大量称为最大有效量，是安全用药的极限，又称极量，超过极量就有可能发生药物不良反应，甚至引起中毒。最小有效量会因机体反应不敏感而延误病情，而极量又易引起严重不良反应，因此很少使用。临床上为了保证疗效和安全，常采用比最小有效量大，比极量小的剂量，这就是所说的常用量。

» 中毒量与致死量

药物已经超过极量，使机体开始出现中毒反应的剂量称为最小中毒量。大于最小中毒量，使机体产生中毒症状的剂量称为中毒量。超过中毒量，可引起机体严重中毒以致死亡的剂量称为致死量。

药品的有效期、失效期

有些药品，因为稳定性较差，在贮存过程中易受外界条件的影响而发生变化，会出现药效降低、毒性增高的现象。为了保证安全有效用药，许多药品的外包装（或说明书）上一般都标有"有效期"或"失效期"。需要注意的是，这两种表示方法的含义和所指的时间概念并不相同。

药品的有效期是指在一定条件下，能够保证药品安全有效的期限。由于药品的理化性质和贮存条件的不同，有效期往往长短不一，一般为 1 ~ 5 年，没有规定或标明有效期的药品一般按 5 年计算。大多数药品的有效期都在外包装（或说明书）上标明，如标

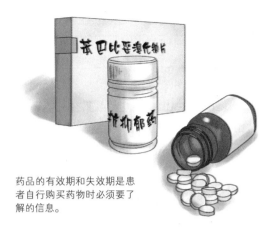

药品的有效期和失效期是患者自行购买药物时必须要了解的信息。

明有效期为 2008 年 8 月，则表示该药品在 2008 年 8 月 31 日前有效。有效期还有另外一种表达方式，如"有效期：2 年"，表示该药品从生产日期起 2 年内有效，生产日期可以根据生产批号来判断。

所有正式药品都有一个生产批号，批号一般由 6 ~ 8 位数字组成，前两位表示生产年份，紧接后两位表示生产月份，最后的 2 ~ 4 位表示生产日期及批次。如批号为 980918，表示该药品为 1998 年 9 月 18 日生产；如批号为 980918-2，则表示该药品是 1998 年 9 月 18 日第 2 批生产的。若同时规定有效期为 2 年，则表示该药品按规定的储存方式可以使用到 2000 年 9 月 18 日。

药品的失效期是指药品在规定的贮存条件下，超过安全有效期限、不能继续使用的日期。如某药品标明失效期为 2007 年 7 月，则表示该药品可以使用到 2007 年 6 月 30 日，从 2007 年 7 月 1 日起失效，不能再使用。

健康小贴士

有些药品还有负责期或使用期，也称保质期。它表示的是生产单位在一定时间内保证药品质量的期限，在此期间出现质量问题而造成的损失由生产单位负责。负责期既不同于有效期，也不同于失效期。药品过了负责期并不代表该药已经失效或变质，如经检查符合有关质量标准的规定，仍然可以继续使用。

可见，有效期表示的是药品能够使用的最后期限，失效期表示的是药品开始不能使用的起始时间，二者仅一字之差，但具体使用期限却相差 1 个月。例如，某药品标明有效期为 2002 年 10 月，表示该药品可以使用到 10 月 31 日；如果标明失效期为 2002 年 10 月，则表示该药品只能使用到 9 月 30 日。

如何判断药品是否变质

药品容易受到光线、温度、湿度、微生物等因素的影响与破坏。如存放不当或存放过久，轻者会使药品质量下降或变质无效，重者会造成不良后果甚至威胁患者的生命。

要判断药品是否变质，除了查看药品说明书上标注的有效期外，还可以通过观察药品的外观形状进行判断。

» 片剂

外观应光洁完整，色泽均匀，无花斑、黑点，无碎片，无霉菌生长，无异臭等。如药片有白色片变黄、颜色加深或不均匀、有斑点、表面凸凹不平、松散、膨大、变形、裂片、粘连、潮解、异臭等现象时，说明药片已发霉、变质，不可再用。糖衣片稍褪色时尚可考虑继续使用，若已全部褪色或糖衣面发黑，出现严重花斑、受潮、发霉、糖衣层裂开、融化、粘连等情况时，则不可再用。

» 胶囊剂

装粉剂的硬胶囊若出现受潮粘连、破裂漏粉、软化、变色、结块、发霉等现象时，说明已经变质。软胶囊多用于装油性或其他液体药品，若出现破裂漏油、受潮粘连、浑浊、异臭等现象，说明已经变质，不可再用。

» 散剂及颗粒剂

应干燥、松散、色泽、颗粒应均匀，若出现吸潮、发霉、结团、结块、生虫、变色、

粘连、异臭以及色泽不一致等现象时，说明已经变质，不可再用。

» 注射剂

注射剂除个别特殊的药品允许有轻微浑浊外，一般都要求是澄明的液体。若出现明显浑浊、沉淀、结晶析出且经过加热不能溶解者，或出现变色、霉点等现象时，都不应使用。粉针剂应为白色、干燥、松散的粉剂或结晶性粉剂，若出现色点、异物、粘瓶、结块、溶化及变色现象，则说明药品已经变质。

» 水剂（包括眼药水、滴鼻剂）

除了极少数为混悬液以外，一般药液应澄清透明，如出现药液颜色变深、浑浊、有霉点、沉淀、分层、悬浮、絮状物、异味以及说明书上未注明的固体结晶等现象，说明已经变质，不可再用。

» 糖浆剂、合剂、口服液

若出现析水、沉淀、发霉、变色、浑浊等现象及有异味、打开后有气泡产生时，说明已变质。

» 软膏剂

一般较稳定，若出现酸败、异臭、溶化、分层、硬结等现象，说明已经变质。若出现油水分离或结晶析出，经加工调匀后可使用；但若变色、异臭者则不能使用。

» 丸剂

若出现变形、变色、发干、霉变生虫、有异味等现象，不能使用。

慎用、忌用与禁用

绝大多数的药物说明书或标签上都标注有"慎用""忌用""禁用"的字样，这 3 个词虽然只有一字之差，但含义却大不相同。

"慎用"是指应谨慎、小心使用，在使用过程中应注意观察是否发生不良反应，一

旦发现问题要立即停药，并向医生咨询。但"慎用"并不表示绝对不能使用。慎用药物通常是针对婴幼儿、老年人、孕妇、哺乳期妇女以及心、肝、肾等器官功能不全的患者。这些人因为生理上的特点或病理上的原因，体内解毒、排毒的功能或某些重要脏器的功能低下，在使用某些药物时，容易出现不良反应。因此，遇到必须使用慎用药物的情况时应格外小心谨慎，一般应在医生的指导下使用。

"忌用"指避免使用或最好不用。忌用药物的不良反应比较明确，有些患者在服药后可能会出现明显的不良反应，造成不良后果。如磺胺类药物对肾脏有损害作用，肾功能不良者忌用。但是，当病情确实需要，不得不使用某些忌用药物时，应当在医生的指导下选择药理作用类似、不良反应较轻的其他药物代替。如果非用不可，必须同时服用能对抗或削弱其不良反应的药物，将不安全因素降到最低限度。

"禁用"就是禁止使用，说明书中指出的禁用者如果贸然使用禁用药物，将会出现严重不良反应或中毒，重者甚至威胁生命。如阿司匹林可损伤胃黏膜，有消化性溃疡的患者应禁用；吗啡对呼吸中枢有抑制作用，支气管哮喘及肺源性心脏病患者禁止使用。

对于标有"慎用""忌用""禁用"字样的药物，患者在使用时要格外注意，尽量不要自行使用，最好听从医嘱，以确保用药安全。

健康小贴士

在服用慎用药时一定要遵医嘱，因为一种药品往往不止有一种用途，治疗的目的不同，所需要的剂量也不同。如果患者自行服用，可能会给身体造成伤害。

家庭常备药品注意事项

» 要注意防潮、避光和防高温

药品很容易因光、热、水分、空气、酸、碱、温度、微生物等外界条件的影响而发生变化，而导致变质失效。因此，为了避光、防潮，药品在保存时最好分别装入棕色瓶中，拧紧瓶盖(有些还要用蜡封上)，放置于避光、干燥处，不宜用纸袋、纸盒保存，以防变质失效。部分易受温度影响的药品，如利福平眼药水等，可放入冰箱内保存；而酒精、碘酒等易于挥发的药品使用后除了要密封外，还应放在30℃以下的阴凉低温处保存。另外，气雾剂装有抛射剂，汽化时能产生一定的压力，一旦受热、受撞击，将很容易发生爆炸。因此，应放在阴凉处保存，避免受热和日光直射，并要注意防止挤压和撞击。

» 标签要完整、清晰

药品的原有标签要完整、清晰，如不小心损坏标签，造成内容残缺或模糊不清，则不宜继续使用。如果药品不是原装而是散装，则应按类分开，并贴上醒目的标签，详细注明药品名称、用途、用法、用量、存放日期、失效期、注意事项等内容。

» 注意有效期

在使用药品之前，首先要查看药品的有效期，过了有效期便不能再使用，否则会影响疗效，甚至带来不良后果。对于没有注明有效期的药品，可以从外观上加以鉴别。如出现片剂松散、变色，糖衣片的糖衣、胶囊剂的胶囊粘连或开裂、丸剂粘连、霉变或虫蛀，散剂严重吸潮、结块、发霉，眼药水变色、浑浊，软膏剂有异味、变色或油层析出等情况时，则不能再用。另外，药品的保存时间不宜过长，每年应定期对备用药品进行检查，及时更换。

» 合理存放

所有药品均应放在儿童拿不到的地方，以防止儿童误服。毒性较大的药品要单独保存起来，不和其他药品放在一起，以防止拿错，特别是防止儿童误服。药品最好保存在原有的包装中，不要换装在有其他药品标签的旧包装里，以免被当作其他药品误服。

成人药和儿童药要分开保存。内服药和外用药要在标签上写清楚，分别存放。宠物用的兽药和灭害虫药要单独保存。

为了保证家庭用药安全、有效、经济，尽量不要大量贮存药品，品种和数量宜精不宜多，以免忙中出错，造成误服。

家庭药箱常备药

配备家庭药箱是为了日常生活中的应急和方便，以便在发生小伤小病时能及时治疗、尽早控制，或在去医院前进行临时处理。家庭药箱常备哪些药，应根据每个家庭的具体情况而定。如家中有老年人、幼儿，或有慢性病的患者等，应以各自不同情况准备常用药。以下几大类药物是家庭药箱中必备的常用药物，可从每一类中选出 2 ~ 3 种备用。

» 感冒药

感冒清热冲剂、板蓝根冲剂、小儿感冒冲剂、清热解毒口服液、速效伤风胶囊、银翘解毒丸（片）、强力银翘片、藿香正气片（丸、水）、感冒清、清开灵、双黄连、吗啉胍（病毒灵）、利巴韦林（病毒唑）、感冒通、克感敏、氯苯那敏（扑尔敏）、白加黑、力克舒、康泰克等。

» 解热镇痛药

阿司匹林、复方阿司匹林（APC）、对乙酰氨基酚（扑热息痛、必理通、泰诺、百服宁）、布洛芬（芬必得、美林、托恩）、吲哚美辛（消炎痛）、索米痛片（去痛片）、安乃近、阿尼利定（安痛定）等。

» 止咳化痰药

喷托维林（咳必清）、溴己新（必嗽平）、苯丙哌林（咳快好）、沙丁胺醇（舒喘灵）、息可宁、沐舒坦、美可、咳近、复方甘草片、川贝枇杷露、蛇胆川贝液、急支糖浆、止咳糖浆、祛痰灵、痰咳净、氨茶碱、美普清、喘速康等。

» 助消化药

酵母片、多酶片、乳酶生、山楂丸、复合 B 族维生素、多潘立酮（吗丁啉）等。

» 通便药

果导片、大黄苏打片、麻仁丸、甘油栓、开塞露等。

» 止泻药

洛哌丁胺（易蒙停）、地芬诺酯（止泻宁）、庆大霉素、小檗碱（黄连素）、呋喃唑酮（痢特灵）等。

» 抗过敏药

氯苯那敏（扑尔敏）、阿司米唑（息斯敏）、开瑞坦、去氯羟嗪、赛庚啶、苯海拉明糖浆等。

» 外用消炎消毒药

酒精、碘酒（碘酊）、红药水、紫药水、高锰酸钾、氯霉素眼药水、金霉素眼膏或眼药水、金霉素或红霉素软膏、皮炎平软膏等。

» 慢性病患者还可根据病情备药

地高辛、氨氯地平（络活喜）、维拉帕米（异搏定）、卡托普利（开搏通）、蒙诺、康可、辛伐他汀、苯妥英钠、丙戊酸钠、卡马西平、托吡酯（妥泰）、谷维素、维生素类（维康福、贝特令、伊可欣、小施尔康等）。

» 避孕药

复方炔诺酮片、复方醋酸甲地孕酮片、复方孕二烯酮片等。

自购药品应注意的问题

药品分为处方药和非处方药。处方药的管理比较严格，须持有医生开具的处方才能购买。非处方药疗效确切、使用方便、安全性高，可自行到药店购买。

在自行购买药品时应注意以下几点：

» 根据自己的病情选择适合的药品

可以选购自己以前使用时感觉疗效比较好的药品，如果自己不清楚，可以向医生、药店的职业药剂师或柜台营业员进行咨询。尽量买疗效好、毒副作用小的药品。

» 选购能自行使用的药品

药品有很多剂型，适宜于家庭使用的主要是口服制剂和外用制剂，而注射制剂等在特殊条件下才会使用，故不宜购买。

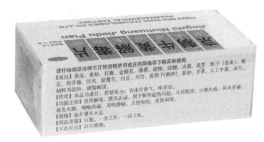

自行购买药物时，还要看懂药物成分，以便对症下药。

» 选择易保存、包装完整的药品

一般应购买易于保存的小包装的整瓶、整盒药品，药品包装要完整，一定要有药品说明书，并标明药品的生产日期和有效期等。对零散的片剂、丸剂、胶囊剂等，应用瓶或盒分别包装，并立即贴上标签，注明药品的名称、用途、用法、用量及有效期等。

» 选择正规地点购药品

不能在不具备药品销售资质的地方随处购买药品，应到正规医院或"三证"齐全的超市、药店购药。"三证"是指营业执照、药品经营企业合格证和药品经营企业许可证，不要相信所谓的"家传秘方""包治百病"等广告宣传，更不能到游医、地摊上购买药品，以防上当受骗。

» 认准药品的名称

每种药品都有通用名和商品名，甚至可能还有别名等，很容易造成混淆。有些药名仅仅一字之差，而作用却相差万里。如帕吉林（优降宁）和格列本脲（优降糖）、安定与安宁、达力新与达力士等，都属于两种不同的药品。所以，买药时一定要认准药名，绝不能搞错，以免误买误服，造成不良后果。

» 认真查看所购药品的包装

正规的药品在外包装上都有药品监督管理部门的批准文号、药品生产单位的生产批号、非处方药"登记证书编号"、经过批准的注册商标及生产厂家的名称。同时还要具有国家统一的非处方药专有标识，即在药品说明书和药品包装的右上角固定位置印有"OTC"字样。无上述标志或标志不全的，不宜购买，以防假药。

» 仔细检查药品是否过期或变质

在购药前要仔细核对药品包装上的有效期或失效期，确定药品是否过期。如果过期则坚决不能购买。如果药品没有过期，还要通过检查药品的外观、气味等，确定药品是否变质。

» 考虑患者的年龄、生理状况等因素

老年人、儿童、孕妇对药品的反应有特殊性，因此在为这些人购买药品时应格外注意药品的毒副作用，同时还要考虑用药的禁忌。

药物的不良反应及其种类

世界卫生组织对药物不良反应所下的定义为：为预防、诊断或治疗疾病，或为改善生理功能而服用适当剂量药物所引起的有害

的、非预期的或治疗上不需要的反应。我国《药物管理法》规定的定义为：合格药物在正常用法用量情况下出现的、与用药目的无关的或意外的有害反应。由此可见，药物不良反应一般是指在正常用药的情况下，由药物引起的对人体造成损害的一种反应。而由用药不当所引起的反应，如用错药物、超剂量用药、滥用药物、自杀性过量服药等均不属于药物不良反应的范畴。

药物不良反应分类方法有很多种，通常按其与药理作用的关系而分为 A 型和 B 型两类。

A 型不良反应又称为剂量相关的不良反应，是由药物的药理作用引起的不良反应，一般与药物的剂量有关，有一定的规律性，多数可以预测，发生率较高而死亡率较低。

B 型不良反应又称为剂量不相关的不良反应，为机体的异常反应性所致，与正常药理作用无关，一般和药物的剂量无关，通常很难预测，发生率较低而死亡率较高。

A 型不良反应包括副作用、毒性反应，而停药反应、继发反应、后遗效应、首剂效应等由于与常规药理作用有关，也属于 A 型不良反应的范畴。

» 副作用

药物的副作用是指药物按常用剂量应用时，伴随治疗作用而出现的与治疗目的无关的其他作用。副作用产生的原因，主要是因为一种药物通常有多方面的作用，当某一作用用作治疗目的时，其他作用便成为副作用。所以，药物的副作用也是药物本身所固有的一种药理作用。但副作用并不是绝对的，它和治疗作用在特定的情况下可以相互转化。例如，异丙嗪不但具有中枢抑制的作用，而且具有抗过敏作用。当用于抗过敏时，则中枢抑制作用所引起的嗜睡就是副作用；反之，当用作镇静治疗时，则中枢抑制作用又成为治疗作用了。

药物的副作用是在常用剂量下发生的，因此难以避免，但一般较轻，属患者可以耐受的范围。但当副作用使患者的某种疾病加重或引发其他疾病时，则要考虑停用此药或换用其他药，也可以增加其他药物来抵消副作用。另外，药物的副作用是可以预料的，患者可以参照说明书上标注的禁忌证有选择地使用。

» 毒性反应

毒性反应是由于药物作用剧烈，或用药量过大、用药时间过长所引起的机体功能紊乱，甚至是器官组织病理变化，是一种比较严重的不良反应，对人体的损害较大。如多种抗癌药物引起的骨髓抑制、严重贫血、长期大量使用链霉素导致的耳聋，磺胺类药物引起的蛋白尿、血尿、肾功能减退等。

药物的毒性反应可发生在人体内的各个系统、器官或组织，但多数都有各自的特点，因此一般情况下是可以预料的。只要全面掌握药物的药理作用，采用正确的用药方法和剂量，毒性反应是可以避免或减少的。

» 后遗效应

后遗效应是指停药后仍残留在体内的、低于最低有效治疗浓度的药物所引起的不良反应。有的后遗效应比较短暂，如服用巴比妥类安眠药后引起的嗜睡现象；有的后遗效应也可能比较持久，如长期服用肾上腺皮质激素，停药后可出现肾上腺皮质功能低下，数月内不能恢复。少数药物还可能导致永久的器质性损害，如链霉素引起的永久性耳聋。

» 停药反应

长期服用某种药物时，如果突然停药或减量太快，会引起原有疾病病情恶化，这叫作停药反应，又称回跃反应或反跳现象。长期连续使用某些药物，可使人体对此种药物的存在产生适应。骤然停药后，人体一时无法适应这种变化，就可能产生不良反应。

很多起调整机体功能作用的药物都会引起停药反应，如长期使用巴比妥类药物，骤然停药或减药过速时可引起烦躁不安、精神恍惚和失眠等。因此，对于长期使用的药物，一般不能突然停药，而应采取逐渐减量的办法，从而避免或最大限度地减少停药反应的发生。

» 继发反应

有时候药物本身的治疗作用也会引起不良反应，这种反应称为继发反应，又称治疗矛盾。如长期使用广谱抗生素，会抑制肠道内敏感细菌的生长，造成不敏感的细菌大量繁殖，导致葡萄球菌肠炎或念珠菌病。这就是使用药物治疗所产生的继发反应。

» 首剂效应

一些患者在初次服用某种药物时，由于机体对药物的作用不能适应而引起的较强的反应称为首剂效应。有些药物，本身作用较为强烈，首剂如按常量服用，可能出现强烈的效应，致使患者不能耐受。如降压药可乐定，首剂按常量服用，常会出现血压骤降现象。因此在使用此种药物时，应从小剂量开始，然后根据患者的病情和耐受情况逐渐加大到一般治疗剂量，以确保安全。

B型不良反应包括过敏反应、特异体质反应、药物依赖性及致癌、致畸和致突变作用。

» 过敏反应

过敏反应也叫变态反应，是指有过敏体质的患者使用某种药物后产生的不良反应，其实是一种免疫反应。过敏反应可发生在各个系统、器官和组织，表现形式多种多样，轻重程度也各不相同，轻微的过敏反应以皮肤过敏最为多见，如瘙痒、各种类型的皮疹、

荨麻疹、红斑、水疱等，严重的过敏反应表现为剥脱性皮炎、哮喘、血管神经性水肿，甚至过敏性休克。

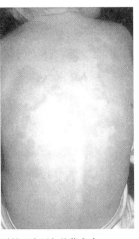

过敏反应引起的荨麻疹。

过敏反应与药物原有的药理作用无关，反应的严重程度与用药剂量也没有直接关系。对该药不过敏的患者，即使使用了中毒剂量也不会发生过敏反应，而有过敏体质的患者在使用常用剂量甚至极小剂量时就会发生严重反应，如有些人只要一接触青霉素溶液就会发生严重的过敏反应。

由于过敏反应只发生于少数过敏体质患者，所以发病率并不高。多数过敏反应不严重，停药后反应就会自行消失，但少数过敏反应如过敏性休克等会引起严重后果，抢救不及时还会危及生命，应予以足够的重视。过敏体质者使用一些易致过敏的药物如青霉素等之前，应做皮试，以确保用药安全。

如何判断药物不良反应

药物不良反应是用药中的一种常见现象，几乎所有药物都会发生不同程度的不良反应。那么，如果在用药过程中出现了新的症状或体征，该如何判断是否属于药物不良反应呢？

根据用药后出现反应的时间判断。

» 在用药后数秒钟至数分钟内发生

如有人在做皮内试验后数分钟内发生过敏反应，甚至有人在注射针头尚未拔出时，过敏反应就已发生，患者很快出现灼热、喉

咙发紧、胸闷心慌、脸色苍白、呼吸困难、脉搏细弱、血压下降、甚至神志昏迷，这时须立即抢救。过敏性休克常在接受药物后突然发生，支气管哮喘也多发生在用药后数秒钟至数分钟内。

» 在用药后数分钟至数小时内发生

如固定性药疹、荨麻疹、血管神经性水肿等过敏反应，多在用药后数分钟至 12 小时内发生。

» 服药后半小时至两小时发生

服药后半小时至两小时内如果出现恶心、呕吐、腹痛、胃部不适等症状，则可能是药物引起的胃肠道不良反应。

» 用药后 1 ~ 2 周发生

如多形红斑常在用药后 2 ~ 7 天出现；血清病样反应多在首次用药后 10 天左右发生；剥脱性皮炎、大疱性表皮松懈型药疹大多在用药 10 天后发病，体温可高达 39 ~ 41℃；洋地黄、利尿剂引起的水肿等，也多在用药后的 1 ~ 2 周出现。

» 停药后短时间内发生

如长期使用普萘洛尔（心得安）、可乐定等药物治疗高血压，停药后可出现反跳性高血压；连续使用抗凝剂，突然停药后可出现反跳性高凝状态伴血栓形成等。

» 停药后较长时间发生

如链霉素导致的耳聋常在停药后 6 个月出现；抗癌药白消安引起的肺部病变常在用药后 1 年以上才出现，停药后仍可继续发生；氯霉素所引起的再生障碍性贫血与白消安情况类似；药物的致癌作用和致畸作用需要更长的时间才会出现。

一旦发生不良反应，首先要立即停止服用可疑药物，并及时通过医生、药师或直接向药物不良反应监测部门报告，同时向医药专业人员进行用药咨询。若确属药物不良反应，今后应避免再次服用同样药物。发生严重的药物不良反应，应及时就医。

损害肝脏的药物

能引起肝脏损害的药物有 600 多种，几乎遍及各类药物。据报道，在引起肝脏损害的各类药物中，以抗生素类最为多见，占 24% ~ 26%，其次为解热镇痛药和抗结核药，分别占 5% ~ 19% 和 8% ~ 13%。除了上述三类主要药物外，神经系统药占 5% ~ 6%，麻醉药占 6% ~ 11%，代谢药占 4%，激素类药占 3%，其他药物占 3%。

» 抗生素药物

抗生素以红霉素、先锋霉素等对肝损害最常见，氯霉素、螺旋霉素等，也可能诱发肝脏损害。

» 解热镇痛药

对乙酰氨基酚（扑热息）痛最常见，长期服用治疗量即会引起慢性肝损害，过量服用可致严重肝损害甚至坏死；水杨酸钠、甲氟酸等不但会引起过敏反应，而且会导致胆汁淤滞型或肝炎型病变；服用过量的阿司匹林也会引起肝炎型病变。

» 抗结核药

服用异烟肼的患者有 10% ~ 20% 可出现转氨酶升高，有 0.1% ~ 1% 可出现黄疸，严重者肝脏呈多叶性坏死，且年龄越大发生率越高。服用利福平数天至数月后可出现肝功能异常，如与异烟肼合用可提高肝功能损害的发生率并加重肝损害。

» 心血管系统药

普萘洛尔（心得安）、呋塞米（速尿）、安妥敏等可使转氨酶升高，过敏体质患者使用还可引起肝炎型肝损害。

» 神经系统药

抗癫痫药苯妥英钠和苯巴比妥可引起严重的肝损害，甚至引发大面积的肝细胞坏死，死亡率高达 40%。丙戊酸钠可引起黄疸、谷丙转氨酶和谷草转氨酶升高，严重者可致死。抗精神病药氯丙嗪可引起黄疸，奋乃静、三氟拉嗪也可引起肝损害。

» 抗高血压药

甲基多巴可导致急性肝炎甚至肝坏死，且以女性居多。

此外，降糖药格列本脲（优降糖）、苯乙双胍（降糖灵）、二甲双胍（降糖片）、糖适平等，内分泌系统用药甲巯咪唑（他巴唑）、丙硫氧嘧啶、甲睾酮、醋酸可的松等，抗肿瘤药硫唑嘌呤、甲氨蝶呤、5-氟尿嘧啶、6-巯基嘌呤等，麻醉用药氟烷等，以及中药黄药子、麻黄、苦楝（川楝子）等都可造成不同程度的肝损害。

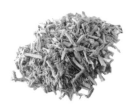

麻黄中的麻黄碱有毒性，长期服用会给肝脏造成负担。

为了防止和减少药物对肝脏的损害，应尽量避免使用药物，尤其是对肝脏有损害的药物，肝脏功能不佳的患者更应如此。如确实需要使用，在服药期间应该定期检查肝功能，一旦出现异常如黄疸、肝大等，应立即停药，并及时就医治疗。

容易对肾脏造成损害的药物

到目前为止，已知至少有 140 多种药物可直接或间接导致肾功能损害，大约有 25% 的肾功能衰竭都是由药物引起的。

» 抗生素类药物

· 氨基糖苷类

此类药物对肾脏的损害最为严重，是肾毒性最大的一类抗生素，长期连续使用易导致肾小管坏死、管腔阻塞。氨基糖苷类药物肾毒性作用由大到小依次为：新霉素、庆大霉素、卡那霉素、链霉素。肾毒性表现为血尿素氮和肌酐升高，严重时可致急性肾功能衰竭。庆大霉素与先锋霉素 I、先锋霉素 II、林可霉素（洁霉素）等药物合用时可增强肾毒性。阿米卡星（丁胺卡那霉素）和链霉素的肾毒性主要表现为微量血尿、蛋白尿、管型尿等，损害常为可逆的。

· 多肽类

多肽类如杆菌肽、万古霉素、多粘菌素 B、多粘菌素 E 等对肾脏均有较强的毒性，可引起近曲小管变性、坏死，尤其是对老年患者危害更大。肾毒性最重要的表现是血肌酐和尿素氮增高，轻者可有蛋白尿和管型尿，重者可出现血尿、少尿、氮质血症，甚至出现急性肾功能衰竭。

· 青霉素类

青霉素、氨苄西林、阿莫西林等，也可导致严重肾损害，主要表现为变态反应性血管炎症、肾小球肾炎、急性肾功能不全和急性间质性肾炎。

· 头孢类

如头孢曲松、头孢氨苄等，在大剂量使用时可直接损害肾脏或引起过敏反应，与呋塞米（速尿）或氨基糖苷类抗生素并用时可增加肾毒性。

· 多烯类

两性霉素 B 可导致近曲小管和远曲小管损害，出现肾小管性酸中毒、低钾血症和永久性肾损害。

» 磺胺类药

磺胺类药如磺胺嘧啶、磺胺二甲嘧啶、磺胺素嘧啶（磺胺二甲异嘧啶）、甲氧苄啶（甲氧苄氨嘧啶）等容易在肾脏形成结晶，对肾小球造成损坏，可导致血管炎、尿路闭塞、肾小管坏死、间质性肾炎等。轻者可出现结晶尿、血尿、管型尿、蛋白尿，重者可出现无尿、尿毒症和急性肾功能衰竭。

药物对食管的损伤

食管也称食道，是连接口与胃之间的通道，不论是我们吃的食物、喝的水，还是服用的药物，都要先经过咽部进入食管，然后再由食管进入到胃里。人的食管较细，而且有 3 个狭窄处，分别是环状软骨板后下方、食管与支气管交叉处和膈肌的食管裂孔处。如果服药时喝水过少或不喝水，药物就有可能卡在食管的狭窄处，对食管造成直接伤害，这称为药物性食管损伤。主要表现有咽痛、咽部异物感、恶心、胸骨后灼热或疼痛、吞咽困难等，少数患者可表现为胃灼热、呕吐血性分泌物，有的还伴有长期低热的症状。大部分患者的症状可在停药后 1 周左右自行缓解，少数病情严重者不能进食，需要住院治疗。

造成食管损伤的药物因素有以下几个方面：

» 药片过大过硬

如阿司匹林、复方新诺明、小苏打等药物，体积较大而且质硬，服药时容易卡在食管狭窄处，损伤食管黏膜。对于那些呈三角形、方形而非圆形的药片，服用时更需格外小心。

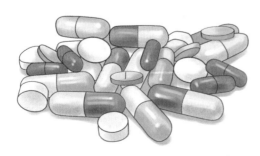

胶囊和部分药片较大较硬，尤其在给老人和儿童喂食时一定要尽量避免损伤食管。

» 药物刺激性大

一些偏酸、偏碱性的药物，如奎宁、氯化钾、氨茶碱等，如果在食管中停留时间过长，会对食管黏膜形成强烈的刺激，导致化学性损伤。

» 药物杀菌性强

长期服用抗生素等药物，食管中正常菌群被杀死，致霉菌开始生长，出现菌种失调，造成霉菌性食管炎，损伤了食管黏膜，降低了食管下段括约肌的张力，可导致胃液反流。

» 药物毒性大

抗肿瘤药物的毒性较大，会导致病毒感染，尤其是细胞毒明显的药物易损伤食管黏膜。在服用时要多饮水，千万不要让药物停留在食管中。

药物性食管损伤以老年患者居多，这是因为老年人容易生病，服药的机会多，而唾液的分泌减少，降低了食管的润滑度，再加上老年人的食管蠕动缓慢，使丸剂、胶囊剂等药物很容易黏附于食管内膜造成损害。另外，老年人易患的多种疾病对食管也有影响，如果老年人有心脏病，扩大的心脏会压迫位于心脏后方的食管，使管腔变狭窄；老年糖尿病、神经系统疾病容易损伤食管的神经传导；老年人食管远端易被硬化扭转的主动脉弓所压迫，这些因素都会造成老年人药物性食管损伤的增加。所以，老年人服药后常常会出现胃灼热感、吞咽困难、胸骨后疼痛等不适症状，这时应立即喝大量的温开水，冲洗黏附在食管内壁上的残留药物。

损伤胃肠道的药物

一些药物对胃肠道会造成损害，用药时要谨慎使用。

» 解热镇痛药

阿司匹林、保泰松、羟基保泰松、布洛芬、氯芬那酸（氯灭酸）、甲芬那酸（甲灭酸）、吲哚美辛（消炎痛）等可致胃肠道溃疡与出血。

» 激素类药

激素可以增加胃酸分泌，同时降低胃肠道的抵抗力，从而诱发或加剧胃及十二指肠溃疡、胰腺导管阻塞、胰腺炎及继发感染，严重时甚至导致胃出血或穿孔。常见药物有氢化可的松、泼尼松、地塞米松等。

» 抗生素

氨苄西林、克林霉素可导致腹泻和伪膜性肠炎；两性霉素B、多粘菌素可致溃疡、出血和胰腺炎；新霉素可致吸收障碍；红霉素可致恶心、呕吐、胃痛、腹泻；头孢拉定可致胃部不适、恶心、呕吐、腹泻等，个别患者可致伪膜性肠炎；头孢哌酮（先锋必）少数患者可致腹泻、腹痛等；制霉菌素、咪康唑（双氯苯咪唑）可致恶心、呕吐、腹泻和食欲减退等；氟康唑可致恶心、腹痛、腹泻及腹胀等；奥美拉唑（洛赛克）可致上腹饱胀、腹痛、腹泻、便秘、恶心、呕吐等，大剂量给药可刺激胃黏膜细胞增生，诱发胃癌，还可致胃息肉。

» 降糖药

苯乙双胍（降糖灵）、二甲双胍（降糖片）、拜糖平、格列本脲（优降糖）、甲苯磺丁脲等可引起恶心、呕吐、腹胀、腹痛、腹泻等胃肠道症状，严重的可加剧溃疡、出血、穿孔和胰腺炎。

» 盐类药

硫酸亚铁、富马酸亚铁、氯化钾等可加重溃疡病、溃疡性结肠炎、出血或穿孔。

» 利尿药

呋塞米、依他尼酸（利尿酸）可引起胃及十二指肠溃、出血、穿孔和胰腺炎；噻嗪类和氯噻嗪可致急性胰腺炎。

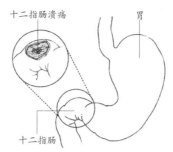

十二指肠溃疡
十二指肠溃疡是指发生于小肠起始段的由于十二指肠黏膜受侵蚀而引起的溃疡。

» 抗肿瘤药

苯丁酸氮芥、环磷酰胺、甲氨蝶呤、氟尿嘧啶、阿糖胞苷、巯嘌呤、硫唑嘌呤、阿霉素、丝裂霉素、博莱霉素、放线菌素D（更生霉素）、普卡霉素（光辉霉素）、长春新碱、秋水仙碱和门冬酰胺酶等均可引起不同程度的消化道溃疡、溃疡性胃炎、出血性结肠炎、胰腺炎、食管炎、肠炎及麻痹性肠梗阻。

» 抗癫痫药

苯妥英钠、扑痫酮可损伤胃肠道黏膜，影响药物吸收。

» 抗抑郁药

丙咪嗪、阿米替林可致食欲不振、便秘、恶心等类似阿托品的作用。

» 心血管系统药

二氢麦角新碱可致腹痛、淋巴管阻塞；心得宁可致硬化性腹膜炎。

在使用上述药物进行治疗时，一定要注意药物对胃肠道的不良反应，一旦出现要立即处理。另外，对于不明成分的"特效药"，在购买时要特别谨慎。

药物对肺脏的损害

药物对肺脏造成的损害，称为药源性肺损害。据统计，药源性肺损害约占全部药物不良反应的5%～8%，主要有间质性肺炎、肉芽肿肺炎、肺纤维化、肺水肿、胸水贮存、肺梗阻、支气管痉挛或哮喘、呼吸肌麻痹、肺动脉高压症等。有的可造成肺组织永久性损害，严重者会危及生命。

导致肺损害的药物有很多种，法国有研究者发现，有 310 种药物可对肺造成医源性损害，同时每年至少还有 20 ~ 30 种新的治疗药物被列为可疑药物。常见的导致肺损害的药物有以下几种：

» 血管紧张素转换酶抑制剂

如卡托普利和依那普利常易引发咳嗽，发生率约为 10%，多见于女性和非吸烟者，主要表现为服药后数小时至数月开始发作的无痰干咳和咽部不适，治疗期间可持续存在，停药后数日症状可消失。

» 抗心律失常药

服用胺碘酮可引起肺间质的纤维化，有些人会出现渐进性呼吸困难；普萘洛尔（心得安）可引起呼吸困难，导致哮喘；大剂量使用美托洛尔时，对支气管平滑肌 β2 受体会产生阻断作用，甚至引发哮喘。

» 抗生素

一些抗生素如青霉素、氨苄西林（氨苄青霉素）等可引起间质性肺炎及弥漫性纤维化。

» 抗风湿病药

抗风湿病药包括甲氨蝶呤和一些非皮质激素抗炎药等。

家庭用药的误区

在家庭用药中，往往存在许多误区。若不引起注意，有时会引起严重后果。

» 任意改变用药剂量

一般情况下，使用常用量就能获得良好的疗效。在一定范围内增加药物剂量，药效也会随之增强，但这种药效的增强是有限度的。当体内的血药浓度达到最大效应时，就不需要再增加药量了。一些患者为了早日摆脱病痛的折磨，随意增加用药剂量或次数，以求早日痊愈。其实，这样做不仅不能增强疗效，反而会产生毒副反应，尤其是老年人和儿童极易引起中毒。相反，有些患者害怕用药剂量过大产生毒副作用，认为小剂量比较安全。其实，这样非但无效，反而会贻误病情，甚至产生耐药性。因此，患者用药时必须遵照医嘱，按一定的剂量和次数给药，切不可随意改变用药量。

» 不定时服药

有的患者服药时间不固定，两次用药间隔时间过长或过短。这样会造成血药浓度忽高忽低，无法将血药浓度控制在有效范围内。浓度过低就达不到治疗效果，浓度过高则易产生药物副作用。不少患者服药都安排在白天而忽视了夜间。有的药一日需服 2 次，应每隔 12 小时服用 1 次；而"1 日 3 次"指的是将一天 24 小时平均分为 3 段，每 8 小时服药 1 次，只有这样才能使体内的血药浓度保持稳定，达到治疗的效果。如果把 3 次服药时间都安排在白天，简单地随一日三餐服药，就会造成白天血液中药物浓度过高，给人体带来危害；而夜间血药浓度偏低，影响疗效。"饭前服用"是指此药需要空腹在饭前 1 小时或饭后 2 小时服用，以利于药物的吸收；"饭后服用"则是指此药需要在饭后半小时服用，利用食物来减少药物对胃肠的刺激或促进胃肠对药物的吸收。

» 随意停药

警告 ⚠

现在市场上，各种保健饮料、滋补药多得令人眼花缭乱，加上某些广告经常夸大其词，过分渲染这些商品的保健、治疗功效，使得某些患者弄混了"补"和"治"的界限，生病时首先想到的是"补"，而不是积极就诊用药，从而延误了疾病的及时治疗。因此，选用补品要适当，不可盲目以补代治。

药物治疗都需要一定的时间，绝不能因为某些局部或全身症状的暂时缓解或消失就随意停药。在疾病尚未完全治愈的情况下贸然停药，很可能发展成为慢性感染。另外，许多慢性疾病需要长期坚持用药，以控制病情、巩固疗效，如精神病、癫痫病、抑郁症、高血压、冠心病等。如果擅自停药，就可能导致旧病复发甚至危及生命。因此，何时停药应该由医生来决定。

» 当停不停

一般药物达到预期疗效后就应及时停药，否则易产生毒副作用，如二重感染、过敏，身体对药物易产生耐受性或依赖性等。

» 随意换药

有些患者用药几天后发现症状没有明显减轻，就怀疑所用药物是否有效，于是急忙另找医生更换其他药物，或者自行购买非处方药，甚至想方设法寻觅偏方、验方，想要在瞬间获得神奇疗效。实际上，药物显示疗效都需要一定的时间，如伤寒用药需要 3 ~ 7日，结核病则需半年，因此不能急于求成。如随意换药，会使治疗复杂化，出现问题也难以找出原因对症处理。

» 用药多多益善

有些患者认为用药越多药效越强，疾病痊愈越快。确实，药物之间存在着相互作用，多种药物联合使用时常可增强疗效。但如果配合不当则会改变人体对药物的正常吸收和代谢，轻者产生拮抗作用，导致药效减弱或无效；重者会增强药效，引起过敏甚至中毒，或导致一系列的生理反应，造成休克甚至死亡。

» 药越贵越好

俗话说："便宜没好货，好货不便宜。"因此，有些人就认为价格越贵的药越好，对于病情的治疗越有效。其实，药物的好坏与价格并没有必然的联系，最终还得以治疗作用的强弱和不良反应的轻重来衡量。况且即使是好药，如果不对症也起不到预期的效果，而且对于今后的病情发展不利。因为用药越好，身体或病原体一旦产生耐受性或抗药性，今后将越难用药。因此，只有安全、合理地用药才是最理想的选择。只要用之得当，便宜的药也可以达到药到病除的疗效。

» 新药即好药

许多患者在用药时"喜新厌旧"，认为新药一定是好药，其实，这种观点是错误的。新药可能对某些疾病具有较好的疗效，或者比同类药物更胜一筹。但是，新药的应用时间毕竟较短，试用的人数也较少，其可能产生的某些毒副作用还没有完全显现出来，因此使用新药的风险相对要大一些。因此，绝不能为了赶时髦而乱用新药。

» 进口药就是好药

有些进口药确实疗效显著，副作用小，但进口药多是针对西方人的体质和用药特点研制的，由于中西方人存在种族的差异，因此进口药并非全都适合我们使用。同时，也有些进口药与国产同品种药的作用相当甚至不如国产药，但其价格却要高得多。所以不要盲目迷信进口药，而应根据病情实际需要合理选用药物。

» 躺着服药

躺着服药片或药丸，药物容易黏附在食管壁上或在食管中溶化。如果在食管壁上停留的时间过长，不仅影响疗效，还可能刺激食管，引起咳嗽或局部炎症，严重的甚至损伤食管壁，发生溃疡，为食管癌的发生埋下隐患。所以，用药时最好采取坐位或站姿。服药后也不要马上躺下，尽量站立或走动几分钟，以便药物完全进入胃内。

» 干吞药

有些人为了省事，服药时不喝水，直接将药物干吞下去，这也是非常危险的。一方面与躺着服药一样，会使药物黏附在食管壁上，损伤食管黏膜，甚至程度更严重；另一方面由于没有足够的水来帮助溶解，有些药物容易在体内形成结石，例如复方新诺明等磺胺类药物。

掰碎吃或用水溶解后吃

由于个别口服药片、药丸的体积过大，有些人在服用这些药物时经常会出现吞咽困难，还有些人怕孩子吃药时噎住，就自作主张地把药掰碎或用水溶解后再服用。这样做不仅会影响药物的疗效，还会加大药物的不良反应，尤其是对于缓释类药物、肠溶片和胶囊剂。如阿司匹林肠溶片掰碎后，由于缺少了肠溶衣的保护，使得药品无法安全抵达肠道，在胃里就被溶解，不仅无法发挥疗效，还对胃黏膜有较大的刺激性，会引起恶心、呕吐等症状。因此，除非经医生允许或药物说明书上标明，否则不要这么做。但在服用中成药时有所不同。例如对于常见的大粒丸剂，为了加速药效的产生，可以先将药丸分成小粒，或用少量温水将药丸捣调成稀糊状后再用温开水送服。

» 对着瓶口喝药

有些人在服用糖浆或合剂时，为了贪图方便省事，会直接对着瓶口喝药，这样做既不卫生也不科学。对着瓶口喝药，一方面容易把细菌带入瓶内、污染药液、加速其变质；另一方面不能准确控制摄入的药量，服少了起不到治疗作用，服多了又会增加副作用，引起不良反应，甚至导致中毒。因此，应按规定剂量，将药倒在小勺或其他小型容器中，然后再用温开水送服。

» 喝水过多

干吞药不好，服药后喝水过多也不好。喝水过多会稀释胃酸，不利于对药物的溶解吸收。一般情况下，送服固体药物只需要一小杯温开水就足够了。如糖浆制剂就比较特殊，尤其是止咳糖浆，需要药物覆盖在发炎的咽部黏膜表面，形成保护性薄膜，以减轻黏膜炎症反应、阻断刺激、缓解咳嗽。所以，喝完糖浆5分钟内最好不要喝水。

名气大的就是好药

药物的"名气"很大程度上是由广告制造出来的。如今，各类媒体上的药物广告可谓五花八门，让人目不暇接。但不少广告言过其实，它们只宣传药物的优点，而对药物的副作用则尽量淡化，容易使人误解而上当受骗。因此，在购药时千万不要轻信一般药物广告，而应向有经验的医生或药师进行咨询，以免造成严重后果。

第二节　家庭特殊成员用药

新生儿用药

新生儿是指从出生断脐开始到满28天这段时间内的婴儿。新生儿处于生长发育期间，肝脏、肾脏等器官和组织还没有完全发育成熟，新陈代谢比较旺盛，血液循环需要的时间短，吸收、排泄的速度都比较快，抵抗能力较差，所以很容易生病。但新生儿对药物的敏感性很强，如果用药不当，极容易产生不良反应，因此在给新生儿用药时应慎之又慎。

» 尽量少用药

任何药物都有一定的毒性，都会对机体造成一定的损伤，对新生儿尤其如此，因此新生儿应尽量避免使用各种药物。父母应加强对新生儿的护理，以避免生病和用药。如必须用药，一定要遵照医嘱，千万不能随便加药或改变剂量。当新生儿出现发热和炎症时，应尽量采用中药制剂，可选用一些中成药冲剂和糖浆制剂服用。

» 及时给药

新生儿抗病能力弱，疾病临床表现常不典型，变化快，因此一旦确诊应及时服药，不可耽误。如常见的新生儿败血症，通常表现为吃奶不香、神情木然等，如不及时用药，就会延误病情。

» 注意给药途径和次数

要根据新生儿的特点，选择合适的给药途径和用药次数。因为新生儿吞咽功能不好，不宜使用丸、片、膏等剂型，片剂和粉剂可先用温开水溶为液体，然后用滴管慢慢喂服，以免发生哽噎。危重患儿宜通过静滴给药。要确定给药次数，可先按体重计算出每日应给的药量，然后分次给药。

» 应避免使用解热镇痛类药

解热镇痛药如小儿退热片、复方阿司匹林片等，可引起新生儿发绀症、贫血以及肚脐出血、吐血、便血等，所以新生儿一般不要使用这些药物。如果出于治疗需要必须使用时，应注意剂量不能过大，用药时间不能过长。

» 注意某些抗生素的使用

抗生素是新生儿常用药物，用于防治各类感染性疾病，但也会对新生儿造成不良影响。氯霉素可抑制骨髓的造血功能，导致再生障碍

新生儿禁用药物	
药名	不良影响
氯霉素	能抑制骨髓，导致造血功能下降，久用可发生再生障碍性贫血及灰婴综合征。
氯丙嗪	可导致麻痹性肠梗阻。
磺胺类、亚硝酸类	如小儿安的主要成分是磺胺，而磺胺只对细菌性疾病（如支气管炎、肺炎等）有效，对病毒引起的小儿发热无效。而且，新生儿使用小儿安还可引起高铁血红蛋白血症及新生儿黄疸，出现缺氧性全身发绀。
奎宁	易引起血小板减少，临床表现为皮肤稍受挤压就会出现局部发绀。
伯氨喹	易引起溶血性贫血，出现呼吸急促、全身青紫，有血样尿。
甲氧那明（喘咳宁）	含有麻黄素，会使婴儿烦躁不安、心跳加快，用量过大时还会引起抽风。
萘甲唑啉（滴鼻净或鼻眼净）	可出现嗜睡、呼吸减慢、体温降低、心率减慢、四肢发凉等中毒现象。

性贫血和粒细胞缺乏症，甚至发生灰婴综合征；新霉素可引起新生儿黄疸和耳聋；大剂量的链霉素会引起耳聋、昏迷、休克，甚至死亡。

» 慎用外用药物

新生儿的皮肤和黏膜又薄又嫩，血管也很丰富，角质层发育差，对外用药物的吸收能力要比成人相对较大。如果涂搽的范围过大、浓度过高，或皮肤本身有炎症或破损，就会引起严重反应，甚至发生全身中毒。如新生儿常用的扑粉、可的松药膏、氧化锌软膏、硼酸软膏和溶液等，使用不当可因药物吸收过量而导致中毒，甚至引起循环衰竭和休克而死亡；大面积涂抹激素类皮炎软膏，会引起新生儿全身水肿；新生儿高热用大量酒精擦浴，可引起昏迷、呼吸困难；一些刺激性很强的药物，如水杨酸、碘酒等，会使新生儿皮肤发生水疱、脱皮或腐蚀。

婴儿期（2 岁以内）用药

婴儿期用药的主要特点是药物较易进入脑组织，即使是在皮肤局部应用洗剂和软膏剂等外用药物，也会被迅速吸收，有时还可在体内产生全身性作用。因此，婴儿无论使用何种药物都应密切注意，以免对其正常生长和发育造成影响。

鉴于婴儿生理尤其是智力上的原因，用药时应注意选择正确的药物剂型。一般来说，为了确保用药安全，只有那些明确标明了婴儿可以使用并规定了相关的用法、用量的药

警告 ⚠

婴儿的忌用药有：①硬脂酸和红霉素：可引起胆汁郁滞性肝炎，刚发病时眼白发黄，严重时出现全身发黄。②肾上腺皮质激素：可导致脑水肿，引起胃溃疡、肠黏膜坏死或穿孔、骨质疏松、眼晶状体突出、高血压等。③甘草制剂和麻黄素一般应禁用。

物剂型才能使用。这个时期的婴儿吞咽能力较差，大多数不会自服药，口服给药要注意防止药物误入气管，特别是液状石蜡等药物，误入后会引起吸入性肺炎。

下列两类药物婴儿应禁用或慎用。

» 禁用药

氯霉素、依托红霉素、磺胺类（2 个月以内）、地芬诺酯（苯乙哌啶）、异烟肼、萘啶酸（3 个月以内）、呋喃妥因。

» 慎用药

阿司匹林、磺胺类（2 个月以上）、含哌嗪的驱虫药、多粘菌素 E、雄激素、可的松样药物、萘啶酸（3 个月以上）、吩噻嗪类、维生素 A（大剂量）。

儿童中成药的选用

中成药在治疗儿童常见病方面发挥着重要作用，儿童常用的中成药一般都具有疗效可靠、使用方便、价格低廉、药性平和、毒副作用小、易于贮存等优点，因此深受家长们的欢迎。

供儿童服用的中成药，大多数都在药名中含有"儿""小儿""儿童"等字样，如小儿感冒冲剂、小儿百效散、小儿牛黄散、小儿止泻散、小儿化毒散、小儿惊风散、小儿清热片、小儿至宝丸、小儿化食丸、小儿健脾丸、小儿回春丸、小儿化痰丸、肥儿丸、儿童清肺丸、小儿咳喘颗粒、小儿清热止咳口服液等。有的儿童中成药在商标上画有儿童的模样，或者在说明书中注明是儿童用药，这些都可以作为选药时的参考。

在选用儿童中成药之前，首先要了解儿童的具体病情和症状，然后将症状与药物说明相对照，如果二者相符，就可选用此药。需要注意的是，即使是同一疾病，用药也可能不同。如同样是感冒，如果患儿怕冷明显，

同时还有发热、无汗、流清鼻涕等症状，这时应该选用辛温解表的中成药，如儿童清肺丸、妙灵丹等；如果患儿发热严重，但不怕冷或怕冷不明显，流浑浊鼻涕，这时则应选用辛凉解表的中成药，如桑菊感冒片、银翘解毒片等。

还需要说明的一点是，不能仅从药名来推断中成药的功效，有时这样做并不可靠。如"肥儿丸"听起来好像是用于促使儿童长胖的，而实际上它是用于治疗脾胃虚弱和肠道寄生虫病的。对药名望文生义，往往会导致用药不当和治疗无效，轻者会贻误病情，重者可造成严重后果。

儿童常用中成药

为了确保儿童的用药安全，我们有必要对儿童常用中成药的主要成分、性质功能、适用范围、用法用量以及不良反应等做更深入的了解。

» 六神丸

主要由牛黄、麝香、珍珠、雄黄、蟾酥、冰片六味药物组成，具有清热解毒、消肿止痛的作用，通常用于治疗急性扁桃体炎、烂喉丹痧、喉风、咽喉肿痛、吞咽困难、丹毒疮疖以及儿童高热抽风等症，疗效显著，可内服外用。需要注意的是，六神丸含有蟾酥等毒性成分，如果使用过量就会发生中毒，皮肤会出现红斑，甚至出现惊厥、肢体抽搐、口吐白沫、口唇发绀、呼吸急促等症状，与助消化药多酶片、胃蛋白酶和抗贫血药富马铁片同服会降低药效或失效，与解痉止痛药阿托品等联用会促使雄黄氧化，增加毒性反应，因此使用时要慎重。

» 金银花露

由金银花蒸馏提炼而成，具有清热解毒和消暑的作用，能抑制多种致病菌，尤其对溶血性链球菌的抑制作用最强。因此，既可用于治疗儿童胎毒和热毒疮疖等症，又可作为清凉解暑饮料，用于治疗暑热烦渴、咽喉肿痛，对预防痱子也有一定的效果，还可以提高免疫力。服用方法：每次服用60毫升左右，每日2~3次。切勿暴饮，否则就会像暴食西瓜一样引起腹泻。服药后要及时将瓶盖旋紧，放置在阴凉干燥处，以免发霉变质。

» 至宝锭

由山楂、槟榔、藿香、紫苏、薄荷、茯苓、陈皮、朱砂、琥珀、牛黄、麝香等20多味药配制而成，

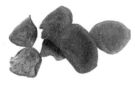
陈皮也可治疗儿童食欲不振，且不会有副作用。

有健脾消食、清热解表、疏风镇惊、化痰导滞之功效，对婴幼儿因风寒感冒、消化不良引起的发热怕冷、鼻塞流涕、咳嗽多痰、痰热惊风、恶心呕吐、停食停乳、不思饮食、烦躁不安、身热面赤、牙关紧闭、大便酸臭甚至神昏抽搐等症，均有良好的治疗效果。此药最适合初生儿到1周岁以内的患儿服用，但用药时间不宜超过3天，服药后如果病情不见好转，应及时请医生治疗。需要提醒一点的是，此药并不具有预防疾病的作用，因此不能作为预防用药经常给孩子服用，否则会有损健康。患有脾虚泄泻、肠炎、痢疾的儿童忌服此药。

» 淡竹沥

又称竹沥、竹沥油，具有化痰止咳、清热镇静等作用，对肺热咳嗽、痰多气喘等症疗效显著，尤其对面红、发热、咳嗽、气喘、痰黄浓稠、小便红赤、大便干结等症效果最佳。此外，淡竹沥还可用于治疗儿童惊风、四肢抽搐、破伤风、癫痫等症，但不适用于

外感风寒所致的咳嗽、流涕、痰液呈泡沫状等症，盲目使用会加重病情。

» 化痰丸

既含有川贝、半夏、南星、橘红、桔梗等化痰止咳药物，又含有钩藤、天麻、天竺黄、僵蚕、朱砂、石菖蒲等清热安神药物，可用于治疗儿童发热、咳嗽痰多及神志不安等症，也具有相应的预防作用。

» 婴儿乐

含有藿香、薄荷、防风、黄芩、杏仁、茯苓、六神曲、麦芽、甘草等成分，具有解表散风、止咳化痰、镇心安神、和胃消食等功效，主要用于治疗感冒初起和消化不良症状，如发热怕冷、鼻塞流涕、咳嗽痰多、烦躁不安、恶心呕吐、腹痛腹泻、大便酸臭，或不思饮食、腹部胀满、夜卧不安、午后身热、小便红赤、大便臭秽等。空腹用温开水送服。服药的同时忌食生冷、油腻的食物。

如何选用儿童止咳药

与发热相似，咳嗽也是身体的一种保护性反应，如吃饭时不小心米粒呛入喉管，可以通过剧烈的咳嗽将其咳出；患有气管炎、肺炎时，可以通过咳嗽、咯痰把肺内的细菌和病理性分泌物排出体外。因此，不能一有咳嗽就马上使用止咳药。

我们平时所说的止咳药一般包括镇咳药、祛痰药和平喘药三类。镇咳药常用的有甘草合剂、甘草片、喷托维林（咳必清片）、咳特灵等；祛痰药常用的有碘化钾、痰咳净等；平喘药常用的有麻黄素、氨茶碱、沙丁胺醇（舒喘灵）等。那么，儿童在咳嗽时应选用哪种止咳药呢？

引起咳嗽的原因是多种多样的，因此当儿童咳嗽时，要对引起咳嗽的各种原因进行仔细分析，以便对症下药。如感冒引起的咳嗽是由于上呼吸道炎症的刺激，这时咳嗽对身体没有任何保护作用，因此要服用镇咳药来止咳。但在治疗因气管炎、肺炎引起的咳嗽时，就不宜单独使用镇咳药，因为此时呼吸道内存在大量痰液，单独使用镇咳药会因咳嗽停止将痰液留于呼吸道内，使炎症扩散；这时一般应选用祛痰药，如氯化铵、磺化钾、痰咳净等，其中氯化铵的祛痰作用较强，只能用于痰黏稠而咳不出的患者。但是，祛痰药会产生恶心、呕吐等副作用，所以儿童用量不宜过大，最好在儿科医生的指导下服用。哮喘是由于过敏及炎症刺激引起的支气管平滑肌痉挛，所以平喘药实际上就是解痉药。

有些儿童医院把上述几种咳嗽药配合在一起，组成了几个品种，以发挥各种咳嗽药的协同作用。例如：

（1）咳1号。由远志、氨茴香、碘化钾组成，用于一般咳嗽，无论早期还是晚期均可使用。

（2）咳2号。就是复方甘草合剂，镇咳作用优于1号，化痰作用稍弱，早期咳嗽者慎用。

（3）咳3号。由麻黄素、氯化铵组成，止喘作用强，用于喘息性气管炎。

（4）咳4号。又称百日咳合剂，由溴化钾、麻黄素、复方甘草合剂组成，镇咳作用强，可用于百日咳和剧咳。

此外，某些中成药也有很好的止咳祛痰效果，如川贝止咳糖浆、急支糖浆、梨膏糖、莱阳梨冲剂、蛇胆陈皮末、蛇胆川贝液等。

孕妇用药注意事项

妇女在怀孕后，体内各系统都会发生一些相应的变化，主要是生殖系统，其他还有消化系统、内分泌系统、神经系统、心血管系统、造血系统以及某些肝脏功能等。怀孕期间用药，药物不但会对孕妇产生影响，而且还可以通过胎盘直接进入胎儿体内或通过母体代谢间接影响胎儿。因此，孕妇在整个怀孕期间应尽量少用药或不用药，如果生病必须用药，则应该在医生指导下服药。

（1）孕妇在怀孕早期经常会出现恶心、呕吐等胃肠反应，此时不能使用对肠胃道有刺激性的药物，如红霉素、阿司匹林、布洛芬类及复方新诺明等，以免加重妊娠反应。此外，长期服用阿司匹林还会影响新生儿血小板功能，引起新生儿出血；磺胺类药如复方新诺明、增效联磺片等还可导致胎儿黄疸。

（2）在怀孕6个月后，孕妇可能会出现血压升高、下肢水肿等症状，此时不能使用易引起高血压和对肾功能有害的药物，如链霉素、庆大霉素、卡那霉素、万古霉素等，这些药还可造成胎儿听觉神经损害，引起先天性耳聋。孕妇如果患有血吸虫病，应避免使用锑剂治疗，因为锑剂常会引起一系列的不良反应，如恶心、呕吐、腹痛、腹泻、头晕、寒战等，此时腹腔内压升高，子宫充血，容易导致流产或早产。此外，锑剂对心脏和肝脏也会产生较严重的毒性，可引起严重的心律失常和中毒性肝炎。

（3）临产妇应避免使用各种抗凝血药，如肝素、蝮蛇抗栓酶、链激酶、尿激酶、华法林、双香豆素等，否则易引起产期出血过多；临产前使用吗啡，可抑制胎儿呼吸中枢，造成新生儿窒息。

（4）注意保胎，防止流产。在怀孕期间不能使用可收缩子宫平滑肌的药物，如麦角制剂、益母草制剂、垂体后叶素、催产素、奎宁等，以免引起流产。药性剧烈的泻药如硫酸镁、番泻叶、大黄、芒硝等，

也会引起子宫和盆腔充血，以致子宫收缩，应当慎用。利尿药如氯噻酮、呋塞米（速尿）、氨苯喋啶等也可能引起子宫收缩，也应慎用。有些中药如巴豆、牵牛、黑丑、白丑、大戟、斑蝥、乌头、商陆、皂角、天南星等毒性较强，三棱、莪术、水蛭、虻虫、麝香、常山等药性猛烈，有流产的危险，应完全禁服。具有活血化瘀、行气泄下作用的药物如大黄、枳实、附子、桃仁、茜草、红花等，大辛大热的药物如半夏、肉桂、附子、干姜等，具有滑利作用的药物如木通、通草、瞿麦、茅根等，以及元胡、牛膝、丹皮、薏苡仁、牛黄、赭石等中药，用量太大也可导致流产，怀孕期间均应慎用。

（5）注意防止胎儿畸形。孕妇用药后，药物可从血浆通过胎盘进入胎儿体内，影响胎儿生长发育，有些药物甚至可引起胎儿畸形，因此用药时要特别小心。尤其是怀孕头3个月，胎儿各种器官正处于形成阶段，对药物分解、解毒能力很差，排泄缓慢，而且胎儿敏感性强，最容易受药物的影响。为了防止药物诱发畸胎或影响胎儿发育，在怀孕头3个月内应尽量避免使用药物，尤其是对胎儿有致畸作用的药物应绝对禁用。

地西泮（安定）、氯丙嗪（冬眠灵）、奋乃静、苯巴比妥、氯氮（利眠宁）、甲丙氨酯（眠尔通）等镇静安眠药，都能引起胎儿畸形；甲氨蝶呤、白消安、苯丁酸氮芥、环磷酰胺等抗癌药，也可导致胎儿畸形；肾上腺皮质激素、己烯雌酚、睾酮、黄体酮（孕

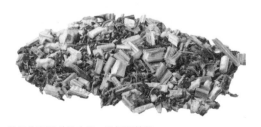

益母草是活血祛瘀药，孕妇要禁用。

酮）等激素类药也能致畸，其中氢化可的松可引起腭裂及骨骼畸形，己烯雌酚可引起胎儿内脏畸形和脑积水，女孩成年后可发生阴道腺癌，还可使男胎女性化并造成后代永久性不育；口服避孕药可引起胎儿先天性心脏病；甲苯磺丁脲、氯磺丙脲等降糖药，可导致胎儿多发性畸形；此外，抗过敏药丙咪嗪、敏克静，抗癫痫药苯妥英钠和扑痫酮，抗凝血药双香豆素、苄丙酮双香豆素和华法林，抗疟疾药磷酸氯喹、乙胺嘧啶和奎宁，缩瞳药毛果芸香碱，拟肾上腺素类药麻黄素和萘甲唑啉（鼻眼净），兴奋药咪嗪和苯丙胺等，都可导致胎儿畸形。

哺乳期妇女服药对婴儿的影响

药物进入人体经过代谢后，大多数是从肾脏排出体外，但在妇女哺乳期，也有一部分可经乳汁排出。这样，哺乳期妇女服用的药物及其代谢产物就可以通过乳汁进入婴儿的体内，对婴儿产生影响，有的药物可使婴儿受到损害甚至引起中毒。

哺乳期妇女应慎用抗生素和磺胺类药物，抗生素包括青霉素、链霉素、氯霉素、红霉素等。青霉素和链霉素可引起婴儿过敏反应，还可导致耐药菌株的产生；口服氯霉素可抑制骨髓，影响造血功能，甚至引起灰婴综合征，应禁用。如果新生儿的红细胞内先天性缺乏葡萄糖—6—磷酸脱氢酶和谷胱甘肽还原酶，则哺乳期妇女不可服用抗生素、磺胺类、呋喃类、抗疟药、抗结核药以及阿司匹林、水溶性维生素K等药物，否则易造成新生儿体内红细胞的磷酸戊糖通路代谢障碍，导致血红蛋白变性，可引起溶血性贫血，严重时将危及生命。

哺乳期妇女应慎用镇静药和吗啡类成瘾性镇痛药，如使用安定可导致婴儿体重下降和高胆红素血症；使用溴化物可诱发婴儿皮疹和嗜睡；哺乳期妇女患癫痫服用苯妥英钠、苯巴比妥可导致婴儿高铁血红蛋白症，出现嗜睡、虚脱、全身瘀斑等症状。需要特别注意的是，吗啡类等成瘾性镇痛药很容易进入乳汁内，而且其浓度可比血浆浓度高好几倍，对6个月内的婴儿易引起呼吸中枢抑制而发生意外，应加以提防。

哺乳期妇女在使用抗甲状腺药如甲硫氧嘧啶、丙硫氧嘧啶、甲巯咪唑（他巴唑）等治疗甲状腺疾病时，可导致乳汁中药物浓度增高，最高时可达血中药物浓度的12倍。这种乳汁进入婴儿体内后会抑制甲状腺激素的合成，还可促使甲状腺激素继发增高，从而引起婴儿甲状腺肿和甲状腺功能下降，严重影响幼儿甲状腺的正常发育。此外，抗甲状腺药还可引起皮疹、粒细胞减少和黄疸等，应避免使用。

哺乳期妇女如果大剂量使用阿司匹林或口服抗凝药，会损害婴儿的凝血机制，发生出血倾向；大剂量的溴化物、麦角碱类（麦角生物碱、二甲麦角新碱）、大黄类、番泻叶等泻药可使婴儿中毒，导致婴儿大便变稀、次数增加；异烟肼会抑制婴儿生长发育，其代谢还会引起肝中毒，应禁用；哺乳期妇女用较大剂量的阿托品，可使婴儿出现皮肤潮红、心动过速、高热、兴奋不安；抗高血压药如利血平等可引起婴儿嗜睡、腹泻及鼻塞等症状。

哺乳期妇女用药注意事项

哺乳期妇女所用的各种药物几乎都可以通过乳汁进入婴儿体内。目前已知有300多种药物可以通过乳汁排出，因此哺乳期妇女在用药时要格外慎重，不仅要考虑药物对自身的危害，而且要尽量防止或减少药物对婴儿的影响。

» 合理安排用药时间

哺乳期妇女在正常用药时，乳汁中的药物浓度通常较低，乳汁中药物含量一般不超过乳妇用药总量的 2%，此药量一般不会对婴儿造成伤害。即便如此，如果哺乳期妇女必须服药且所服药物是相对安全的，其用药时间也应该安排在哺乳后 30 ~ 60 分钟或下次哺乳前 4 小时以上。在这段时间内，大部分药物已经被母体清除，乳汁中的药物浓度相对较低，药物对婴儿的影响也能降到较低水平。除了合理安排用药时间外，哺乳期妇女还可以通过减少用药次数的方法进一步降低乳汁中的药物浓度，减少药物对婴儿的影响。这样，就能保证哺乳期妇女安全用药，而不必因用药而停止哺乳。

» 掌握禁用药物

有些药物经乳汁排出的量较多，对婴儿的危害明显，哺乳期妇女必须禁用。如果因治疗需要必须使用，则应在用药期间暂时停止哺乳。这类药物主要有：红霉素、氯霉素、链霉素、阿霉素、庆大霉素、卡那霉素、放线菌素D、氨苄西林、阿莫西林、氯唑西林、磺胺类、异烟肼、阿司匹林、水合氯醛、巴比妥类、苯妥英钠、扑米酮、卡马西平、利巴韦林、甲苯磺丁脲、硫脲嘧啶、利舍平、氯丙嗪、西咪替丁、雷尼替丁、法莫替丁、氧氟沙星、诺氟沙星、环丙沙星、氯氮卓、地西泮、硝西泮、普萘洛尔、阿替洛尔、卡替洛尔，以及各类抗肿瘤药和麻醉性镇痛药等。

» 掌握慎用药物

有些药物虽然危害不大，但在使用时也需慎重，尽量减少对婴儿的不良影响。这类药物有氨茶碱、氨基糖苷类抗生素、β-肾上腺素受体阻断药、糖皮质激素、吩噻嗪类抗精神病药、噻嗪类利尿药、口服降糖药、乙胺丁醇、溴丙胺太林、雌激素、黄体酮、硫脲类、甲状腺素、磺胺类、维生素A、维生素D、华法林等。

老年人用药注意事项

老年人机体各器官的功能都有不同程度的衰退，药物在体内的吸收、分布、代谢、排泄过程都将受到一定的影响，尤其是药物的代谢和排泄受到的影响更大。因此，老年人在用药过程中应特别注意，以防发生药物不良反应。

» 尽量避免用药

药物只是治疗疾病的一个方面，因此不能一得病就急着用药，特别是老年人，因为他们大多数不具备自己用药的能力，需要他人协助用药。经常用药不但会对身体造成一定的损害，而且会使药效逐渐下降。因此，老年人患病时，首先要考虑一下能否采取除用药以外的其他方法来解决问题，如便秘者多吃一些含纤维素丰富的食物即可通便。对一些老年慢性病患者，应尽量不用或少用药物治疗，多用其他疗法如针灸、按摩、理疗及锻炼与饮食相结合等方法。当然，如果病情严重非用药不可，则需及时用药，但也应尽量少用药。

» 选择药物要慎重

老年人最好在明确诊断的基础上使用药物，切忌不明病因就随意滥用药物，以免发生不良反应或延误治疗。

在疾病诊断清楚后，最好听从医生意见来选择药物，医生会根据病情的轻重缓急和患者的体重、性别、用药史、肝肾功能以及健康状况等开出处方，这些药物能有效缓解症状，且毒副作用小、不良反应少、安全性强。如患有失眠、焦虑的老年人，最好使用安定治疗，因为安定不会产生成瘾性，可以长期使用。凡是对老年人损害较大的药物，除非特别需要非用不可，都应尽量使用更安全的替代药物，以减少损害。

此外，老年人应尽量选用最熟悉的药物品种，最好不要使用新药，因为新药的疗效尚不确切，安全程度也很难估计。

根据老年人代谢降低、反应迟缓的生理特点，老年人用药应采取中西药结合的方法。对急性病，可先使用西药治标，迅速控制症状，然后采用中药调养，以利于治本；对慢性病则以中药治疗为主，因为中药比西药作用缓和，副作用也比西药少，老年人使用会更加安全一些。

» 尽量减少用药种类

老年人用药的种类宜少不宜多，因为同时服用多种药物，会由于药物之间的相互作用而增加或降低药效，引起不良反应。用药物的种类越多，发生药物不良反应的机会也越多，如阿司匹林与激素类药合用可诱发溃疡病大出血；呋塞米与氨基糖苷类抗生素及吲哚美辛（消炎痛）、阿司匹林合用，可增加耳肾毒性，降低呋塞米的作用；螺内酯与钾盐和血管紧张素转移酶抑制剂合用，可引起高钾血症；氨苯喋啶与非甾体抗炎药合用，可致肾毒性等。再加上老年人记忆力减退，

健康小贴士

老年人用药剂量应随年龄的增加而相应减小。一般来说，60～80岁者，用药剂量应为成人的 3/4～4/5；80 岁以上者用药剂量为成人的 1/2。如果患者肝肾功能不好，则更要减少用药剂量或延长用药间隔时间，以防发生不良反应。对作用较强的药物和初次使用的新药应从小于标准剂量开始，然后根据治疗效果和反应情况再逐渐增量或减量。

同时服用多种药物容易造成误服、漏服或重复用药，带来不必要的麻烦。所以，老年人应尽量避免联合用药，同时用药最好不超过 3 种，最多不要超过 5 种。

» 选择合适的药物剂型

许多老年人吞药有困难，尤其是大量用药时更加麻烦。因此，老年人不宜使用片剂或胶囊剂，可选用液体剂型，必要时可注射用药。老年人胃肠道功能不稳定，不宜服用缓慢释放的药物制剂，否则会因胃肠蠕动加速而导致释放不充分，反之则会因释放和吸收量增加而产生毒性。

» 合理把握用药时间

老年人的视力、听力和记忆力都有一定程度的下降，往往因为看错或记错药物名称、使用方法和剂量，听错医生和家人嘱咐而误服药物或忘记服药。因此，老年人的服药方案应尽可能简单，以利于其更好地领会和记忆，最好每种药物每日只服 1 次，用药时间应尽量安排在清晨空腹时，不宜间隙用药。

老年人肾功能减退，对药物及其代谢产物的滤过减少。所以，老年人用药时间越长，越容易发生药物蓄积中毒，有时还会产生成瘾性和耐药性，因此要避免长期用药。老年人用药时间应根据病情以及医嘱合理缩短。患急性病的老年人，在病情好转后应及时停药或减量；必须长期用药者，应在家属或他人的协助和监督下进行。

» 尽量减少注射给药

由于老年人的肌肉对药物的吸收能力较差，注射后疼痛较为明显，有时容易形成硬结，所以对患有慢性病的老年人，一般不主张用静脉点滴和肌内注射方法给药。但如果患的是急性病、急性感染伴有高热等，则需要静脉途径给药。

» 注意观察药物反应

老年人在用药过程中要注意观察有无不良反应，如服用阿司匹林可导致大汗不止或引起胃出血，利尿药氢氯噻嗪会引起血糖升高，诱发老年性糖尿病。因此，老年人在用药时一旦发现身体有异常反应，应立即停药，必要时应请医生诊治，更换作用相同或相似、毒副作用小的其他药物。

» 慎用滋补药

身体虚弱、容易患病的老年人可适当地服用一些补虚益气的药物，以增强体质，提高抗病能力。但要注意的是，滋补药也不可盲目滥用，而应根据自己身体的实际情况，在医疗保健人员的指导下适当选用，否则将有害无益。对于老年人来说，更重要的是要注意合理营养，加强身体锻炼，保持身心健康。

» 怎样给孩子喂药

给孩子喂药也是一门学问，尤其是对那些不肯吃药、年龄偏小的孩子，更需要一定的方法和技巧。

（1）服用药丸或药片时可用温开水送服，服后应检查患儿口腔，看药丸或药片是否确实服下。注意不要让患儿躺着服药。对不能吞服药丸或药片的患儿，可先将药丸或药片研成粉末，然后调糖水喂服。

（2）对于普通药粉，可将其粘在母亲的乳头上或奶瓶嘴上，然后给孩子喂奶，药粉可随着乳汁一同服下；药量大时，可重复多次进行。也可用少量白开水或糖水将药粉溶解，然后用小勺或吸管喂服。

（3）如果药味很苦，如黄连素等，可先在小勺里放点糖，然后将药倒在糖上，再放点糖把药盖上，并准备好糖水，不搅拌就倒进口里，然后迅速用糖水送下。

（4）对于油类药物，如鱼肝油、蓖麻油、内服液体石蜡等，可将药滴在饼干或馒头等食物上，或滴在一勺粥里一起吃下。婴幼儿可用滴管直接滴在口中，再喂糖水。

（5）孩子吃完药后要多喝水，以避免药物停留在食管部位产生刺激性，也有利于药物尽快到达胃肠，及早吸收。喂药要按时、按量，服用时要仔细核对药名，以防误服。

（6）在一般情况下，最好在空腹或半空腹时给孩子吃药，需要饭后服用的药应在饭后半小时至 1 小时服用。在婴儿哭闹时不可喂药，也不能捏鼻子灌药，那样容易把药和水呛入气管，轻者呛咳、呕吐，重者可堵塞气管造成窒息，会有生命危险。

（7）不要将药与牛奶混服，以免婴儿以后讨厌牛奶。味重的药物也不要和食物放在一起喂给孩子，以免引起拒食，造成喂养上的困难。

（8）3 ~ 4 岁的孩子已经懂事，这时已经不能再灌药，而要向孩子说明服药的必要性，耐心说服让其自行服药；也可在吃药前准备一些糖果等食物，作为对孩子按要求吃药的表扬和鼓励。千万不能用训斥、吓唬甚至打骂的方法逼着孩子吃药，这样会造成恶劣印象，给孩子造成恐惧心理，不但不利于疾病的康复，而且更增加了以后吃药的困难。

第三节　家庭常见病的药物治疗

感冒

» 常用中药

中医根据辨证施治的原则，将感冒分为风寒感冒、风热感冒、表里双感、风寒湿滞、气虚感冒等类型进行对症用药。

· 风寒感冒

主要症状：发热怕冷，头痛，咽喉发痒，周身不适，四肢酸痛，咳嗽，多稀白痰，鼻塞声重，时流清涕，无汗，舌苔薄白，脉浮紧或浮缓等。

选用药物：荆防败毒散、通宣理肺丸、麻黄止嗽丸、小儿四症丸和参苏理肺丸，并以生姜、葱白煎汤为药引。

注意事项：忌用桑菊感冒片、银翘解毒片、羚翘解毒片、羚羊感冒片、复方感冒片等。

· 风热感冒

主要症状：发热重，微恶风寒，头胀痛，咽喉肿痛，口微渴，少汗出或无汗，鼻塞涕黄，咳嗽痰黄，舌苔薄白或微黄，舌尖红赤，脉浮数等。

选用药物：桑菊感冒片、银翘解毒片

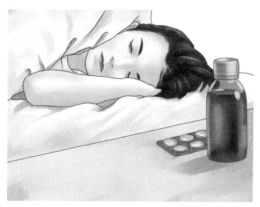

风寒感冒服用完药物后，要尽量卧床休息，以便最大限度地发挥药效。

（丸）、羚翘解毒片（丸）、维C银翘片、羚羊感冒片、复方感冒灵片、银黄口服液、板蓝根冲剂、感冒退热冲剂、风热感冒冲剂、桑菊银翘散、银柴冲剂等。

注意事项：忌用羌活丸、参苏理肺丸、通宣理肺丸等。

· 表里双感（风寒和风热混合型）感冒

主要症状：高热，恶寒，头痛眩晕，四肢酸痛，口苦口干，咽喉肿痛，或咳呕喘满，大便干燥，小便发黄，舌苔薄黄，舌头红赤。

选用药物：防风通圣丸（散）、重感灵片、重感片等。

注意事项：单用银翘解毒片、强力银翘片、桑菊感冒片或牛黄解毒片等疗效欠佳。若属流行性感冒可服用复方大青叶冲剂、感冒冲剂等。

· 风寒湿滞感冒

主要症状：恶寒发热，热度不高，痰湿中阻，胃脘满闷，恶心呕吐，腹痛泻下，或头重头痛，无汗，或四肢倦怠，苔白，脉浮等。

选用药物：藿香正气丸或藿香正气水、午时茶等。

注意事项：不能选用保和丸、山楂丸、香砂养胃丸等。

· 气虚感冒

多发于身体虚弱、抵抗力差者，平时易出汗，不耐风寒。

主要症状为疲倦乏力，食欲不振，轻度发热，头痛冒虚汗，鼻流清涕，常缠绵日久不愈，或反复多发。

选用药物：补中益气丸、参苏丸。

注意事项：治疗此型感冒不应过于疏散，用一般感冒药疗效不好，需扶正祛邪、益气解表。

» 常用西药

· 阿司匹林

阿司匹林又称乙酰水杨酸。

适应证：发热、感冒、头痛、神经痛、肌肉痛、关节炎、痛风等。

注意事项：少数患者服用此药后会出现恶心、呕吐、上腹部不适和过敏等不良反应。还可能引起胎儿异常，孕妇、肾功能不全者应慎用，哮喘、胃及十二指肠溃疡、肝病、心功能不全者应慎用或不用。

· 对乙酰氨基酚

对乙酰氨基酚又称扑热息痛、百服宁、泰诺、必理通。

适应证：由感冒引起的发热、头痛、四肢酸痛、全身不适等症状，关节痛、神经痛、癌性痛及手术后止痛等。

注意事项：少数患者服药后可能出现恶心、呕吐、腹痛、厌食、出汗等不良反应。服药后如果发生红斑或水肿等过敏反应，必须立即停止用药；不能与其他含有对乙酰氨基酚的药物同时服用；服药期间应避免饮酒及含酒精的饮料；长时间服用可引起肾损害，过量服用可引起肝损害，严重者可致昏迷甚至死亡；成人24小时内服用的剂量不能多于2克，3岁以下儿童及新生儿因肝、肾功能发育不全最好不用；孕妇和哺乳期妇女慎用。

用药禁忌：酒精中毒、患肝病或病毒性肝炎者禁用，肾功能不全者禁用。

· 氯苯那敏

氯苯那敏又称扑尔敏、马来拉敏、氯苯吡胺。

适应证：感冒、过敏性鼻炎、皮肤黏膜变态反应性疾病、荨麻疹等。

注意事项：会引起嗜睡、胸闷、心悸、乏力等不良反应。早产儿、新生儿、孕妇及

老年人慎用。

用药禁忌：车、船、飞机驾驶人员，高空作业者，精密仪器操纵者及对本类药物过敏者禁止服用。

· 布洛芬

布洛芬又称异丁苯丙酸、芬必得、大亚克芬（布洛芬缓释剂）、异丁洛芬、炎痛停。

适应证：各种原因引起的高热、头痛、牙痛、神经痛、肌肉痛、腰背痛、关节痛、痛经及风湿性关节炎等。

注意事项：少数患者服药后可能会出现消化不良、头晕、耳鸣、胃肠道溃疡、转氨酶升高、皮疹等不良反应，宜饭后服用。若患者在服药期间出现胃肠出血，肝、肾功能损害，视力障碍，血象异常以及变态反应等情况，应立即停药。有消化道溃疡及心功能不全病史者、有出血倾向者应慎用。

用药禁忌：对阿司匹林或其他非甾体抗炎药过敏者、哮喘患者、鼻息肉综合征患者、孕妇及哺乳期妇女禁用。

· 吲哚美辛

吲哚美辛又称消炎痛、吲哚新。

适应证：风湿性、类风湿性、痛风性关节炎及发热等。

注意事项：可能引起恶心、呕吐、腹痛、腹泻、溃疡等胃肠道反应，有时甚至会引起胃出血及穿孔，饭后服用能够减少胃肠道反应。还可引起头痛、眩晕等中枢神经系统症状。如果头痛持续不减，应立即停药。

用药禁忌：溃疡病、震颤麻痹、精神病、癫痫、支气管哮喘患者，肾功能不全者、对阿司匹林过敏者以及孕妇、哺乳期妇女及儿童禁用。

· 贝诺酯

贝诺酯又称扑炎痛、百乐来、苯乐来、乙酰水杨酸酯。

适应证：类风湿性关节炎、急慢性风湿

性关节炎、风湿痛、感冒、发热、头痛、神经痛及术后疼痛等。

注意事项：有胃肠道反应，可能引起呕吐、胃灼热、便秘、嗜睡及头晕等，用量过大可导致耳鸣、耳聋。

用药禁忌：肝、肾功能损害者、对阿司匹林过敏者、不满3个月的婴儿禁用。

咳嗽、咯痰

》常用中成药

根据咳嗽、咯痰的不同症状表现，中医上可将其分为四种类型进行辨证论治。

· 风寒咳嗽

主要症状：咳嗽声重，咽痒，喘息胸闷，怕冷发热，头痛，无汗，痰稀薄色白且量多，常伴有鼻塞、流清涕、骨节酸痛等，舌苔白，脉浮。

选用药物：通宣理肺口服液、苏子降气丸、半夏止咳糖浆、杏仁止咳糖浆、杏苏止咳冲剂、止咳青果丸、蛇胆陈皮胶囊或散剂，以及川贝止咳糖浆、风寒咳嗽丸、复方川贝精片、感冒解痛散、麻黄止咳丸、止咳宁嗽胶囊、止咳合剂等。

· 风热咳嗽

主要症状：咳嗽，喘息气粗，胸闷咽痛，口渴，鼻流黄涕，发热，出汗，怕风，头痛，痰黏稠色黄，咯痰不爽，舌苔薄黄，脉浮数。

选用药物：二母宁嗽丸、止咳定喘口服液、橘红片、川贝止咳露、川贝枇杷露、复方鲜竹沥口服液等，其他还有白绒止咳糖浆、除咳止嗽丸、二母清肺丸、三蛇胆川贝膏、复方枇杷膏、复方贝母散、复方罗汉果止咳冲剂、橘贝合剂、清金止嗽化痰丸、清气化痰丸、清热镇咳糖浆、风热咳嗽胶囊等；儿童宜选用急支糖浆、复方甘草合剂、银黄口服液、健儿清解液、小儿咳喘灵冲剂和儿童

咳液等。

》常用西药

· 苯丙呱林

苯丙呱林又称咳快好、二苯哌丙烷，为非麻醉性、中枢及外周双相止咳药，其镇咳作用比可待因强2～4倍，且毒性低。

适应证：刺激性干咳，如感冒或者急慢性支气管炎及各种原因引起的无痰咳嗽，以及由吸烟、刺激物、过敏等引起的咳嗽等。

注意事项：对口腔黏膜有麻醉作用，易产生麻木感，服用时需整片吞下，切勿嚼碎。偶有口干、胃部烧灼感、食欲不振、乏力、头晕和药疹等不良反应。孕妇应在医生的指导下服用。

用药禁忌：过敏者禁止使用。

· 喷托维林

喷托维林又称咳必清、枸橼酸维静宁，为非成瘾性止咳药，具有中枢和外周性镇咳作用，其镇咳作用约为可待因的1/3。

适应证：无痰或少痰的咳嗽、百日咳、急性支气管炎、慢性支气管炎及各种原因引起的咳嗽。

注意事项：偶有便秘、轻度头痛、头晕、口干、恶心、腹胀、皮肤过敏等不良反应。服药后可能会出现嗜睡现象，司机及操作机器者慎用。痰量多者宜与祛痰药并用。

用药禁忌：青光眼及心功能不全、伴有肺瘀血的患者禁用，孕妇和哺乳期妇女禁用。

· 右美沙芬

右美沙芬又称美沙芬、右甲吗喃，为中枢性止咳药，可抑制咳嗽中枢，从而产生镇咳作用，其镇咳作用与可待因相等或稍强，但无止痛作用。一般治疗剂量不抑制呼吸，作用快且安全，长期服用不产生成瘾性和耐受性。

适应证：无痰、干咳，以及感冒、急性

或慢性支气管炎、支气管哮喘、咽喉炎、肺结核以和其他上呼吸道感染时的咳嗽。

注意事项：偶有头晕、头痛、轻度嗜睡、口干、食欲不振、便秘等不良反应，用药过量会产生呼吸抑制。

用药禁忌：肝功能不良者慎用，痰多患者慎用或与祛痰药合用。妊娠3个月内妇女、有精神病史者、有呼吸衰竭危险的患者禁用。不能与单胺氧化酶抑制剂（常用于精神抑郁的药物）合用，以免发生高热或死亡。

支气管哮喘

» 常用中成药

中医通常将哮喘分为实喘和虚喘两类。在治疗方面，实喘重在治肺，以散邪宣肺为主；虚喘重在治肺肾，以滋补纳气为主。根据症状不同，实喘可分为寒喘、热喘和痰喘三类；而虚喘可分为肺气虚和肺肾阴虚两类。

·寒喘

主要症状：气促喘息，咳嗽，咯痰少而清稀、色白呈黏沫状，口不渴，脉弦滑，常伴有怕冷发热、头痛、无汗、鼻塞、流涕等症状。

选用药物：通宣理肺口服液等。

·热喘

主要症状：呼吸急促，呛咳阵作，喉有

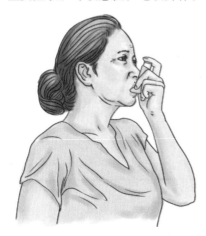

哮喘药物多以喷雾的形式摄入。

哮鸣音，咳嗽，痰黄稠难以排出，咽干，口苦口渴喜饮，身热汗多，舌质红，苔黄腻，脉滑数。

选用药物：止咳定喘口服液。

·痰喘

主要症状：咳嗽痰多，色白黏稠，气逆作喘，胸部满闷，严重时出现恶心、呕吐等症状。

选用药物：橘红片、止咳化痰丸、咳嗽定喘丸、清气化痰丸等。

选用药物：二母宁嗽丸、二母宁嗽颗粒剂、麦味地黄丸、都气丸等。

» 常用西药

·糖皮质激素

糖皮质激素简称激素，是当前治疗支气管哮喘最有效的首选抗炎药，可分为吸入剂、口服剂和静脉用药。

适应证：吸入激素是控制哮喘长期稳定的最基本的治疗手段；在急性严重哮喘发作早期，口服糖皮质激素能够防止病情进一步加重；在哮喘持续状态时则需要用大剂量的糖皮质激素做短期全身给药；治疗慢性严重哮喘可长期吸入大剂量的糖皮质激素。

注意事项：糖皮质激素吸入剂可产生局部不良反应，主要是口咽不适、口咽炎、声音嘶哑、偶尔出现的上呼吸道刺激性咳嗽和口咽部的念珠菌感染，吸药后用清水漱口可预防或减轻口腔念珠菌感染。

选用药物：常用的吸入激素有二丙酸倍氯米松、布地缩松、氟尼缩松、氟替卡松和曲安奈德（曲安缩松）等，口服剂有泼尼松、泼尼松龙，静脉用药主要有琥珀酸氢化可的松。

·白三烯调节剂

白三烯调节剂包括白三烯受体拮抗剂和合成抑制剂，不但能缓解哮喘症状，而且能减轻气管炎症。

适应证：白三烯受体拮抗剂特别适用于运动性哮喘及阿司匹林哮喘。

注意事项：会产生轻微的胃肠道症状，少数患者会出现皮疹、血管性水肿、转氨酶升高等不良反应，停药后可恢复正常。

选用药物：扎鲁司特、孟鲁司特。

·色甘酸钠

色甘酸钠又称咽泰、咳乐钠，是一种新型非激素类抗变态反应药，能稳定肥大细胞膜和嗜碱细胞膜，从而抑制组胺、5-羟色胺、白三烯等过敏介质的释放，对其他炎症细胞释放介质也有一定的抑制作用。

适应证：主要用于预防过敏性哮喘发作。

注意事项：少数患者会出现咽喉不适、胸闷等不良反应，偶见皮疹，孕妇慎用。

·β2受体激动剂

适应证：短效吸入型β2受体激动剂是治疗哮喘急性发作症状和预防性治疗运动诱发哮喘的首选药物，长效吸入型β2激动剂可抑制抗原引起的速发和迟发反应及组胺引起的气管反应性增高。

注意事项：长期应用会引起β2受体功能下调和气管反应性增高，增加哮喘发作的次数，因此不主张长期、有规律地应用。如果需要长期应用，应该和吸入激素配合应用。

选用药物：短效（作用时间为4～6小时）的有沙丁胺醇（喘乐宁、舒喘灵）、特布他林（博利康尼、喘康速）、非诺特罗（酚丙喘定、酚丙喘宁），长效（作用时间12～24小时）的有沙美特罗（施立稳）、福莫特罗（安通克）、丙卡特罗（美喘清）、班布特罗（巴布特罗）。

·茶碱（黄嘌呤）类

适应证：长效茶碱用于控制夜间哮喘，静脉给药主要用于重危症哮喘。

注意事项：茶碱的不良反应主要有胃肠道症状（恶心、呕吐）、心血管症状（心动过速、心律失常、血压下降），最好饭后服用以降低对胃肠道的刺激。偶尔会兴奋呼吸中枢，严重的会导致抽搐甚至死亡。用药时最好进行血药浓度监测，将浓度保持在5～15毫克/毫升。酒精中毒及合用西咪替丁（甲氰咪胍）、喹诺酮、大环内酯类药物等会降低茶碱的代谢，应减少用药量；吸烟能加快茶碱的代谢，应增加用药量。发热、妊娠、幼儿、老年人、肝肾功能不全、心律失常、严重心脏病患者及甲状腺功能亢进者慎用。

选用药物：氨茶碱、茶碱、羟丙茶碱、二羟丙茶碱、恩丙茶碱、胆茶碱等。

慢性支气管炎

» 常用中成药

慢性支气管炎属中医咳嗽的范畴，根据症状及脉象可将本病分为几个类型，然后进行辨证论治。

·风寒袭肺型

主要症状：咳嗽声重，或有气急喘息及胸闷，咯痰稀薄色白，初起多兼有恶寒，头痛，咽痒，发热，鼻塞，流清涕，身痛，无汗，口不渴，苔薄白或白腻，脉浮滑或弦紧。

选用药物：通宣理肺口服液等。

·风热犯肺型

主要症状：咳嗽声粗，喘促气粗，痰稠色黄，咽痛，鼻流黄涕，身热头痛，口渴喜冷饮，胸闷烦躁，汗出，舌质红，苔薄黄，脉浮数。

选用药物：羚羊清肺丸等。

·痰热蕴肺型

主要症状：咳嗽气喘，胸脘满闷，痰黏色黄，咳出不爽，兼有发热出汗，流涕，咽痛，烦热口渴，口淡无味，溺黄，大便干结，舌质红，苔黄腻，脉滑数。

选用药物：痰喘丸等。

· 肺脾气虚型

主要症状：咳嗽气短，痰白而稀或泡沫，自汗，胸脘痞闷，大便溏薄，神疲乏力，声低懒言，每遇风寒则咳嗽或喘息发作加重，舌质淡，苔白薄，脉虚。

选用药物：三蛇胆陈皮末、黄荆油胶丸等。

» 常用西药

· 抗生素

慢性支气管炎并发感染时，可选用抗生素配合治疗。常用抗生素有青霉素、链霉素、红霉素、氯霉素、麦迪霉素、复方新诺明等，严重感染时，可选用氨苄西林、环丙沙星、氧氟沙星、阿米卡星（丁胺卡那霉素）、奈替米星（乙基西梭霉素）或头孢氨苄、头孢呋辛等头孢类抗生素联合静滴给药。反复感染患者，可采用预防性用药，可选用复方磺胺甲恶唑长期用药。

· 祛痰止咳药

常用咳嗽药水有氯化铵、棕色合剂、鲜淡竹沥、吐根糖浆，此外，止咳还可用喷托维林（咳必清）、咳美芬等。常用祛痰药物有沐舒痰（盐酸溴环己胺醇）、化痰片（羧甲基半胱氨酸）、碘化钾等，溴己新（必嗽平）、氯化铵、棕色合剂等也有一定的祛痰作用。当痰多而黏稠，不易咯出时，可用枇杷叶蒸汽吸入，或用超声雾化吸入，以稀释气管内分泌物。

健康小贴士

服用抗生素药严格按照医生指征吃药。一般周期为7天一个疗程。在每个疗程中都必须按时服药，不可以"有上顿儿，没下顿儿"，想起来才吃药，或是难受了才吃药，也不要上次忘了吃，这次把上次的一起补上。7天之后停止服药，去医院复查后，由医生决定是否继续服药。如果是多种抗生素并用，更要遵医嘱，自己不可以擅自同时服用多种抗生素。

病毒性肺炎

» 常用中成药

板蓝根冲剂、抗病毒冲剂、双黄连粉针剂等。

» 常用西药

抗病毒药：利巴韦林病毒唑（三氮唑核苷）、金刚烷胺、α-干扰素、胸腺素等。

抗生素：在继发细菌感染时，可应用青霉素、头孢菌素等抗生素治疗。

高血压

» 常用中成药

高血压病在中医上属于眩晕的范畴，可分三种类型辨证论治。

· 肝阳上亢型

主要症状：头胀痛，眩晕，耳鸣，烦躁，失眠，口干口苦，面红目赤，舌红，苔黄。

选用药物：田七花精、脑立清、安宫降压丸、牛黄降压丸、天麻定眩丸、天麻钩藤冲剂、降血压糖浆、天麻眩晕宁、罗布麻叶冲剂、醒脑降压丸等。

· 阴虚火旺型

主要症状：头痛，眩晕，腰膝酸软，心烦口干，耳鸣健忘，心悸失眠，舌红，苔薄白或少苔，脉弦细而数。

选用药物：二至丸、左归丸、六味地黄丸、延寿丹、健脑补肾片、滋肾宁神丸、阿胶首乌汁、补肾养血丸等。

· 阴阳两虚型

主要症状：重度眩晕头痛，劳累更甚，全身乏力，心悸气短，失眠多梦，腰膝酸软，夜尿频多，面色苍白，畏寒肢冷，或有双下肢水肿，舌质淡嫩，苔白，脉沉细或细弦。

选用药物：冬青补汁、参芪二仙片、

龟鹿二胶丸、壮腰健肾丸、双龙补膏、复方羊红膻片等。

» 常用西药

· 利尿剂

利尿剂是治疗高血压的代表性药物，能促进血液中的水分排泄，增加尿量，以降低循环系统的水量，减少心脏的负荷，达到降低血压的目的。同时，它还能帮助肾脏促进盐分排泄，对盐摄取过量的患者十分有效。

适应证：单纯性高血压、心力衰竭。

选用药物：呋塞米（速尿）、依他尼酸（利尿酸）、双氢克尿噻、氯噻酮、螺内酯（安体舒通）、氨苯喋啶等。

注意事项：可能会产生无力、性欲降低、低血钾、姿势性低血压、食欲不振等副作用。长期使用可能会引起血糖、电解质、尿酸升高等代谢异常问题，痛风患者应谨慎服用，糖尿病患者应提防血糖过高。

· β 受体阻滞剂

β 受体阻滞剂的主要作用是抑制心脏的收缩、减慢心率，从而减少心脏需氧量以达到降低血压的目的。降压安全、有效，单独使用一般能使收缩压下降 2.0 ~ 2.5 千帕。

适应证：高血压并发冠状动脉心脏病、一般高血压。

选用药物：阿替洛尔（氨酰心安）、美托洛尔（倍他乐克、美多心安）、拉贝洛尔（柳胺苄心定）、比索洛尔（搏苏）。

注意事项：初次使用常有疲惫或手脚麻冷的感觉，常见副作用有呼吸不畅、失眠、性欲降低等。长期使用可能会引起血糖、电解质、尿酸升高等代谢异常问题，痛风患者应谨慎服用，糖尿病患者应提防血糖过高。

用药禁忌：怀孕期间禁止服用，除非可能治疗效益大于危险性，服药期间应杜绝哺乳。心动过缓、存在心脏传导阻滞和患有哮喘的高血压患者禁止服用。

· 钙拮抗剂

钙拮抗剂可以抑制使血管收缩的钙离子发挥作用，它作用于周边血管平滑肌，使其扩张，进而使血管扩张，降低血压。在降压的同时，不会降低重要器官的血液供应，不会影响血脂、血糖的代谢，因此老年高血压和患有心、脑、肾损害的高血压患者适宜使用。

适应证：高血压并发冠状动脉心脏病、一般高血压及脑梗塞。

选用药物：短效的有硝苯地平（心痛定）、恬尔心，中效的有尼群地平，长效的有氨氯地平（络活喜）、非洛地平（波依定）、尼卡地平。缓释和控释制剂具有长效的作用，如硝苯地平控释片、恬尔心缓释片、缓释维拉帕米（异搏定）。

注意事项：使用初期可能会出现潮红、头痛等症状，有心跳缓慢、下肢轻微水肿、便秘、疲倦等副作用，可以通过降低剂量或更换钙离子阻断剂的种类来加以改善。

冠心病

» 常用中药

冠心病属于中医胸痹、胸痛、原心痛等范畴，可分为以下五个类型，据此辨证治疗。

· 胸阳不振型

主要症状：胸闷憋气，心前区绞痛，心悸气短，面色苍白，怕冷喜暖，乏力自汗，舌淡体胖有齿痕，舌苔薄白或白腻，脉沉迟无力。

选用药物：冠心苏合丸、心舒丹、速效救心丸、乌头赤石脂丸等。

· 气滞血瘀型

主要症状：阵发性心前区刺痛，痛引肩背，胸闷气短，心悸不宁，舌质紫暗或有瘀点，脉沉涩或弦涩。

选用药物：血府逐瘀片、冠心片、愈风

宁心片、丹七片、复方丹参片等。

·脾虚痰聚型

主要症状：体多肥胖，疲倦嗜睡，咳嗽痰稀，胸闷气憋作痛，心悸气短，大便溏薄，舌苔厚腻。

选用药物：香砂六君丸、人参归脾丸、二陈丸等。

» 常用西药

·阿司匹林

阿司匹林能抑制血小板的聚集，可防止凝血块的形成，减少血栓形成，缓解血管痉缩，降低心跳频率。

适应证：头痛、冠心病等。

注意事项：患有哮喘、溃疡病、腐蚀性胃炎、痛风及发生其他过敏性反应时应慎用；肝功能减退时服用该药会加重肝脏毒性反应和出血倾向，肝功能不全和肝硬化患者易出现肾脏不良反应；心功能不全或高血压患者在大量用药时，可能会引起心力衰竭或肺水肿；肾功能衰竭时服用会有加重肾脏毒性的危险。

用药禁忌：血友病或血小板减少症、有出血症状的溃疡病或其他活动性出血时禁用。

·硝酸甘油

当冠心病、心绞痛突然发作时，立即把硝酸甘油药片含于舌下，可快速吸收，扩张冠状动脉血管，以增加冠状动脉血流量及心脏氧气供应量。

适应证：心绞痛急性发作、急性左心室衰竭。

注意事项：可能产生头痛、面潮红、心悸等副作用。硝酸甘油是一种亚硝酸盐，对光敏感，怕热，长时间暴露于空气中或受热后，有效成分会很快挥发散失，因此应储存在深棕色的玻璃瓶中，严密封盖，并放置于阴凉处。不宜长期存放，最好每3个月更新一瓶。

用药禁忌：硝酸甘油能使脑压和眼压升高，所以严重贫血、脑出血、青光眼、眼内压高者禁用；对硝酸酯、亚硝酸盐类、巴比妥剂有反应者禁用；冠状动脉闭塞、冠状动脉血栓症者禁用；避免烟酒；服用威而钢者禁用；含药时不能站立，以免出现头晕甚至昏倒，应坐靠在宽大的椅子或凳子上。

心力衰竭

» 常用中成药

中医治疗时，可根据症状及脉象将心力衰竭分为以下三个类型，然后进行辨证论治。

·气虚血瘀型

主要症状：呼吸困难，活动时加重，口唇发绀，咯血痰，舌暗无光泽，有瘀点或瘀斑，脉细数。

选用药物：冠心苏合丸、复方丹参片等。

· 心肾阴虚型

主要症状：呼吸困难，口渴咽干，面颊潮红，心悸，烦躁，入夜盗汗，手足心热，舌质红，苔少，脉弦或细数。

选用药物：天王补心丹。

· 阳虚水泛型

主要症状：心悸，气短而喘，胸满不能平卧，下肢水肿或全身水肿，腹胀，尿液量少，怕冷，舌质淡胖大，苔白，脉沉无力。

选用药物：金匮肾气丸。

» 常用西药

常用治疗药物有洋地黄类制剂、利尿剂、血管扩张剂、血管紧张素转换酶抑制剂（ACEI）、血管紧张素Ⅱ受体拮抗剂（ARB）、β受体阻滞剂等。

· 洋地黄

洋地黄能增强心脏的收缩能力，使衰弱的心脏跳动得强而有力，以输送更多的血液到身体各个组织，减轻水分过多导致的心力衰竭。

适应证：心力衰竭。

选用药物：可能产生的副作用有腹泻、胃口降低、疲倦、嗜睡、轻微的恶心、呕吐等。

用药禁忌：曾服用此药产生严重反应者禁用。

利尿剂、血管紧张素转换酶抑制剂（ACEI）、血管紧张素Ⅱ受体拮抗剂（ARB）、β受体阻滞剂等详见高血压用药。

血管扩张剂详见冠心病用药。

高脂血症

» 常用中药

中医上可将高脂血症分为痰浊、湿热、阴虚、阳虚、瘀血等五种类型，然后进行辨证论治。

· 痰浊阻络型

主要症状：体形肥胖，胸脘痞闷，眩晕，四肢麻木，舌苔厚且白腻，脉濡滑有力。

选用药物：天麻丸、白金降脂丸、冠心苏合丸等。

· 湿热蕴郁型

主要症状：形肥面垢，脘痞，呕吐恶心，心烦多梦，大便不畅，小便黄赤，皮肤及眼睑有黄色斑块，舌红，苔黄腻，脉濡滑数有力。黄赤，皮肤及眼睑有黄色斑块，舌红，苔黄腻，脉濡滑数有力。

选用药物：龙胆泻肝片、当归龙荟丸、防风通圣丸等。

· 肝肾阴虚型

主要症状：头晕耳鸣，口燥咽干，腰膝酸软，五心烦热，舌红，苔少，脉细数。

选用药物：杞菊地黄丸、麦味地黄丸、二至丸等。

· 脾肾阳虚型

主要症状：面色苍白，疲倦乏力，四肢清冷，腰膝发凉，便溏溲清，纳呆腹胀，舌淡，苔润，脉沉细无力。

选用药物：桂附理中丸、脾肾双补丸、金匮肾气丸等。

» 常用西药

· 胆酸结合剂

肠肝循环减少，粪便中胆固醇和胆汁酸的排出量增多，促进肝内胆固醇的消耗，由此降低胆固醇的浓度。

适应证：高胆固醇血症，但对高甘油三酯血症无效。

选用药物：考来烯胺（消胆胺）。

注意事项：可能产生便秘、腹胀、消化不良、胀气等副作用。此药应在空腹时用大量的水送服，又因为它会影响其他药物的正常吸收，因此应在服用此药1小时前或4小时后使用其他药物。

用药禁忌：对胆酸结合剂过敏者禁止使用。

· 烟碱酸

烟碱酸又称为烟酸，是水溶性 B 族维生素的一种。它以降低低密度脂蛋白和甘油三酯为主，也能降低低密度脂蛋白和胆固醇。同时，它还有扩张周围血管的作用，用药后可降低心肌梗死的发病率。

适应证：高脂血症、动脉粥样硬化症、血管性偏头痛、头痛、脑动脉血栓形成、肺栓塞、内耳眩晕症、中心性视网膜脉络膜炎等。

注意事项：其不良反应有皮肤潮红并有热感、瘙痒，有时可引起荨麻疹、胃肠不适、恶心、呕吐、心悸、视觉障碍等。还会对肝脏造成损害，引起轻度肝功能减退、消化性溃疡发作，使血糖和血尿酸升高。饭后服用可减少不良反应。

用药禁忌：溃疡病、糖尿病及高尿酸患者，肝脏损害、严重低血压、出血或动脉出血者禁用。

胃酸过多症

» 常用中药

"胃灼热""心口痛"的病症在中医上称为"胃脘痛"，根据其症状表现的不同可分为脾胃虚寒证、肝气犯胃证、饮食停滞证和寒邪客胃证四种类型，然后进行辨证论治。

· 脾胃虚寒证

主要证状：胃凉隐痛，喜温喜按，空腹病重，进食后减轻，食欲不振，畏寒肢凉，泛吐清水，疲倦乏力，大便稀薄等，舌质淡，舌苔白，脉虚弱。

选用药物：香砂养胃丸、香砂平胃颗粒、温胃舒胶囊、柴芍六君丸、健脾片、暖胃舒乐、胃太平胶囊、香砂和胃丸、小建中冲剂、仲景胃灵丸等。

· 肝气犯胃证

主要证状：胃部胀痛，痛窜后背，气怒痛重，经常嗳气、大便不畅等，常因心情不悦而发作，舌苔薄白，脉弦沉。

选用药物：加味左金丸、木香顺气丸、养胃舒胶囊、胃得安片、沉香化气片、气滞胃痛冲剂、胃苏冲剂等。

· 饮食停滞证

主要证状：伤食胃痛，胃部胀满，嗳出腐酸气，或呕吐不消化食物，呕吐后症状减轻，大便不畅等，舌苔厚腻，脉弦滑。

选用药物：大山楂丸、加味保和丸、神曲茶等。

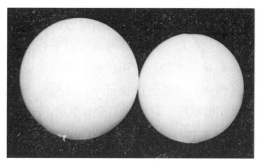

大山楂丸很适合小儿食积食用。

· 寒邪客胃证

主要证状：胃凉暴痛，恶寒喜暖，得热痛减，遇寒痛增，喜热饮食，舌苔薄白，脉弦紧。

选用药物：温胃舒胶囊、白蔻调中丸、开胸顺气丸、舒泰丸、调胃舒肝丸、舒肝和胃丸、沉香舒气片、香药胃安胶囊、安胃颗粒、乌贝颗粒、丁桂温胃散等。

» 常用西药

· 硫糖铝

硫糖铝又称硫糖铝（胃溃宁）、舒可捷等，它能与溃疡面上的渗出蛋白结合形成保护膜，覆盖溃疡面，阻止胃酸、胃蛋白酶和胆汁酸的渗透、侵蚀，从而有利于黏膜再生和溃疡愈合。

适应证：胃及十二指肠溃疡。

注意事项：最常见的不良反应是便秘，少见或偶见有口干、消化不良、恶心、腹泻、胃痛、腰痛、眩晕、嗜睡、皮疹、瘙痒等，可与适当抗胆碱药合用。不宜与多酶片及西咪替丁合用，否则两药疗效均降低。治疗收效后，应继续服药数月，以免复发。哺乳期妇女慎用，习惯性便秘者不宜使用。

·氢氧化铝

本品有中和胃酸、局部止血、保护溃疡面等作用，作用缓慢而持久，但效力较弱。

适应证：胃炎、胃酸过多症、胃及十二指肠溃疡等。

注意事项：可妨碍磷的吸收，长期服用可引起便秘，严重时甚至引起肠梗阻，故不宜长期大剂量服用。有长期便秘史的患者慎用，为防止便秘可与三硅酸镁或氧化镁交替服用。肾功能不全者慎用。

·三硅酸镁

三硅酸镁又称三矽酸镁，能中和胃酸和保护溃疡面，作用缓慢而持久，可达 4 ~ 5 小时，不产生气体。在反应中生成胶状氧化硅覆盖在溃疡表面，对胃黏膜产生保护作用。

适应证：胃酸过多症、胃及十二指肠溃疡病。

注意事项：服药后可引起轻度腹泻，长期服用可能引发肾硅酸盐结石。肾功能不全者或长期大剂量服用者可出现眩晕、惊厥、心律失常或精神证状及异常疲乏无力。妊娠期头 3 个月慎用。

·奥美拉唑

奥美拉唑又称洛赛克、奥克、渥米哌唑等，对胃酸分泌有明显的抑制作用，起效迅速。

适应证：胃及十二指肠溃疡、反流性食管炎和卓－艾综合征等。

注意事项：不良反应主要为头痛、恶心、呕吐、胀气、腹泻、便秘、上腹痛等，偶见皮疹、转氨酶和胆红素升高、嗜睡、眩晕、失眠、疲乏、消化不良、视力障碍等。孕妇及哺乳期妇女、严重肝肾功能不全者慎用，必要时剂量减半。

用药禁忌：对本品过敏者、严重肾功能不全者及婴幼儿禁用。

慢性胃炎

» 常用中药

慢性胃炎在中医多属于胃脘痛、胃痞证、虚劳等范畴，治疗时根据症状及脉象不同，将其分为四个类型，然后进行辨证论治。

·气滞型

主要证状：胃脘胀痛，牵连两胁，嗳气频繁，胸闷气短，每遇心情不好时证状加重，嗳气或矢气后则感到证状有所减轻，舌淡红，苔薄白，脉弦。

选用药物：舒肝丸、沉香化滞丸、四逆散、逍遥散、气滞胃痛冲剂等；胃酸较多时可服左金丸。

·虚热型

主要证状：胃脘隐痛或灼痛，伴嘈杂心烦，饥不欲食，口燥咽干，舌红少津，脉细数。

选用药物：阴虚胃痛冲剂、阴虚胃痛片、猴菇菌片、胃痛宁等。

·食滞型

主要证状：胃脘满痛，嗳腐食臭，泛酸倒饱，腹胀便秘，口舌生疮，舌苔黄厚，脉弦而滑。

选用药物：保和丸、加味保和丸、大山楂丸、木香顺气丸等。

·气虚型

主要证状：胃脘隐痛、喜按，食欲不振，神疲乏力，气短懒言，自汗，头晕，面色无华，饭后胃脘胀闷不舒，大便不调，舌淡，苔白，脉弱无力。

选用药物：人参健脾丸、香砂养胃丸、香砂六君子丸、三九胃泰、参苓白术散等。若伴有胃痛遇冷加重、得温减轻者，可配合服用黄芪建中丸、附子理中丸等。

» 常用西药

· 抗酸药

用于反酸、胃酸分泌增高的患者，常用药物有氢氧化铝、复方氢氧化铝（复方胃舒平）、雷尼替丁、西咪替丁、硫糖铝、丙谷胺、碳酸钙等。

· 补酸药

用于消化不良、胃酸分泌缺乏的患者，常用药物有 1% 稀盐酸、胃蛋白酶合剂等；并发缺铁性贫血的患者可口服硫酸亚铁或肌内注射维生素 B_{12}。

· 止痛药

用于腹痛的患者，常用药物有颠茄片、阿托品、普鲁苯辛、胃安等。

消化性溃疡

» 常用中药

本病属中医胃痛、胃脘痛、心痛等范畴，治疗时根据症状及脉象不同，将其分为四个类型，然后进行辨证论治。

· 肝气犯胃型

主要证状：胃脘胀满疼痛，胁满太息，气怒时疼痛加剧，每因情绪波动而复发，经常嗳气，大便不畅，舌淡红，苔薄白或薄

黄，脉弦或弦数。

选用药物：柴胡疏肝丸、调胃舒肝丸、舒肝丸、养胃舒胶囊、气滞胃痛冲剂、胃苏冲剂等。

· 肝胃郁热型

主要证状：胃脘灼痛，吞酸，口苦而干，喜冷饮，烦躁易怒，便干尿赤，舌红，苔黄，脉弦而数。

选用药物：左金丸、加味左金丸、龙肝泻肝丸、溃疡宁胶囊等。

» 常用西药

· 抗酸药

可降低胃、十二指肠内的酸度，从而缓解疼痛。常用药物有氢氧化铝凝胶、碳酸氢钠、碳酸钙、碱式碳酸铋、三硅酸美、复方氢氧化铝（胃舒平）、乐得胃、氧化镁合剂等。此类药物宜在饭前半小时或疼痛发作时服用。

· 抗胆碱药

可用阿托品、颠茄片、普鲁苯辛、胃疡平等。疼痛剧烈时肌注阿托品可迅速缓解，疼痛顽固者可加用氯丙嗪（冬眠灵）或异丙嗪（非那根）。

· H_2 受体阻滞剂

如西咪替丁等，能抑制胃酸和胃蛋白酶的分泌，对缓解症状和促进溃疡愈合有良好效果。

· 质子泵抑制剂

如奥美拉唑（洛赛克）等。

· 胃黏膜保护剂

如硫糖铝、枸橼酸铋钾、甘珀酸（生胃酮）等，能保护胃黏膜免受胃酸和胃蛋白酶的损害，并能促进溃疡的愈合。

· 止吐药

如甲氧氯普胺（灭吐灵、胃复安）等。

· 抗生素

常用庆大霉素、呋喃唑酮（痢特灵）等，

可抑制甚至杀灭幽门螺旋杆菌。

胃肠痉挛

» 常用药物

· 阿托品

阿托品为阻断M胆碱受体的抗胆碱药，能解除平滑肌痉挛，抑制腺体分泌，使心跳加快、瞳孔散大、眼压升高，并能兴奋呼吸中枢。

适应证：内脏绞痛、麻醉前给药、角膜炎、虹膜睫状体炎等，还可用于抢救感染中毒性休克、有机磷农药中毒等。

注意事项：常引起口干、眩晕，严重时可有瞳孔散大、皮肤潮红、心率加快、兴奋、烦躁、谵语、惊厥等症状。

用药禁忌：青光眼和前列腺肥大患者禁用。

· 颠茄

颠茄又称颠茄叶、颠茄根，能解除平滑肌和血管痉挛，抑制胃酸分泌，同时有镇痛作用。

适应证：胃及十二指肠溃疡和轻度胃肠、平滑肌痉挛等。

注意事项：可有心率加快、心悸、口干、便秘、出汗减少、皮肤干燥、瞳孔轻度放大、视力模糊、排尿困难等不良反应。与制酸药、吸附性止泻药等合用时会使颠茄的疗效降低。

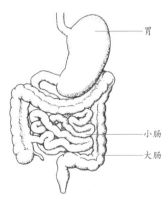

胃、小肠和大肠
有时消化系统的一种疾病可以累及多个器官，如胃、小肠和大肠。

脑损害、心脏病、高血压、甲状腺功能亢进、肺部疾病、反流性食管炎、胃肠道阻塞性疾病、溃疡性结肠炎、肝肾功能中度损害者慎用。

用药禁忌：青光眼、尿潴留、前列腺肥大及心动过速患者禁用。

腹胀

» 常用中成药

治疗腹胀的常用中成药有木香顺气丸、香砂养胃丸、香砂六君丸、丁沉透膈丸、神曲胃痛丸、保和丸、大山楂丸、香砂平胃颗粒、健胃消食片、沉香化气片、四磨汤、邦消安等，其他还有调气丸、和胃平肝丸、加味四消丸、健脾丸、积术丸、逍遥丸、猴头健胃灵胶囊、洁白胶囊、六味能消胶囊、摩罗丹、复方制金柑冲剂等。

» 常用西药

· 二甲硅油

二甲硅油又称肠胃舒，为排气消胀药，能降低气泡表面张力，消除胃肠道中的泡沫，使被泡沫潴留的气体得以排出，从而缓解胀气。

适应证：各种原因（包括腹部手术）引起的胃肠道胀气、急性肺气肿等。

注意事项：服药后1小时左右见效，但对非气体性胃肠道膨胀感（如消化不良等）无效。气雾剂在温度高于42℃时容易发生胀裂，应注意密闭并置于阴凉处保存，瓶外防护套为防胀裂之用，切勿撕下。温度过低不能喷雾时，可微加温后使用。

· 乳酶生

乳酶生又名表飞鸣，是一种活的乳酸杆菌的干燥制剂，可在肠内分解糖类生成乳酸，使肠内酸度增加，从而抑制肠内病原体（腐败菌）的生长繁殖，防止蛋白质发酵，抑制肠内气体产生，从而减轻饱闷、腹胀等症状，促进消化和止泻。

适应证：消化不良、肠内过度发酵、肠炎、腹胀及小儿饮食不当所引起的腹泻、绿便等。

注意事项：不宜与抗生素（红霉素、氯霉素等）、抗酸药、磺胺类药等合用，必须用时应间隔 2 ~ 3 小时。应在冷暗处保存，超过有效期后不宜再用。

·药用炭

药用炭又称活性炭，能吸附肠内异常发酵产生的气体，减轻腹胀。还能吸附多种有毒或无毒的刺激性物质，减轻肠内容物对肠壁的刺激，减少肠蠕动，起到止泻的作用。

适应证：消化不良性腹泻、胃肠胀气、食物中毒等。

注意事项：服药后可影响肠道的营养吸收，因此不可长期应用于 3 岁以下小儿的腹泻或腹胀。能吸附抗生素、维生素、磺胺类药、生物碱、乳酶生、激素等，对消化酶（如胃蛋白酶、胰酶）的活性也有影响，均不宜合用。应于干燥处贮存。

腹泻

» 常用中药

中医根据腹泻的症状不同，将其分为食滞胃肠型、脾肾亏损型、胃肠湿热型三个类型，然后进行辨证论治。

·食滞胃肠型

主要证状：腹部胀痛、大便臭似败卵，腹泻后可稍减轻，不思饮食、嗳气、呕吐酸水等。

选用药物：加味保和丸、克泻胶囊、胃立康片、资生丸等。

·脾肾亏损型

主要证状：大便稀薄，夹带有未消化的食物，稍吃油腻食物大便次数即增多，疲乏无力。

选用药物：人参健脾丸、补中益气丸、补脾益肠丸、固本益肠片。

·胃肠湿热型

主要证状：腹痛即欲泻，大便急迫、便色黄褐、味臭，肛门有烧灼感，同时伴有发热症状。

选用药物：葛根芩连片、香连片、温中止泻丸、黄连片。

» 常用西药

·盐酸小檗碱

盐酸小檗碱又称小檗碱，对细菌只有微弱的抑制作用，但对痢疾杆菌、大肠杆菌、金色葡萄球菌等引起的肠道感染有较好的疗效。

适应证：主要用于治疗肠道感染、腹泻。

注意事项：偶有恶心、呕吐、皮疹、发热，停药后即可消失。儿童使用时要防止溶血性贫血，怀孕期头 3 个月慎用。不可与含鞣质的药物合用，以免降低药效。

用药禁忌：对本品过敏者、溶血性贫血患者禁用。

·十六角蒙脱石

十六角蒙脱石又称思密达，对消化道内的多种病毒、病菌及其产生的毒素均有较强的选择性固定、抑制作用，对消化道黏膜有很强的覆盖能力，并能修复、提高黏膜屏障对攻击因子的防御功能。

适应证：主要用于急、慢性腹泻，对儿童急性腹泻效果尤佳，也用于反流性食管炎、胃炎、结肠炎、肠易激综合征等。

用药禁忌：本品可能影响其他药物的吸收，如需联合用药，应在服用本品前 1 小时服用其他药物。少数患者会出现轻微便秘，可减少剂量继续服用。治疗反流性食管炎宜饭后服用，治疗胃炎、结肠炎宜饭前服用，治疗腹泻宜于两餐之间服用。

便秘

» 常用中药

中医治疗时，根据症状及脉象不同，将便秘分为五个类型，然后进行辨证论治。

·热秘

主要证状：大便干结，小便短赤，面红心烦，或有身热，口干口臭，腹满胀痛，舌红，苔黄或黄燥，脉滑数。

选用药物：中成药：新清宁片；方药：麻仁、芍药、枳实、大黄、厚朴、杏仁。

·气秘

主要证状：排便困难，大便干或不干，伴嗳气频作，胸胁痞满，甚则胀痛，舌苔白，脉弦。

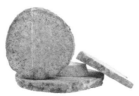

大黄清湿热、泻火，对治疗便秘有显著疗效。

选用药物：中成药：开胸顺气丸；方药：沉香、木香、大黄、枳实、槟榔、乌药。

·气虚

主要证状：大便秘而不结，虽有便意而临厕努挣乏力，挣则汗出气短，便后疲乏；伴见面色㿠白，神疲气怯，肢倦懒言，舌淡，苔白，脉弱。

选用药物：中成药：补中益气丸；方药：黄芪、生白术、陈皮、火麻仁、白蜜，气虚明显者可加党参。

·血虚

主要证状：大便干结，面色无华，头晕目眩，心悸健忘，唇舌色淡，脉细涩。

选用药物：中成药：润肠丸；方药：当归、生地、麻仁、枳壳、肉苁蓉、大黄。

·阴虚

主要证状：大便干结如羊粪状，伴形体消瘦，口干思饮，或有心悸，颧红，失眠，眩晕，腰膝酸软，舌红，苔少，脉细数。

选用药物：中成药：增液口服液；方药：玄参、麻仁、玉竹、麦冬、生地、山药、山茱萸、决明子、丹皮、茯苓、泽泻、蜂蜜。

» 常用西药

此类药物有些不宜长期服用，建议在医生指导下选择使用。主要包括接触性泻剂（如液状石蜡、酚酞、蓖麻油、比沙可啶）、渗透性泻剂（如硫酸镁、甘油栓、开塞露）。

·液状石蜡

在肠道中不被消化，吸收极少，对肠壁和粪便起润滑作用，同时能妨碍结肠对水分的吸收，从而润滑肠腔、软化大便，使之易于排出。

适应证：痔疮等肛门疾患所致的大便干结，高血压、心衰患者的便秘及预防术后排便困难。

注意事项：长期使用可妨碍维生素 A，维生素 D，维生素 K 及钙，磷的吸收，导泻时可引起肛门瘙痒。老年患者服药不慎，偶可致类脂性肺炎。不可与表面活性剂同时使用，以免增加矿物油的吸收。不适用于慢性便秘。

·酚酞

适应证：习惯性顽固便秘。

注意事项：与碳酸氢钠和氧化镁等碱性药合用能引起粪便变色，偶能引起皮炎、药疹、瘙痒、灼痛及肠炎、出血倾向等，长期应用可使血糖升高、血钾和血钙降低、肌肉痉挛等。幼儿及孕妇慎用。

用药禁忌：老年人、婴儿、哺乳期妇女禁用。阑尾炎、直肠出血、充血性心力衰竭、肾功能不全、高血压、粪块阻塞、肠梗阻患者也应禁用。

· 蓖麻油

适应证：习惯性便秘，尤其可作为外科手术前或诊断检查前清洁肠道之用。

注意事项：大剂量服药后可出现恶心、呕吐、腹泻，严重者可发生脱水、水及电解质紊乱等。长期服用可导致脂溶性维生素吸收障碍，不可与脂溶性驱肠虫药合用。

用药禁忌：孕妇禁用。

痔疮

》常用中药

中医治疗时，根据症状及脉象不同，将痔疮分为三个类型，然后进行辨证论治。

· 瘀滞型

主要证状：痔核初发，黏膜瘀血，肛门瘙痒不适，伴有异物感，或轻微便血，瘀阻作痛，舌暗，脉弦涩。

选用药物：内服中成药有痔疮内消丸、少腹逐瘀丸、消痔丸等；外用药有痔疮膏、化痔栓等。

· 湿热型

主要证状：肛门坠胀灼痛，便血，大便干结，小便短赤，口干苦，舌边尖红，苔黄厚腻，脉弦数。

选用药物：内服中成药有地榆槐角丸、肠风槐角丸、脏连丸等，便秘加服脾约麻仁

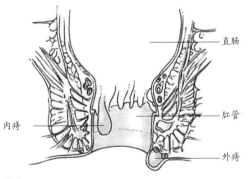

直肠

肛管

内痔

外痔

痔疮
痔疮是发生于肛门口附近（内痔）或肛门口处（外痔）的黏膜血管肿胀。有些可以突出于肛门外。

丸；外用药有马应龙麝香痔疮膏、九华膏、野茶花栓等。

· 血虚型

主要证状：便血日久，眩晕耳鸣，心悸乏力，面色苍白，舌淡，苔白，脉沉细。

选用药物：归脾丸、阿胶补血膏等，年老体虚、痔核脱出难以恢复者，可服补中益气丸。

》常用西药

· 内痔

大便干燥时可口服液状石蜡，并发感染者可用1：5000高锰酸钾溶液或高渗盐水坐浴，也可选用抗生素治疗。第Ⅰ、Ⅱ期内痔并发出血、年老体弱、患有其他疾病不适合手术治疗或术后遗留的内痔，均可采用注射疗法治疗，注射常用药物有5%～10%酚植物油溶液或甘油水溶液、5%盐酸奎宁尿素水溶液、5%鱼肝油酸钠溶液、2%酚和8%氯化钠甘油溶液、4%明矾水溶液及消痔灵注射液等。有便血时可口服卡巴克洛（安络血），也可肌注维生素 K_3、维生素 K_4 或氨甲苯酸(止血芳酸)。贫血者可给予硫酸亚铁、力勃隆口服。

· 外痔

原则上以非手术疗法为主，应每天坚持热水坐浴。严重或伴有炎症时，应卧床休息，同时用抗生素治疗。血栓外痔伴有剧痛时，应在局部麻醉下做放射状梭形切口，取出血栓，然后用1：5000高锰酸钾溶液坐浴，每日1次，直至切口愈合。

口疮

》常用中药

中医治疗时，根据症状及脉象将本病分为以下几个类型，然后进行辨证论治。

·心脾积热型

主要证状：口疮起病较急，多分布于舌尖及舌腹部，有黄豆大小的黄白色溃烂点，周围鲜红微肿，灼痛明显，说话或进食时加重。可伴有发热、口渴、口臭、心烦、失眠、小便黄赤、大便秘结。舌质红，苔黄，脉数有力。

选用药物：牛黄解毒丸、牛黄清胃丸、导赤散、凉膈散等。

·阴虚火旺型

主要证状：口疮反复发作，此起彼伏，绵延难愈，数量少，分散，且大小不等，边缘清楚，灼热疼痛，疮周红肿稍窄，微隆起。可伴口咽干燥，头晕耳鸣，失眠多梦，心悸健忘，腰膝酸软，手足心热。舌质红，苔少，脉细数。

选用药物：六味地黄丸、知柏地黄丸、大补阴丸、六味地黄汤、甘露饮等。

·脾肾阳虚型

主要证状：口疮反复发作，日久难愈，数目少，色淡而不红，大而深，表面灰白，溃烂周围淡红疼痛，疼痛时轻时重，服凉药后加重，劳累后尤甚。可伴有面色苍白，头晕乏力，腹胀纳少，大便溏薄；或腰酸膝软，

四肢不温，怕冷，口淡无味，食欲不振。舌质淡，苔白，脉沉弱或沉迟。

选用药物：附桂八味丸等。

除此之外，中医还用吹药、敷药、涂药、漱口药等治疗口疮。局部吹药主要有冰硼散、柳花散、锡类散、珠黄散、养阴生肌散、青吹口散、西瓜霜等；局部涂药主要有鸡蛋黄油、柿霜等，用于治疗阴虚火旺者；浓绿茶漱口方用于清热解毒、消肿敛疮，治疗辨证属实证者。如果溃疡长期不愈，可取适量吴茱萸，焙干研末，用陈醋调成糊状，取涌泉穴，每晚睡前贴敷。

» 常用西药

·局部用药

溃疡面积小，数目少者可用口腔溃疡膏、1%～2%紫药水、地塞米松甘油糊剂或粘贴片等贴敷于患处，也可在溃疡表面涂麻醉剂，一般在进食前涂布止痛。溃疡面积较大时可用10%硝酸银液或50%三氯醋酸液烧灼溃疡面，一般可迅速缓解疼痛并加速愈合。同时应用0.5%甲硝唑含漱剂或复方甲硝唑含漱剂（口泰）、0.1%依沙吖啶（利凡诺）或0.05%氯己定（洗必泰）含漱，一般于早、晚刷牙后含漱。对于病情严重而顽固的患者，更应保持口腔卫生。

·全身用药

可口服维生素 B_1、维生素 B_2、维生素 B_6 及维生素 C，有继发感染时可全身使用抗生素。

健康小贴士

患有溃疡后要避免进食过热、辛辣或酸性的食物或饮料。可使用漱口水或含有皮质类固醇成分的软膏。

第四章　急救和家庭护理

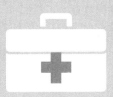

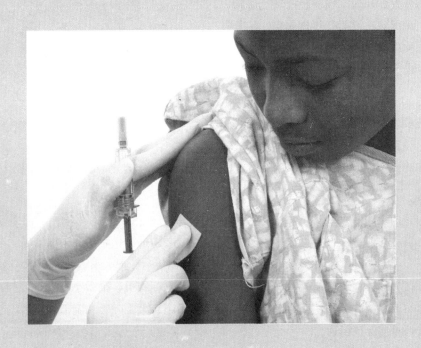

第一节　家庭急救自救

急救方法

» 评估危险情况

一旦发生紧急事故，在采取行动之前首先要通过以下四个步骤估计一下情况的严重性。

（1）保持镇定，权衡轻重。

（2）若是单独一人而别人可能听得见呼叫声，应大声呼救，求助其他人帮忙。

（3）先帮助伤者脱离险境，再进行急救。

（4）确定伤者的人数及受伤程度，实行人道主义救助。

» 检查伤者情况

急救之前，应先估计伤者伤势的严重程度。

· 检查伤者的知觉

向伤者大声问话，或轻轻摇动其肩膀，如伤者全无反应，说明已不省人事，倘若眼皮微微颤动或发出痛苦的呻吟声，则伤者可能处于半昏迷状态。

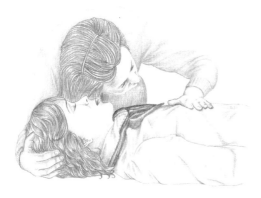

· 观察呼吸状况

观察伤者胸部有无起伏，有无呼吸声。若有使其呼吸道保持畅通。

· 搭脉

可在伤者颈部的颈动脉按脉。对于不足

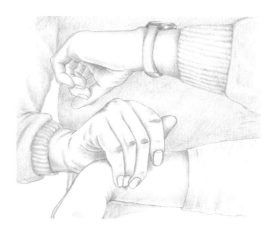

1岁的婴儿，可按压其上臂内侧中央的肱动脉。

» 施行急救程序

· 有其他人在场

让会急救的人施救，同时打"120"急救电话叫救护车。

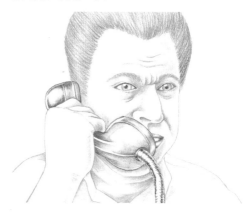

· 单独一人

必须根据伤者情况采取措施：

（1）不省人事，无脉搏和呼吸。这时伤者复苏的机会很微小，应打电话叫救护车，然后施行人工呼吸和胸部按压术。

（2）不省人事，无呼吸，但有脉搏。先做10次口对口人工呼吸，然后叫救护车，接着继续人工呼吸。

（3）不省人事，有呼吸和脉搏。把伤者安置成侧卧式并使伤者的气管保持畅通，注意防止舌头堵住气管。若伤者背部或颈部受伤，就不要移动他，等专人来救治。

（4）有知觉，有呼吸和脉搏。护理伤者。如有需要寻求协助。

· **医护人员抵达现场**

目击者尽可能向医护人员提供现场第一手资料，包括伤者曾出现的症状，现场的危险情况等。

急救常识

» 止血

· **失血症状及影响**

成人的血液占其体重8%。失血量达总血量20%以上的，会出现头晕、头昏、脉搏增快、血压下降、出冷汗、肤色苍白和尿量减少等症状。失掉总血量的40%就有生命危险。大出血时禁止饮水。

· **外伤出血类型**

（1）内出血。主要从两方面判断。①从吐血、便血、咯血或尿血，判断胃、肠、肺、肾或膀胱有无出血。②根据有关症状判断，如出现面色苍白、出冷汗、四肢发冷、脉搏快而弱，以及胸、腹部有肿胀、疼痛等，这些是重要脏器如肝、脾、胃等的出血体征。

（2）外出血。可分为三种。①动脉出血：血液呈鲜红色的喷射状流出，失血量多，危害性大。②静脉出血：血液呈暗红色的非喷射状流出，若不及时止血，时间长、出血量大，会危及生命。③毛细血管出血：血液从受伤面向外渗出呈水珠状。

· **夜间出血判断**

凡脉搏快而弱，呼吸浅促，意识不清，皮肤凉湿，表示伤势严重或有较大的出血灶。

· **止血法**

迅速、准确和有效地止血，是救护中极为重要的一项措施。

（1）指压止血法。用手指压迫出血血管（近心端），用力压向骨骼，以达到止血目的。适用范围：①头项部出血：在伤侧耳前，对准耳屏上前方1.5厘米处，用拇指压迫颞动脉，即太阳穴。②颜面部出血：用拇指压迫伤侧下颌骨与咬肌前缘交界处的面动脉。③鼻出血：用拇指和示指压迫鼻唇沟与鼻翼相交的端点处。④头面部、颈部出血：四个手指并拢按压颈部胸锁乳突肌中段内侧，将颈总动脉压向颈椎处。但需注意不能同时压迫两侧的颈总动脉，按压一侧颈总动脉时间也不宜太久，以免造成脑缺血坏死，或者引起颈部化学和压力感受器反应而危及生命。⑤肩、腋部出血：用拇指压迫同侧锁骨上窝，按压锁骨下动脉。⑥上臂出血：一手抬高患肢，另一手四个手指在上臂中段内侧，按压肱动脉。⑦前臂出血：抬高患肢，用四个手指按压在肘窝肱二头肌内侧的肱动脉末端。⑧手掌出血：抬高患肢，用两手拇指分别压迫手腕部的尺、桡动脉。⑨手指出血：抬高患肢，用示指、拇指分别压迫手指两侧的指动脉。⑩大腿出血：以双手拇指在腹股沟中点稍下方，用力按压股动脉。⑪足部出血：用两手拇指分别压迫足背动脉和内踝与跟腱之间的胫后动脉。

（2）屈肢加垫止血。当前臂或小腿出血时，可在肘窝、腘窝内放入纱布垫、毛巾、衣服等物品，然后屈曲关节，用三角巾做8字形固定。注意有骨折或关节脱位者不能使用。

（3）橡皮止血带止血。掌心向上，止血带一端留出15厘米，一手拉紧，绕肢体2周，中、示两指将止血带的末端夹住，顺着肢体用力拉下，压住"余头"，以免滑脱。

（4）使用止血带要领。①快——动作快，可以争取时间。②准——看准出血点。③垫——垫上垫子，不要把止血带直接扎在皮肤上。④上——扎在伤口上方（禁止扎在上臂中段，这样做易损伤神经）。⑤适——松紧适宜。⑥标——加上红色标记，注明止血带扎系日期，时间要准确到分钟。⑦放——每隔1小时放松止血带1次，每次时间不超过3分钟，并用指压法代替止血。

（5）绞紧止血。把三角巾折成带形，打一个活结，取一根小棒穿在带形外侧绞紧，然后再将小棒插在活结小圈内固定。

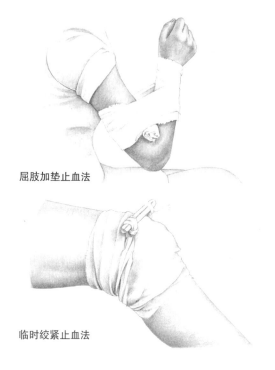

屈肢加垫止血法

临时绞紧止血法

》 包扎

包括三角巾包扎和毛巾包扎法。可以用来保护伤口，压迫止血，固定骨折，减少疼痛。

· 三角巾包扎法

伤口封闭要严密，以防止污染，包扎的松紧要适宜，固定要牢靠。具体操作可以用28个字概括：边要固定，角要拉紧，中心伸展，敷料贴紧，包扎贴实，要打方结，防

止滑脱。

（1）包扎部位。头部、面部、眼睛、肩部、胸部、腹部、臀部、膝（肘）关节、手部。

（2）使用三角巾包扎要领。①快——动作要快。②准——敷料盖准后不要移动。③轻——动作要轻，不要碰到伤口。④牢——包扎要贴实牢靠。

· 毛巾包扎法

毛巾取材方便，包扎法实用简便。包扎时注意角要拉紧，包扎要贴实，结要打牢尽量避免滑脱。

（1）头部帽式包扎。毛巾横放在头顶中间，上边与眉毛对齐，两角在枕后打结，下边两角在颌下打结。

（2）面部包扎法。毛巾横盖面部，剪洞露出眼、鼻、口，毛巾四角交叉在耳旁打结。

（3）单眼包扎法。用折叠成"枪"式的毛巾盖住伤眼，毛巾两角围额在枕后打结，用绳子系毛巾一角，经颌下与健侧面部毛巾打结。

（4）单臀包扎法。将毛巾对折，盖住伤口，腰边两端在对侧髂部用系带固定，毛巾下端再用系带绕腿固定好。

（5）双臀包扎法。将毛巾扎成鸡心式放在两侧臀部，系带围腰结，毛巾下端在两侧大腿根部用系带扎紧。

（6）膝（肘）关节包扎法。将毛巾扎带形包住关节，两端系带在肘（膝）窝交叉，在外侧打结固定。

（7）手臂部包扎法。将毛巾一角打结固定于中指，用另一角包住手掌，再围绕臂螺旋上升，最后用系带打结固定。

（8）双眼包扎法。把毛巾折成鸡心角，用角的腰边围住伤者额部并盖住两眼，毛巾两角在枕后打结，余下两角在枕后下方固定。

（9）下颌兜式包扎法。将毛巾折成四指宽，一端扎系带一条，用毛巾托住下颌向

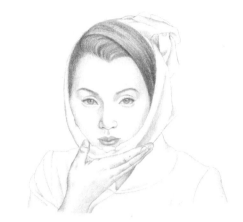

下颌兜式包扎法

上提，系带与毛巾的另一端在头上颞部交叉并绕前在耳旁打结。

（10）单肩包扎法。将毛巾折成鸡心角放在肩上，在角的腰边穿系带在上臂固定，前后两角系带在对侧腋下打结。

（11）双肩包扎法。毛巾横放背肩部，两角结带，将毛巾两下角从腋下拉至前面，最后把带子同角结牢。

（12）单胸包扎法。把毛巾一角对准伤侧肩缝，上翻底边至胸部，毛巾两端在背后打结，并用一根绳子再固定毛巾一端。

（13）双胸包扎法。将毛巾折成鸡心状盖住伤部，腰边穿带绕胸部在背后固定，把肩部毛巾两角用带系作V字形在背后固定。

（14）腹部包扎法。在腰带一旁打结；毛巾穿带折长短，短端系带兜会阴；长端在外盖腹部，绕到髂旁结短端。

（15）足部靴式包扎法。把毛巾放在地上，脚尖对准毛巾一角，将毛巾另一角围脚背后压于脚跟下，用另一端围脚部螺旋包扎，呈螺旋上绕尽端最后用系带扎牢。

》骨折固定

骨受到外力打击，发生完全或不完全断裂时称骨折。按骨折端是否与外界相通分为：闭合性骨折（骨折端未刺出皮肤）和开放性骨折（骨折端刺出皮肤）。

·骨折固定材料

有木制、铁制、塑料制夹板。临时夹板有木板、木棒、树枝和竹竿等。骨折处还可固定于伤者躯干或健肢上。

·骨折固定要领

先止血，后包扎，再固定；夹板长短应和肢体长短相对称，骨折突出部位还应该加垫；先扎骨折上下端，再固定上下两关节；四肢露指（趾）尖，这是为了观察血循环情况。

·骨折固定的方法

（1）前臂骨折固定法。①夹板固定法：在骨折前臂外侧放置夹板，加垫于骨折突出部分，最后固定腕肘两关节，将前臂用三角巾屈曲悬胸前，最后固定伤肢于伤者胸廓。②无夹板固定法：先用三角巾将伤肢悬挂胸前，将伤肢固定于胸廓。

（2）上臂骨折固定法。①夹板固定法：在骨折上臂外侧放置夹板，骨折突出部分要加垫，然后固定肘、肩两关节，最后将上

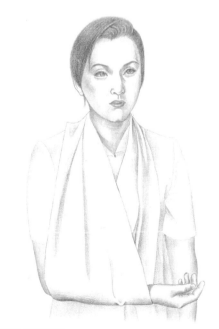

前臂骨折固定法

臂屈曲悬胸前，并将伤肢固定于伤员胸廓。②无夹板固定法：用三角巾先将伤肢固定于胸廓，再将伤肢悬挂胸前。

（3）锁骨骨折固定法。①丁字夹板固定法：丁字夹板放置背后肩胛骨上，骨折处垫上棉垫，用三角巾绕肩两周最后固定在板上，夹板用三角巾固定。②三角巾无夹板固定法：挺胸，双肩向后，在两腋下放置棉垫，用三角巾分别绕肩两周打结，然后将三角巾结在一起，伤侧下前臂屈曲用三角巾固定于胸前。

（4）小腿骨折固定法。于骨折小腿外侧放置夹板，骨折突出部加垫，然后固定伤口上下两端和膝、踝两关节（8字形固定踝关节），夹板顶端再固定。

（5）大腿骨折固定法。将夹板放置于骨折大腿外侧，骨折突出部分要加垫，然后固定伤口上、下两端和踝、膝关节，最后还要固定腰、髂、踝部。

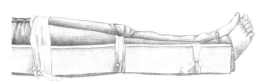

腿部骨折固定法

（6）下肢自体固定法。将患者两下肢合并，在膝关节处，膝关节上、下和踝关节处及大腿根部各扎一条三角巾，在健侧下肢上打结，踝关节以"8"字形固定。

（7）脊椎骨折固定法。伤员仰卧于木板上，用绷带将伤员胸、腹、髂、膝、踝部固定于木板上。

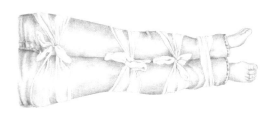

下肢自体固定法

（8）颈椎骨折固定法。伤员仰卧在木板上，在颈下、肩部两侧加垫，为防止头部左右摇晃在头部两侧用棉垫固定，然后用绷带将额、下颌、胸固定于木板上。

》搬运伤者

搬运是在对伤者进行初步救护后，将其迅速安全地送到医院或救护站使伤员能迅速得到抢救治疗的过程。

·搬运伤者的要求

（1）搬运前应进行初步的急救处理。

（2）要根据伤情灵活地选用不同的搬运工具和方法，以及伤员的体位。

（3）搬运时，动作要轻而迅速，避免震动，以减少伤员痛苦，并争取在短时间内将伤者送到医院。

·搬运方法

（1）单手搬运。抱持法，扶持法，背负法。

（2）双人搬运法。椅托式，轿杠式，拉车式，椅式搬运法，平卧托运法。

（3）就地取材。没有担架时，也可以采用简易的担架：如用椅子、门板、毯子、大衣、绳子、竹竿或梯子等代替。

·抬担架方法

救护者在伤者一侧，将伤者抱上担架，并做适当固定。担架员步伐要交叉，即前者先跨左脚时，后者应先跨右脚，上坡时，伤者头在前，下坡时，伤者头在后，并时常观察伤者情况。

》心肺复苏

心跳呼吸骤停的急救，简称心肺复苏，通常采用人工胸外按压和口对口呼吸方法抢救伤者。

·心肺复苏操作程序

（1）判定有无意识。可轻轻摇动、轻轻拍打或大声呼唤伤者以判定伤者有无

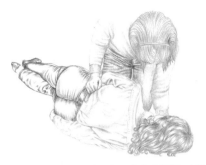

将伤者和下颌托高，头先后仰，伸直其颈部，以利于其顺畅呼吸。

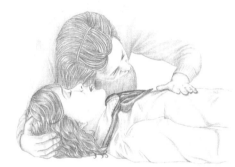

检查有无呼吸。

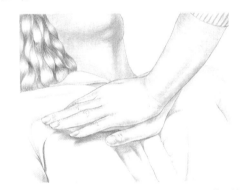

把另一只手掌叠在前掌上，五指翘起，压下 4 厘米，然后放松，再让胸部鼓起来，反复进行。

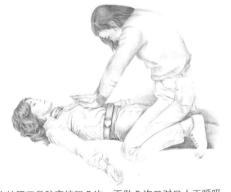

先按照正常脉率按压 5 次，再做 2 次口对口人工呼吸。

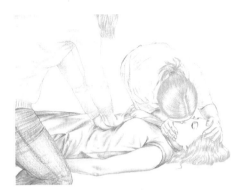

双人施术：一人口对口人工呼吸，一人按压心脏。

意识。

（2）呼救。呼救、请人打急救电话通知救护单位时，应讲清伤员伤情、出事地点。

（3）安置成侧卧式。将伤者安放成侧卧的适当体位。

（4）开通气道。使伤者仰头以保持气道畅通，口内若有假牙或异物、污物要尽快取出、清除。

（5）确定有无自主呼吸。将耳贴近伤者口鼻并侧头注视伤者胸部和上腹部（观察 3 ~ 5 秒钟）以确定有无呼吸。①看：胸上腹部有无呼吸起伏；②感觉：抢救者面颊部有无气体吹拂感觉。若有自主呼吸，要继续保持气道通畅，若无自主呼吸，则迅速做两次人工呼吸。同时要注意吹气时胸廓是否因吹气而抬起。如无呼吸，就应进行人工呼吸。如伤者不省人事，但呼吸正常，就应该将其安置成侧卧式，等待救援。

（6）判定有无脉搏。检查颈动脉，在 5 秒钟内完成，动作应轻柔，不要加压。若无颈动脉搏动，立即开始口对口人工呼吸和胸外心脏按压术。

（7）胸外心脏按压术。①抢救者跪于伤者一侧（一般为右侧）。②抢救者左手的掌根部，长轴与胸骨长轴重合；再把右手掌叠在左手掌背上。③两手手指交叉抬起，使手指脱离胸壁，以免压伤肋骨。④抢救者伸直双肘，利用上身重量有节奏地垂直下压。

⑤下压距离3.8～5厘米（儿童2.5～3.8厘米）。⑥按压至适当深度后即开始松弛。抬手时掌根部不能移位。⑦在按压间歇期内，不能使胸部受压。⑧按压速率：每分钟80～100次，人工呼吸的速率是按压速率的2/5。

经过一段时间的按压和通气后，要通过检查颈动脉及有无自主呼吸来检查复苏效果。心肺复苏还可由两位抢救者分别进行口对口人工呼吸及胸外按压术。两位抢救者各在一边。

（8）胸部按压。频率与人工呼吸数的比例为5：1。等待轮换的抢救者要负责检查脉搏和呼吸。

（9）转移、终止。①转移：现场抢救时，每1秒钟都可能关系着伤者的生和死，尤其是呼吸、心搏骤停者，更应做好心肺复苏。把伤者从现场送上救护车的中断操作时间不得高于36秒。②终止：只有医生才有权做出终止心肺复苏操作的决定，操作者应坚持抢救，不得凭主观意识放弃抢救。

» 电话呼救

· 熟记呼救电话号码

大部分地区一般都把救护电话号码与其他紧急电话号码放在电话号码簿的显著位置，很容易查到。

· 电话报告内容顺序

（1）先要报告伤病者所在的详细地址或具体位置，发音要准确。

（2）简述伤病者的主要病情，如抽搐、吐血、高空坠落等，以便救护者有效地投入抢救。

（3）报告呼救者的姓名、呼救地的电话号码，以便救护车找不到现场时，可以取得联系。

（4）还要报告对伤者已经做过何种现场处理。

（5）询问对方是否听清楚后再挂断电话。

· 呼救后的准备

（1）派人在现场附近显眼处挥舞衣帽以引导救护人员迅速进入现场。

（2）现场在楼上，应清除楼梯或走廊里的杂物，还要检查电梯运行是否正常以利伤病员顺利通过。

（3）准备好伤者必须携带的物品。

（4）呼救20分钟后，若救护人员仍未到达，可再次电话联系。

日常意外自救

» 遭遇雷击

遭雷击后，如衣服着火应马上躺下，以免火焰灼烧脸部，并用水、厚外衣、毯子、毛巾隔绝空气灭火。遭电击者如失去知觉，应让其在侧卧式下等待救援。用清洁的手帕或布条盖住伤处。尽快送往医院救治。

» 预防火灾

· 火灾致死原因

（1）首要原因是烟雾中毒窒息死亡。因为大火烟雾中含有大量一氧化碳，吸入过多时，会使人中毒甚至窒息死亡。

（2）被火烧伤而致死。

（3）跳楼摔死，多数发生在高楼失火。

· 火口怎样脱险

（1）沉着冷静。根据火势选择最佳自救方案。

（2）防烟堵火。这是非常关键的一步，当火势未蔓延到房内时，应紧闭门窗，堵塞孔隙，防止烟火窜入室内。若发现门、墙发热，说明大火逼近，这时不可开窗、开门，应该用棉织物或浸湿的棉被等堵封，同时用折成8层的湿毛巾捂住嘴、鼻，其除烟率达60%～100%，可滤去10%～40%一氧化碳。

（3）设法脱离险境。利用各种条件选

择比较安全的办法下楼。首先是在正常楼梯下楼，若火势不大，可以裹用水浸湿的毯子、棉被（尼龙、塑料禁用）快速从楼梯冲下去。若楼梯外火势太大，可利用墙外排水管下滑或用绳子悬吊而下；二楼、三楼可将棉被、席梦思垫等扔到窗外，然后跳在这些垫子上。

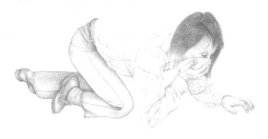

若房内有浓烟，应匍匐而行，并用湿手帕掩住口鼻。

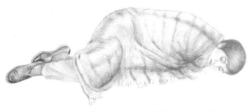

若身上着火，可以用水浇湿毛毯裹在身上，然后倒卧在地上打滚，把火闷灭。

（4）显示求救信号。发生火灾时，呼叫不易被发现，应该用竹竿撑起鲜明衣物，如红色、白色等，或敲击面盆、锅、碗等，不断摇晃。还可以打手电或不断向窗外掷不易伤人的衣服等软物品。

» 灭火器种类及用途

·干粉灭火器

主要用来扑灭易燃液体或电气用具失火。

·水剂灭火器

主要用来扑灭木材、布料等的失火。严禁用来扑灭未截断电源的电器失火，或易燃液体（如汽油、酒精和食用油）的失火。显像管、电视机或电脑屏幕失火，即使截断电源，也不能使用水剂灭火器。

·二氧化碳灭火器

可用来扑灭各类失火，但不适宜油炉失火或小火。

·泡沫灭火器

专用于扑灭易燃液体失火。

·挥发液体灭火器

主要用于扑灭各种物品上较大的火焰，包括电器失火。使用该种灭火器会挥发出有毒气体，故不宜在不通风处使用。

» 高空坠落伤

指人们不慎从高处坠落，由于受到高速的冲击力，使人体组织和器官受到一定程度破坏而引起的损伤。常见于建筑工人、儿童等。

·危害

高空坠落时，足或臀着地，外力可沿脊柱传导而致颅脑。由高处仰面跌下时，背或腰部受冲击，易引起脊髓损伤。脑干损伤时可引起意识障碍、光反射消失。

·急救措施

（1）先除去伤者身上的用具和硬物。

（2）在搬运和转送过程中，应保证脊柱伸直而且不扭转。绝对禁止一个抬肩一个抬腿的搬法，这样会导致或加重截瘫。

（3）创伤局部应妥善包扎，疑为颅底骨折和脑脊液漏患者切忌填塞，以免引起颅内感染。

（4）颌面部伤者首先应保持呼吸道畅通，清除口腔内移位的组织，同时松解伤员的颈、胸部纽扣。若口腔内异物无法清除时，尽早行气管切开。

（5）复合伤伤者，要持平仰卧位，畅通呼吸道，解开衣领扣。

（6）周围血管伤，压迫伤部以上动脉，直接在伤口上放置厚敷料，绷带加压包扎止血，还要注意不能影响肢体血循环。以上方法都无效时可慎用止血带，并应尽量缩短使用时间，一般以不超过1小时为宜。做好标记，注明扎止血带时间，精确到分钟。

（7）有条件可迅速给予静脉补液，补充血容量。

（8）迅速平稳地送往医院救治。

» 中暑

中暑多在高温和热辐射的长时间作用下发生，如各种冶炼炉，各种窑炉、锅炉等。炎日曝晒，行军，劳动，特别是在同时伴有湿度高、风速较小和体力劳动过重的情况下易发生。

·症状

（1）先兆中暑。在高温下劳动，出现全身疲乏、头昏、眼花、心悸、胸闷、口渴、恶心、欲吐等症状，若在阴凉处短时休息，症状可消失。

（2）轻度中暑。有先兆中暑症状同时伴有下列表现之一者为轻度中暑：①因暑热被迫停止工作者；②体温在38℃以上，但无神志改变；③面色潮红、皮肤灼热者；④有呼吸及循环衰竭的早期症状，如面色苍白、皮肤湿冷、恶心、呕吐、血压下降、脉搏弱而快但无明显休克及昏厥。

（3）重症中暑。分以下四型：

①中暑高热。体温在40℃以上，并伴有头痛、烦躁不安或嗜睡，甚至昏迷。

②热衰竭。面色苍白，皮肤湿冷，脉搏弱而快，血压下降甚则神志不清。

③中暑痉挛。主要表现为四肢肌群抽搐和痉挛性疼痛，常伴明显脱水。

④日射病。头痛，恶心呕吐，烦躁不安，甚至惊厥或昏迷。

·预防措施

（1）高温生产场所要加强通风和安装降温设备。

（2）暑热期间，要合理安排劳动、工作时间。

（3）加强个人防护。

（4）注意补充盐和水。

（5）可选用荷叶、薄荷等中草药做清凉饮料。

·急救措施

（1）先兆与轻型中暑。立即将患者移至阴凉通风处，并给予清凉饮料，或服用人丹、十滴水、藿香正气水等；也可用风油精等涂擦太阳、合谷和风池等穴位。体温高者可以采用冷敷或酒精擦浴。有条件的话，也可以滴注5%葡萄糖生理盐水1000～2000毫升。

（2）重型中暑。①中暑高热。冷敷或

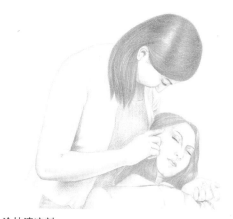

涂抹清凉剂

酒精擦浴，最好戴冰帽，静脉补液，必要时可应用氯丙嗪。②热衰竭。快速大量补充5%葡萄糖生理盐水（2000～3000毫升），血压低者可适当用升压药，心力衰竭者用西地兰0.3～0.6毫克加在10%葡萄糖20毫升中静注。③中暑痉挛。大量补液，必要时可

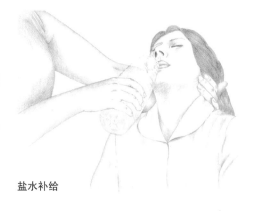

盐水补给

静脉注射 10% 葡萄糖酸钙 10 ～ 20 毫升。

④日射病。首先应补足体液，并可酌情用阿尼利定（安痛定）2 毫升或罗通定（颅痛定）60 毫克肌注。必要时可加入地塞米松 5 ～ 10 毫克静脉注射。

» 触电

低压电流可使心跳停止或发生心室纤颤，而不影响呼吸；高压电流则先使呼吸停止。两者最后均可引起死亡。

·症状

（1）全身症状。触电后轻者只感到麻木、惊吓、头晕、心悸、四肢软弱等；重者立即出现昏迷，并伴强直性肌肉收缩和叫声，阴茎勃起，甚至可有短暂的惊厥，随之心跳、呼吸停止而死亡。

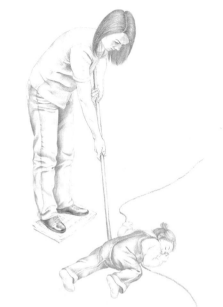

若触电者仍然和电源接触，却无法截断电源，切勿直接接触，施救者可站于绝缘物体上用干棍将触电者拨离电源。

（2）局部症状。电击局部皮肤出现灼伤、焦化或炭化，并有组织坏死。

·预防措施

（1）应认真做好安全用电的宣传教育。

（2）定期检修电气装置。

（3）严格执行和检查安全操作制度，穿戴劳动防护设备。

（4）雷雨时应避免在大树下躲雨。

·急救措施

（1）迅速切断电源或用木棍、竹竿等绝缘物将电源与触电者分开。

（2）将患者与电源分开后移至通风处，并行人工呼吸（包括口对口、口对鼻），有条件者可给予氧吸入或气管内插管。此外，还可以用尼可刹米、洛贝林等呼吸兴奋剂。

（3）遭电击后，患者出现循环障碍时，应立即施行胸外或胸内心脏按压，直到把患者送到医院抢救时再停止。

（4）现场抢救如无电除颤设备时，应忌用肾上腺类药物，以免引起或加重心室颤动。

（5）可以用针灸治疗昏迷和休克，主要选用人中、十宣、合谷、涌泉等穴。

» 溺水

溺水者的呼吸道及肺部被水所堵塞，常会引起缺氧及窒息，造成呼吸、心跳停止。淡水淹溺时，大量低渗淡水从肺泡渗入血管中，常能引起血容量增加及溶血，使血钾浓度升高而血钠和血浆蛋白浓度降低，并最终导致心力衰竭及肺水肿。如为海水淹溺，则高渗的海水，会通过肺泡将液体从组织中吸出，并引起严重肺水肿，血液浓缩及血容量减少，使血钠、钾、氯化物增高。

·症状

患者面部青紫肿胀，鼻和口腔充满泡沫，烦躁不安或神志不清，昏迷，甚至可伴有抽搐。胃内积水，上腹胀大。呼吸频速但不规则，两肺有弥散性湿啰音。心音弱或心律失常，最后呼吸和心跳先后停止。

·急救措施

（1）清除呼吸道和胃内的积水污物。方法是使溺水者俯卧，用衣物将其腹部垫高

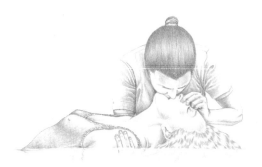

若溺水者停止呼吸，应尽快施行口对口的呼吸。

或将其腹部放在急救者膝盖上；头倒悬，急救者轻压溺水者背部，使水从口鼻流出。

（2）淡水淹溺者可用3%高渗盐水500毫升静脉滴；海水淹溺者可用5%葡萄糖500～1000毫升或低分子右旋糖酐500毫升静滴。

（3）心跳呼吸停止者，须进行心肺复苏术，必要时可进行胸心脏按压，或用心脏起搏器起搏，抢救至少要坚持3～4小时。有条件时可及早采用气管内插管，正压给氧，并立即送医院。

» 烧伤

小面积的烧伤，局部症状及全身反应较轻，而大面积烧伤常有强烈的全身反应，如休克、感染等。休克的防治及正确处理感染，是烧伤处理中非常重要的一环。

·烧伤程度判断

（1）烧伤面积计算。①手掌法。伤者五指并拢，单掌面积相当于1%体表面积。②九分法。头，面，颈部为1个9%；两上肢为2个9%（18%）；躯干前后为3个9%（27%）；两下肢及臀部为5个9%（45%），会阴面积为体表面积的1%。③小儿体形与成人不同，具体表现为头大，下肢小，故小儿头颈部面积% = 9+（12-年龄），双下肢面积% = 46-（12-年龄），小儿上肢及躯干部与成人同。

（2）烧伤深度。一般按三度四分法估计烧伤的深度。即Ⅰ度烧伤，浅Ⅱ度烧伤，深

Ⅱ度烧伤和Ⅲ度烧伤。临床将Ⅰ度，浅Ⅱ度烧伤，深Ⅱ度及Ⅲ度称深度烧伤。Ⅱ度创面坏死组织称为"痂皮"，Ⅲ度则称为"焦痂"。

（3）烧伤程度区分。①轻度烧伤。成人＜10%的Ⅱ度烧伤，小儿减半。②中度烧伤。成人11%～30%Ⅱ度（Ⅲ度＜10%）烧伤，小儿减半。③重度烧伤。成人31%～50%Ⅱ度（Ⅲ度10%～20%）烧伤，小儿减半。如面积＜30%，但有如下情况之一，则属重度烧伤：①身体一般情况较差，或有休克者。②合并严重创伤或化学中毒者。③伴重度呼吸道烧伤者。④特重烧伤。总面积在50%以上，或Ⅲ度在20%以上。

·急救措施

（1）迅速消除致伤因素。热液烫伤应立即脱去有热液的衣帽鞋袜，衣服着火时就地打滚或用水浇，电烧伤应及时切断电源，化学烧伤除生石灰烧伤外，均可用大量的凉水冲洗烧伤部位10分钟以上。

（2）冷却疗法。小面积烧伤后应立即把伤肢浸泡于凉水中30分钟，越快越好，这样可以减轻余热的损伤作用。

（3）保护创面。以清洁敷料、被单或雨衣简单覆盖以保护创面。注意，不要敷涂任何药物。为防水肿后压迫呼吸道而窒息，面颈部烧伤可不予包扎。

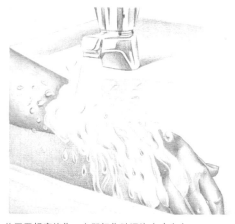

若属于轻度烧伤，立即把伤肢浸泡在冷水中。

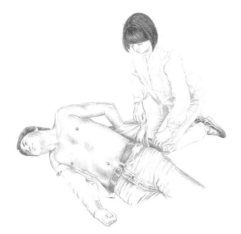

若属于重度烧伤，迅速脱去被烧伤者的衣物。

（4）止痛、补液。一般服用止痛片。重者肌注哌替啶（度冷丁）或吗啡。口渴者可饮淡盐水，大面积烧伤应静脉补液。

（5）急救处理。对有危及患者生命的大出血、窒息、气胸及急性中毒等，应迅速急救处理，骨折及其他开放伤口应包扎固定。

（6）送医院妥善处理。大面积烧伤要争取在 2 小时内将患者送到医院以期更为妥善地处理。

》 毒蛇咬伤

毒蛇的毒液大致可分为神经毒、心脏毒、凝血毒、出血毒及酶类毒等数种。人被毒蛇咬伤后，其毒液会随淋巴循环进入体内，若直接进入血循环，则可导致被咬伤者迅速死亡。

·症状

一般依毒蛇毒素类型而不同。

（1）局部表现。伤处常有一对深而粗的毒牙痕，局部红肿、瘀血或血疱等。伤口流血不止，局部有淋巴结炎、淋巴管炎等。伤处附近关节肿胀、皮肤感觉障碍或麻木。

（2）全身表现。①血液循环中毒症状。全身多处出血，如鼻衄，便血，咯血，血尿，溶血性贫血，黄疸等。还可出现中毒性心肌病，心律失常，脉搏弱而且快速，还能出现呼吸及肾功能衰竭。②神经毒症状。主要有头晕、头痛、嗜睡；流涎、恶心、呕吐、吞咽困难；声嘶、言语不清等。严重者可有休克、昏迷、惊厥，共济失调，肢体瘫痪，甚至可因呼吸循环衰竭而死亡。

·急救措施

（1）处理。彻底冲洗伤口，如急救者口腔内没有伤口，可以直接用嘴吸净伤处口渗血。在伤口近心端结扎止血带，每 15 分钟放松 1 分钟。在未明确为何种毒蛇咬伤时，应该用多价抗毒血清，已明确毒蛇种类时，应尽量选用相对应的抗蛇毒血清。

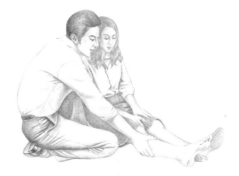

帮伤者坐下，并使患肢低垂，通过观察伤口，鉴别是何种毒蛇咬伤。

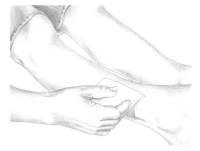

把伤口周围的毒液擦掉，须从伤口往外擦，再用棉垫或消毒敷料盖住伤口。

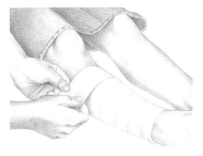

用绷带或者毛巾把伤口包扎起来，然后迅速送往医院。

（2）蛇药。中药的抗蛇毒成药，有明显解毒作用，使用安全，疗效较高。有南通蛇药、上海蛇药、群生蛇药、湛江蛇药等。可口服和外敷用。

（3）在抢救中忌用下列药物。①抑制药：吗啡、苯海拉明、巴比妥类、氯丙嗪。②肾上腺素。

》 毒虫咬伤

· 蜈蚣咬伤

蜈蚣的尖形腭牙可咬伤人，其毒液可顺尖牙注入皮下。

（1）症状。被小蜈蚣咬伤，仅表现为产生局部刺痛与红肿。被热带型大蜈蚣咬伤可致局部坏死，淋巴管炎、发热、头晕、头痛、呕吐等全身症状。

（2）急救措施。①局部敷以3%氨水或5%~10%碳酸氢钠溶液。忌用碘酊。②伤口周围搽南通蛇药。③冷敷或用0.25%~0.5%普鲁卡因做伤口周围封闭。④对症及支持疗法。

· 蝎子蜇伤

蝎子尾部末节有带刺毒液腺，其毒液在人体中主要作用于神经系统和心脏。

（1）症状。被小蝎子蜇伤仅引起局部灼痛与红肿。被大蝎子蜇伤除局部病状外，还可出现流泪、畏光、恶心、流涎、呕吐、口与舌肌麻痹、头昏、头痛、嗜睡、呼吸急促等全身症状，甚至还可引起胰腺炎、蛋白

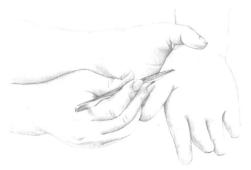

迅速拔出毒刺。

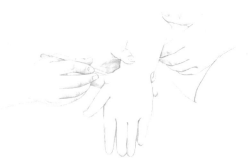

将伤口做十字切开，用针筒抽吸毒液，再用高锰酸钾清洗伤口。

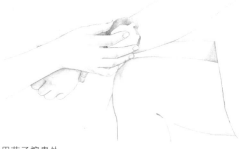

用茄子擦患处。

尿或糖尿。严重中毒者可表现为惊厥、昏迷、肺水肿，直至呼吸循环衰竭。

（2）急救措施。①迅速拔出毒针，局部冷敷或喷以氯乙烷，肢体伤口近心端缚以止血带。②切开伤口，用一次性针筒抽吸毒液，然后用3%氨水、石灰水、高锰酸钾液洗涤。伤口周围用0.25%普鲁卡因封闭。③对症及支持疗法，如镇静止痛、抗惊厥等，必要时可适量地应用肾上腺皮质激素。④用冷开水把南通蛇药数片溶化成糊状，敷于伤口周围。⑤中毒较重者，可用特效抗蝎子毒血清。

· 毒蜘蛛蜇伤

（1）症状。①蜘蛛毒液的毒性并不大，一般可引起局部肿痛，或可伴有头昏、呕吐、精神萎靡等。②"黑寡妇"毒蜘蛛的毒液含有神经性毒素，人体被蜇伤处可呈苍白、发红或起荨麻疹。全身症状包括眩晕、恶心、腹肌疼挛、发热，类似急腹症的临床表现。严重病例可呈休克状态，呼吸窘迫、谵妄。

（2）急救措施。①肢体伤口近心端缚

止血带，每隔 15 ~ 30 分钟放松，并可用 0.25% ~ 0.5% 普鲁卡因做环形封闭。②伤口做十字切开，用针筒或无伤口的口腔抽吸毒液。③伤口周围敷南通蛇药。④可适当选用肾上腺皮质激素治疗。⑤对症及支持治疗，加止痛等。

· 蜂类蜇伤

蜂毒主要包括蚁酸及神经毒素。

（1）症状。①蜇伤处的局部有明显红肿和刺痛，一般数小时可自行消失。②若全身多处蜇伤，往往可伴有头晕、恶心、发热、烦躁不安等。对蜂毒过敏者可能会发生过敏性休克，其表现为颜面（唇与眼睑）肿胀、荨麻疹、喉头水肿、血压下降、神志不清、昏迷等。

（2）急救措施。①立即拔出蜂刺，并用肥皂水、3% 氨水、5% 碳酸氢钠等碱性液洗敷伤口；若为黄蜂蜇伤则应用食醋洗敷伤口。②伤口周围搽南通蛇药。③出现了过敏反应者，应迅速静注地塞米松 5 ~ 10 毫克或肾上腺素，并肌注抗组胺药物。④对症及支持治疗。

» 狗咬伤

· 急救措施

被狗咬伤后应采取果断措施。

（1）就地用大量清水（10000 毫升以上）冲洗伤口。

（2）冲洗伤口时尽可能把伤口扩大，并设法把沾污在伤口上的狗唾液和伤口上的血液冲洗干净。

（3）若伤口出血多，可以上止血带，然后再送医院急救。但切忌包扎伤口！

» 猫咬伤

被猫咬伤，局部可有红肿、疼痛，甚者可致淋巴管炎、淋巴结炎或蜂窝组织炎；猫如染有狂犬病，其后果就更严重。因此，现场处理就显得很重要。

· 急救措施

若四肢受伤，应先在伤口近心端结扎止血带，再做清创处理。先用清水、盐开水或 1 : 2000 高锰酸钾溶液冲洗伤口，然后再用碘酒烧灼伤口。在狂犬病流行区，猫咬伤也应给予注射狂犬病疫苗，以防狂犬病。

» 骨折

开放性骨折诊断容易，闭合性骨折局部多有肿胀、畸形。此外，压痛及轴心叩击痛是判断骨折的重要依据。伤处的异常活动及骨擦音是诊断骨折的确定性体征。

· 急救措施

（1）骨折固定。肢体骨折应该用夹板和木棍、竹竿等将断骨及其上、下方两个关节固定。若无固定物，可将受伤的上肢缚扎在胸部，将受伤的下肢同健肢一并缚扎起来，以避免骨折部位移动，防止伤势恶化。

（2）开放性骨折处理。伴大出血者，应先止血，再固定，并用干净纱布覆盖伤口，然后速送医院救治。还需要注意，切勿将外露的断骨推回伤口内，以免损伤神经。若在包扎伤口时骨折端已自行滑回创口内，也必须向负责医生说明，以提请注意。

（3）颈椎损伤处理。使伤员平卧，并放置沙土袋于伤者头部两侧以固定颈部不动。

（4）搬动要平稳。腰椎骨折伤员应平卧在硬木板（或门板）上，并将腰椎躯干及两下肢一同进行固定以防止瘫痪。搬动时应绝对保持平稳，不能扭曲。在平地上搬运伤员，其头部在后；上楼、下楼、下坡时头部在前。搬运途中应严密观察伤员，以防止伤情恶化。

» 断肢（指、趾）伤

· 分类

主要可分为切割性、碾压性和撕裂性三大类。

（1）切割性断肢。多由锐利的刀具切

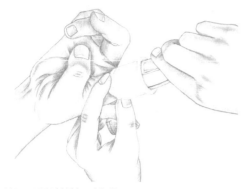

创面可用清洁辅料压迫包扎。

割断造成,其断面较整齐。

(2)碾压性断肢。多由冲床冲压或火车等碾压造成,受伤部位的组织损伤广泛且严重。

(3)撕裂性断肢。多由滚动的轮带或离心机等将肢体撕断。

·急救措施

(1)保护好断肢。若断肢仍在机器中,切勿将肢体强行拉出或将机器倒转,以免增加损伤。应设法拆开机器,取出断肢。

(2)包扎止血。创面可用清洁敷料压迫包扎。大血管出血,可用止血带止血,但要标注上止血带的时间。

(3)迅速转送。不完全性断肢应用夹板固定,并迅速转送到有条件的医疗机构处理。

(4)保藏断肢。断肢无须冲洗,可用无菌或清洁敷料包扎好,先放入塑料袋中再放在加盖的容器内,外围以冰块保存,不可使断肢与冰块直接接触,以防冻伤。另外,不要用任何液体浸泡断肢。

》 胸部外伤

胸部损伤多以肋骨骨折、气胸和血胸多见。心前区有外伤时,要注意防止心包出血及心包填塞。

(1)致伤原因及影响。多由刀伤、钝器、火器伤和车祸所致,其中严重损伤可威胁生命,紧急处理后,应迅速送往医院诊治抢救。

(2)急救措施。胸部开放伤要立即包

扎封闭,但不要用敷料填塞胸腔伤口,以防敷料滑入胸腔。

(3)清洁气道。清洁呼吸道的血液和黏液,如有必要可行紧急气管插管或切开术。

(4)特殊处理。多根肋骨骨折导致胸壁反常呼吸运动时,可用厚敷料等压在伤处,外加胶布绷带固定。

(5)气胸穿刺。如伤者呼吸困难,经检查发现气管偏于一侧,这是对侧张力性气胸,此时应立即在伤侧前胸壁锁骨中线第二肋间穿刺排气,并送往医院。可保留穿刺针头,在针头上连接单相引流管持续排气。

(6)半坐体位。胸部受伤者在送往医

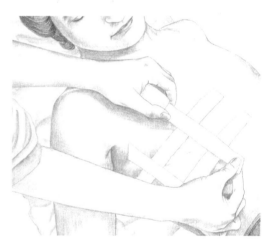

用一块干净手帕盖住胸部伤口。

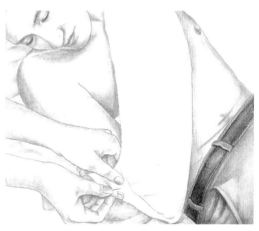

把受伤一侧的手臂斜放在胸前,以保护受伤部位,用三角巾固定。

院急救时应取 30 度的半坐位，有休克者可将下肢抬高，但不可采用头低脚高位。

» 腹部外伤

·腹部轻伤急救

只伤及腹壁层，表现为伤处疼痛、肿胀和血肿等。这时应让伤员平卧休息，并选用热敷和止痛，以观察疼痛是否好转。

·腹部重伤急救

是指腹部外伤累及内脏，如肝脾破裂引起大出血，可表现为面色苍白、血压低、脉搏微弱、神志烦躁、主诉口渴；若胃肠穿孔还可以引起腹膜炎，伤员主诉全腹持续性疼痛，不敢深呼吸或翻身，腹部拒按。患者自诉口渴，也不要给予饮水，应让伤员安静平卧，等待送医院急救。

·开放性损伤急救

腹壁有伤口深达腹腔的，称为开放性损伤。如大网膜或小肠脱出腹壁外，就暂时用消毒纱布覆盖保护即可，不要强行推回腹腔内否则会加重污染。简单处理后应急送医院做清创手术，并检查有无内脏损伤。

» 急腹症

是一组以急发腹痛为主要表现的腹部外科疾病。其共同点是变化大，进展快，若延误治疗会造成严重后果。患者一般都应立即送往医院。

·症状

按腹痛的性质可分为吵闹型和安静型两大类。

（1）吵闹型腹痛。是指阵发性的剧烈绞痛，患者大吵大闹，翻身打滚。①肠绞痛。多由肠梗阻引起，伴有呕吐、腹胀和停止排便、排气，如阵发性疼痛转为持续性，表明肠壁有血循环障碍。②胆绞痛。右上腹和中上腹绞痛，可由胆囊炎、胆石症或胆道蛔虫症引起，若疼痛剧烈或伴有高热和黄疸者，

必须及时到医院急诊。③肾绞痛。可由肾结石或输尿管结石引起，疼痛由腰部向下腹部放射，可伴有血尿。

（2）安静型腹痛。是指持续性疼痛，患者平卧，不敢随意翻身或做深呼吸，腹部拒按，否则这些动作会加重腹痛，仅是静静地呻吟，呼痛。①内脏炎症。疼痛位置固定，如胆囊炎在右上腹，阑尾炎在右下腹。②内脏穿孔。如胃肠穿孔，疼痛剧烈，甚者会有虚脱，消化液刺激腹膜，会出现压痛、反跳痛和腹肌痉挛等腹膜刺激征。③内出血。肝脾破裂、宫外孕破裂等都可引起大出血，血液可引起腹膜刺激征；患者面色苍白、冷汗淋漓、脉细弱，甚或出现失血性休克。④此外，还有些腹痛可由内脏器官缺血引起，如脾扭转、脾梗死、肠扭转和卵巢囊肿扭转等，疼痛剧烈而持续，或有腹膜刺激征。

·急救措施

急腹症患者去医院急诊前不要饮水或进食，再则不要给止痛药。否则可能会引起穿孔或掩盖症状。

» 脊柱、脊髓损伤

脊柱、脊髓损伤常见房屋倒塌、高处跌落、车祸等，造成闭合性脊椎压缩性骨折、脱位，甚至发生截瘫，有时还会合并胸、腹及盆腔脏器伤。同时，伤口污染会发生化脓性脑脊髓膜炎、脑膜外脓肿及骨髓炎等严重并发症。

·急救措施

（1）加厚包扎。有伤口者，应紧急包扎，有脑脊液漏要加厚包扎，但不要轻易翻动伤员。

（2）清理口腔。要及时清理呼吸困难和昏迷伤者的口腔分泌物，以保持呼吸道通畅。

（3）小心搬运。搬运过程中，应保持伤员头颈部和躯干的伸直位，绝对不要使脊柱屈曲和扭转。颈椎伤更应小心搬动，并应

固定头颈部。不可抬起伤者的头部、躯干或让患者坐起。最好选用平板担架或门板。

（4）给药。可能发生感染时，应合理应用抗生素。并同时防止尿路及呼吸道并发症。

（5）特殊处理。高位截瘫者，可早期行气管切开。若需长时间搬动，应取出伤员衣袋中的硬物等，以防发生褥疮。

» 泌尿系统损伤

·尿道损伤

（1）表现症状。骑跨时发生的尿道损伤，主要表现为会阴部的肿胀疼痛，而且排尿时疼痛加重，后尿道破裂伴骨盆骨折，患者移动时疼痛会加剧，并伴血尿、排尿困难和尿潴留等症，甚者会发生休克。

（2）急救措施。①及时输液、输血、镇静和止痛等以防治休克，合理应用抗生素预防感染。②尿道损伤较轻排尿不困难者，仅需多饮水，保持尿量。③根据排尿通畅程度决定是否行尿道扩张。

·肾损伤

（1）症状。主要是伤侧腰肋部疼痛，甚者可引起肾绞痛、血尿及不同程度的休克。

（2）急救措施。肾损伤较轻者可通过非手术支持疗法，如绝对卧床休息、监测生命体征，补充血容量，并选用止血、镇痛、抗菌药物。严重肾裂伤、肾粉碎伤及肾开放性损伤，应早期手术处理。

·膀胱损伤

（1）症状。有下腹部外伤史，排尿困难，或有血尿，体检耻骨上压痛等应考虑可能是腹膜内膀胱破裂。

（2）急救措施。及时送医院抢救。

» 颅脑外伤

·症状

颅脑外伤后多有一段昏迷时间，有的患者不久便会苏醒。

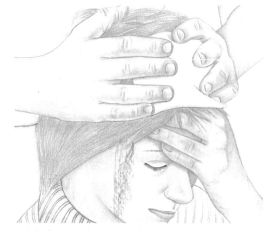

1. 颅部出血时，应在伤口上盖纱布垫止血。

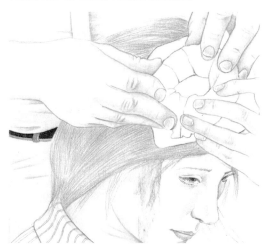

2. 在纱布垫上再加一块纱布，并在伤口处加一环形垫以保护伤口。

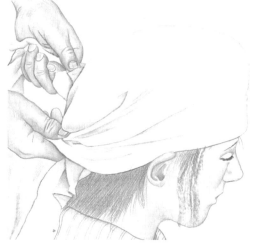

3. 用三角巾固定头部的敷料，三角巾较长的一边绕过前额，巾尖放在颈后，再把长边的两端拉到颈后相交。

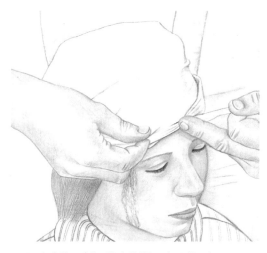

4. 用三角巾的两端绕到伤者的前额，打平结系牢。

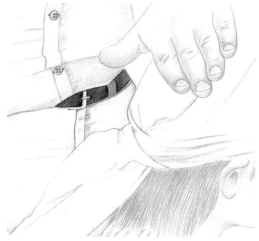

5. 一手按住三角巾，另一手把巾尖拉下，使其在伤者的颈后平行。

（1）昏迷时间较短。在几分钟到30分钟内清醒的多是脑震荡。有的伤者无昏迷但对受伤前的事件记忆丧失，医学上称为逆行性遗忘。这类伤员要绝对卧床，并严密观察，因为一部分此类伤员会因颅内血肿压迫脑组织而再度昏迷，这时就需要急诊抢救。因脑水肿而有头痛症状的伤员可给脱水剂治疗。

（2）昏迷不醒。脑挫伤、脑裂伤、颅内出血或脑干损伤，要迅速送往医院治疗。

·急救措施

（1）送医院前让伤者平卧，不用枕头，头转向一侧，以防呕吐物进入气管而致窒息。

（2）不要摇动伤者头部以求使之清醒，否则会加重脑损伤和出血的程度。

（3）头皮血管丰富，破裂后易出血，只要用纱布用手指压住即可。

》自发性气胸

·症状

自发性气胸起病急，病情重，不抢救及时，常可危及生命。无明显外伤而突发越来越严重的呼吸困难，而且胸部刺痛，口唇青紫。青壮年常因大笑、用力过度、剧烈咳嗽而引发，老年人以慢性支气管炎、肺结核、肺气肿患者多见。

·急救措施

（1）患者应取半坐半卧位，而且不要过多移动，有条件的情况下可以吸氧。家属保持镇静。

（2）及早在锁骨中线外第二肋间上缘行胸腔排气，这是抢救成败的关键。可将避孕套紧缚在穿刺针头上，在胶套尾端剪一弓形裂口。吸气时，胸腔里负压，裂口闭合，胶套萎陷；呼气时，胸腔呈正压，胶套膨胀，弓形口裂开，胸腔内空气得以排出。同时应争分夺秒送患者去医院救治。

》气管异物

·原因

儿童在吃豆类、花生或口含扣子等物时，常可因突然惊吓、跌倒、哭笑等将异物吸入气管。成人多因口中含物，如铁钉等不慎吸入。另外，昏迷者也常将呕吐物、假牙吸入气管。

·症状

突然出现剧烈咳嗽、喘鸣、呼吸和吞咽困难、声音嘶哑、面色苍白，继之变为青紫，最后会失去知觉，昏倒在地。

· **危害**

异物完全堵塞气管，如抢救不及时会危及生命，超过4分钟即使抢救成功，也会留下瘫痪、失语等严重后遗症。部分气管堵塞，可能会发生肺炎、肺不张。

· **急救措施**

海利希手法适用于自救，也可用于互救。

（1）站位急救法。救护者站在患者身后，双臂围绕患者腰部，一手握拳，握拳手的拇指侧顶在患者的上腹部（脐稍上方），另一手压住握拳的手，迅速向上、向后猛烈挤压患者的上腹部，并随即放松。

（2）卧位急救法。患者仰卧，救护者两腿分开跪在患者大腿外侧的地面上，双手掌根叠放在患者脐稍上方，向下、向前快速挤压，并随即放松。

（3）儿童急救法。让患儿俯卧头低脚高，用手掌适当用力在患儿的两肩胛骨间拍击4次。若不见效，可让患儿背贴于救护者的腿上，然后，救护者用两手示指和中

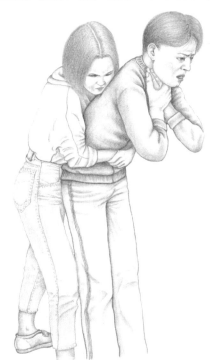

站位急救法

指用力向后、向上挤压患儿中上腹部，压后即放松，可重复几次。若不见异物排出，须立即送医院。

» 外阴损伤

多由意外跌伤，如会阴骑跨在硬性物件上，或暴力冲撞、脚踢、外阴猛烈落地等引起，主要临床表现为疼痛及出血症状。

· **急救措施**

（1）出血量不多的外阴浅表损伤，局部清洁，加压止血，并严密观察随访。

（2）出血量较多的外阴深裂伤，应注意局部清洁，加压止血，注射止血剂，并及时送医院处理。

（3）无裂伤的小血肿，应注意加压止血，24小时内局部冷敷，24小时后改热敷。还可用枕垫高臀部，并严密观察血肿情况。经处理后，血肿可逐渐吸收。

（4）大血肿且伴继续扩大者，在清洁创口，压迫止血时，可以同时止血补液。

» 阴道损伤

阴道损伤除外伤史外，还可以由性交不当引起。多由阴道发育不全，或哺乳期和绝经期内分泌改变，阴道组织变脆，粗暴性交引起。

· **症状**

主要症状为阴道出血，在性交中或后发生阴道流血，甚至可导致失血性休克，且伴有剧痛。多发生于初次性交或绝经期性交或与不同种族的人性交。

· **急救措施**

须急送伤者去医院急诊检查，并用缝合法及阴道填塞法进行止血。

» 产后出血

产后出血是一种严重的并发症，病情进展很快，可导致休克，甚至死亡。产后24小时至6周内有阴道出血者称晚期产后出血。

· 原因

常由胎盘或羊膜滞留，胎盘剥离不全，产道损伤，凝血机理障碍等引起。出血可阵发性大量向外排出，也可积滞在宫腔内，在压迫子宫底时突然排出。

· 症状

失血过多时产妇会自觉头晕、恶心、呕吐，同时呼吸急促，面色苍白、四肢发冷、血压下降、脉搏弱而快等。

· 急救措施

（1）发现阴道出血，患者应取头低足高位，并监测血压和脉搏。

（2）及时吸氧补液。

（3）按摩子宫底，以挤出积留血块，并注射宫缩剂。

（4）可在宫腔内填无菌纱布，以起止血作用，并迅速送往医院处理。

» 自杀

自杀是一种社会现象，形式很多，如自缢、触电、服毒、跳楼、焚身、投河、刎颈、割脉和煤气吸入等。急救时注意以下几点共性问题：

（1）应及时疏散围观人员，避免过多的刺激，以免激化矛盾。

（2）应关注自杀者动态，防止其再次轻生。应及时通知家属并报案。

（3）烦躁不安的自杀者，可适当给予镇静药物。

· 割脉

割脉可造成大量出血，若延误抢救时间可能会造成休克死亡。

急救方法。①迅速用多层无菌棉垫或消毒纱布压迫止血，或加压包扎伤口。②严重者，可在心脏近端行止血带止血，或用血管钳夹持动脉止血。③为保证胸部和重要脏器的血液供应，自杀者应取头低足高位。④迅

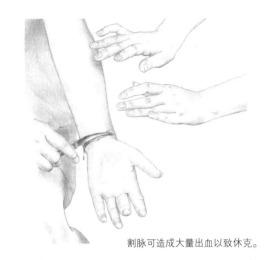

割脉可造成大量出血以致休克。

速送往医院急救。

· 自缢

自缢（俗称上吊）可造成颈部血管、神经、食管和呼吸道受压，继而引起呼吸障碍、脑部缺血缺氧和心跳停止。

急救方法。①割断吊绳前应先抱住自缢者，以免坠地摔伤。②伤者呼吸停止，应立即人工呼吸。颈部组织影响人工呼吸效果时，可行气管切开术。③伤者心跳停止时，应行胸外心脏按压和人工呼吸，越早越好，可持续 2 ~ 3 小时，不应轻易放弃。④呼吸心跳微弱者，可静脉或肌内注射尼可刹米 0.5 ~ 1 毫升，以兴奋呼吸中枢。

· 刎颈

刎颈可能会造成颈部动静脉或气管、食管断裂，致脑部无血供及过多失血而休克死亡。其中血管断裂更为致命。

急救方法。①最重要的是止血，无论动脉还是静脉破裂，均应迅速用无菌棉垫或消毒纱布压迫止血。②气管、食管破裂而出血不多应及时擦尽血污或食物残渣等，以防止异物吸入气道或造成窒息。③立即送医院救治。

» 车祸

车祸，是当今社会人口死亡的四大原因之一。其伤害大体可分为减速伤、撞击伤、

碾挫伤、压榨伤及跌扑伤等，其中以减速伤、撞击伤为多。减速伤由车辆突然的减速所致伤害，如颅脑损伤、颈椎损伤，以及"方向盘胸"等。撞击伤多由机动车直接撞击所致。碾挫伤及压榨伤多是由车辆碾压挫伤所致，或被变形、车身挤压而致伤。通常是这几种伤害同时发生，故而伤势重、变化快、死亡率高。

· **急救措施**

（1）现场组织。应先扑灭火焰或排除发生火灾的一切诱因，如熄灭发动机、关闭电源、搬开易燃物品。同时向急救中心呼救报告事故地点、受伤人数等。自救互救，做好检伤分类，以便得到及时救护。

（2）根据情况，抢救伤者。①对心跳停止者，立即进行心肺复苏。②对意识丧失者，宜用手指清除伤员口鼻中泥土、呕吐物、假牙等，随后让伤员侧卧。③对出血者立即止血包扎。开放性气胸，应行封闭包扎。张力性气胸，可在第二肋骨与锁骨中线交叉点行穿刺排气或放置引流管。固定骨折。④对呼吸困难并有胸壁浮动（呼吸反常运动）者，应立即用衣物等充填，并适当加压包扎。

· **正确搬动**

抢救人员要特别预防颈椎错位、脊髓损伤，应做到：①凡重伤员搬动前，首先应谨慎地放置颈托。可用硬纸板等依照颈托剪成前后两片，用布条包扎固定。②昏倒在坐椅上的伤员，安放颈托后，可以将其颈及躯干固定在座椅上，然后拆卸座椅，与伤者一起搬出。③对抛离座位的危重、昏迷伤员，应原地上颈托。包扎伤口，动作要轻柔，平放在木板或担架上。④根据伤员的轻重缓急伤势先后及时送医院救治。

疾病中毒急救

» 惊厥（抽搐）

俗称抽风，以儿童高热惊厥最常见，其次是癫痫和癔症所致的惊厥。

· **高热惊厥**

以高热为主要表现。6个月至5岁间的儿童因中枢神经系统发育不全，大脑皮层调控能力差，容易因高热而发生惊厥。

（1）症状。突然起病，常伴有寒战、四肢发冷及青紫，随后体温升高，颜面充血潮红，呼吸加快，先是眼球及面部的小抽动，继之两眼固定或向上斜视，全身或部分肢体绷紧强直，或间歇性地痉挛性抽动，伴有不同程度意识障碍或昏迷。

（2）急救措施。①让患者平卧，头偏向一侧，以防止舌后坠和口腔分泌物堵住气管而引起窒息。②可在患者臼齿间嵌填毛巾或手帕，以防咬伤舌头。③还可以通过头部

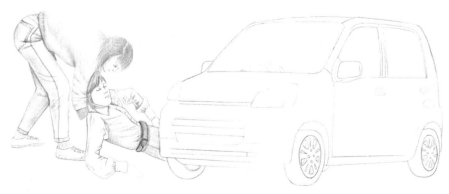

车祸，是当今社会人口死亡的四大原因之一。其伤害大体可分为减速伤、撞击伤、碾挫伤、压榨伤及跌扑伤等，其中以减速伤、撞击伤为多。

敷冷毛巾，针刺合谷或用手指甲掐入人中穴止痉，然后急送医院救治。

·癫痫

俗称羊角风、羊痫风。

（1）症状。发作时，患者常突然大叫一声摔倒在地，两眼固定不动发直，四肢伸直，拳头紧握，呼吸暂时停止，随后全身肌肉强烈地抽搐、咬牙、口吐白沫、眼球上翻、炫眼、瞳孔散大，可伴有小便失禁。持续10秒钟后停止并进入昏睡，醒来自觉疲乏，但对发作情况不能记忆。

（2）急救措施。①癫痫发作时，救护者应注意患者体位，防止意外损伤。若患者俯卧、口鼻朝地，应立即改变其体位，以防止窒息。②用筷子或木棒包上手帕塞在患者臼齿之间，以防咬伤舌头。③若发作后能在短时间内自行停止，就不需用药。若抽搐不止，就很容易发生意外或危险，须立即送医院救治。

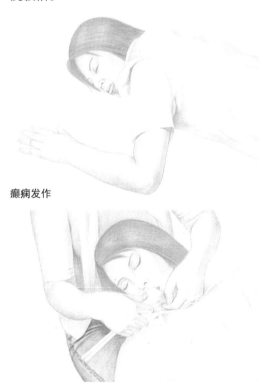

癫痫发作

用筷子或木棒包上手帕塞在病人上下牙之间，防止咬伤舌头。

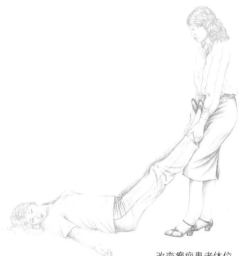

改变癫痫患者体位。

·癔症

癔症是神经官能症的一种表现，常因强烈的精神刺激而发病，但全身并没有主要脏器的损伤。患者多为青年女性。

（1）症状。常在大庭广众之下发病，表现为抽搐（一般只是四肢轻微抽动或挺直）、两眼上翻并眨动。有的患者还可表现为癔症性昏厥或假性痴呆。发作可持续几小时。本病患者无大小便失禁及摔倒现象。但有时也可出现过度换气、四肢强直、昏睡等。

（2）急救措施。①首先要保持患者安静休息，不要在患者面前惊慌喧闹。可以让患者服1～2片安定等镇静药。②患者若牙关紧闭、抽搐不止，可针刺人中、内关、劳宫、涌泉（足心）穴使之苏醒。③利用氨水刺激其嗅觉可终止发作。④如无合适针、药，服用维生素也能起到一定的治疗作用。急救后应让患者安静入睡，不要打扰。

》昏厥

也称晕厥、昏倒。是由一过性脑缺血、缺氧引起的短时间的意识丧失现象。

·原因

以过度紧张、恐惧而昏倒最多见，这属于血管抑制性昏厥，又称反射性昏厥或功能

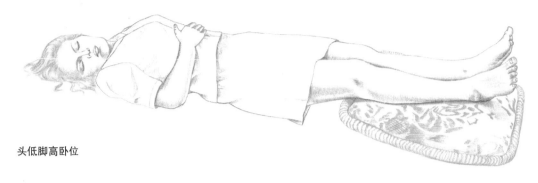

头低脚高卧位

性昏厥。另外，体位性昏厥、排尿性昏厥也属此类。其他尚有心源性、脑源性、失血性、药物过敏等引起的昏厥。

·症状

患者突然头昏、眼花、心慌、恶心、全身无力，随之意识丧失，昏倒在地。

·急救措施

（1）应先让患者躺下，取头低脚高位，解开衣领和腰带，注意保暖。

（2）针刺人中、内关穴，同时喂患者热茶或糖水，使患者慢慢恢复知觉。

（3）若大出血、心脏病引起的昏厥，须立即送医院急救。

» 休克

可分为低血容量性休克、感染性休克、心源性休克、过敏性休克和神经性休克等。

·症状

主要症状是迅速发生的精神呆滞或烦躁不安；体力不支、四肢不温；皮肤白而湿冷

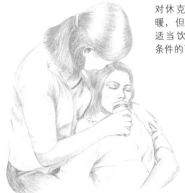

对休克患者要注意保暖，但不可太热。可适当饮用热饮料。有条件的可吸氧。

或有轻度发绀；脉细弱而快速、血压下降；抢救不及时常可危及生命。

·急救措施

（1）尽量少搬动或扰动患者，应解开患者衣扣，让患者平卧，头侧向一方。有心源性休克伴心力衰竭者，则应取半卧位，严重休克的，应放低头部，抬高双脚。但头部受伤、呼吸困难或肺水肿者可稍微提高头都。

（2）注意保暖，但不可太热。可适当饮用热饮料。有条件的可吸氧。

（3）针刺人中、十宣、内关、足三里等穴位。

（4）观察心率、呼吸、神志改变，并做详细记录。

（5）出血者，应立即止血。

（6）及时送医院抢救。

» 昏迷

昏迷是大脑中枢受到严重抑制的表现，患者意识丧失。

·急救措施

（1）仔细清除患者鼻咽部分泌物或异物，保持呼吸道通畅。

（2）取侧卧位，防止痰液吸入。若无禁忌证，应将患者安置为无枕平卧位。

（3）及时送医院急救。

» 高血压危象

是一种在不良诱因影响下，血压骤然升到（200/120毫米汞柱）以上，并出现心、脑、

肾的急性损害的危急证候。

· 症状

患者突然感到头痛、头晕、视物不清甚或失明；恶心、呕吐；心慌、气短；两手抖动、烦躁不安；甚至可出现暂时性瘫痪、失语、心绞痛、尿混浊；更严重的可表现为抽搐、昏迷。

· 急救措施

（1）不要在患者面前惊慌失措，应让患者安静休息，取半卧位，并尽量避光。

（2）患者若神志清醒，应立即服用双氢克脲噻2片，安定2片，或复方降压片2片。

（3）应少饮水，并尽快送患者到医院救治。送患者的运输工具应尽量平稳，以免因过度颠簸而引起脑溢血。

（4）发生抽搐时，施救人可手掐合谷、人中穴。

（5）应格外注意保持昏迷者呼吸道的通畅，最好让其侧卧，将下颌前伸，以利呼吸。

» 中风

脑血管意外又称中风、卒中。其起病急，病死和病残率高，为老年人三大死因之一。对中风患者的抢救若不得法，会加重病情。中风可分为脑溢血和脑血栓两种。

· 脑溢血症状

脑溢血多在情绪激动、过量饮酒、过度劳累后，因血压突然升高导致脑血管破裂而发病。少数患者有头晕、头痛、鼻出血和眼结膜出血等先兆症状，而且患者血压素较高。患者突然昏倒，随即出现昏迷；口眼歪斜和两眼向出血侧凝视，出血对侧肢体瘫痪、握拳；牙关紧闭，鼾声大作，或手撒口张、大小便失禁。有时可有呕吐，甚者呕吐物为咖啡色。

· 脑血栓症状

脑血栓引起的中风通常发生在睡眠后或安静状态下。发病前可有短暂脑缺血，如一般性的头晕、头痛、突然不会讲话、肢体发麻和沉重感等。患者往往在早晨起床时突然发觉半身不遂，但神志多清醒，而且其脉搏和呼吸明显改变，以后逐渐发展成为偏瘫、单瘫、失语和偏盲。

· 急救措施

发生中风时，患者必须绝对安静卧床（脑溢血患者头部应垫高），松开领扣，取侧卧位，以防止口腔分泌物流入气管，同时应保持呼吸道通畅，并立即就近送到医院救治。同时要避免强行搬动，搬动时尤其要注意头部的稳定，否则会错过最有利的治疗时机而加重病情。

» 心动过缓

成人每分钟心率在60次以下者称心动过缓。如无任何不适者就不属于病态。

· 症状

若平时心率为每分钟70～80次，降到40次以下时，患者有心悸、气短、头晕和乏力等感觉，严重时可有呼吸不畅、胸闷甚至心前区有冲击感，更重时可因心排血量不足而突然昏倒。

· 急救措施

（1）出现胸闷、心慌，每分钟心率在

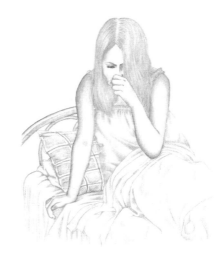

心力衰竭患者半夜憋醒，坐起咳嗽，嘴唇发紫。

40 次以下者，可服用阿托品 0.3 ~ 0.6 毫克（1 ~ 2 片），每天 3 次，紧急时可肌内注射阿托品 0.5 毫克（1 支）。或口服溴丙胺太林（普鲁本辛）15 毫克（1 片），每天 3 ~ 4 次。

（2）若因心脑缺血而晕厥者，应使患者取头低足高位静卧，并注意保暖。

（3）松开领扣和裤带，指掐人中穴使患者苏醒，并及时送医院救治。

» 心动过速

成人每分钟心率超过 100 次称心动过速。

· 分类

心动过速分生理性和病理性两种。

（1）生理性心动过速。跑步、饮酒、重体力劳动及情绪激动时心跳加快为生理性心动过速。

（2）病理性心动过速。若高热、贫血、甲亢、出血、疼痛、缺氧、心衰和心肌病等引起的心动过速，称病理性心动过速。病理性心动过速又可分为窦性心动过速和阵发性室上性心动过速两种。①窦性心动过速症状。特点是心率加快和转慢都是逐渐进行，通常心率不会超过 140 次，患者多数无心脏器质性病变，有时可有心慌、气短等症状。②阵发性室上性心动过速症状。心率可达 160 ~ 200 次，以突然发作和突然停止为特征，无论心脏有无器质性病变都可发生。发作时患者突然感到心慌和心率增快，持续数分钟、数小时至数天，后又突然恢复正常心率。患者自觉心悸、胸闷、心前区不适及头颈部跳动感等。但若发作时间长，心率在 200 次以上时，因血压下降，患者可自觉眼前发黑、头晕、乏力和恶心呕吐，甚至突然昏厥、休克。冠心病患者在心动过速时，常会诱发心绞痛。

· 急救方法

可试用以下几种方法：

（1）让患者大声咳嗽。

（2）嘱患者深吸气后憋气，然后用力做呼气动作。

（3）通过用手指刺激咽喉部，来引起恶心、呕吐。

（4）指压眼球法，嘱患者闭眼向下看，用手指在眼眶下压迫眼球上部，先压右眼。同时搭脉搏数心率，一旦心动过速停止时，应立即停止压迫。每次 10 分钟，压迫一侧无效再换对侧，注意切忌两侧同时压迫。青光眼、高度近视眼不可用本法。同时口服普萘洛尔（心得安）或普拉洛尔（心得宁）片。

（5）在急救的同时，应立即送患者去医院救治。

» 心力衰竭

· 类型

心力衰竭是心脏病后期发生的危急症候，可分为左心衰竭、右心衰竭和全心衰竭。

（1）左心衰竭表现症状。早期表现为体力劳动时呼吸困难，到后期，患者常常在夜间被憋醒，并不得不坐起，同时伴有哮鸣音的咳喘，咳粉红色痰，口唇发紫，大汗淋漓，烦躁不安，脉搏细而快。

（2）右心衰竭表现症状。早期可表现为咳嗽、咯痰、哮喘、面颊和口唇发紫，颈部静脉怒张，下肢浮肿；严重者还伴有腹水和胸水。

（3）全心衰竭。同时出现左心和右心衰竭的为全心衰竭。表现为两者间的综合症状。

· 急救方法

（1）应首先让患者安静，并尽量减少患者的恐惧躁动。

（2）有条件的马上吸氧（急性肺水肿时可吸入通过 75% 酒精溶液的氧气），并松开领扣、裤带。

（3）让患者取坐位，两下肢随床沿下垂，必要时可用绷带轮流结扎四肢，每一肢体结扎 5 分钟。通过减少回心血量，来减轻心脏负担。

（4）可在医生的指导下口服氨茶碱、双氢克脲噻，并限制饮水量，同时立即送病人去医院救治。

» 心搏骤停

又称猝死，是心脏突然停止跳动而使血循环停止。这可导致重要器官如脑严重缺血、缺氧，并最终使患者死亡。

·急救方法

千万不要坐等救护车的到来，要当机立断进行心肺复苏。

（1）叩击心前区。握拳，用拳底部小鱼际多肉部分，离胸壁 20 ～ 30 厘米处，瞄准胸骨中段上方，突然、迅速地捶击一次。若心脏未重新搏动，应立即做胸外心脏按压，同时做口对口人工呼吸。心肺复苏时，患者背部应垫一块硬板。

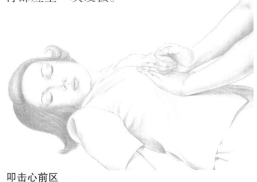

叩击心前区

（2）观察瞳孔。若患者的瞳孔缩小（这是最灵敏、最有意义的生命征象），说明抢救有效。

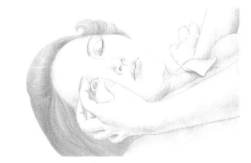

观察瞳孔

（3）针刺法。针刺人中穴或手心的劳宫穴、足心涌泉穴，也能起到抢救作用。

（4）防窒和降温。清理患者口、咽部的呕吐物，以免堵塞呼吸道或反流入肺，引起窒息和吸入性肺炎。用冰袋冷敷额部降温，并立即送医院救治。

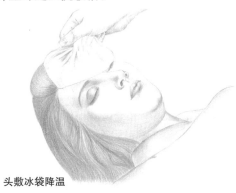

头敷冰袋降温

» 心绞痛

心绞痛由心肌缺血引起，多见于 40 岁以上中、老年人，男性多于女性。频繁发作时应警惕心肌梗死。

·症状

常发生在劳累、饱餐、受寒和情绪激动时，典型表现为胸骨后突然发作的闷痛、压榨痛，而且疼痛可以向右肩、中指、无名指和小指放射。患者还可以有心慌、窒息，有时伴有濒死的感觉。发作多持续 1 ～ 5 分钟，很少超过 15 分钟。不典型者，仅有上腹痛、牙痛或颈痛。

·急救措施

（1）给服硝酸甘油片。立即让患者停止一切活动，坐下或卧床休息。舌下含化硝酸甘油片，1 ～ 2 分钟即能止痛，且可持续作用半小时。也可将亚硝酸异戊酯在手帕内压碎并深深嗅之，10 ～ 15 秒即可奏效。本类药物有头胀、头痛、面红、发热的副作用，高血压性心脏病患者应忌用。

（2）点内关穴。若现场无解救药，指掐内关穴也可起到急救作用。

（3）送入医院。休息片刻，待疼痛缓解后再送医院检查。

» 心肌梗死

当心肌的营养血管完全或近乎完全阻塞时，相应的心肌由于得不到相应的血液供应而坏死，就是心肌梗死。

· 症状

主要表现是胸痛，和心绞痛相似，但更为剧烈，而且疼痛持续的时间较长，往往可达几小时，甚至1~2天，甚者可波及左前胸与中上腹部。或伴有恶心、呕吐和发热等。严重的可发生休克、心力衰竭和心律失常，甚至猝死。

· 急救措施

（1）立即休息。心肌梗死急性发作时应绝对卧床休息，大小便也应在床上进行，还要尽量少搬动病人。室内必须保持安静，以免刺激患者加重病情，并立即与急救中心取得联系。

（2）头低足高放置。若发现患者脉搏无力、四肢不温，应轻轻地将病人头部放低，足部抬高，以增加血流量，防止发生休克。若并发心力衰竭、憋喘、口吐大量泡沫痰以及过于肥胖的患者，头低足高位会加重胸闷，一般应取半卧位。

（3）及时给药。让患者含服硝酸甘油、异山梨酯（消心痛）或苏合香丸等药物。烦躁不安者可服用安定等镇静药，但不宜多喝水，而且还应禁食。

（4）吸氧保暖。解松领扣、裤带，吸氧；注意保暖。

（5）进行心脏复苏术。患者心脏骤停时，应立即做胸外心脏按压和人工呼吸，而且中途不能停顿，必须一直持续到医院抢救。

» 咯血

咯血一般是由肺结核、支气管扩张、肺部肿瘤和心脏病引起的。

· 急救措施

（1）做好护理。让患者取侧卧位，头侧向一方，嘱其不要大声说话，也不要用力咳嗽，在注意保暖的情况下，用冷毛巾或冰袋冷敷胸部以减少咯血。出血量多的可用沙袋压迫患侧胸部限制胸部活动。一般应在咯血缓解后再送患者到医院治疗，否则运送途中的颠簸会加重病情。

（2）服药。口服三七粉、卡巴克洛（安络血）或云南白药，必要时服镇静药。

（3）防止窒息。大咯血常造成窒息，要嘱咐患者把血吐出，以免血块堵住气管。若患者在咯血，突然咯不出来，张口瞪目、烦躁不安、不能平卧、急于坐起、呼吸急促、面部青紫和喉部痰声辘辘，这表明发生了窒息。有些患者还会自己用手指指着喉部，示意呼吸道堵塞。此时应迅速排出呼吸道凝血块，恢复呼吸道畅通。

» 铅中毒

铅及其化合物主要通过吸入或摄入进入人体。职业性铅中毒主要由于吸入。有机铅化合物可通过皮肤吸收。人体吸收的铅90%~95%长期存在于骨骼中。

· 症状

（1）急性中毒。多因误服大量铅化合物引起，口有金属味、流涎、口腔黏膜变白、恶心、阵发性腹痛、头痛、抽搐。重者有瘫痪、昏迷、循环衰竭、中毒性肝炎。

（2）慢性中毒。①轻度中毒时，主要表现为神经衰弱综合征、肌肉关节酸痛，或伴有消化系统症状。②中度中毒时，症状加重。可出现腹绞痛。③重度中毒时，症状继续加重，可出现多发性神经炎、垂腕、垂足的铅麻痹、瘫痪、铅中毒性脑病。

· 急救措施

（1）急性中毒。洗胃，给鸡蛋清或牛奶保护胃黏膜，并用硫酸镁导泻。急性症状

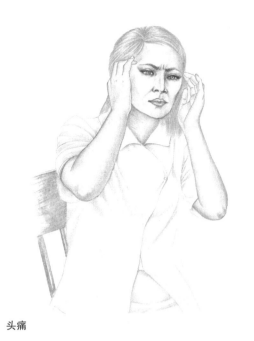

头痛

缓解后用依地酸二钠钙驱铅。

（2）慢性中毒。依地酸二钠钙、二巯丁二钠等。腹绞痛可静注 10% 葡萄糖酸钙 10 ~ 20 毫升，阿托品 0.5 ~ 1 毫克肌注等。

· 预防

（1）改善工作及生活环境，定期进行卫生监测。

（2）加强个人防护。

（3）定期体检。

》 汞中毒

汞又称水银，其蒸气或化合物可经呼吸道、消化道或皮肤进入人体，引起中枢神经和自主神经系统功能紊乱、消化道和肾脏损害。多见于开采冶炼汞矿者及制造加工汞制品及化合物者。亦可见于接触被汞污染的大气、水和食物的居民。

· 症状

（1）急性中毒。①有低热或中度发热、发冷等金属烟雾热症状。②流涎、牙痛、口腔黏膜溃疡。③恶心、呕吐等消化道症状。尿少、头晕、头痛、睡眠障碍、情绪易激动、手指震颤等症状。④肝、肾损害。⑤皮肤上散在红斑、丘疹，数日后消退。⑥严重中毒患者可有脱水、休克、急性肾功能衰竭。

（2）慢性中毒。主要症状为易兴奋症、震颤和口腔炎。①轻度中毒有神经衰弱综合征，以及急躁、易怒、手心多汗等；有轻度手指、舌、眼睑震颤；可有口腔炎症状；尿汞含量增高。②中度中毒出现易兴奋症，患者性情急躁、孤僻、抑郁、记忆力减退。③重度中毒时发生明显的性格改变、智力减退，手、足震颤，共济失调等，形成中毒性脑病。④女性患者可出现月经失调。

· 急救措施

主要采用驱汞疗法，药物常用二巯基丙磺酸钠和二巯丁二钠。急性口服中毒应用 2% 碳酸氢钠溶液洗胃（注意，忌用生理盐水），洗胃后给予牛奶或鸡蛋清，必要时导泻。慢性中毒采用驱汞和对症治疗。

· 预防

个人卫生防护，定期体检，改善工作生活环境，定期进行卫生监测。治理"三废"污染。

》 铬及其化合物中毒

在合金和电镀业中广泛应用。三价铬是动植物的必需元素，而六价铬有毒性，可干扰多种重要酶的活性和损伤肝、肾。铬酸还可引起肺癌。

· 症状

（1）急性中毒。多因误服药用六价铬化合物引起。进食后几分钟至数小时出现恶心、呕吐、腹泻、血便、吞咽困难，严重者可出现发绀，甚至休克。肾和肝可受损害，出现蛋白尿，甚至发生急性肾衰。

（2）慢性中毒。①皮肤和黏膜的过敏、

溃疡。②上呼吸道炎症：咽痛、咳嗽、哮喘等症状。③肺癌：平均潜伏期 10 ~ 20 年，相对危险比一般人群高 10 ~ 30 倍。

· 急救措施

急性中毒应立即洗胃、灌肠，严重者可静注硫代硫酸钠等；慢性中毒主要是对症治疗。

» 镉中毒

镉毒性很大而且蓄积性很强，吸入含镉烟尘、食入含镉的食品，均可导致肾和肺的损害。长期接触高浓度镉的工种均可引起镉中毒。主要包括蓄电池、颜料、陶瓷、塑料制造等。

· 症状

（1）急性食入性中毒。10 ~ 20 分钟即可发病，主要表现为恶心、呕吐、腹痛、腹泻，严重者有眩晕、大汗、虚脱、上肢感觉迟钝、麻木，甚至出现抽搐、休克。

（2）急性吸入性中毒。①潜伏期在 2 ~ 10 小时，主要是呼吸道刺激症状，有口干、口有金属味、流涕、咽干、咽痛、干咳、胸闷、胸痛、头晕、头痛、高热寒战。或有急性胃肠炎症状。②重症者经 24 ~ 36 小时后发展为典型的中毒性肺水肿或化学性肺炎。

（3）慢性中毒。①无慢性支气管炎症的肺气肿；②肾损害，蛋白尿、糖尿和氨基酸尿；③嗅觉减退或丧失；④ X 线显示有骨软化和佝偻病样改变；⑤贫血。

· 急救措施

（1）急性中毒治疗应适当使用镇静剂、吸氧、10% 硅酮雾化吸入；短程大量使用肾上腺皮质激素，来预防化学性肺水肿。

（2）巯基类化合物。

（3）慢性中毒对症处理，服用维生素 D 和钙剂。

» 铍中毒

铍及其化合物为高毒物质，主要以粉尘或烟尘形式经呼吸道吸入。胃肠道不吸收，也不能经完整皮肤进入体内。铍中毒主要见于铍及其化合物的生产工人中。

· 症状

（1）急性铍病。少见。大量吸入可溶性铍化合物后 3 ~ 6 小时即可引起以下症状：头痛、乏力、低热、咳嗽、呼吸困难、胸钝痛，1 周后好转。严重者可有阵发性剧咳、血痰、心率和呼吸增快。X 线检查有肺门阴影。

（2）慢性铍病。在接触较高浓度铍尘 5 年左右发病。以呼吸困难、咳痰、胸痛、杵状指和肺心病为主要表现。胸透可表现为肉芽肿型、网状型及结节型。

（3）皮肤黏膜损害。主要为接触性皮炎，有少许脱屑。也可引起黏膜刺激，如眼结膜炎、鼻咽炎等。

· 急救措施

急性中毒者应予解痉止喘、镇咳、吸氧；化学性肺炎可用肾上腺皮质激素治疗；慢性中毒者可用肾上腺皮质激素及依地酸二钠钙治疗。

» 砷及其化合物中毒

砷化合物有一定毒性，其中砷化氢是剧毒气体。可经胃肠道、呼吸道或皮肤吸收，并在体内蓄积。砷中毒主要发生在冶炼和加工者中。

· 症状

（1）急性中毒。误服砒霜（砷的化合物）后，主要症状有口有金属味、恶心、呕吐、腹痛、腹泻等消化道症状，甚至有血水样便、尿少甚至尿闭，循环衰竭。重症可有中枢神经系统麻痹，四肢痉挛，谵妄，昏迷。吸入大量砷化氢引起的急性中毒可分四期：

①前驱期：血管内大量溶血，出现持续

数小时的头痛、腰痛、腹痛、恶心和呕吐，血红蛋白尿。

②血红蛋白血症期：头晕、心悸、黄疸、贫血，肝大、脾大有压痛。尿色棕红甚至呈褐黑、蛋白管型。

③急性肾功能衰竭期：少尿或无尿、水肿；高血压、尿毒症及心衰。

④恢复期：症状逐渐好转。

（2）慢性中毒。神经衰弱、多发性神经炎，恶心、呕吐、腹泻等胃肠道症状，皮肤黏膜病变。

（3）癌变。无机砷可引起皮肤癌，以及肺、支气管、喉等处的呼吸道癌。

· **急救措施**

口服砒霜等急性中毒者应迅速洗胃，或口服氢氧化铁溶液、牛奶或活性炭保护胃肠道，并及时解毒；肌注二巯丙醇或二巯丙磺钠。吸入砷化氢急性中毒者，可予以换血，静滴大剂量氢化可的松、甘露醇等。慢性中毒者，可肌注巯基类化合物、静注 10% 硫代硫酸钠 10 毫升及对症治疗。

» 汽油中毒

汽油的主要成分为 C5 ~ C11 的烷烃，挥发性强，主要经呼吸道吸收，它可以破坏中枢神经系统神经元的类脂平衡障碍而引起中毒。常见于接触汽油的工种。

· **症状**

（1）急性中毒。①轻症表现麻醉症状，兴奋、恍惚、步态不稳、震颤，并有恶心、呕吐和黏膜刺激症状。②重症：昏迷、抽搐、肌肉痉挛、瞳孔散大、对光反应迟钝或消失、呼吸局促而表浅、高热、发绀、血压下降、检查肝大，肝功异常。③严重者可伴有癫痫、视神经炎等。

（2）慢性中毒。主要表现为中枢及自主神经功能紊乱，如头晕、头痛、失眠、恶梦、乏力、记忆力减退等神经衰弱综合征，

或者还有肌无力、震颤、手足麻木、血压不稳、贫血等。重者可有四肢麻木、步态不稳、言语迟钝、视力减退、手指震颤、甚至精神分裂症等。皮肤经常接触汽油者，可有皮肤慢性湿疹、皮炎及皲裂。

· **应对措施**

急性中毒者应脱离接触，应用呼吸兴奋剂吸氧。误服者用橄榄油洗胃。慢性中毒者可予对症治疗。

· **预防**

（1）严格遵守操作规程，禁用口吸油管加汽油。

（2）加强防护，戴过滤性口罩。

（3）定期体检。

（4）定期监测工作环境。

» 溴甲烷中毒

溴甲烷（CH_3Br）无色、无臭、易挥发，可经过呼吸道、皮肤及消化道进入人体。它能干扰细胞代谢，造成神经系统、肺、肾、肝及心血管系统的损害。

· **症状**

（1）急性中毒。吸入溴甲烷后，初仅有眼和上呼吸道刺激症状。数小时后突发头痛、头晕、恶心、呕吐、视物模糊或复视。甚至有共济失调、精神症状、脑水肿、肾功能衰竭及周围循环衰竭，直至因呼吸抑制而猝死。

（2）慢性中毒。全身乏力、倦怠、头晕、头痛、记忆力减退、视力模糊，较重者可有性格改变、幻觉等，亦可伴有周围神经炎及自主神经功能紊乱。

（3）皮肤损害。皮肤接触溴甲烷液体可有红斑、水疱性皮炎等。

· **急救措施**

急性中毒时应马上脱离接触，用肥皂水或 2% 碳酸氢钠液清洗污染皮肤、吸氧。静

滴生理盐水。慢性中毒采用对症治疗。多发性神经炎可用维生素治疗。

·预防

（1）严格执行专业安全操作规程。

（2）佩戴供氧式防毒面具。

（3）定期进行健康体检和安全监测。

》苯中毒

苯（C_6H_6）为无色、透明、易挥发液体，主要以蒸气形态由呼吸道吸入，皮肤仅吸入少量，经消化道吸收很完全。苯可以对皮肤黏膜、中枢神经系统及造血组织产生损害。

·症状

（1）急性中毒。中毒较轻者有头痛、头晕、流泪、咳嗽、行路不稳等。脱离接触后症状即消失；重者有恶心、昏迷、抽搐、瞳孔散大、对光反射迟钝、低血压等。

（2）慢性中毒。除头昏、头痛、失眠等神经衰弱症状外，主要有白细胞总数减少、血小板减低等，甚至发生再生障碍性贫血。

（3）皮肤损害。经常接触苯可致皮肤干燥、皲裂、皮炎或湿疹样病变。

·急救措施

急性中毒者应立即脱离接触，吸氧、静脉滴注葡萄糖醛酸丙酯，同时对症治疗。慢性中毒者，若有白细胞减少或再生障碍性贫血，可按贫血治疗。

》甲醇中毒

甲醇又名木醇，为无色、易燃、高度挥发的液体。可经呼吸道、消化道和皮肤吸入体内，有蓄积中毒作用。可引起神经系统症状、视神经炎和酸中毒。可见于甲醛、油漆、人造革等生产工业。

·症状

（1）急性中毒。人体吸收大量甲醇可出现头晕、头痛、视力模糊以及步态蹒跚和失眠。眼部症状有眼球疼痛、复视、瞳孔扩大或缩小、对光反射迟钝。

（2）慢性中毒。长期接触低浓度甲醇，可表现为黏膜刺激症状和视力减退、神经衰弱综合征和自主神经功能紊乱、视神经炎，以至失明。

·急救措施

吸入中毒者应脱离现场，吸氧，应用强心及呼吸兴奋剂。口服中毒者以 3% 碳酸氢钠洗胃，静滴 2% ~ 5% 碳酸氢钠液纠正酸中毒。眼底病变试用甘露醇及地塞米松静滴。严重中毒可用腹膜透析或人工肾。

·预防

（1）严格遵守操作规程。

（2）加强保管，防止误服或将甲醇用于酒类饮料。

（3）定期进行卫生安全监测。

》一氧化碳中毒

一氧化碳（CO）为无色、无味的气体，进入人体后，可以干扰氧的传递和利用。

·症状

（1）急性中毒。轻度中毒者的主要症状有头痛、头晕、颞部搏动感、心悸、恶心、呕吐、无力等。中度中毒除上述症状外，还有面色潮红、口唇樱桃红色、烦躁、步态不稳，甚至昏迷。重度中毒者迅速昏迷，可见瞳孔缩小、对光反射迟钝、肌张力增高、抽搐，出现病理性神经反射，并常伴发中毒性脑病等。

（2）慢性中毒。主要症状为头痛、眩晕、记忆力减退、注意力不集中、心悸，且有心电图异常。

·急救措施

（1）将患者尽快移至空气新鲜处，并注意保暖，吸氧或进行人工呼吸。

（2）保持呼吸道通畅，如昏迷程度较深，或有窒息可能者，应行气管切开术，并应用呼吸兴奋剂。

（3）应用细胞色素 C 及三磷腺苷，以促进细胞功能的恢复。

（4）可的松类及甘露醇合用可以防治脑水肿。

（5）对昏迷 24 小时以上者，或有高热抽搐者，可用冬眠疗法。

（6）注意预防肺部感染，肌注青霉素、链霉素等，用以预防肺部感染。

· 预防

普及预防煤气中毒知识。矿井要充分通风。另外工作人员需戴防毒面具方可进入工作区。慢性接触工人应定期体格检查。

» 硫化氢中毒

硫化氢是有臭鸡蛋气味的无色气体，经呼吸道进入人体后，可刺激上呼吸道和眼结膜，损伤神经系统。

· 症状

（1）急性中毒。①轻度中毒较常见眼及上呼吸道刺激症状。结膜充血，鼻、咽喉灼热感，干咳和胸部不适。②中度中毒的中枢神经症状明显，头痛、头晕、呕吐、共济失调等，还有呼吸道刺激症状。眼部症状有畏光、流泪和角膜水肿或溃疡。③重度中毒有的出现急性肺水肿伴发肺炎。有的意识模糊，甚至昏迷，严重者很快死亡。

（2）慢性中毒。长期接触低浓度硫化氢，可引起神经衰弱综合征和自主神经功能紊乱，同时还有结膜充血、角膜混浊。

· 急救措施

应迅速脱离现场，吸氧，呼吸停止者应人工呼吸。昏迷者可加压给氧，静注细胞色素 C、维生素 C 或 10% 硫代硫酸钠 20～40 毫升。有眼部症状者用 2% 碳酸氢钠冲洗，再用可的松滴眼。慢性中毒采用对症治疗。

» 二硫化碳中毒

二硫化碳为易挥发的无色气体，可经呼吸道及皮肤吸收。可引起中枢和外周神经及心血管系统的损害。

· 症状

（1）急性中毒。轻度中毒出现头晕、头痛、无力以及欣快感；恶心、呕吐；哭笑无常、步态蹒跚等酒醉状态。重度中毒者狂躁、兴奋、出现幻觉。极重时，由于脑水肿而导致谵妄、昏迷或痉挛，甚至死亡。

（2）慢性中毒。①中毒可分两阶段。第一阶段表现为疲乏、嗜睡、多梦、精神忧郁、记忆力减退，消化道症状和食欲减退，有的人

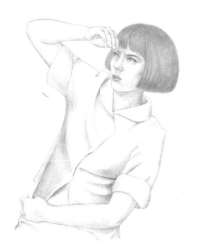

硫化氢中毒，可刺激上呼吸道和眼结膜，损伤神经系统。

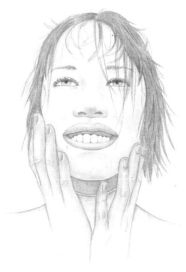

二硫化碳中毒患者哭笑无常的表情。

会有自主神经功能障碍；第二阶段出现感觉障碍、无力、肌痛，甚至出现帕金森氏综合征，多发性神经炎及视、听神经和脑神经的损害。②男子精子减少，女性月经紊乱、痛经。

· 急救措施

急性中毒者应脱离现场，吸氧，葡萄糖或甘露醇等静滴，以促进毒物排泄和防止脑水肿。慢性中毒采取对症治疗。

» 氨中毒

氨为无色、有强烈刺激性气味的气体，可经呼吸道、皮肤黏膜吸收进入人体，阻碍三羧酸循环，并对眼和上呼吸道产生强烈的刺激。

· 症状

（1）轻度中毒。流泪、结膜刺痛、咽痛、咳嗽、胸闷等。

（2）重度中毒。呛咳、咯血痰、呼吸困难、喉头水肿或窒息。患者短时间内出现支气管肺炎、肺水肿，或者出血和感染，甚至谵妄、休克、昏迷、心脏骤停。

（3）眼睛损伤。氨气熏蒸可引起结膜水肿、角膜溃疡甚至穿孔，晶体浑浊。

· 急救措施

中毒者需尽早吸氧，为防肺和喉头水肿可予以糖皮质激素，吸入酸性雾液，并对症处理。

» 氯中毒

氯是强烈刺激性气体，经呼吸道吸入后，刺激黏膜，可引起炎性水肿、充血和坏死。

· 症状

（1）急性中毒。①轻者有黏膜刺激症状如球结膜充血、流泪、流涕、咽干、干咳、胸闷等。②中度有持续性咳嗽、咯血、呼吸不畅、头痛、恶心、呕吐、烦躁不安，甚至发生化学性肺炎。③重度可发生肺水肿、昏迷、休克，呼吸抑制，甚至心脏停搏。发生

灼伤或急性皮炎。

（2）慢性作用。长期接触低浓度氯气，可引起慢性支气管炎、肺气肿甚至肺源性心脏病；或神经衰弱综合征；皮肤痒、皮疹或疱疹，牙齿酸蚀症皮炎。

· 急救措施

应立即脱离现场、给予吸氧和支气管扩张剂、碱性溶液雾化吸入。注意防治肺水肿、休克等，慢性中毒应对症治疗。

» 氰化物中毒

氰化物包括氰化氢（HCN）、氰化钠（NaCN）、氰化钾（KCN）、黄血盐等含氰根（CN）物质。苦杏仁、桃仁、李仁及木薯等均含有苦杏仁苷，遇水可产生氢氰酸，多食也可中毒。

· 症状

大量氰化物进入人体后，中毒者呈"闪电式"死亡，昏倒、惊厥，2～3分钟内呼吸停止，继之心脏停搏而死亡。

（1）前驱期（刺激期）：氰化氢吸入者有呼吸道、眼、口腔黏膜的刺激和结膜充血、咳嗽等症状。

（2）呼吸困难期：有胸闷、心悸、呼吸紧迫、脉搏快、心律失常。

（3）痉挛期：阵发强直性痉挛、大小便失禁、冷汗、皮肤厥冷。

（4）麻痹期：意识消失、瞳孔散大、呼吸逐渐停止。

食入一定量的含氰苷类植物2～9小时后，就会有中毒症状出现，轻者恶心、头痛、烦躁；重者频繁呕吐、气急、抽搐；严重者昏迷、呼吸困难、痉挛，甚至呼吸衰竭及心律失常，救治不当可死亡。

· 危害

氰化物可通过吸入与口服进入人体，它能使细胞色素的氧化作用受阻，造成"细胞

内窒息"，呼吸中枢麻痹常为致死的原因。

·急救措施

边抢救、边检查。可用亚硝酸异戊酯吸入解毒，总剂量不超过 6 支，每隔数分钟重复一次。3% 亚硝酸钠 10 ～ 20 毫升，继之用25% ～ 50% 硫代硫酸钠 25 ～ 50 毫升静脉缓注，1小时内可重复注射。口服氰化物者，可用高锰酸钾、硫代硫酸钠或过氧化氢洗胃。也可口服硫酸亚铁，以减慢其吸收。心跳、呼吸停止者应进行心肺复苏。

》服毒急救

·催吐

（1）刺激咽后壁致呕。患者可用中指、示指刺激自己的咽后壁来引起呕吐，反复刺激直到呕吐物呈苦味为止。若空腹服毒，抢救时，应先让患者喝大量清水，再行催吐。若中毒者自己不能呕吐，应先张大嘴，再用羽毛或扎上棉花的筷子等刺激咽后壁致呕。

（2）口服催吐剂。口服 0.2% 硫酸铜液、硫酸锌液也可致呕，但由于准备药物需要时间且效果不确定，还有副作用，事实上宜多用刺激咽后壁致呕。

（3）哪种情况不宜催吐。孕妇、口服腐蚀性毒物者、患有明显心血管疾病患者不宜催吐；伤者神志不清、有肌肉抽搐痉挛或呼吸抑制者也不宜催吐。

·胃管洗胃

（1）用温清水洗胃。适合各种毒物而且方便易得。

（2）用高锰酸钾液洗胃。用 1：5000 的高锰酸钾液，可以降低某些毒物的毒性。但也可使部分毒物的毒性更大，如乐果和马拉硫磷。

（3）洗胃方法。插入胃管后，应先抽尽胃内容物（保留备查），再反复注入洗胃液。洗胃每次不超过 500 毫升，以防把毒物

冲入肠道，直至洗出液无毒物气味时为止。洗胃结束后应留置胃管，以便隔一段时间后再抽出胃内排出的毒物。

（4）哪种情况不宜洗胃。口服腐蚀性毒物者、食管静脉曲张者不宜洗胃。

》碱灼伤

多为氨水、氢氧化钠、氢氧化钾、石灰灼伤。

·危害

最常见的是氨沾染皮肤黏膜所引起的灼伤，又因为氨极易挥发，常合并上呼吸道灼伤，甚至并发有肺水肿。眼睛内溅进少量稀释氨液就易发生不易痊愈的糜烂。

·急救措施

（1）皮肤碱灼伤。首先应先去除污染衣物，再用大量流动清水冲洗被碱污染的皮肤 20 分钟或更久。氢氧化钠、氢氧化钾灼伤，要一直冲洗到创面无滑腻感为止，再用 5% 硼酸液温敷 10 ～ 20 分钟，然后用水冲洗。

（2）眼睛灼伤。立即张大眼睛，用大量流动清水冲洗。也可以把面部浸入充满流动水的器皿中，转动头部进行清洗，至少要洗 10 ～ 20 分钟，然后再用生理盐水冲洗，最后滴入可的松液与抗生素。

（3）口服者不宜洗胃。口服者不宜洗胃，可以用食醋、稀醋酸液（5%）、清水中和或稀释碱液，最后口服牛奶、蛋清或植物油约 200 毫升。

》酸灼伤

以硫酸、盐酸、硝酸最为多见。

·危害

最常见的是沾染皮肤黏膜所引起的皮肤灼伤，此外吸入酸类的挥发气体可以刺激上呼吸道，甚者可发生化学性支气管炎、肺炎和肺水肿等。

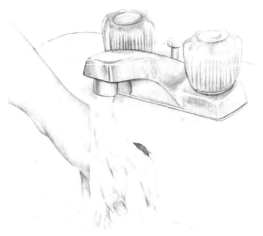

酸灼伤立即用清水冲洗创面 15 分钟左右。

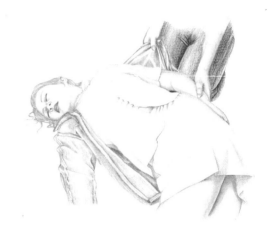

农药中毒患者

·急救措施

（1）迅速用水冲洗灼伤面。立即去除污染的衣服、鞋袜等，并用大量的流动水快速冲洗创面 10 ~ 20 分钟，这样做除了可冲去和稀释硫酸外，还可以带走产生的热量。

（2）湿敷。用 5% 碳酸氢钠液湿敷 10 ~ 20 分钟，然后再用清水冲洗 10 ~ 20 分钟。

（3）口服者不宜洗胃。口服酸性溶液者，应防止胃穿孔。可口服牛奶或花生油约 200 毫升。不可以给患者口服碳酸氢钠，以免产生二氧化碳而增加胃穿孔危险。

» 有机磷农药中毒

常见的毒物为美曲膦酯（敌百虫）、敌敌畏、乐果、对硫磷、稻瘟净、马拉硫磷等。可分为生产中职业中毒和生活性中毒。前者主要多因皮肤广泛污染而引起中毒；后者多因误服农药而引起，而且病情通常较重。

·危害及症状

有机磷农药通过抑制人体的胆碱酯酶的活性而危害人体，主要表现为瞳孔缩小、呕吐、腹泻、肺部分泌物增多；肌肉抽搐、痉挛；头痛、头昏、精神恍惚等。

·急救措施

（1）清水冲洗。因皮肤污染而引起的

急性中毒，必须立即去除被污染的衣服（包括内衣）、鞋袜等，并用冷水彻底冲洗全身和头发。

（2）清水洗胃。因口服农药而引起的急性中毒，应立即用清洁的冷水洗胃。洗胃液不要超过 500 毫升，并且要反复冲洗，直到洗出液无农药气味为止。清洗后保留胃管。

（3）对症给药。诊断明确，且中毒症状明显者，可按症状与体征静脉注射阿托品、解磷定、氯解磷定。

（4）救护者须知。救护人员也要做好个体防护，如戴手套等，因为部分有机磷农药属剧毒，皮肤微量吸收就可产生危害。

» 亚硝酸盐中毒

咸菜含有硝酸盐，在一定条件下，硝酸盐可以还原为亚硝酸盐，而亚硝酸盐浓度较高时就能引起中毒。

·症状

主要是组织缺氧现象。

（1）食后 0.5 ~ 3 小时突然发病。

（2）头晕、头痛、无力、嗜睡，气短、呼吸急促，恶心、呕吐，心慌、脉速。

（3）口唇、指甲以至全身皮肤发绀呈紫黑色。

（4）严重者呼吸困难、血压下降、心律不齐，最终可因呼吸衰竭死亡。

·危害

亚硝酸盐可以使血液中供给组织氧气的低铁血红蛋白发生氧化，而失去其输送氧的能力，引起组织缺氧。

·急救措施

催吐、洗胃、导泻，及时送医院救治。

» 酒精中毒

急性酒精中毒，是由于饮入过量的酒精而引起的神经系统异常状态。空腹饮酒90%以上的酒精在1.5小时内吸收，食物能使吸收减慢。

·症状

（1）成人酒精中毒可分三期。①兴奋期。眼及面部发红，并伴有欣快感，感情用事，悲喜无常。②共济失调期。动作笨拙，步履蹒跚，语无伦次而且含糊不清。③昏睡期。皮肤苍白、湿冷、瞳孔可散大，心率快、血压下降、体温低，二便失禁甚至可因呼吸循环衰竭而死亡。

（2）小孩酒精中毒 小儿摄入中毒剂量后，很快进入沉睡状态，不省人事。或可发生惊厥及高热，休克，急性肺水肿。

·危害

酒精能抑制皮层及延髓功能，甚者能引起呼吸、循环衰竭。中毒量纯酒精为70～80毫升，致死量为250～500毫升，但个体差异很大。

·急救措施

（1）刺激咽部催吐。

（2）严重者，静注50%葡萄糖100毫升；胰岛素20U，同时肌注维生素B_6、维生素B_1及烟酸各100毫克。可根据病情，每6～8小时重复注射1次。

（3）烦躁不安者可用镇静剂，如安定

或氯丙嗪。昏迷者可用中枢兴奋药，如安钠咖（苯甲酸钠）咖啡因0.5g或哌甲酯（利他林）10～20毫克肌内注射。

（4）呼吸抑制者用5%二氧化碳吸入，给氧，人工呼吸，也可肌内注射山梗菜碱10毫克。

（5）脱水者补液，血压过低者抗休克。

（6）脑水肿者，可用50%葡萄糖50～100毫升静脉注射，亦可应用甘露醇或山梨醇。

（7）严重者也可血液透析。

» 老鼠药中毒

鼠药一般对鼠类毒性甚大，对人类毒性较低。但如大量误食，亦可引起中毒，甚至死亡。

·误食安妥

安妥可以刺激黏膜，还可以造成肺毛细血管损害和肝、肾变性坏死。

（1）症状。①胃肠症状和恶心、呕吐、腹泻等；②咳嗽、呼吸困难、咯粉红色痰沫；③肝大、黄疸、血尿、蛋白尿；④头晕及意识障碍、昏迷、休克、窒息。

（2）急救措施。①催吐，高锰酸钾洗胃，硫酸镁导泻；②半坐位，给氧；③半胱氨酸以0.1～1克/千克体重，肌内注射，亦可用5%硫代硫酸钠5～10毫升静注；④限制补液量；⑤避免进食脂肪性食物；⑥可用清水冲洗被污染的皮肤。

·误食敌鼠钠

敌鼠钠的毒性主要表现在干扰肝对维生素K的利用，以致引起凝血障碍，破坏毛细血管，增加其脆性。

（1）症状。①胃肠道症状，如恶心、呕吐，食欲缺乏；②出血症状，如鼻衄，牙龈出血，呕血，便血，紫癜；③严重者，出现全身抽搐休克及死亡。

（2）急救措施。①催吐，洗胃及导泻；

②维生素 K10 毫克，肌内注射每天 3 次；③口服维生素 C 及 B 族维生素；④高渗葡萄糖加氢化可的松 100 ～ 300 毫升及维生素 C3 ～ 4 克，经静脉注射。

» 误服药物

误服药物可引起急性中毒，若能及时正确处理，往往可以得救；若处理不当，可能危及患者生命。

·危害

误服药物若药物药性平和，不会对身体有太多危害，如毒性较强，则会使患者昏迷、抽搐。腐蚀性的药物可引起胃穿孔；砷、苯、巴比妥或氯丙嗪（冬眠灵）等药物可导致中毒性肝炎；磺胺药可引起肾损害；氯霉素、解热镇痛类药、磺胺类药等可损害造血系统。

·急救措施

（1）首先应弄清误服了何种药品。根据中毒反应情况和中毒者身边存留的药袋、药瓶、剩余药物来判断，如中毒者还清醒应注意询问误服了何种药品。

（2）采用应急措施。要在最短的时间内采取应急措施，即催吐、洗胃、导泻、解毒。不可一味地等救护车而不采取任何措施。①可用筷子、鸡毛等物刺激中毒者咽喉部，使其呕吐。②催吐后立即让中毒者喝温水 500 毫升（不要超过 500 毫升，以免把药物冲入肠道），然后再用催吐法反复进行，甚至在护送中毒者去医院的途中。有条件可用 1 ∶ 2000 ～ 5000 高锰酸钾溶液洗胃。若中毒者已昏迷，应取侧卧位，以免呕吐物和分泌物误入气管而引起窒息。

» 催眠药物中毒

催眠药物主要包括甲喹酮（安眠酮）、水合氯醛、甲丙氨酯（眠尔通）等，这类药物毒性虽小，但过量服用也可导致中毒甚或死亡。

·症状

（1）轻度中毒。嗜睡、神志模糊，感觉迟钝，易激动。或有判断力及定向力障碍。基本生命体征，如呼吸、心率和血压正常。

（2）中度中毒。处于不能被唤醒的昏睡中，呼吸变慢，心率和血压基本正常。

（3）重度中毒。深昏迷，呼吸浅慢而且不规则；脉搏无力而且速度快，血压低；瞳孔缩小，反射减弱甚至消失；甚者可致死亡。

·急救措施

（1）洗胃、导泻、吸氧以及补液利尿、抗休克、防治肺炎等。

（2）呼吸抑制时可应用尼可刹米、洛贝林、哌甲酯（利他林）等。

（3）有皮疹时可给予泼尼松（强的松）。

（4）对症及支持疗法。

（5）病情严重者争取做血液透析。

水中急救

» 汽车沉入水中

在靠近水域的路边行驶，汽车难免有发生事故掉进水中的情况。作为驾驶员，能否实现自我救助全在于对时间的把握和方法的使用上。

·时间的把握

（1）汽车掉进水里，通常不会立刻下沉，把握这 1 ～ 2 分钟的有限时间争取从车门或车窗逃生。

（2）汽车沉入水底，水注满车厢需 30 分钟左右，利用此段时间打开车门逃生。

·逃生的方法

（1）打开车灯，解开安全带，爬到后座部位。

（2）关上车窗和通风管道，防止车内

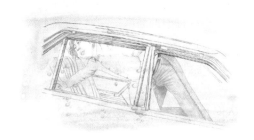

汽车引擎部位重，后座部位会翘起形成空气区域，按逃生方法的第一个步骤去做，爬到后座部位。

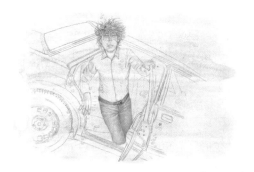

按逃生方法的第二、第三个步骤操作后游泳出去。注意，上升时要慢慢呼气，否则会伤害肺脏。

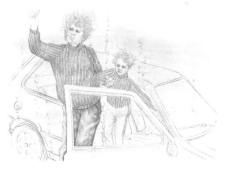

如果车内还有其他人，除按上述步骤操作外，还要手挽手游泳出去，以免使力量较弱者被水冲走，直到上岸为止。

的空气外逸。

（3）耐心等待至车厢内水位不再上升，即车内外压力相等时再打开车门。

（4）深深吸一口气游泳出去。

》人落水中

不慎掉进水里应保持镇静以利于呼吸。游泳或踩水时，动作要均匀缓慢。倘若水很冷，保持体温很重要，尽量少动，以减少体热消耗。因为体温太低会丧命。

·踩水保持平衡

（1）踩水助浮。办法是像骑自行车那样下蹲，一面用双手下划，以增加浮力，保持平衡。看看身边有没有漂浮的物体可以抓住。

（2）脱掉鞋子，并卸掉重物，但不要脱掉衣服，因为衣服能保暖，而且困在衣服之间的空气还可起到浮力的作用。

·顺水向下游岸边游

不要朝岸径直游去，这样徒然浪费气力。应该顺着水流游往下游岸边。如河流弯曲，应游向内弯，那里可能较浅，水流比较缓慢。

·高声呼救

保持镇定并高声呼救。若有人游来相救，自己应尽量放松，以使拯救者合理采取拯救措施。

·营救落水者

尽快找一条结实绳子或布条、竿子等送过去。然后俯卧堤边，利用任何可利用之支持物稳住身子，或叫人抱住双脚，让溺水者抓住绳子拖回来。

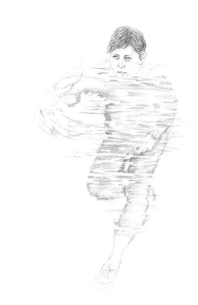

落水后要踩水以保持身体平衡。双脚像骑自行车那样有节奏地下蹬，双手前后划动。

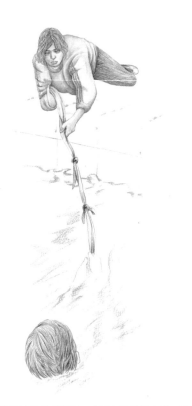

用身边可利用之物结成绳子，从岸上抛给溺水者，然后俯卧堤边，稳住身子，将落水者拖上来。

·抛救生圈

向溺水者抛救生圈或轮胎一类的东西，然后去求援。

·划船过去

将船划近溺水者，小心别撞伤溺水者，从船尾把溺水者拖上来。

》游泳抽筋

游泳中常会抽筋是长时间在水里浸泡使体温下降的结果。

·应对措施

（1）仰面浮在水面停止游动。

（2）拉伸抽筋的肌肉。脚背或

腿的正面抽筋时要把腿、踝、趾伸成直线。小腿或大腿背面抽筋则把脚伸直，跷起脚趾，必要时可把脚掌扳近身体。

（3）抽过筋后，改用别种泳式游回岸边。如果不得不用同一泳式时，就要提防再次抽筋。

》被激浪所困

波浪拍岸之前，要破浪往海中游，或不让浪头冲回岸去，最容易的方法是跳过、浮过或游过浪头。泳术不精者很快就会精疲力竭，而精于游泳的也有可能出事。如游术平平，经验不多，只宜在风平浪静的水中游泳。

·应对措施

（1）波涛向海岸滚动，碰到水浅的海底时变形。浪顶升起碎裂，来势汹涌澎湃，难以游过。浪头未到时歇息等候，刚到时可借助波浪的动力奋力游向岸边，同时不断踢腿，尽量浮在浪头上乘势前冲。

（2）采用冲浪技术以增加前进速度。浪头一到，马上挺直身体，抬起头，下巴向前，双臂向前平伸或向后平放，身体保持冲浪板状。

（3）踩水保持身体平衡以迎接下一个浪头涌来。双脚踩到底时，要顶住浪与浪之间的回流，必要时弯腰蹲在海底。

腿部抽筋时，仰面浮在水面，将抽筋部位的肌肉伸直，必要时用手拉直。待症状缓解后改用别种泳式游回岸边。

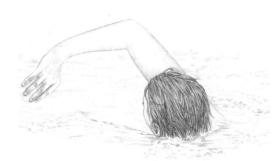

观察浪头的形势，采取对策向岸边奋力游。

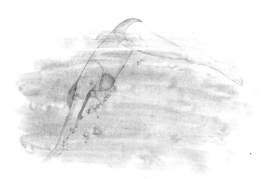

为避过碎浪的动力可朝着浪头潜进水中。

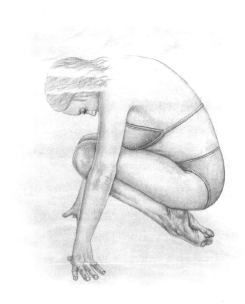

看到浪头逼近时可蹲在海底等浪头涌过后才露出水面，但要注意别正好碰上下一个浪头。

» 营救溺水者

营救溺水者最重要的是讲科学态度，绝不能感情用事。即使受过训练的救生员，也只在万不得已的情况下才下水救人。没受过救生训练的人，往往力不从心，救人不成反而赔上性命。所以尽量采用绳拉或划船营救的方法。

·下水营救措施

（1）下水救人应避开溺水者相缠。否则必须立刻用仰泳迅速后退。

（2）将救生圈一类的东西扔过去，让溺水者抓住一头，自己抓住另一头拖他上岸。

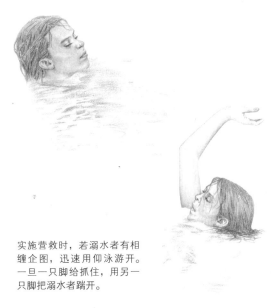

实施营救时，若溺水者有相缠企图，迅速用仰泳游开。一旦一只脚给抓住，用另一只脚把溺水者踹开。

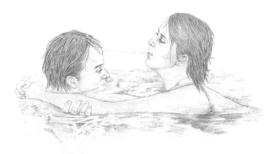

如被溺水者从前面抱住，可低下头来，抓住其双臂，向上推过头顶，脱身游开。

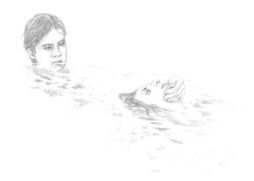

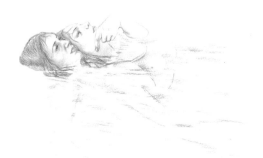

对于不省人事的溺水者，可用手抓住溺水者的下巴，伸直手臂牵引，用侧泳游回岸去。

对于张皇失措的溺水者，可在其背后抓住其下巴，使之仰面向上，与自己头靠头，然后用肘挟住其肩膀，仰泳游回岸去。

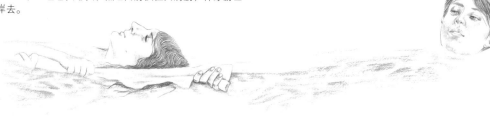

对于神志清醒的溺水者可递给毛巾的一端，仰卧水中，营救者自己拉着毛巾的另一端将溺水者拖上岸边。

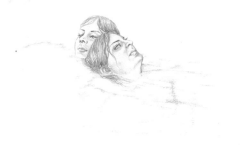

如遇到激浪，营救者须使溺水者头部完全露出水面，然后抱住其下肋，用臂部顶住其腰部，侧泳游回岸去。

》从船上落水

　　不小心从船上掉进水里，极度紧张会使体力迅速减弱，以致神志混乱、筋疲力尽，身体失去平衡。

·自救措施

　　（1）给救生衣充气使自己浮到水面上。如穿着救生衣，把双膝屈到胸前以保持温度。

　　（2）呼救并举起一臂，会较易被船上的人发现。即使自己已看不见船在何方，举起手臂也有助于船上的人寻找。

　　（3）如没穿救生衣，脱去笨重的靴子或鞋子，丢掉口袋里的重物，但勿脱衣，以保存身体的热量，并尽可能仰面浮在水上。

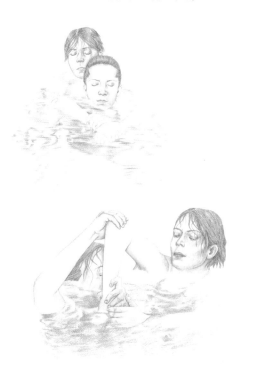

如果被溺水者从后抱住，可低下头来并抓住其上面一只手的肘中和手腕使其松动。然后把溺水者肘往上推，手腕向下拉，自己的头则从抬起的肘下钻出来，游到溺水者背后或干脆游开。

第二节　家庭疾病护理

一般性家庭护理

» 安排病房

给在家中养病的患者安排病房时，考虑最多的应该是使患者觉得舒适，利于病体康复。

· 两边留有空地的单人床

单人床比较好整理。病床两边有空地，可以便于患者活动。

· 将病床放在窗前

把病床放在患者可以望见窗外的地方。窗外的行人、飞鸟及其他小动物，能转移他的注意力，以利于身体康复。

· 床头放一张摆放药物的桌子

在病床边放一张桌子，将药物、水、纸巾等物品放在桌上。

· 准备一张便桶椅

如果病者不能去洗手间，可以准备一张便桶椅（椅子上附有便盆）来解决问题。

· 保持病房空气新鲜

病房中的空气要保持适当的流通，以穿着布袍或睡衣的病者感到舒适为准。

» 铺整病床

病床床单被罩等，应选用棉织品，以便吸汗保温。

· 铺整床单

卧病在床的病者，其床单每天要铺整两次（早晚各一次）；每隔四五天要给他换洗一次床单。垫底的床单要拉紧，以免皱褶，影响病者休息。

· 安放枕头

枕头应该安放在病者的颈部，最好既能支撑病者的肩部，又能支托患者的头部，以使他维持舒适的卧姿。

· 提供垫背

病者能坐起来后，会需要垫背的帮助，同时还要垫着病者的双脚，以防他滑向床尾去。

» 测体温

测体温前，将温度计的水银柱甩到 35℃以下，再用酒精棉球消毒后备用。通常将体温表置于腋下、口腔或肛门内。

· 腋下测温

腋下测温时，要先擦干腋下的汗，再将体温表置于腋窝深处，并夹紧，10 分钟后取出，水银柱所示温度即是腋下温度。

· 肛门测温

主要用于昏迷患者或婴幼儿。肛门测温时，应先在体温计的水银端涂上少量油类润滑剂，再慢慢将体温表的水银端插入肛门3 ~ 5 厘米，并用手握住体温表上端，3 分钟后取出，水银柱所示温度即是肛门温度。

· 口腔测温

口腔测温时，应在进食、喝水后半小时进行。将体温表水银端放在舌下，让患者紧闭口唇，并小心不要咬破温度计，3 分钟后取出，水银柱所示温度即是口腔温度。

· 正常人体温

口测法为 36.2 ~ 37.2℃，肛测法较口测法高 0.3 ~ 0.5℃，而腋下法通常较口测法低 0.5℃。

» 测量血压

通常用水银柱血压计。患者取坐或卧位，露出一侧上臂，伸直肘部，使患者上臂与心脏在同一水平面上。将驱尽空气的袖带在肘窝上 3 厘米处缠绕于上臂。戴上听诊器将听筒置于肘窝内肱动脉的搏动处，关紧气门，捏皮球打气，让水银柱上升到 180 毫米汞柱左右，然后轻微放开气门，使水银柱缓慢下降，听到第一声脉搏跳动声时，水银柱所在高度即为收缩压；接着水银柱继续下降，当声音突然改变或消失时，水银柱所指刻度为舒张压。正常人的收缩压为 90 ~ 140 毫米汞柱，舒张压为 60 ~ 90 毫米汞柱。

» 数脉搏

通常选动脉表浅的腕部，特殊情况下可选颈前动脉或足背动脉搏动处。用示指、中指、无名指三指并拢平放在腕部动脉搏动处，用指尖细心体察脉搏搏动，数 1 分钟。正常人在安静状态下，脉搏均匀和缓，有节律搏动。每分钟脉搏为 70 ~ 80 次，女性稍快。儿童可达每分钟 90 次，新生儿可达 140 次。

» 观察呼吸

在患者安静状态下，不与患者说话和转移患者注意力，通过观察患者呼吸或胸廓起伏次数来计数一分钟呼吸次数，一呼一吸为呼吸一次。正常人在安静状态下，每分钟呼吸为 16 ~ 20 次，儿童每分钟为 22 ~ 26 次，新生儿每分钟可达 40 次。呼吸与脉搏的比例为 1：4。另外，还要注意观察患者呼吸快慢是否一致，深浅是否均匀，有无呼吸困难等。

» 注射

·皮内注射

皮内注射吸收较慢，常用于皮肤过敏试验，如青霉素过敏试验等。

（1）注射部位及方法。在前臂掌侧下 1/3 处。局部消毒后，用 1 毫升的注射器配以 4 号或 4.5 号短针头，针头斜面向上，与皮面成 10 ~ 15 度角刺入，待针头斜面完全进入皮内后，将试液注入使局部皮肤形成直径为 0.5 厘米的隆起（皮丘）。

（2）注意事项。皮肤消毒时不要将皮肤擦红；注射后局部不可用力按摩，进针不宜太深，否则会刺入皮下。个别特异体质的人，在做青霉素皮试时也可能发生过敏休克，必须格外警惕。

·皮下注射

皮下注射吸收较迅速，主要用于预防疫苗注射（如乙型脑炎疫苗等）及某些药物的注射（如胰岛素）。

（1）注射部位及方法。在上臂外侧三角肌下方或股外侧。局部消毒后，用 1 毫升或 2 毫升注射器配以 5 号或 5.5 号针头。针头斜面向上，与皮面成 30 ~ 40 度角，快速刺入皮下，进针约 1/2 或 2/3 针头，回吸证明针头不在血管内后将药液慢慢注入。

（2）注意事项。对皮肤有刺激作用的药物，不宜做皮下注射，否则可引起皮肤溃烂。

·肌内注射

肌内注射刺激性小，吸收快。是临床上最常用的给药途径。

（1）注射部位及方法。在臀大肌即臀部外方上 1/4 处，或上臂三角肌（该两处肌肉肥厚，而且又无大血管和大神经通过，比较安全）。局部消毒后，用 2 毫升或 5 毫升注射器配以 6 号或 6.5 号针头，左手绷紧皮肤，右手持针垂直快速刺入，回吸无血，将药液慢慢注入。

（2）注意事项。有出血倾向或水肿者，拔针后宜用酒精棉球或干棉球压迫局部，以防止针孔漏水或出血。

· **静脉注射**

静脉注射用于需要药物快速产生药效时。

（1）注射部位及方法。一般选用前臂、手背浅静脉，也可选用大隐静脉或足背静脉。按药液多少选择注射器（10毫升、20毫升、50毫升），配以7号或8号针头。注射部位上端扎好止血带，使静脉显露。局部用碘酒消毒，与皮肤成25度角穿刺，见到回血后放松止血带，将药液慢慢推入。

（2）注意事项。穿刺后不见回血不能推药；药液外漏至皮下组织，局部肿胀疼痛应立即停止注射。

· **静脉输液**

静脉输液用于输注抗生素等药品和补充体内需要的水分、盐类、糖类等。

（1）注射部位及方法。常选用前臂浅静脉、大隐静脉或手背、足背浅静脉。注射方法同静脉注射。

（2）注意事项。①操作前，必须仔细检查液体内有无混浊或杂质。②输液如有两种以上的药物时，必须注意有无配伍禁忌。③为患者扎针前，输液管内的空气必须排尽。以后要随时检查输液针头有无滑脱或堵塞。④调整滴速（成人每分钟约40～60滴），对老年人或心脏病患者，必须减慢滴速，并要控制输液量。⑤输液过程中要严密观察患者有无发冷、发热、发抖等反应或瘙痒等感觉。若有则应立即停止输液或减慢输液滴速。务必在液输完前拔出（或关闭）针头，以防空气进入静脉内。

» 换药

换药指按时对创面清理、敷药、覆盖敷料的操作，其目的是保护创面、促进愈合。干净、新鲜的创面，可不必敷药，只要覆盖薄层干纱布即可，任其自然干燥；脓多、感染较重、创面水肿者，可用纱布浸渍药液后敷于创面；脓腔可以用镊子塞入引流条引流，

脓腔外口过小，引流不畅者，应扩大外口；仔细清除伤口内的坏死组织、死骨或异物（线头等），否则会影响伤口愈合。

· **换药方法**

（1）需要经过灭菌处理的一只搪瓷碗、一把镊子（放在锅内煮沸10分钟后取出也可）。

（2）搪瓷碗内分开放置生理盐水浸渍的棉球和70%～75%的酒精棉球数个。

（3）轻捷地取下旧的敷料。

（4）取70%～75%的酒精棉球在伤口周围自内向外擦拭皮肤。

（5）用镊子取盐水棉球轻拭创面。

（6）再用镊子取70%～75%酒精棉球由内向外擦拭伤口周围皮肤。

（7）创面有脓，可用新霉素湿敷；创面干燥清洁，可敷上油纱布或干纱布，然后包扎固定。

· **换药须知**

（1）手术后第一次换药，在取下伤口上的敷料时，应用生理盐水浸湿内层后顺伤口平行方向撕开，以防止撕裂即将愈合的伤口。

（2）动作要尽量快，以缩短伤口暴露的时间，防止感染。

（3）不要在创面上挤脓，否则感染易扩散而引起毒血症。

（4）伤口要保持干燥，否则伤口易感染。

（5）一般来说是根据伤口分泌物的多少来决定换药间隔时间。分泌物少可间隔2～3天，分泌物多则可每日更换1～2次。严格的无菌外科切口，无需换药直至拆线。

» 热敷

热敷可以通过促进局部组织血液循环，提高机体抵抗力和修复能力，促使炎症消散，减轻局部疼痛。热敷又能使肌肉松弛，促进局部血管扩张，减轻深部组织器官充血。

健康小贴士

热敷的注意事项：

（1）急腹痛诊断未明时，不应热敷，以免延误疾病的诊断。

（2）头、面、口腔部化脓性感染不宜用，以免促使细菌进入脑。

（3）各种出血不宜使用，以防血管扩张，加重出血。

·热敷方法

（1）热水袋。将60～80℃热水灌至热水袋容积的2/3，排出气体，旋紧塞子。放置于所需热敷之处。小儿、昏迷、循环不良、局部神经麻痹以及感觉迟钝的患者，应以厚毛巾包好热水袋后再用，以免烫伤。若无热水袋，可用耐热玻璃瓶盛热水代用。

（2）热湿敷。用毛巾或纱布浸在手腕能忍受的60～80℃的热水中，拧干敷于患处，每3～5分钟更换一次，并应持续15～30分钟。也可在敷布上加放热水袋保持温度。在热敷过程中应防止烫伤。

（3）热水坐浴。适用于会阴部和臀部疾病，以及肛门部充血、炎症和疼痛的患者。无伤者可在清洁盆中装入2/3盆的热水，并在坐浴过程中随时调节水的温度，勿使温度过冷或过热。将臀部浸入热水中约20～30分钟后擦干保暖。有伤口者应注意对伤口坐浴器具的消毒灭菌，可将盆用肥皂洗净后煮沸，或用95%酒精燃烧消毒后倒入所需溶液，水温应在60～80℃之间，坐浴完成后，应用碘酒消毒伤口。妇女月经期禁用，以免引起感染，妊娠末期亦不宜用。

» 冷敷

冷敷的作用是促使毛细血管收缩，减轻局部充血；抑制神经细胞的感觉功能，减轻疼痛；还可降低体温。

健康小贴士

冷敷的注意事项：

（1）发现患者皮肤颜色发紫，不宜继续使用。

（2）老幼体弱患者对冷敷较敏感，宜局部冷敷。

（3）冷敷时间不宜过长。

（4）全身冷疗者，每隔1小时应测体温一次，如体温下降到36℃以下时不宜继续使用。

（5）胸前区、腹部、后颈部较敏感，不宜冷敷，否则会引起反射性的不良反应。

·冷敷方法

（1）冰袋。将冰块打碎装入橡皮袋或塑料袋内排气、旋紧，用毛巾包住冰袋放在所需处，如额部、腹股沟、腋下等处。也可以用温度较低的井水代替冰块。

（2）冷湿敷。将纱布或毛巾浸湿在冷水或井水中，拧至半干，以不滴水为准，敷于所需处，每隔2～3分钟更换一次，连续做15～20分钟，保持一定的冷度。发热，可在患者额部放冷敷布一块，经常更换。并以井水、冰块或低于患者皮肤温度的温水（32～34℃）揉擦四肢及背部，在腋部、肘部及腘窝、腹股沟处多停留揉擦，可帮助患者散热，最后，用干毛巾擦干皮肤。

» 传染病的隔离与消毒

·传染病的隔离

传染病（传染性肝炎、流行性脑脊髓膜炎、猩红热、白喉、痢疾）患者，应及时就医，同时还要做好隔离工作。

怎样进行传染病隔离？具体方法是：①传染性肝炎、流行性脑脊髓膜炎者，必须给予单人房间居住。若条件不允许，最低限度也应让患者睡单人床，与健康人的床位保持一定距离。凡与患者有密切接触者，需给予必要的预防措施，应在接触5天内注射丙种球蛋白以及服用中草药等。②消化道传染病如伤寒、痢疾等应做好床边隔离，即将患者的食具、便器与健康人分开使用，用后并应消毒。不吃患者吃剩的食物。接触过患者之后，健康者一定要清洗消毒双手。③呼吸道传染病如白喉、猩红热、肺结核、流行性感冒等，主要是防止口鼻飞沫传播，接触患者时要戴口罩。患者的食具及用品应与健康人分开使用，用后要消毒。

·传染病的消毒

凡与患者接触过的手、衣物、食具、书报等均需进行清洁消毒。

（1）口罩消毒。口罩用后应每天清洗煮沸10分钟后晾干，保持干燥。在使用时，不要用污染的手去接触口罩。

（2）手的消毒。先用肥皂水刷洗2～3分钟，注意洗净指甲缝内的污物，最后再用70%的酒精浸泡3～5分钟。

（3）食具消毒。一般煮沸10分钟即可。

（4）衣服、被褥消毒。患者的衣服被褥应经消毒后再拆洗。单、夹衣服可浸泡0.1%新洁尔灭溶液内2小时。被褥、棉衣、毛毯等可在强烈日光下曝晒6小时。

（5）书报、玩具消毒。可在强烈日光下曝晒6小时。

（6）住房消毒。①室内使用的拭布和扫除用具应经常煮沸或擦洗消毒。②室内应保持通风，在清晨开窗通风30分钟，午睡后开窗通风30分钟，使室内空气中的微生物排出。

（7）室内清毒方法。①用0.1%新洁尔灭溶液喷射。喷射量为50～100毫升/平方米。②乳酸蒸熏法：用乳酸以12毫升/立方米的量放锅内，再加半量水，可用酒精灯加热蒸熏。③米醋蒸熏：米醋少许放碗内用酒精灯加热蒸发。

（8）器皿消毒。器皿消毒包括便器、痰杯等物的消毒。①用1%漂白粉澄清液浸泡2小时。如为病毒感染则用3%漂白粉澄

清液浸泡2小时。②蒸气消毒30分钟。

» 饮食

对于卧病在床的患者而言，一日三餐可能是卧病在床的患者们最主要、最感兴趣的事情。除非医院严格禁止，否则应尽量满足他们的饮食要求。

·特殊饮食

特殊饮食包括低盐食品、低蛋白食品等。心脏病、肝脏病、肾病或高血压患者要吃低盐饮食。对某些肾脏病要吃低蛋白饮食。这种饮食要求减少肉类、鱼类、蛋类、奶制品及其他富含蛋白食物的摄取。

·给患者喂食

老年患者或重病患者需要以羹匙来喂食。食物应做得熟软一些，以利于吞咽。喂食时，应让患者保持一种舒服的体位。在他颏下塞一片餐巾。最好先尝试一下食物的温度，确定冷热合适时，再用羹匙喂食。在喂患者饮用流食时，最好要用一种可以弯转的吸管来喂食，不但方便而且更容易控制患者摄取流质饮食量的多少。当患者平躺在床上摄取流食时，用弯管来控制其吸食量就变得更为重要。重病患者只能吃流质食物。为使患者获得足够的营养，流质食物应包括牛奶、蛋、糖、水果汁或水果泥在内。总之，给患者喂食，需要耐心和细心。

健康小贴士

当给患者服用流质饮食时，你需要一直轻微抬起被护理者的头部，以防止窒息和食物溢出。最好的操作方法是当患者通过一支可弯曲的吸管饮用食物时，拿住杯子或玻璃杯。吃完后保持患者的头部后仰至少20分钟，以防止窒息或反流。

» 服药

给患者服药，一定要遵照医生的指示：每天给药剂量及次数，以及每隔多久服药一

次等。不能因为患者病痛减轻就停止服药，否则会促使病情复发。给患者服用药水时，要确保给药量精确。患者服用药片或胶囊时，一般用温开水送服。患者有时会对某种药物产生过敏性反应。所以服药后，如果发生了与病情不相干的症状，应该立刻向医生报告，以便及时处理。

》 给患者清洁

· 给患者使用便盆及尿壶

给患者使用便盆前，要用热水将便盆浸暖，然后擦干，在便盆边沿撒些滑石粉。给完全无法动弹的患者使用便盆，最简单的方法就是将患者推转侧卧，将低矮一些的便盆贴住患者屁股，然后把患者翻过压住便盆。便盆及尿壶在使用过后要用稀释的消毒水彻底加以清洗。尿壶应放在床边，患者可自己拿来使用。

· 给患者清理卫生

给患者清理卫生，使他觉得自己干净清爽，这样会鼓舞他的精神，甚至会有助于康复。鼓励患者每天洗手、脸并刷牙两次，隔一段时间，就协助患者洗身洗头一次。

》 防止褥疮

久病卧床的患者，可能会发生褥疮。多发生在承受体重或与被褥摩擦的地方。最常见的部位是肘、膝、肩胛、脊柱及臀部。

· 褥疮的特点

皮肤上会先出现一块有触痛的红肿发炎区，不久，变成紫色。接着，紫块皱裂，形成溃

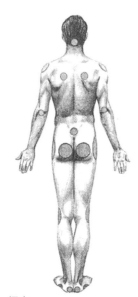

褥疮

褥疮最常见的部位在颅底、肩部、肩胛骨、肘部、下背、臀部、膝盖两侧、踝部、足跟。

疡，而且不易收口，对患者的健康不利。

· 如何预防

（1）要鼓励能活动的患者做一些运动。

（2）患者每隔1小时动动脚趾，扭动足踝，伸伸手臂与腿部，绷紧再放松肌肉以及伸展全身。这不但可以促进循环，而且能防止关节挛缩或僵硬。

（3）无法动弹，或是非常虚弱的患者，每天至少要帮他轻轻伸缩关节一次。每隔两三小时至少要帮患者改变体位一次。一般，可用滚动患者的方式来改变其体位。拖拉患者会损伤其皮肤，增加发生褥疮的机会。

（4）必须永久侧卧的患者，可用软枕使肘膝和踝分开，以防其互相摩擦。

（5）床单一定要保持平整无皱褶。

（6）经常为患者洗身，尤其要保证容易发生褥疮的皮肤部位的干燥、清洁。

》 善后处理

· 呕吐

患者呕吐时，可以用手轻拍他的后背，使他觉得舒畅一些。呕吐后，给患者一杯水漱口，后用海绵蘸温水轻轻擦一下脸。呕吐后数小时内，应给予流食、水及果汁以补充流失的水分。如果患者一再发生呕吐，必须送医院看急诊，医生会做进一步诊断治疗，以便及时采取措施。

· 尿失禁

以妇女压力性尿失禁发生率最高，有些老年人与下身瘫痪的患者也常会有尿失禁发生。处理方法有：定时排尿；加强会阴部肌肉收缩锻炼；保持阴部清洁，及时更换内裤，保持干燥。

· 鼻塞

可用吸入剂来解除，但不可过度使用。还可以吸入较热的蒸气10分钟，如暖瓶打开盖子后的蒸气。

特殊人群护理

» 病孩护理

儿童生病后，一般来说，护理者要花费很多的时间和精力。

· 照顾孩子的活动

最好将孩子的床放在起居室，这样，既可以照顾他，又能从事家务活动。而你所从事的家务活动也能使孩子的注意力分散。

· 给孩子服药

婴幼儿一般不会吞服药丸，多服用药水。但给孩子服用药水的剂量一定要精确。如果孩子拒绝服食苦味药，应该将药水尽量放在孩子口腔深部让他服下，因为味蕾大多在舌的前部，用适当美味食品作为奖赏，也有利于孩子吃药。若还是拒绝，可请教医生，看看能否将药水改为药片或胶囊喂服。3岁及3岁以上的孩子可以在饮料佐助下吞服整颗药片或胶囊。也可以将药片弄碎（胶囊装的药不可弄碎），掺和在白砂糖或孩子喜欢吃的东西中间，用汤匙喂他吃下。

> **警告** ⚠
>
> 不要给患有百日咳的儿童服用非处方类止咳药。患儿需要通过咳嗽来预防黏液堵塞气道。有些非处方类止咳药含有抑制咳嗽的成分，从而会导致气道因黏液而受阻。如果患儿的咳嗽很严重，在给患儿用药前先去看医生。

· 处理发热

发热并不危险，只有极少数的发热会造成不利的影响。如果孩子的体温低于38.9℃，只需要给孩子多喝水，身上不要穿太多衣服或盖厚被毯即可。不要相信人家所说的，给孩子盖上被毯"发发汗就好了"的办法，那是错的。若孩子高热不退，并很痛苦，则应去医院看急诊。

随时量体温，可用海绵蘸温水给孩子拭擦脸部、颈部、手臂及腿部，皮肤上的水分蒸发，会使皮肤凉下来。热性惊厥的孩子，可在医生的指导下，服用镇静药物治疗，或针刺人中、合谷、百会穴。

· 喂食病童

如果医生未规定给病童吃特别的饮食，那就让孩子吃他喜欢吃的东西。病童的饮食量要比平常少一些，所以他吃得不多，也不要担心。若孩子有发热、呕吐或腹泻的现象，要让他多喝水。

· 处理呕吐

儿童比成人更容易发生呕吐，而且呕吐之前经常不会有任何征兆。呕吐后，应该让孩子漱口，并为孩子洗脸。

» 护理老人

老年人由于身体各种功能趋于退化，生病的机会很多，对老年患者的护理尤其要注意以下两个方面。

· 营养饮食

给老年患者的食物一定要富有营养。每

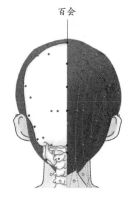

百会穴

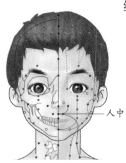

人中穴

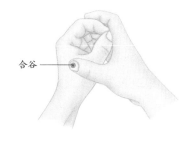

合谷穴

天至少要给老年患者吃一餐包括肉类、干酪、鱼或蛋以及 0.3 升左右的牛奶等富含蛋白质的食物，并且还要鼓励他们多吃一些水果、蔬菜及麦谷物等高纤食物。除非医生限制，否则要鼓励老年患者饮水，以免脱水。

·应付精神错乱

有些老人患者会变得心智及身体都十分脆弱。这时应对他多加照顾和鼓励。如果你正在照顾一位精神错乱、神志不清的患者，你需要与精神病院保持联系，随时请求援助。万一无法再照顾下去，可送老人去精神病院。

» 发热患者护理

发热是内科疾病带有共性的常见症状，以发热为主要特征的内科疾病涉及面广，临床表现错综复杂，尤其老年和生活能力低下的患者，往往需要加强护理。

·降温

患者体温超过 39℃ 时，应给患者降温。先采用物理降温法，用冷湿毛巾或冰冷湿毛巾敷于额部，同时用温湿毛巾（或酒精加一半水）揉擦颈部、四肢、腋窝、腹股沟处，并反复揉擦直至皮肤发红。动作应轻柔不可过重，半小时后测量体温。但高热发抖或刚服过退热药的患者不可冷敷或擦浴。

如果效果不明显，可在医生指导下，服用退热药。服药后，若出现大汗淋漓，则多饮糖盐水，并换下湿润的内衣，以防着凉；如有面色苍白、皮肤湿冷和呼吸急促等症状，就可能是虚脱，应立刻报告给主治医生，以便及时处理。

·给患者饮食

（1）选用营养高易消化的流质，如豆浆、藕粉、果泥和菜汤等。

（2）体温下降病情好转，可改为半流质，如面条、粥，配以高蛋白、高热量菜肴，如鱼类、蛋黄等以及各种新鲜蔬菜。

（3）恢复期改为普通饮食，食欲好可给鸡、鸭、牛肉、鱼、猪肉、蛋、牛奶等。

» 昏迷患者护理

昏迷是高级神经活动受到严重抑制的表现。表现为意识模糊，但听到呼喊时会有反应，吞咽和咳嗽，脉搏、呼吸和血压多在正常范围。像这样因条件限制不能住院需要在家康复的患者，必须做好家庭护理。

·特殊防护

（1）在保证患者不会着凉的前提下，病室要经常开窗通风。

（2）患者床铺要靠墙壁，床边应用椅子、桌子围起来，防止患者坠地跌伤。

（3）烦躁不安、不自觉活动的患者除专人看护外，最好对四肢做适当固定。

（4）假牙、发夹、戒指等物品取下保存。

（5）要经常修剪患者指甲，防止抓伤。

·清洁

（1）被褥、衣服应时常更换。

（2）经常为患者擦洗身体，保持皮肤清洁，注意口腔卫生，如有呕吐物或分泌物流出，应随时清理。

（3）患者眼睛有分泌物时，用手帕蘸水擦净后，可以再涂一些眼膏。

（4）女患者还要做月经护理和每天清洗会阴部。

（5）三天不大便要用泻药或开塞露，甚而灌肠。大小便后要揩洗干净。

·观察病情变化

对长时间昏迷的患者除了观察好病情变化外，还要认真做好记录。如，三餐的食物内容及量，饮水量，大小便次数、色、量。每天测量体温、脉搏、呼吸 4 次，以供医生参考。

·给患者饮食

根据不同疾病引起的昏迷，营养要求是

不一样的，医生会要求给患者特殊饮食。吃多少，既要根据疾病不同而异，又要根据各人情况定，以维持昏迷前情况为原则。可让患者取半卧位，把头偏向一侧，慢慢喂。吃菜以软、烂，容易消化为宜。同时还要注意多吃蔬菜、水果，以保证足够营养素的摄入，促进患者康复。

·预防并发症

（1）要定时翻身，并经常按摩，擦身，拍背，扑粉，保持皮肤干燥，骨头突出部位最好用软气垫垫好，防止褥疮发生。

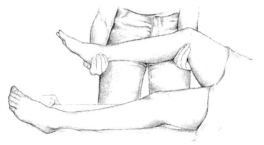

为昏迷患者锻炼腿部。

（2）要注意患者的冷暖，以防伤风感冒和中暑发生。

（3）发生呕吐时，应将患者头部偏向一侧，并及时清理，以防呕吐物吸入，引起窒息或吸入性肺炎。

» 心肌梗死患者护理

心肌梗死是一种比较急重的疾病，严重的可有休克、心力衰竭、心律不齐等症状。

·保持精神愉快

平时患者精神上要保持舒畅愉快，消除紧张恐惧心情，注意控制自己的情绪，不要激动。

·急性期需绝对卧床休息

卧床期间应加强护理。进食、漱洗、大小便均要全方位给予护理，尽量避免增加患者活动量。休养环境应安静、舒适、整洁和温暖。

·预防肢体血栓和便秘

长时间卧床的患者应定期做肢体被动活动，以避免肢体形成血栓。由于卧床及环境、排便方式的改变，容易引起便秘，这就要求在平时应督促患者每天定时排便，而不是怕打扰别人而忍着。还要提醒患者排便时忌用力过度，否则会增加心脏负荷，加重心肌缺氧而危及生命。也可以用轻泻剂或开塞露通便，便前可给予口含硝酸甘油片等。

·清淡饮食

要吃易消化、产气少，含适量维生素的食物如青菜、水果和鱼、肉等。每天保持必需的热量和营养，少食多餐，避免暴饮暴食而加重心脏负担。忌烟、酒。尽量不吃或少吃含胆固醇高的食物，如动物内脏、肥肉和巧克力等。有心功能不全和高血压者应限制钠盐的摄入。还需要正确记录每天的出入水量。

·心肌梗死发作时

首先应让患者安静平卧或坐着休息，不要再走动，救助者也不要慌忙搬动病人。给患者舌下含硝酸甘油片，如不见效，应观察患者脉搏是否规律，若有出冷汗、面色苍白

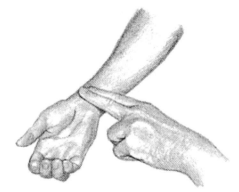

检查脉搏
为了检查一个人的心率，将你的示指和中指放在他手腕内侧的动脉上，或放在颈部侧面的动脉沿线上（不要用你的拇指去测脉搏，因为你可能会把你自己拇指动脉的搏动误认为是被测者的脉搏）。当被测者的心脏跳动时，你应该能够感觉觉得到他动脉里血液的脉动。准确计数 20 秒内搏动的次数，然后将这一数目乘 3，最后所得的数目就是这个人的心率。

和烦躁不安加重的情况，应安慰患者使之镇静，并及时送医院就诊。如患者发生心脏突然停跳，可在其胸骨下端进行胸外挤压及做人工呼吸。

·注意隐性症状

有时心绞痛或心肌梗死的症状很不明显，如有的患者可出现反射性牙痛，也有的心肌梗死先发生胃痛。凡有冠心病病史的患者，遇到不适，均不可忽视，应尽早就医诊治。

在病情平稳恢复期要防止患者过度兴奋，使其保持稳定的情绪，保证适当的体力活动，以预防病情的反复。

» 心力衰竭患者护理

·科学预防心衰

各种原因所致的心脏病，均应去医院治疗，在医生的指导下休息，服药，定期复查。

（1）肺心和风心患者主要是预防感染，避免感冒。

（2）肺源性心脏病患者应注意排痰，或由他人协助拍背排痰。

（3）风湿性心脏病患者服用阿司匹林时，最好在饭中服用，以减少对胃黏膜的刺激。

（4）冠心病患者可经常服用软化、扩张血管的药物以减少和避免心绞痛的发生，如舌下含硝酸甘油片。

·预防药物中毒

患者服用洋地黄、地高辛等强心药物前，都应测脉搏，如每分钟低于60次，应停服1次，并把情况告诉医生，根据医嘱酌情减量。药物中毒时会有食欲不振、恶心呕吐、腹泻、乏力、看东西有重影和发黄、总想睡觉或烦躁、心跳不规则等症状表现。如果有，就应停药去医院诊治。使用利尿药加氯化钾时，

在饭后服用，以减少对胃刺激及引起恶心反应，并可加用橘子水服药。

·饮食

（1）饮食宜清淡易消化，禁食辣椒、浓茶或咖啡等。

（2）不吃或少吃含胆固醇高的食品如动物脂肪、内脏等，多吃豆制品、蔬菜和水果，夏天可多吃西瓜，不但可补充维生素C，还有利尿作用。

（3）水肿时应少喝水，同时少量多餐以免增加心脏负担。还要根据医嘱，限制每天的食盐量。

·进行适当的体能活动

（1）应当用各种方法使患者情绪稳定，精神愉快，并避免紧张激动。还要注意劳逸结合。可在医生指导下参加适当的工作和家务。

（2）如患者身体条件较好，还可以适当锻炼，如早晨起来散步、打太极拳等，以增强体质，防止感冒。

（3）养成每天定时大便的习惯，防止便秘。避免因便秘而使心衰加重。

（4）节制性生活。妇女的怀孕生育要在医生的指导下进行，否则可能会加重病情。

·观察病情做好护理

如患者呼吸极度困难，口唇指甲因缺氧而发生青紫，烦躁不安，出冷汗，咯大量白色或粉红色泡沫样血痰；或出现频繁心绞痛，心前区疼痛剧烈时，不可耽误时间，应立即送医院救治。如患者呼吸困难，可采取半卧位，即将上半身抬高，来减轻心脏负担。

应做好心衰患者口腔及皮肤的清洁护理，还要预防褥疮发生。待心脏功能改善后，要鼓励患者适当活动，以免卧床过久，引起下肢静脉血栓，导致肺动脉栓塞而危及生命。

» 偏瘫患者护理

偏瘫大多由中风所致，病程持久。由于活动障碍，生活自理困难，所以需要周到耐心的护理。

· 功能锻炼有助康复

功能锻炼是偏瘫患者家庭护理的重要环节，偏瘫患者由于长期卧床不能活动，全身器官生理功能都有所减退，这不利于病体康复。但功能锻炼不能操之过急，要循序渐进，持之以恒。

（1）完全性偏瘫阶段。可采用按摩、推拿等被动活动，帮助患者功能锻炼。动作应该由轻到重、再轻，用力不要过度。每次全身锻炼15～30分钟。

（2）部分功能恢复阶段。还要继续做前一阶段的各项锻炼。同时帮助患者锻炼翻身、起坐等。如站立锻炼，可以先扶床架、椅背站立，然后徒手站立；肢体简单的运动锻炼，如上肢的上举、外展、外旋、肘关节的伸屈活动、下肢的伸屈和足的伸屈活动。

（3）基本功能恢复阶段。主要是走路，手的精细动作和语言功能恢复。①走路锻炼先在扶持下进行，两腿轮流负重，继之踏步，逐步过渡到手扶拐杖独自行走。最后练习屈膝和提腿动作。②手部练习包括拿碗、汤匙、筷、穿脱衣服以及编织、打算盘等精细活动。

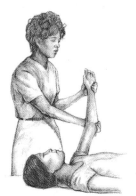

伸直肘部和手腕

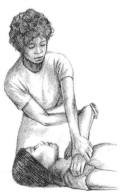

弯曲肘部和手腕

③失语者先练习发音，然后对照汉语拼音一字一字练习。

· 饮食

（1）饮食宜清淡，多吃新鲜蔬菜、水果、海带、海蜇、虾皮，适当进食鱼肉、鸡肉、蛋和奶及奶制品。

（2）有高血压患者要控制食盐的摄入，一般每天5克为宜。

（3）进食有困难者要鼻饲。鼻饲前应先抽到胃液后再灌注食物以防食物误入气管。长期鼻饲者应每周换胃管一次。及时清洁鼻和口腔。

· 使患者心情愉悦

应帮助患者树立信心，最忌讳嫌弃和指责。要经常帮助患者翻身，以免发生褥疮。注意居室卫生，在保证患者不会着凉的前提下经常开窗通风。保持大便通畅，必要时通便。要保证患者有足够时间休息和睡眠。

» 截瘫患者护理

· 帮助患者建立信心

截瘫患者多有急躁悲观情绪，对治疗信心不足，影响疗效。这时应帮助患者正确对待自己的疾病，使患者逐步树立起战胜疾病的信心，促使病情好转。

· 勤清洁，防褥疮

保持褥单及下身衣裤的清洁、干燥、平整。易患褥疮的部位要垫以橡皮气圈（充气1/2～1/3即可）。做到四勤：勤翻身、勤按摩、勤擦洗、勤换衣。通常每2～4小

健康小贴士

防止褥疮最好的方法是在这个人清醒的时间里，每2小时改变一次体位。轻轻将身体由侧身移至背朝上，然后转向另一侧；整天不停地变换体位。千万不要在床上把这个人从一个位置拖至另一个位置，这样你可能会损伤患者的皮肤，增加褥疮形成的危险。

时翻身一次，用温水或 50% 酒精做局部按摩，每天至少一次。失去知觉的肢体不宜滥用热敷，以免烫伤。必须用热水袋时其温度不宜超过 50℃，而且应用毛巾包裹后使用。天冷时注意肢体保暖。出现皮肤湿疹或早期褥疮，可用红外线灯（白炽灯）照射，每次 15 分钟，每天 3 次，以促使干燥收敛。

·预防便秘

食用粗纤维的食物，多饮水，定时排便。按摩腹部，促进结肠上端内容物往下蠕动以协助排便，必要时还可以用手指挖出肛门内粪块。

·防尿失禁后感染

尿失禁患者的被褥应保持干燥，每天还应该定时清洁患者尿道口，预防感染。

·进行功能锻炼

恢复期积极进行瘫痪肢体按摩与被动运动，以预防肢体挛缩畸形，延缓或减轻肌萎缩的发生。

» 腹部外科术后护理

腹部手术后患者出院后仍需休养及给予精心的护理。

·饮食

（1）胃肠被部分切除的患者，应少量多餐，每天吃 4～5 次。不能一次吃得太饱，避免吻合口裂开。

（2）胆道手术后，宜进食少油饮食。因胆囊切除后，胆汁直接进入肠内，如进食大量油腻食物，可引起消化不良而腹泻。

（3）胆石症患者术后宜吃含钙类的饮食，以促进定时排便的习惯形成，并防止消化不良。

（4）要吃有营养且易消化的食品。

（5）要注意保持大便通畅，多吃蔬菜、水果等。

（6）注意饮食清洁卫生，以防发生腹泻及瘘口周围皮肤污染。

·腹部疝手术应避免体力劳动

腹部疝手术后，在 3 个月内不能进行重体力劳动，以防疝复发。如较大的手术，半年内不能干重活，只可从事力所能及的家务劳动。还应该进行腹肌按摩，以增强腹肌和肠蠕动能力。

·胃肠道术后要定期检查

出院后若出现饭后泛酸、恶心、呕吐或腹胀等情况，应及时到医院检查。

·学会使用人工肛门

安装了人工肛门的患者，一定要解除思想顾虑，学会使用人工肛门袋的方法。另外饮食也一定要有规律。

» 胸外科术后护理

大部分胸部手术患者经过住院治疗，拆线后一般情况好转，就可以出院。但患者经过了大手术的创伤之后，体质虚弱，抵抗力下降，故回家后的休养、护理就显得特别重要，否则会影响身体恢复，甚至引起其他病变。

·随时注意呼吸障碍

胸部手术患者出院后，应随时注意呼吸变化，如，有无气急或呼吸困难等。如出现嘴唇青紫等缺氧表现，应及时送医院检查。

·注意心跳情况

心动过速时，患者可能会感觉胸闷、心慌或烦躁不安，这时可根据医嘱服药。如有心动过速，并伴有下肢浮肿或尿少时，应去医院做进一步检查。

·鼓励患者咳嗽排痰

鼓励患者大胆咳嗽、咳痰，不要因为怕痛而不敢咳痰，有痰时用手按压伤口部位把痰咳出，以防止肺部并发症。

·注意饮食营养

吃高蛋白、高维生素、易消化的食物，如牛奶、鸡蛋、瘦肉、鱼类、蔬菜、水果等。

但每次不能吃得过饱，宜少量多餐。口服体积较大的片剂药物可以研碎后服用，以免吞咽困难。这里需强调一下，食管手术患者的饭菜要做得细软些，进食时要细嚼慢咽，以免对食道造成伤害。

·注意锻炼身体

患者不必终日卧床，但锻炼身体不能操之过急，要循序渐进。身体条件较好时，每天上、下午均应起床活动 2 ~ 3 小时，可做深呼吸运动、短途散步，逐渐到练气功、做广播操等。这样做可以促进血液循环、增强体质，有利于早日康复。

·戒烟

因吸烟能刺激气管增加分泌物，使气管发炎，还可导致肺炎甚而肺癌，所以胸部外科手术之后的患者必须戒烟。

» 神经外科术后护理

·帮助患者进行心理矫正

患有颅脑疾病或颅脑损伤特别是致残的患者，可能会出现焦虑不安、恼恨、精神忧郁和悲观情绪，因此应注意观察患者的思想情绪，多做安慰和鼓励，使其增强战胜疾病的信心。也可以适当地安排一些劳动和娱乐活动，来帮助患者摆脱悲观情绪。对于有猜疑、强迫观念或迫害妄想等表现的患者，应加强护理，严防意外情况的发生。

·观察药物的疗效及不良反应

颅脑损伤者常需服促使神经功能恢复的药，这可以导致吃饭时手震颤，走路时迈不开步等症状，这时应及时到医院就诊。颅脑手术后在医院内就发生癫痫的患者，要在医生指导下长期服用抗癫痫药物，否则可使癫痫复发。并要按时门诊，调整药量。

·注重运动及理疗效果

手术后康复期，可采用运动或理疗促进患者早日生活自理。

（1）按摩和热敷。按摩和热敷可使患肢肌肉萎缩症状减轻，对肌痉挛的患者疗效更明显。可以指导患者用健康的肢体给瘫肢按摩和热敷，以促进肢体的血液循环，可根据不同病情制订计划。热敷时注意水温不能过高，以免烫伤，一般在 60 ~ 65℃为宜。

（2）物理治疗。按照医生的治疗方案进行，一般包括超声波按摩仪等。

·语言训练要早

如果患者语言功能受损，当病情好转，神志清醒后，应抓紧训练患者说话以恢复功能。一般来说语言训练越早越好。

·饮食

患者无吞咽困难，可给以正常的饮食。如有吞咽困难者，可进半流质或软食，如面条、粥、蛋糕等，而且食物必须细致加工，如肉要吃肉糜，鱼要去骨，菜要切得细小。一般不需要忌口。

·注意日常生活护理

（1）应特别注意神经外科手术患者大小便后的护理。包括保持会阴部清洁，大小便后要擦洗干净，防止尿路感染等。

（2）要训练便秘和解便困难者定时排便，并给以含纤维素的饮食。必要时可服用润肠剂如麻油等。

（3）对行走困难者应给予搀扶，但要防止患者有依赖感。

（4）对长期卧床的患者尤其要注意皮肤护理。要保持被褥的整洁、干燥。定期翻身，拍背，并在容易起褥疮的部位按摩、擦洗，促使血液循环。

（5）室温要合适，夏天要注意通风，冬天要注意保暖。

» 泌尿外科术后护理

·一般护理

（1）让患者保持良好的精神状态。患

者可以通过散步、听音乐等多种休闲活动，放松心情，并使自身保持良好的精神状态，以促进康复。

（2）给食给药。多给予色、香、味俱佳的饮食，以提高食欲，增强机体抵抗力。根据医嘱，按时服药。如有异常，应及时诊治，以预防疾病的复发。

·特殊护理

（1）多喝水，预防尿盐沉积。鼓励患者白天多喝水，特别是有结石病史、长期置引流管者。肾功能良好者，每天饮水量应在 2500 ～ 4000 毫升，使每天尿量保持在 2000 ～ 3500 毫升，而达到内冲洗作用，从而预防尿碱沉积堵塞及尿路感染。

①每天用消毒药液棉球擦洗尿道口或造瘘口 2 次，以保持清洁。

②牢固地固定管子，并防止弯曲、受压、脱落等，以保持引流通畅。

③防止污染，保持导管及引流管、瓶的无菌。导尿管或引流管应在严格无菌操作下每 2 周更换一次，以防尿碱沉淀于管壁上，引起管腔阻塞或拔管困难。倾倒尿液时不可将引流管倒置抬高，以免尿液逆流。

④密切观察尿液的色、性状和量，如发现尿液混浊、出血、沉淀或结晶，应及时到医院诊治。

⑤定期留尿标本做常规检查及细菌培养。

（2）间歇性夹管引流患者的护理。导尿管留置若超过 3 ～ 4 周以上，为保持膀胱容量，应采用间歇性夹管引流。方法是协助患者将引流管夹住，每 3 ～ 4 小时开放 1 次，可以锻炼膀胱的充盈和排空反射功能。

（3）注意清洁，防止褥疮。应注意尿失禁或尿瘘患者的会阴部清洁，同时注意保持床铺干燥整洁，防止皮炎和褥疮。

» 膀胱肿瘤术后的特殊护理

·严密观察膀胱癌的复发倾向

（1）定期复查，可以及早发现，及时治疗。再次手术切除仍有治愈的可能。在 2 ～ 3 年内应每 3 个月做一次膀胱镜检查。

（2）平时应严密观察有无排尿困难及无痛性血尿。

·尿道改道患者的护理

（1）永久性皮肤造瘘者应认真地清洁和保护造瘘口周围的皮肤，每天清洗消毒，外涂氧化锌油膏等。

（2）手术后改为肛门排尿者，排便后应清洗肛周，并涂氧化锌或鞣酸软膏。

（3）直肠代膀胱术后尿液潴留在直肠内，可增加肠道对尿液电解质的吸收，而造成高氯性酸中毒，因此要定期到医院测定血液电解质。另外，还要注意泌尿系统感染的发生，如有突发性高热，应及时去医院诊治。

·注意并发症

可能并发肠瘘、肠梗阻等，一旦发现，及时就诊。

» 肾脏术后的特殊护理

·肾肿瘤术后的护理

肾肿瘤术后要积极配合化疗及放疗，定

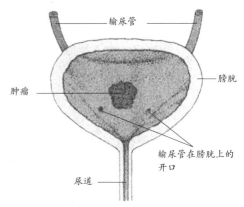

膀胱肿瘤
大部分膀胱肿瘤由膀胱内壁向膀胱腔内生长。若肿瘤离输尿管开口很近，则可能阻碍尿液从肾脏流向膀胱，若肿瘤离尿道很远，则可能阻碍尿液从膀胱排出体外。

期随访。

·肾损伤修补术或肾部分切除术后的护理

手术后 3 个月内避免剧烈活动，还要多注意有无腰部胀痛、血尿及尿量改变等情况。

·做好肾结核切除术后的抗结核护理

应至少继续抗结核 3 ~ 6 个月。肾部分切除术后则需抗结核治疗 1 年。女患者在术后 2 年内应避免妊娠。禁用或慎用对肾脏有毒性作用的药物。

» 前列腺术后的特殊护理

因接受前列腺肥大切除术的患者多是老年人，所以要注意观察患者血压、脉搏的变化，并及时随访。患者应多吃蔬菜、水果，多饮水。培养良好的排便习惯，如有便秘可口服润肠剂或轻泻剂，必要时还可灌肠。排便过于用力时可导致前列腺窝继发性出血。

» 骨折患者护理

·一般护理

（1）心理护理。骨折多在突发事件中发生，患者常常会因为没有思想准备和对疾病的未知而产生紧张、焦虑的恐惧心理。这时护理者应积极与患者进行交流，以缓解其忧虑的情绪。同时可与患者探讨一些关于疾病的知识，使其产生战胜疾病的积极心态。

（2）功能锻炼。骨折治疗期的功能锻炼原则是：在不影响固定的前提下，鼓励

健康小贴士

一位长期卧病在床的人，当第一次起床时有可能感觉虚弱和头晕。为防跌倒，在他设法站起来之前，让他慢慢地坐起来并在床边休息几分钟。在床边放置一把结实的椅子。当此人感觉稳定后，你需要站立在他的前面，这样你能够靠在你身上以求支持。扶住他帮他慢慢转身，并将他小心轻柔地放进椅子里。当此人开始感觉有力时，再用你的手臂做支撑，让他设法走几步。

和帮助患者活动固定区内的肌肉、固定区外的关节，防止肌肉的萎缩和关节的僵硬。骨折早期，以锻炼患肢肌肉为主；骨折中期，可以缓慢

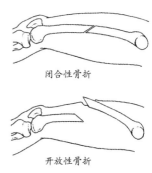

闭合性骨折

开放性骨折

骨折的类型
闭合性骨折皮肤完整。开放性骨折的骨折端穿破皮肤。

地活动骨折附近的上、下关节；骨折晚期，以锻炼关节功能为主。但这一切必须在循序渐进的基础上进行，活动的范围要由小到大，以患者不感到疲劳、骨折处不感到疼痛为原则。

（3）预防并发症。在摄入高蛋白促进骨折愈合的同时，还要摄入大量的纤维素和水分，以防止便秘、泌尿系统感染和结石。

» 放、化疗期间患者护理

放疗和化疗是治疗恶性肿瘤的重要手段。但放疗和化疗所用时间一般都较长，而且副反应比较严重，这就要求对患者进行细致入微的护理，以使患者积极配合治疗。

·什么是放、化疗

放疗指利用放射线的生物学作用，抑制和破坏人体病变组织，来治疗疾病的方法。它能治愈早期肿瘤，而且对中、晚期肿瘤亦有治愈作用，起到解除疼痛，延长寿命的作用。射线是一种无嗅、无味、无形、无声粒子形成的能量波。化疗是指用杀灭病原微生物、赘生物或抑制其在人体内生长的化学药物来治疗疾病的方法。

·放、化疗期间的护理

（1）消化道反应。由于放射线和化学药物可以对消化道黏膜产生一定的刺激，致人恶心、呕吐、厌食、吞咽困难、口干和咽喉疼痛。患者如出现了这些症状，应该采取

如下措施：

①消除紧张心理。治疗过程中出现消化道反应在某种程度上说是正常的。紧张反而会加重，所以不必过分关注。这些反应在疗程间歇会减轻或消失。

②饮食调理。治疗当天早餐应比往常提早1小时，晚餐应比往常延缓1小时，午餐则应相对地减少进食量，使胃内容物减少，以减少恶心感与呕吐次数。患者宜摄取高蛋白、高维生素、高碳水化合物、低脂肪、易消化食物。吞咽困难的患者可进半流质食物，如藕粉、芝麻糊、麦片糊等。

③对症处理。消化道反应严重时，可在医生的指导下服用止吐剂或镇静剂，通过静脉补充营养物质、电解质和水。护理者应协助患者清除呕吐物，清洁口腔、颜面、衣物。

（2）骨髓抑制。放、化疗对肿瘤细胞有杀伤和抑制作用，对正常组织也有损伤。可以表现为骨髓抑制，即红细胞、白细胞和血小板的下降，尤其表现为白细胞的下降。密切观察白细胞的变化，尽早对症处理是顺利进行放、化疗的必要前提。

①密切观察白细胞变化。放、化疗期间，每周定时验血，特别是白细胞计数，若患者的白细胞计数低于 4×10^9/升，血小板低于 50×10^9/升，且伴有头晕、乏力、面色苍白和易出现皮下青紫，医生会酌情考虑停止放、化疗。

②对症处理。根据医嘱运用升白细胞药物，或采用中医针灸，艾灸提高白细胞。还可以静脉直接输入白细胞、血小板。

③保护性隔离。若白细胞下降到 1×10^9/升，此时患者抵抗力极低，十分容易感染，所以应独居一室，有条件可运用空气净化器，并尽量减少探视次数。家属入内照料患者应更换干净衣、鞋、戴口罩。患者应保持体表、床褥、衣裤干净和整洁。尽量不在公共场所逗留。饮食以熟食为宜，水果制成水果羹、水果汁饮用。

（3）脱发。头发在足够量的放射线和化学药物作用下，可无痛拔落或自动脱落，可采取如下对应措施：

①不必焦虑。因为通常在停止治疗后2～3个月内头发会再生。

②保护头发。采用粗齿梳子梳理头发，洗发时不要多揉搓，不用腐蚀性洗发剂、染发剂，不用带刺激性的护发品，不烫发，不使用电吹风。

③自我装饰。还可以建议患者带帽子、包裹头巾或佩戴假发。

第五章　常见症状的自我诊断

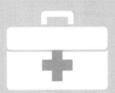

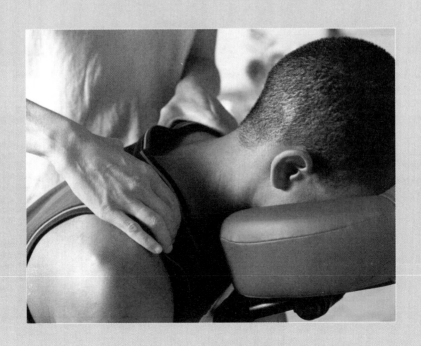

第一节　自我诊断表的使用方法

设计这部分图表是用来帮助你找到出现某些症状的可能原因。通过一系列的问答，你可能会得到一个诊断结果或者被引导到本书的其他图表或章节。也可能会建议你去看医生或者立即去医院的急诊科。在使用这些图表时：

（1）通过后面的图表目录找到你需要的体征表格。

（2）翻到这个图表，阅读表格主题下

关于该体征的描述来确定这个表格是否是你所需。

（3）每一个图表都以提问开始。

（4）沿着"是"或"否"的回答路径得到诊断或其他指示说明。

（5）除非遇到紧急情况，否则最好将所有建议读完以得到尽可能多的信息。

（6）为了得到明确的诊断和治疗，最好去看医生。

表题
概括描述体征

描述
简单症状描述

问题
每一个问题都分为"是"或"否"来回答。沿着这个途径到下一个问题(或重新确认)

答案
此处列出了引起你症状的可能原因或得出的诊断。你可以参考另一个体征表或这本书的其他部分或者收到的其他指导。对于紧急情况，这里也会告诉你立即寻求救助。

信息盒
有些表格会包含额外的重要信息，如自我帮助忠告，或关于危及生命的疾病的可能症状的警告，这些疾病要尽快得到医治。

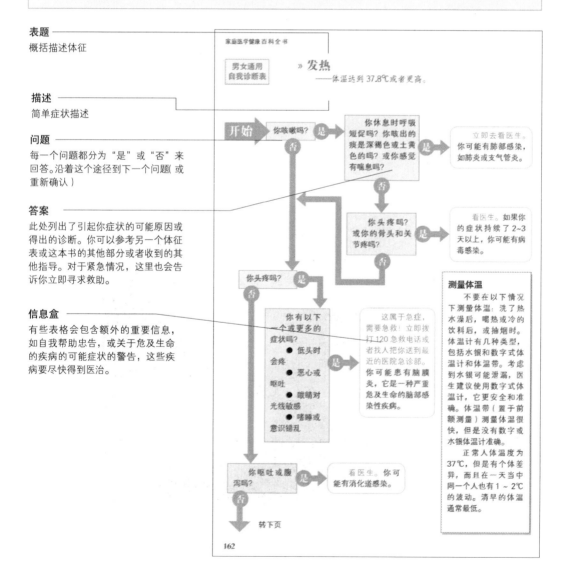

第二节　如何找到你所需要的自我诊断表

下面列出的自我诊断表索引会引导你找到与你体征有关的自我诊断表页码，根据以下步骤找到你所需要的自我诊断表。

（1）单列出你的主要症状。如果你有2个或更多症状（比如发热、咳嗽、流鼻涕），确定哪一个最困扰你。

（2）在下面的"自我诊断表索引"中找到这个症状。这个索引是以关键词的形式列出的，便于查找。

（3）当你在自我诊断表索引里找到你需要的自我诊断表后，翻到那一页根据指示回答自我诊断表中列出的问题，寻找引起症状的原因。如何使用这些自我诊断表详见前一页"自我诊断表的使用方法"。

自我诊断表索引

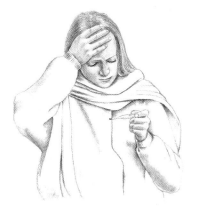

头痛

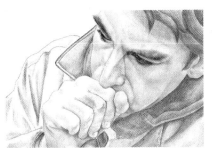

咳嗽

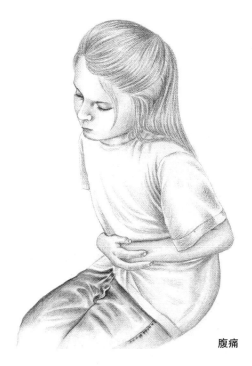

腹痛

»发热

——体温达到 37.8℃或者更高。

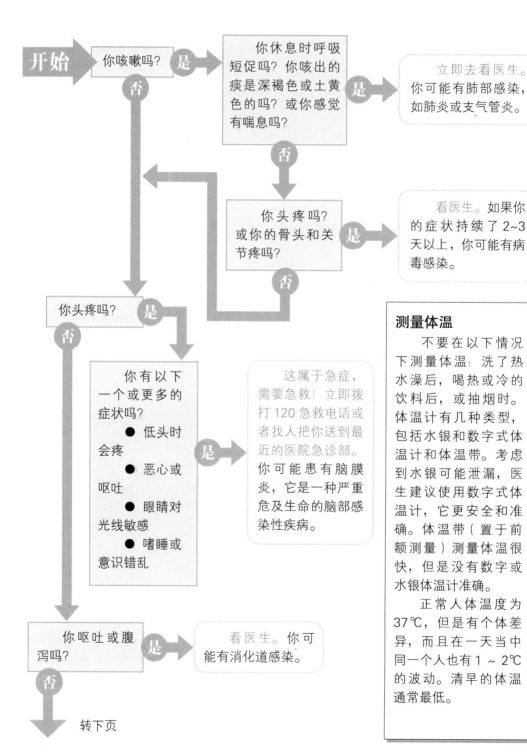

开始 → 你咳嗽吗? ──是→ 你休息时呼吸短促吗?你咳出的痰是深褐色或土黄色的吗?或你感觉有喘息吗? ──是→ 立即去看医生。你可能有肺部感染,如肺炎或支气管炎。

否↓

否↓

你头疼吗?或你的骨头和关节疼吗? ──是→ 看医生。如果你的症状持续了 2~3 天以上,你可能有病毒感染。

否↓

你头疼吗? ──是→

否↓

你有以下一个或更多的症状吗?
● 低头时会疼
● 恶心或呕吐
● 眼睛对光线敏感
● 嗜睡或意识错乱

──是→ 这属于急症,需要急救!立即拨打 120 急救电话或者找人把你送到最近的医院急诊部。你可能患有脑膜炎,它是一种严重危及生命的脑部感染性疾病。

你呕吐或腹泻吗? ──是→ 看医生。你可能有消化道感染。

否↓

转下页

测量体温

不要在以下情况下测量体温:洗了热水澡后,喝热或冷的饮料后,或抽烟时。体温计有几种类型,包括水银和数字式体温计和体温带。考虑到水银可能泄漏,医生建议使用数字式体温计,它更安全和准确。体温带(置于前额测量)测量体温很快,但是没有数字或水银体温计准确。

正常人体温度为 37℃,但是有个体差异,而且在一天当中同一个人也有 1 ~ 2℃的波动。清早的体温通常最低。

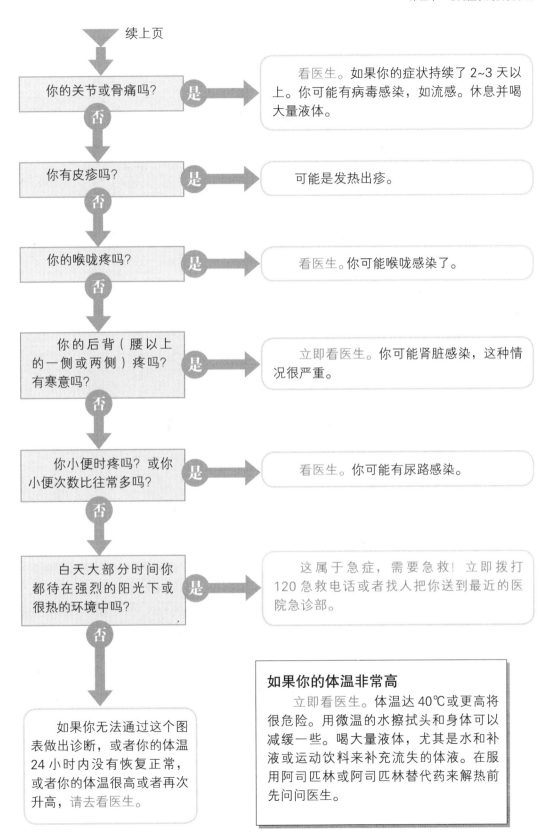

续上页

你的关节或骨痛吗？ — 是 → 看医生。如果你的症状持续了 2~3 天以上。你可能有病毒感染，如流感。休息并喝大量液体。

否

你有皮疹吗？ — 是 → 可能是发热出疹。

否

你的喉咙疼吗？ — 是 → 看医生。你可能喉咙感染了。

否

你的后背（腰以上的一侧或两侧）疼吗？有寒意吗？ — 是 → 立即看医生。你可能肾脏感染，这种情况很严重。

否

你小便时疼吗？或你小便次数比往常多吗？ — 是 → 看医生。你可能有尿路感染。

否

白天大部分时间你都待在强烈的阳光下或很热的环境中吗？ — 是 → 这属于急症，需要急救！立即拨打120 急救电话或者找人把你送到最近的医院急诊部。

否

如果你无法通过这个图表做出诊断，或者你的体温24 小时内没有恢复正常，或者你的体温很高或者再次升高，请去看医生。

如果你的体温非常高

立即看医生。体温达 40℃ 或更高将很危险。用微温的水擦拭头和身体可以减缓一些。喝大量液体，尤其是水和补液或运动饮料来补充流失的体液。在服用阿司匹林或阿司匹林替代药来解热前先问问医生。

男女通用
自我诊断表

» 多汗
——与温暖的环境和运动无关的出汗。

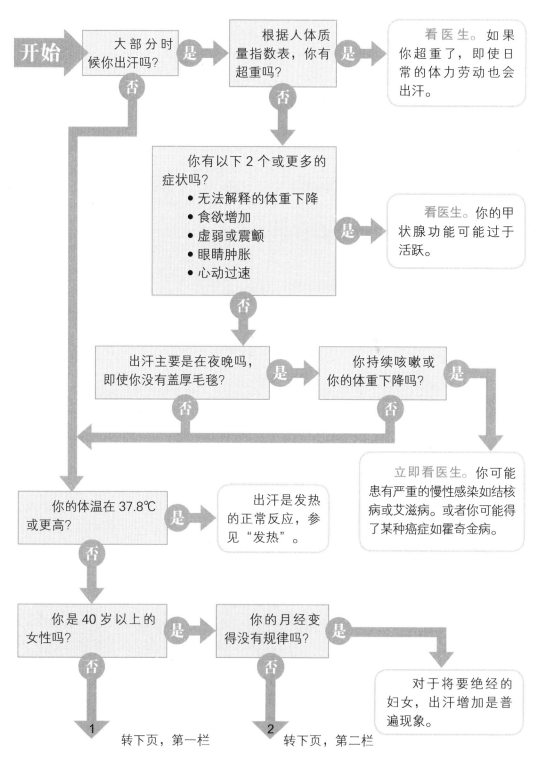

开始 → 大部分时候你出汗吗?

是 → 根据人体质量指数表,你有超重吗?

是 → 看医生。如果你超重了,即使日常的体力劳动也会出汗。

否 ↓

你有以下2个或更多的症状吗?
- 无法解释的体重下降
- 食欲增加
- 虚弱或震颤
- 眼睛肿胀
- 心动过速

是 → 看医生。你的甲状腺功能可能过于活跃。

否 ↓

出汗主要是在夜晚吗,即使你没有盖厚毛毯?

是 → 你持续咳嗽或你的体重下降吗?

是 → 立即看医生。你可能患有严重的慢性感染如结核病或艾滋病。或者你可能得了某种癌症如霍奇金病。

否 ↓

你的体温在37.8℃或更高?

是 → 出汗是发热的正常反应,参见"发热"。

否 ↓

你是40岁以上的女性吗?

是 → 你的月经变得没有规律吗?

是 → 对于将要绝经的妇女,出汗增加是普遍现象。

否 ↓ 1
转下页,第一栏

否 ↓ 2
转下页,第二栏

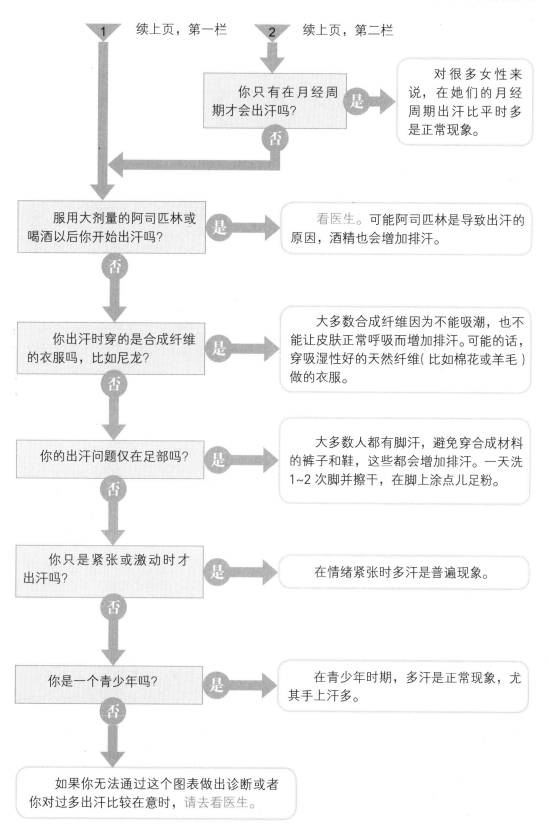

续上页，第一栏

续上页，第二栏

你只有在月经周期才会出汗吗？ **是** → 对很多女性来说，在她们的月经周期出汗比平时多是正常现象。

否

服用大剂量的阿司匹林或喝酒以后你开始出汗吗？ **是** → 看医生。可能阿司匹林是导致出汗的原因，酒精也会增加排汗。

否

你出汗时穿的是合成纤维的衣服吗，比如尼龙？ **是** → 大多数合成纤维因为不能吸潮，也不能让皮肤正常呼吸而增加排汗。可能的话，穿吸湿性好的天然纤维（比如棉花或羊毛）做的衣服。

否

你的出汗问题仅在足部吗？ **是** → 大多数人都有脚汗，避免穿合成材料的裤子和鞋，这些都会增加排汗。一天洗1~2次脚并擦干，在脚上涂点儿足粉。

否

你只是紧张或激动时才出汗吗？ **是** → 在情绪紧张时多汗是普遍现象。

否

你是一个青少年吗？ **是** → 在青少年时期，多汗是正常现象，尤其手上汗多。

否

如果你无法通过这个图表做出诊断或者你对过多出汗比较在意时，请去看医生。

男女通用
自我诊断表

» 头晕

——一种旋转的感觉伴有头轻和站立不稳。

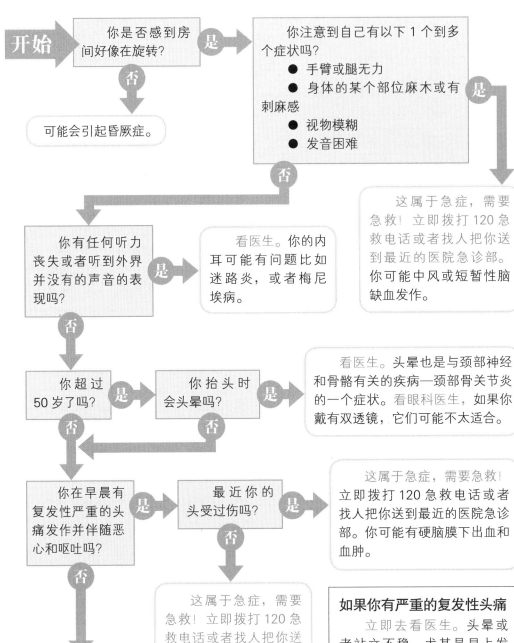

开始 → 你是否感到房间好像在旋转？ —是→ 你注意到自己有以下 1 个到多个症状吗？
● 手臂或腿无力
● 身体的某个部位麻木或有刺麻感
● 视物模糊
● 发音困难

否↓

可能会引起昏厥症。

是→ 这属于急症，需要急救！立即拨打 120 急救电话或者找人把你送到最近的医院急诊部。你可能中风或短暂性脑缺血发作。

否↓

你有任何听力丧失或者听到外界并没有的声音的表现吗？ —是→ 看医生。你的内耳可能有问题比如迷路炎，或者梅尼埃病。

否↓

你超过 50 岁了吗？ —是→ 你抬头时会头晕吗？ —是→ 看医生。头晕也是与颈部神经和骨骼有关的疾病—颈部骨关节炎的一个症状。看眼科医生，如果你戴有双透镜，它们可能不太适合。

否↓ ←否←

你在早晨有复发性严重的头痛发作并伴随恶心和呕吐吗？ —是→ 最近你的头受过伤吗？ —是→ 这属于急症，需要急救！立即拨打 120 急救电话或者找人把你送到最近的医院急诊部。你可能有硬脑膜下出血和血肿。

否↓   否↓

如果你无法通过这个图表做出诊断，请去看医生。

这属于急症，需要急救！立即拨打 120 急救电话或者找人把你送到最近的医院急诊部。你的颅内压可能增高了，这可危及生命。不过，你也可能有偏头痛。

如果你有严重的复发性头痛
立即去看医生。头晕或者站立不稳，尤其是早上发生的，可能是脑部肿瘤的征兆，特别是当伴随有复发性疼痛和突发性的呕吐（之前无恶心的症状）时。

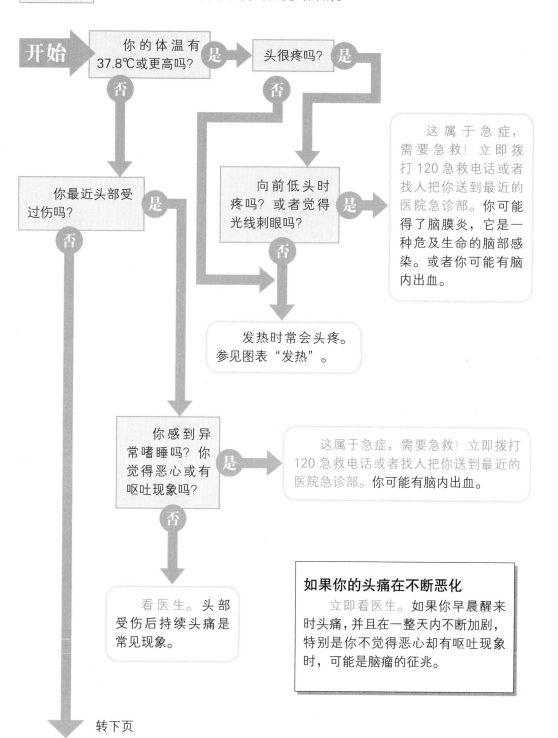

男女通用
自我诊断表

» **头疼**
——头部轻度到重度的疼痛。

开始

你的体温有37.8℃或更高吗？ — 是 → 头很疼吗？ — 是

否

否

你最近头部受过伤吗？ — 是

否

向前低头时疼吗？或者觉得光线刺眼吗？ — 是 →

这属于急症，需要急救！立即拨打120急救电话或者找人把你送到最近的医院急诊部。你可能得了脑膜炎，它是一种危及生命的脑部感染。或者你可能有脑内出血。

否

发热时常会头疼。参见图表"发热"。

你感到异常嗜睡吗？你觉得恶心或有呕吐现象吗？ — 是 →

这属于急症，需要急救！立即拨打120急救电话或者找人把你送到最近的医院急诊部。你可能有脑内出血。

否

看医生。头部受伤后持续头痛是常见现象。

如果你的头痛在不断恶化

立即看医生。如果你早晨醒来时头痛，并且在一整天内不断加剧，特别是你不觉得恶心却有呕吐现象时，可能是脑瘤的征兆。

转下页

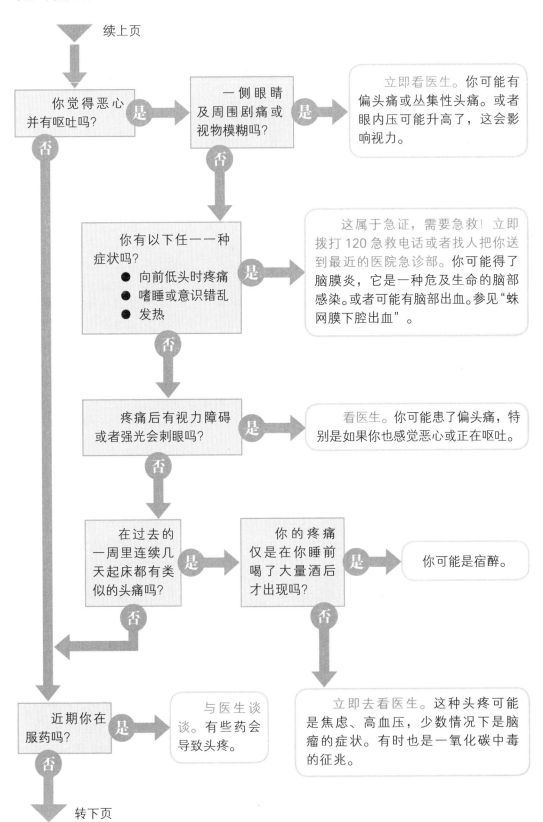

续上页

你觉得恶心并有呕吐吗？ —是→ 一侧眼睛及周围剧痛或视物模糊吗？ —是→ 立即看医生。你可能有偏头痛或丛集性头痛。或者眼内压可能升高了，这会影响视力。

否↓ / 否↓

你有以下任——种症状吗？
● 向前低头时疼痛
● 嗜睡或意识错乱
● 发热
—是→ 这属于急证，需要急救！立即拨打120急救电话或者找人把你送到最近的医院急诊部。你可能得了脑膜炎，它是一种危及生命的脑部感染。或者可能有脑部出血。参见"蛛网膜下腔出血"。

否↓

疼痛后有视力障碍或者强光会刺眼吗？ —是→ 看医生。你可能患了偏头痛，特别是如果你也感觉恶心或正在呕吐。

否↓

在过去的一周里连续几天起床都有类似的头痛吗？ —是→ 你的疼痛仅是在你睡前喝了大量酒后才出现吗？ —是→ 你可能是宿醉。

否↓ / 否↓

近期你在服药吗？ —是→ 与医生谈谈。有些药会导致头疼。

立即去看医生。这种头疼可能是焦虑、高血压，少数情况下是脑瘤的症状。有时也是一氧化碳中毒的征兆。

否↓

转下页

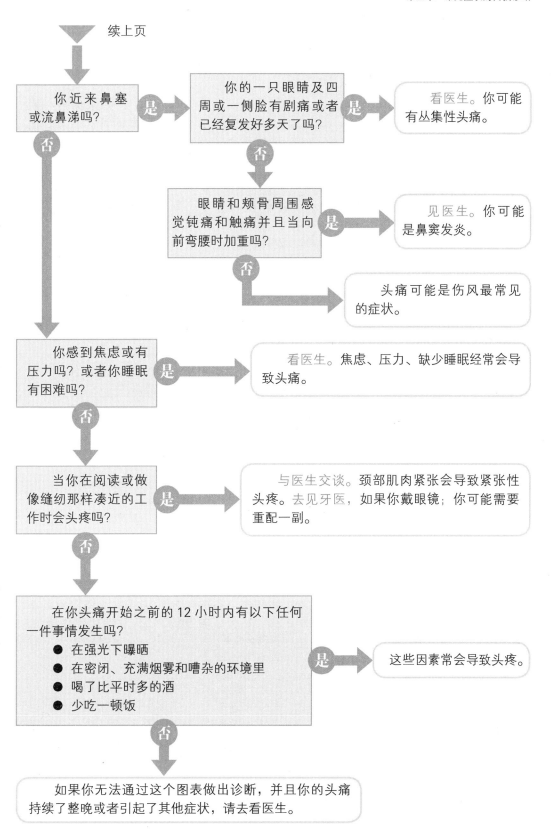

续上页

你近来鼻塞或流鼻涕吗？

是 → 你的一只眼睛及四周或一侧脸有剧痛或者已经复发好多天了吗？

是 → 看医生。你可能有丛集性头痛。

否 ↓ 眼睛和颊骨周围感觉钝痛和触痛并且当向前弯腰时加重吗？

是 → 见医生。你可能是鼻窦发炎。

否 → 头痛可能是伤风最常见的症状。

否 ↓ 你感到焦虑或有压力吗？或者你睡眠有困难吗？

是 → 看医生。焦虑、压力、缺少睡眠经常会导致头痛。

否 ↓ 当你在阅读或做像缝纫那样凑近的工作时会头疼吗？

是 → 与医生交谈。颈部肌肉紧张会导致紧张性头疼。去见牙医，如果你戴眼镜；你可能需要重配一副。

否 ↓ 在你头痛开始之前的 12 小时内有以下任何一件事情发生吗？
- 在强光下曝晒
- 在密闭、充满烟雾和嘈杂的环境里
- 喝了比平时多的酒
- 少吃一顿饭

是 → 这些因素常会导致头疼。

否 ↓ 如果你无法通过这个图表做出诊断，并且你的头痛持续了整晚或者引起了其他症状，请去看医生。

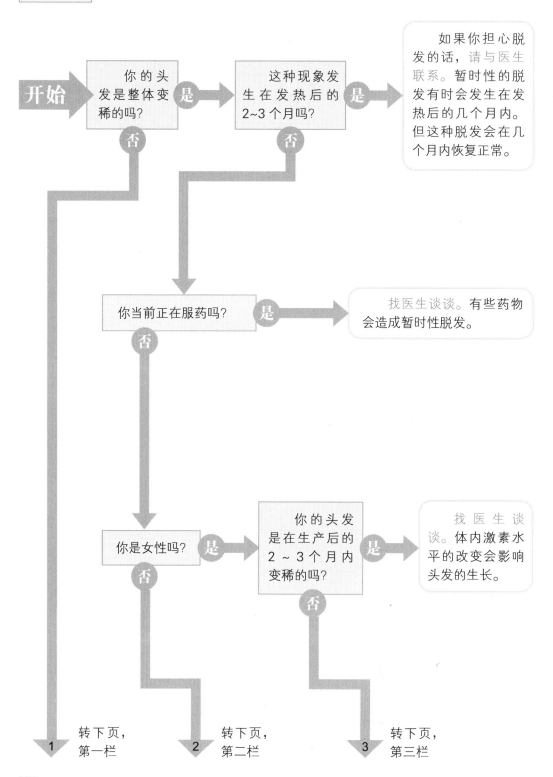

男女通用
自我诊断表

» **脱发**
——头发全部或部分变稀或脱落。

开始

你的头发是整体变稀的吗？ —是→ 这种现象发生在发热后的 2~3 个月吗？ —是→ 如果你担心脱发的话，请与医生联系。暂时性的脱发有时会发生在发热后的几个月内。但这种脱发会在几个月内恢复正常。

你当前正在服药吗？ —是→ 找医生谈谈。有些药物会造成暂时性脱发。

你是女性吗？ —是→ 你的头发是在生产后的 2～3 个月内变稀的吗？ —是→ 找医生谈谈。体内激素水平的改变会影响头发的生长。

1 转下页，第一栏

2 转下页，第二栏

3 转下页，第三栏

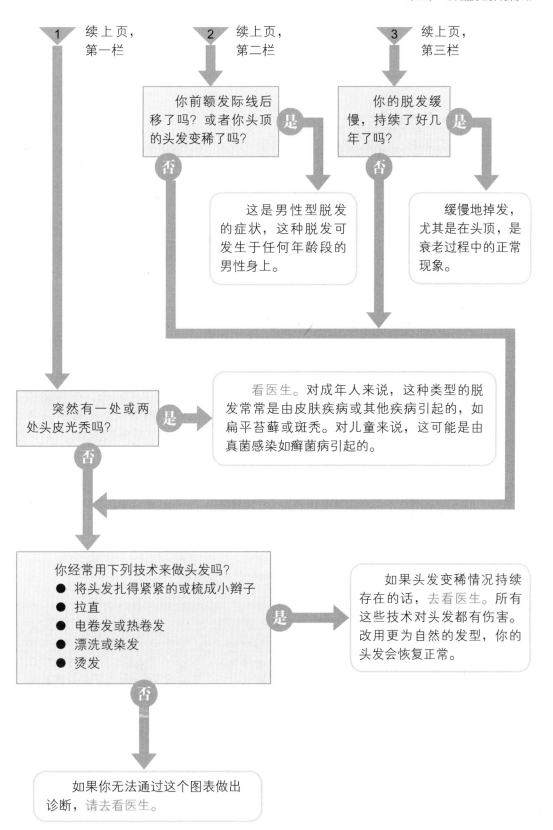

1 续上页，
第一栏

2 续上页，
第二栏

3 续上页，
第三栏

你前额发际线后移了吗？或者你头顶的头发变稀了吗？　**是**

　否

这是男性型脱发的症状，这种脱发可发生于任何年龄段的男性身上。

你的脱发缓慢，持续了好几年了吗？　**是**

　否

缓慢地掉发，尤其是在头顶，是衰老过程中的正常现象。

突然有一处或两处头皮光秃吗？　**是**

　否

看医生。对成年人来说，这种类型的脱发常常是由皮肤疾病或其他疾病引起的，如扁平苔藓或斑秃。对儿童来说，这可能是由真菌感染如癣菌病引起的。

你经常用下列技术来做头发吗？
● 将头发扎得紧紧的或梳成小辫子
● 拉直
● 电卷发或热卷发
● 漂洗或染发
● 烫发

　是

　否

如果头发变稀情况持续存在的话，去看医生。所有这些技术对头发都有伤害。改用更为自然的发型，你的头发会恢复正常。

如果你无法通过这个图表做出诊断，请去看医生。

男女通用
自我诊断表

» 呼吸困难

——呼吸短促或者胸部有紧迫感，这使得你能感觉到自己的呼吸。

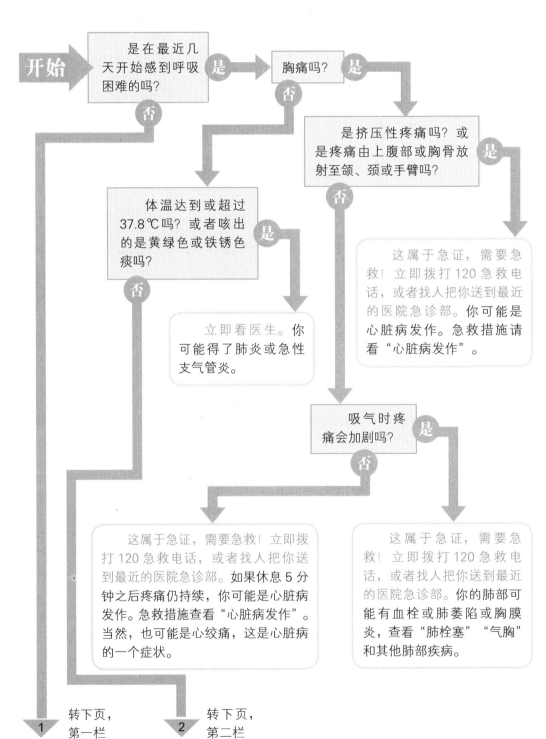

开始 → 是在最近几天开始感到呼吸困难的吗？
— 是 → 胸痛吗？
— 否

胸痛吗？ — 是 → 是挤压性疼痛吗？或是疼痛由上腹部或胸骨放射至颌、颈或手臂吗？
— 否

是挤压性疼痛吗？或是疼痛由上腹部或胸骨放射至颌、颈或手臂吗？ — 是 → 这属于急证，需要急救！立即拨打120急救电话，或者找人把你送到最近的医院急诊部。你可能是心脏病发作。急救措施请看"心脏病发作"。
— 否

体温达到或超过37.8℃吗？或者咳出的是黄绿色或铁锈色痰吗？ — 是 → 立即看医生。你可能得了肺炎或急性支气管炎。
— 否

吸气时疼痛会加剧吗？ — 是 → 这属于急证，需要急救！立即拨打120急救电话，或者找人把你送到最近的医院急诊部。你的肺部可能有血栓或肺萎陷或胸膜炎，查看"肺栓塞""气胸"和其他肺部疾病。
— 否 → 这属于急证，需要急救！立即拨打120急救电话，或者找人把你送到最近的医院急诊部。如果休息5分钟之后疼痛仍持续，你可能是心脏病发作。急救措施查看"心脏病发作"。当然，也可能是心绞痛，这是心脏病的一个症状。

1 转下页，第一栏

2 转下页，第二栏

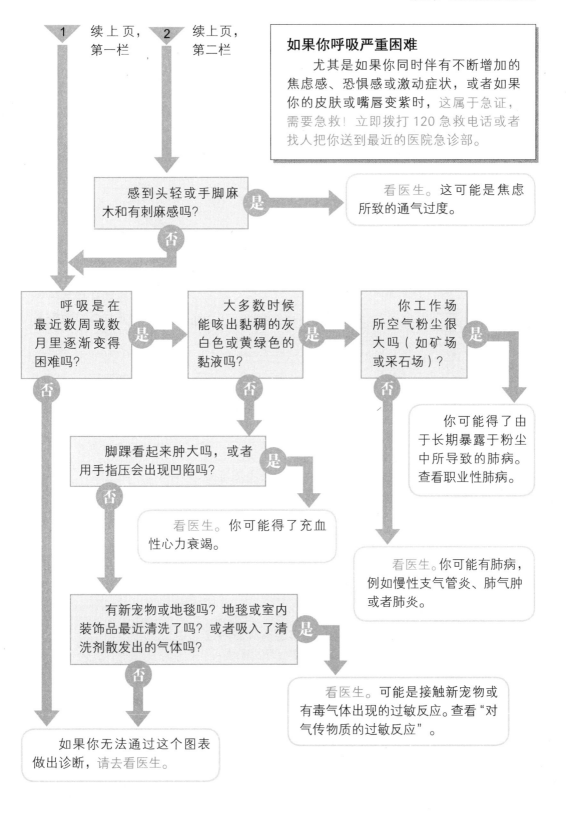

1 续上页，第一栏

2 续上页，第二栏

如果你呼吸严重困难

尤其是如果你同时伴有不断增加的焦虑感、恐惧感或激动症状，或者如果你的皮肤或嘴唇变紫时，这属于急证，需要急救！立即拨打 120 急救电话或者找人把你送到最近的医院急诊部。

感到头轻或手脚麻木和有刺麻感吗？

是 → 看医生。这可能是焦虑所致的通气过度。

否

呼吸是在最近数周或数月里逐渐变得困难吗？

是 → 大多数时候能咳出黏稠的灰白色或黄绿色的黏液吗？

是 → 你工作场所空气粉尘很大吗（如矿场或采石场）？

是 → 你可能得了由于长期暴露于粉尘中所导致的肺病。查看职业性肺病。

否（大多数时候能咳出黏稠的灰白色或黄绿色的黏液吗？）→

脚踝看起来肿大吗，或者用手指压会出现凹陷吗？

是 → 看医生。你可能得了充血性心力衰竭。

否

否（你工作场所空气粉尘很大吗？）→ 看医生。你可能有肺病，例如慢性支气管炎、肺气肿或者肺炎。

有新宠物或地毯吗？地毯或室内装饰品最近清洗了吗？或者吸入了清洗剂散发出的气体吗？

是 → 看医生。可能是接触新宠物或有毒气体出现的过敏反应。查看"对气传物质的过敏反应"。

否

如果你无法通过这个图表做出诊断，请去看医生。

男女通用
自我诊断表

》 牙痛
——牙齿或牙龈疼痛。

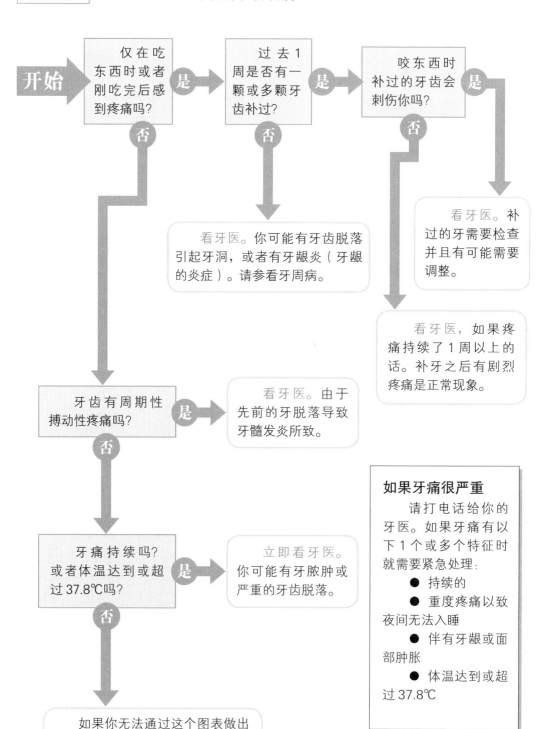

开始

仅在吃东西时或者刚吃完后感到疼痛吗？ —— **是** —→ 过去1周是否有一颗或多颗牙齿补过？ —— **是** —→ 咬东西时补过的牙齿会刺伤你吗？ —— **是**

否

否

否

看牙医。你可能有牙齿脱落引起牙洞，或者有牙龈炎（牙龈的炎症）。请参看牙周病。

看牙医。补过的牙需要检查并且有可能需要调整。

看牙医，如果疼痛持续了1周以上的话。补牙之后有剧烈疼痛是正常现象。

牙齿有周期性搏动性疼痛吗？ —— **是** —→ 看牙医。由于先前的牙脱落导致牙髓发炎所致。

否

牙痛持续吗？或者体温达到或超过37.8℃吗？ —— **是** —→ 立即看牙医。你可能有牙脓肿或严重的牙齿脱落。

否

如果牙痛很严重
请打电话给你的牙医。如果牙痛有以下1个或多个特征时就需要紧急处理：
● 持续的
● 重度疼痛以致夜间无法入睡
● 伴有牙龈或面部肿胀
● 体温达到或超过37.8℃

如果你无法通过这个图表做出诊断，请去看医生。

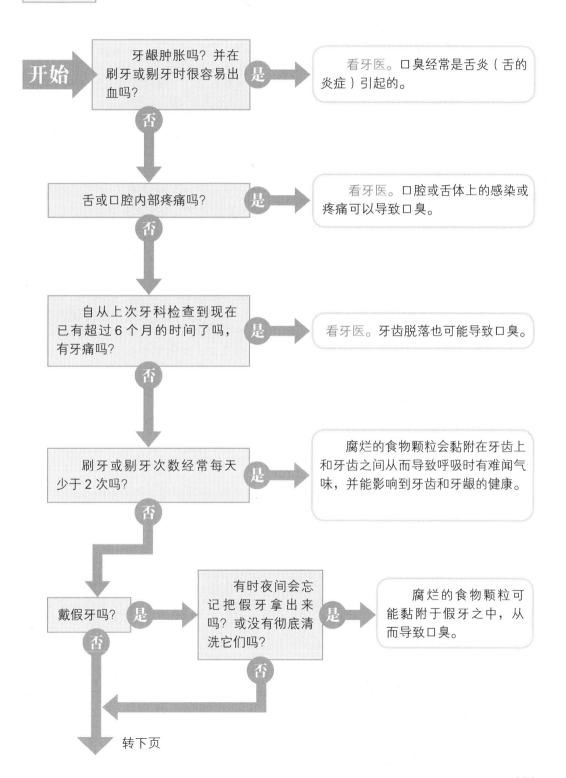

男女通用自我诊断表

» 口臭
——暂时的或持久性的腐臭气味。

开始

牙龈肿胀吗？并在刷牙或剔牙时很容易出血吗？ → **是** → 看牙医。口臭经常是舌炎（舌的炎症）引起的。

↓ **否**

舌或口腔内部疼痛吗？ → **是** → 看牙医。口腔或舌体上的感染或疼痛可以导致口臭。

↓ **否**

自从上次牙科检查到现在已有超过 6 个月的时间了吗，有牙痛吗？ → **是** → 看牙医。牙齿脱落也可能导致口臭。

↓ **否**

刷牙或剔牙次数经常每天少于 2 次吗？ → **是** → 腐烂的食物颗粒会黏附在牙齿上和牙齿之间从而导致呼吸时有难闻气味，并能影响到牙齿和牙龈的健康。

↓ **否**

戴假牙吗？ → **是** → 有时夜间会忘记把假牙拿出来吗？或没有彻底清洗它们吗？ → **是** → 腐烂的食物颗粒可能黏附于假牙之中，从而导致口臭。

↓ **否** ←——— **否**

转下页

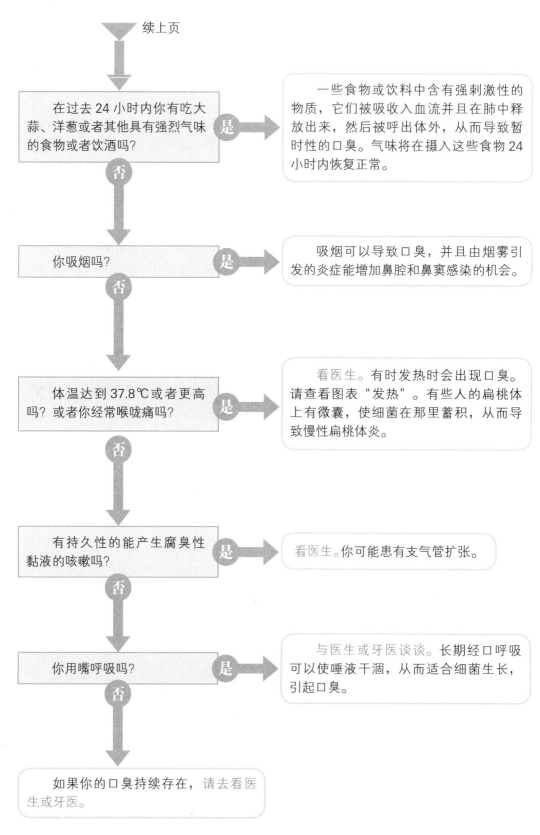

续上页

在过去 24 小时内你有吃大蒜、洋葱或者其他具有强烈气味的食物或者饮酒吗？ **是**→ 一些食物或饮料中含有强刺激性的物质，它们被吸收入血流并且在肺中释放出来，然后被呼出体外，从而导致暂时性的口臭。气味将在摄入这些食物 24 小时内恢复正常。

否

你吸烟吗？ **是**→ 吸烟可以导致口臭，并且由烟雾引发的炎症能增加鼻腔和鼻窦感染的机会。

否

体温达到 37.8℃或者更高吗？或者你经常喉咙痛吗？ **是**→ 看医生。有时发热时会出现口臭。请查看图表"发热"。有些人的扁桃体上有微囊，使细菌在那里蓄积，从而导致慢性扁桃体炎。

否

有持久性的能产生腐臭性黏液的咳嗽吗？ **是**→ 看医生。你可能患有支气管扩张。

否

你用嘴呼吸吗？ **是**→ 与医生或牙医谈谈。长期经口呼吸可以使唾液干涸，从而适合细菌生长，引起口臭。

否

如果你的口臭持续存在，请去看医生或牙医。

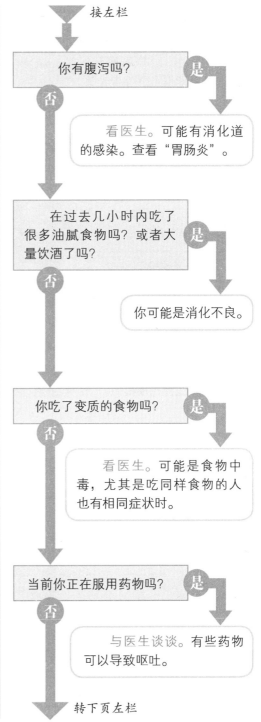

男女通用
自我诊断表

» 呕吐

——呕吐、恶心、反胃。

开始

以前有呕吐持续1周甚至更长的经历吗？

是 → 可能是复发性呕吐。

否

有持续至少12小时以上的严重腹痛吗？并且呕吐后并没有缓解吗？

是 → 这属于急证，需要急救！立即拨打120急救电话，或者找人把你送到最近的医院急诊部。你可能有严重的腹部疾病如腹膜炎或肠梗阻。

否

有呕血或者黑色或深棕色像咖啡粉样的物质（为部分消化后的血液）吗？

是 → 这属于急证，需要急救！立即拨打120急救电话，或者找人把你送到最近的医院急诊部。你可能有肠道出血，可能是消化性溃疡或消化道的其他疾病引起的。

否

转右栏

接左栏

你有腹泻吗？

是 → 看医生。可能有消化道的感染。查看"胃肠炎"。

否

在过去几小时内吃了很多油腻食物吗？或者大量饮酒了吗？

是 → 你可能是消化不良。

否

你吃了变质的食物吗？

是 → 看医生。可能是食物中毒，尤其是吃同样食物的人也有相同症状时。

否

当前你正在服用药物吗？

是 → 与医生谈谈。有些药物可以导致呕吐。

否

转下页左栏

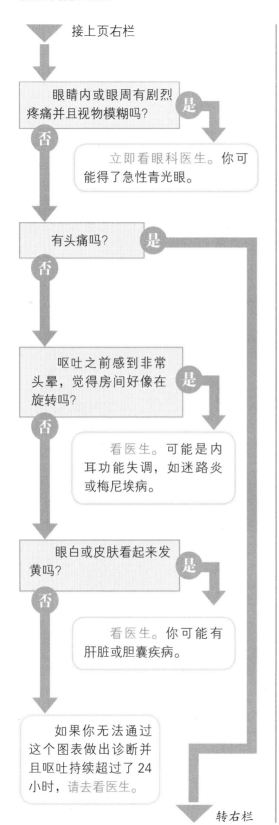

接上页右栏

眼睛内或眼周有剧烈疼痛并且视物模糊吗？ 是

否

立即看眼科医生。你可能得了急性青光眼。

有头痛吗？ 是

否

呕吐之前感到非常头晕，觉得房间好像在旋转吗？ 是

否

看医生。可能是内耳功能失调，如迷路炎或梅尼埃病。

眼白或皮肤看起来发黄吗？ 是

否

看医生。你可能有肝脏或胆囊疾病。

如果你无法通过这个图表做出诊断并且呕吐持续超过了24小时，请去看医生。

转右栏

接左栏

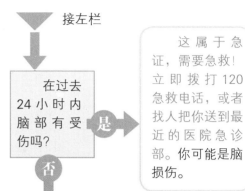

在过去24小时内脑部有受伤吗？ 是

这属于急证，需要急救！立即拨打120急救电话，或者找人把你送到最近的医院急诊部。你可能是脑损伤。

否

你有以下一个或多个症状吗？
● 向前低头时疼痛
● 眼睛对强光敏感
● 嗜睡或意识错乱
● 发热

是

否

请看图表"头疼"。

这属于急证，需要急救！立即拨打120急救电话，或找人把你送到最近的医院急诊部。你可能有脑膜炎或蛛网膜下腔出血。

如果你持续性呕吐

请立即看医生。持续性呕吐可以导致脱水和身体必需盐分的丢失，从而引起化学物质失衡，如果不及时治疗可造成休克。脱水症状有头轻、脉搏急促、尿量减少。

如果你呕血

这属于急证，需要急救！立即拨打120急救电话或者找人把你送到最近的医院急诊部。呕吐物含鲜红色血液或者黑色或深棕色咖啡粉样的物质（为部分消化的血液）是致命性胃肠道出血的征兆。

男女通用
自我诊断表

» 腹痛
——胸廓底部和腹股沟之间的出现疼痛。

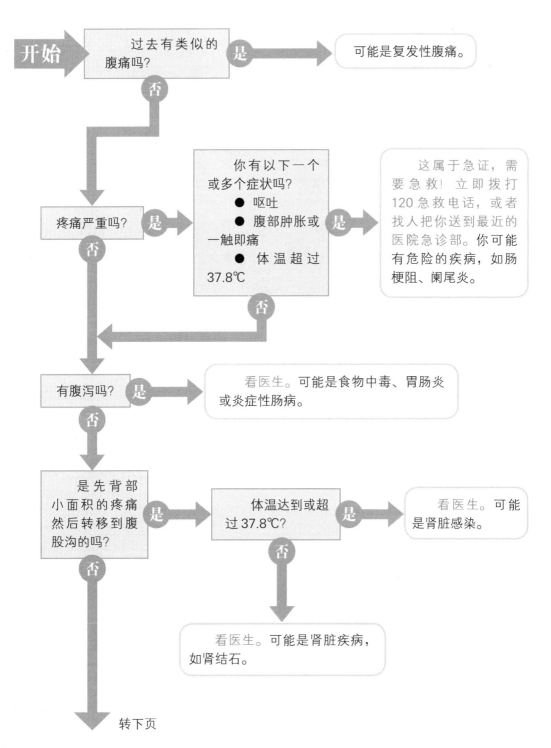

开始

过去有类似的腹痛吗？ 是 → 可能是复发性腹痛。

否

疼痛严重吗？ 是 → 你有以下一个或多个症状吗？
● 呕吐
● 腹部肿胀或一触即痛
● 体温超过37.8℃
是 → 这属于急证，需要急救！立即拨打120急救电话，或者找人把你送到最近的医院急诊部。你可能有危险的疾病，如肠梗阻、阑尾炎。

否

否

有腹泻吗？ 是 → 看医生。可能是食物中毒、胃肠炎或炎症性肠病。

否

是先背部小面积的疼痛然后转移到腹股沟的吗？ 是 → 体温达到或超过37.8℃？ 是 → 看医生。可能是肾脏感染。

否

否

看医生。可能是肾脏疾病，如肾结石。

转下页

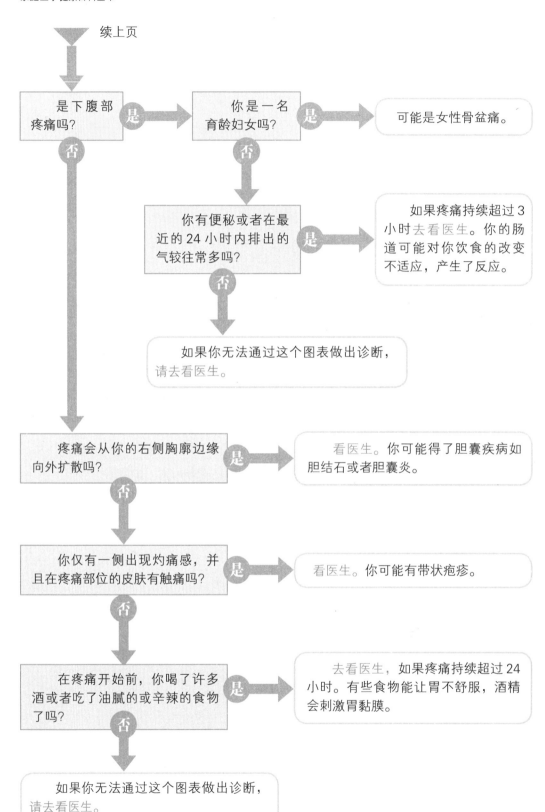

续上页

是下腹部疼痛吗?
是 → 你是一名育龄妇女吗?
是 → 可能是女性骨盆痛。

否 ↓
你有便秘或者在最近的 24 小时内排出的气较往常多吗?
是 → 如果疼痛持续超过 3 小时去看医生。你的肠道可能对你饮食的改变不适应,产生了反应。

否 ↓
如果你无法通过这个图表做出诊断,请去看医生。

否 ↓
疼痛会从你的右侧胸廓边缘向外扩散吗?
是 → 看医生。你可能得了胆囊疾病如胆结石或者胆囊炎。

否 ↓
你仅有一侧出现灼痛感,并且在疼痛部位的皮肤有触痛吗?
是 → 看医生。你可能有带状疱疹。

否 ↓
在疼痛开始前,你喝了许多酒或者吃了油腻的或辛辣的食物了吗?
是 → 去看医生,如果疼痛持续超过 24 小时。有些食物能让胃不舒服,酒精会刺激胃黏膜。

否 ↓
如果你无法通过这个图表做出诊断,请去看医生。

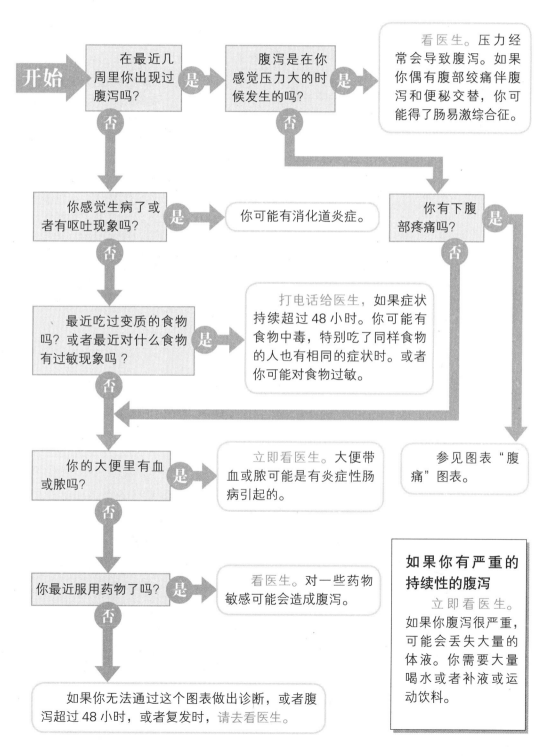

男女通用
自我诊断表

》便秘

——大便次数较少、较干而难以排出。

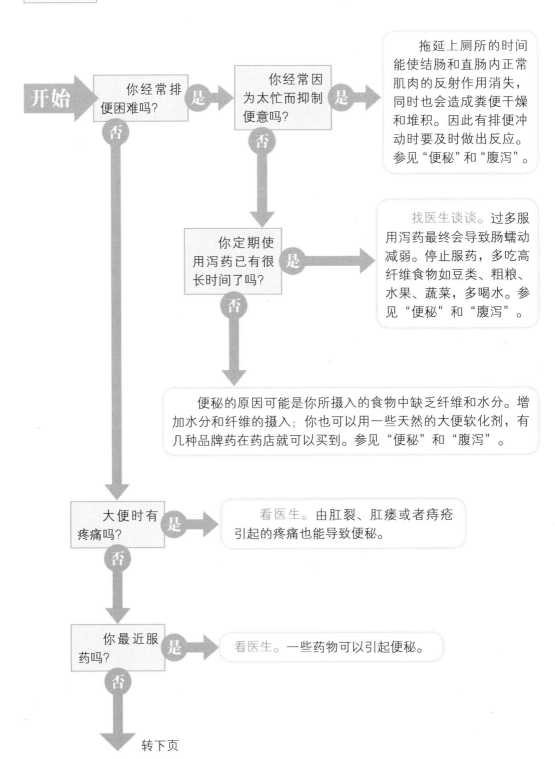

开始 → 你经常排便困难吗？

是 → 你经常因为太忙而抑制便意吗？

是 → 拖延上厕所的时间能使结肠和直肠内正常肌肉的反射作用消失，同时也会造成粪便干燥和堆积。因此有排便冲动时要及时做出反应。参见"便秘"和"腹泻"。

你经常因为太忙而抑制便意吗？**否** → 你定期使用泻药已有很长时间了吗？

你定期使用泻药已有很长时间了吗？**是** → 找医生谈谈。过多服用泻药最终会导致肠蠕动减弱。停止服药，多吃高纤维食物如豆类、粗粮、水果、蔬菜，多喝水。参见"便秘"和"腹泻"。

你定期使用泻药已有很长时间了吗？**否** → 便秘的原因可能是你所摄入的食物中缺乏纤维和水分。增加水分和纤维的摄入；你也可以用一些天然的大便软化剂，有几种品牌药在药店就可以买到。参见"便秘"和"腹泻"。

你经常排便困难吗？**否** → 大便时有疼痛吗？

大便时有疼痛吗？**是** → 看医生。由肛裂、肛瘘或者痔疮引起的疼痛也能导致便秘。

大便时有疼痛吗？**否** → 你最近服药吗？

你最近服药吗？**是** → 看医生。一些药物可以引起便秘。

你最近服药吗？**否** → 转下页

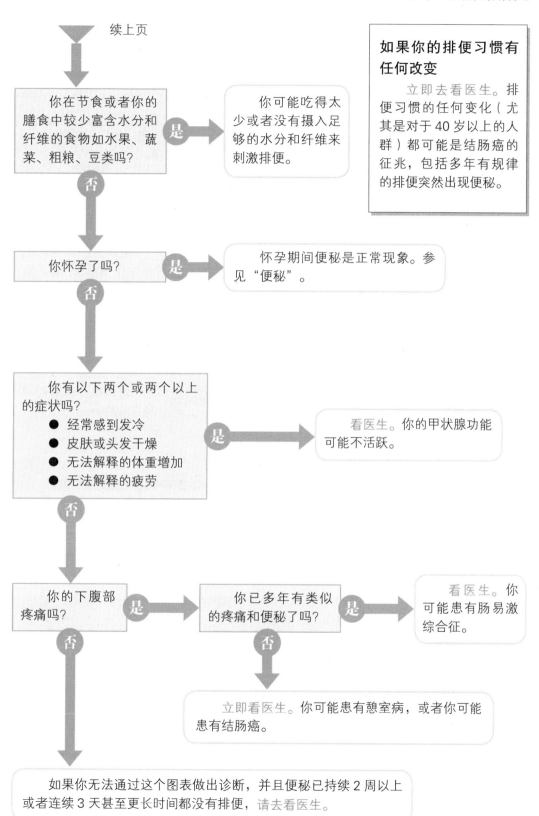

续上页

你在节食或者你的膳食中较少富含水分和纤维的食物如水果、蔬菜、粗粮、豆类吗？

是 → 你可能吃得太少或者没有摄入足够的水分和纤维来刺激排便。

否

如果你的排便习惯有任何改变

立即去看医生。排便习惯的任何变化（尤其是对于 40 岁以上的人群）都可能是结肠癌的征兆，包括多年有规律的排便突然出现便秘。

你怀孕了吗？

是 → 怀孕期间便秘是正常现象。参见"便秘"。

否

你有以下两个或两个以上的症状吗？
- 经常感到发冷
- 皮肤或头发干燥
- 无法解释的体重增加
- 无法解释的疲劳

是 → 看医生。你的甲状腺功能可能不活跃。

否

你的下腹部疼痛吗？

是 → 你已多年有类似的疼痛和便秘了吗？

是 → 看医生。你可能患有肠易激综合征。

否 → 立即看医生。你可能患有憩室病，或者你可能患有结肠癌。

否

如果你无法通过这个图表做出诊断，并且便秘已持续 2 周以上或者连续 3 天甚至更长时间都没有排便，请去看医生。

» 尿痛

——排尿时感觉不舒服，有时还伴有下腹部疼痛。

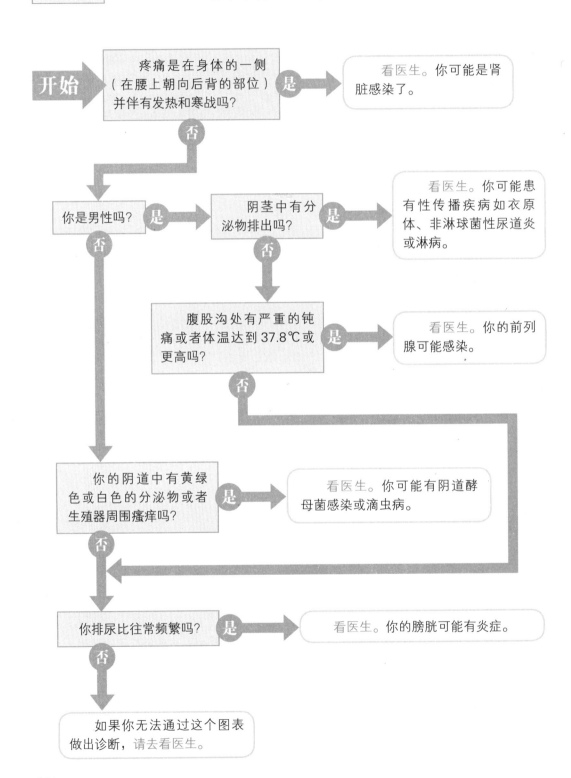

开始 → 疼痛是在身体的一侧（在腰上朝向后背的部位）并伴有发热和寒战吗？ **是** → 看医生。你可能是肾脏感染了。

否

你是男性吗？ **是** → 阴茎中有分泌物排出吗？ **是** → 看医生。你可能患有性传播疾病如衣原体、非淋球菌性尿道炎或淋病。

否

腹股沟处有严重的钝痛或者体温达到37.8℃或更高吗？ **是** → 看医生。你的前列腺可能感染。

否

你的阴道中有黄绿色或白色的分泌物或者生殖器周围瘙痒吗？ **是** → 看医生。你可能有阴道酵母菌感染或滴虫病。

否

你排尿比往常频繁吗？ **是** → 看医生。你的膀胱可能有炎症。

否

如果你无法通过这个图表做出诊断，请去看医生。

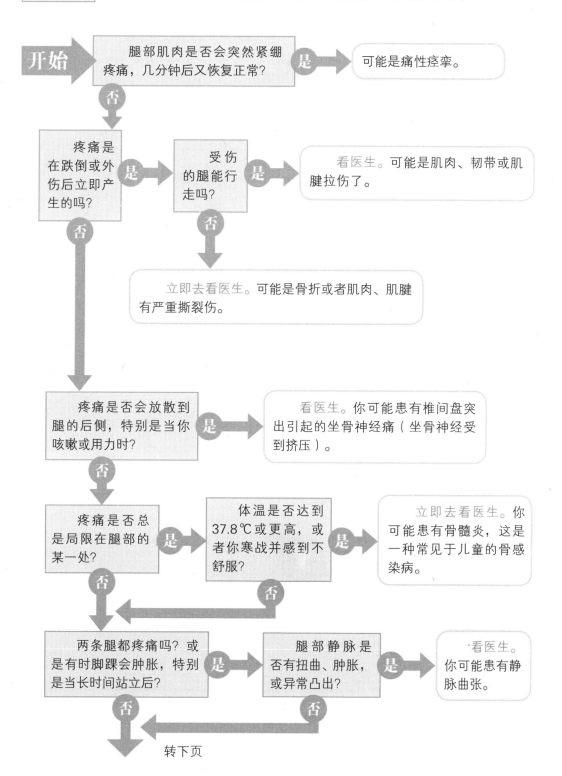

男女通用
自我诊断表

» 腿痛
——大腿或腓肠肌上出现的间歇性或持续性疼痛。

开始

腿部肌肉是否会突然紧绷疼痛，几分钟后又恢复正常？ → **是** → 可能是痛性痉挛。

否

疼痛是在跌倒或外伤后立即产生的吗？ → **是** → 受伤的腿能行走吗？ → **是** → 看医生。可能是肌肉、韧带或肌腱拉伤了。

否 （受伤的腿能行走吗？）→ 立即去看医生。可能是骨折或者肌肉、肌腱有严重撕裂伤。

否

疼痛是否会放散到腿的后侧，特别是当你咳嗽或用力时？ → **是** → 看医生。你可能患有椎间盘突出引起的坐骨神经痛（坐骨神经受到挤压）。

否

疼痛是否总是局限在腿部的某一处？ → **是** → 体温是否达到37.8℃或更高，或者你寒战并感到不舒服？ → **是** → 立即去看医生。你可能患有骨髓炎，这是一种常见于儿童的骨感染病。

否 （体温是否……）→ **否**

两条腿都疼痛吗？或是有时脚踝会肿胀，特别是当长时间站立后？ → **是** → 腿部静脉是否有扭曲、肿胀，或异常凸出？ → **是** → 看医生。你可能患有静脉曲张。

否 （腿部静脉……）→ **否**

否

转下页

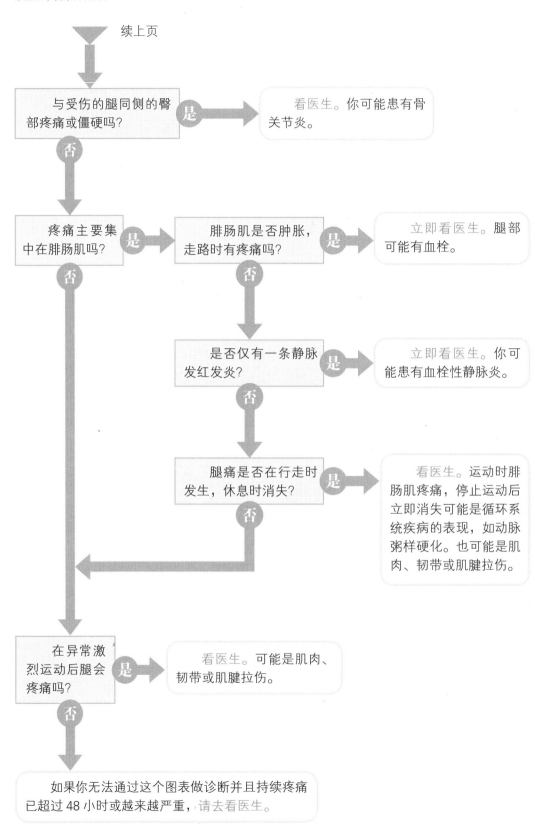

续上页

与受伤的腿同侧的臀部疼痛或僵硬吗？

是 → 看医生。你可能患有骨关节炎。

否 ↓

疼痛主要集中在腓肠肌吗？

是 → 腓肠肌是否肿胀，走路时有疼痛吗？

是 → 立即看医生。腿部可能有血栓。

否 ↓

是否仅有一条静脉发红发炎？

是 → 立即看医生。你可能患有血栓性静脉炎。

否 ↓

腿痛是否在行走时发生，休息时消失？

是 → 看医生。运动时腓肠肌疼痛，停止运动后立即消失可能是循环系统疾病的表现，如动脉粥样硬化。也可能是肌肉、韧带或肌腱拉伤。

否 ↓

否 ↓

在异常激烈运动后腿会疼痛吗？

是 → 看医生。可能是肌肉、韧带或肌腱拉伤。

否 ↓

如果你无法通过这个图表做诊断并且持续疼痛已超过 48 小时或越来越严重，请去看医生。

男性
自我诊断表

» 睾丸疼痛或增大

——一侧或两侧的睾丸或者阴囊（包裹睾丸的囊体）出现的疼痛或肿胀。

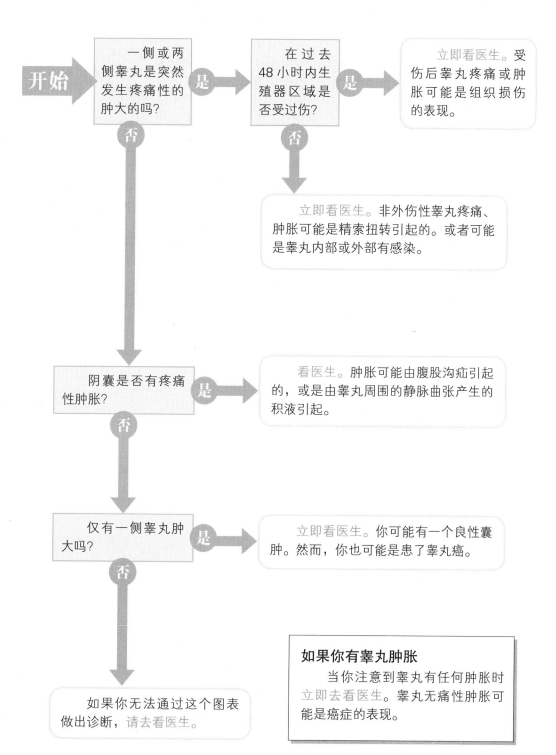

开始

一侧或两侧睾丸是突然发生疼痛性的肿大的吗？

否

在过去48小时内生殖器区域是否受过伤？

是 → 立即看医生。受伤后睾丸疼痛或肿胀可能是组织损伤的表现。

否 → 立即看医生。非外伤性睾丸疼痛、肿胀可能是精索扭转引起的。或者可能是睾丸内部或外部有感染。

阴囊是否有疼痛性肿胀？

是 → 看医生。肿胀可能由腹股沟疝引起的，或是由睾丸周围的静脉曲张产生的积液引起。

否

仅有一侧睾丸肿大吗？

是 → 立即看医生。你可能有一个良性囊肿。然而，你也可能是患了睾丸癌。

否

如果你无法通过这个图表做出诊断，请去看医生。

如果你有睾丸肿胀

当你注意到睾丸有任何肿胀时立即去看医生。睾丸无痛性肿胀可能是癌症的表现。

男性
自我诊断表

» 男性性交痛
——在性交过程中或之后出现的疼痛或不适。

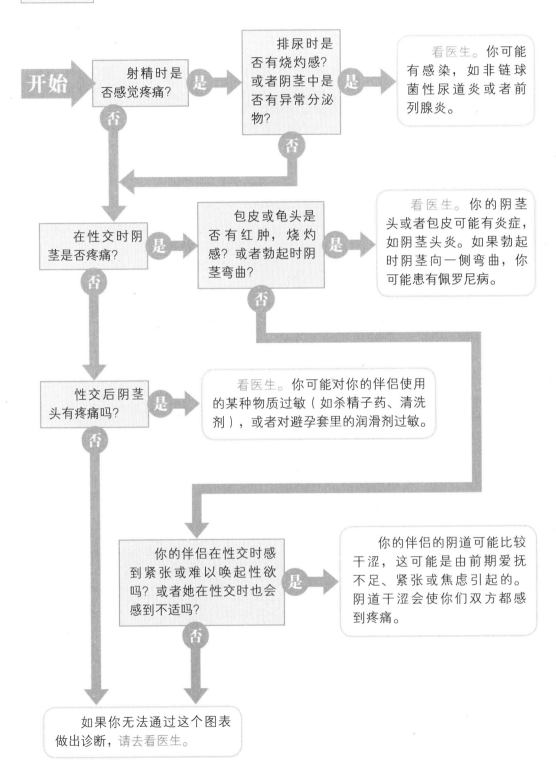

开始 → 射精时是否感觉疼痛？ —是→ 排尿时是否有烧灼感？或者阴茎中是否有异常分泌物？ —是→ 看医生。你可能有感染，如非链球菌性尿道炎或者前列腺炎。

在性交时阴茎是否疼痛？ —是→ 包皮或龟头是否有红肿，烧灼感？或者勃起时阴茎弯曲？ —是→ 看医生。你的阴茎头或者包皮可能有炎症，如阴茎头炎。如果勃起时阴茎向一侧弯曲，你可能患有佩罗尼病。

性交后阴茎头有疼痛吗？ —是→ 看医生。你可能对你的伴侣使用的某种物质过敏（如杀精子药、清洗剂），或者对避孕套里的润滑剂过敏。

你的伴侣在性交时感到紧张或难以唤起性欲吗？或者她在性交时也会感到不适吗？ —是→ 你的伴侣的阴道可能比较干涩，这可能是由前期爱抚不足、紧张或焦虑引起的。阴道干涩会使你们双方都感到疼痛。

如果你无法通过这个图表做出诊断，请去看医生。

» 乳腺疼痛或肿块
——一侧或两侧乳房出现疼痛、触痛或肿块。

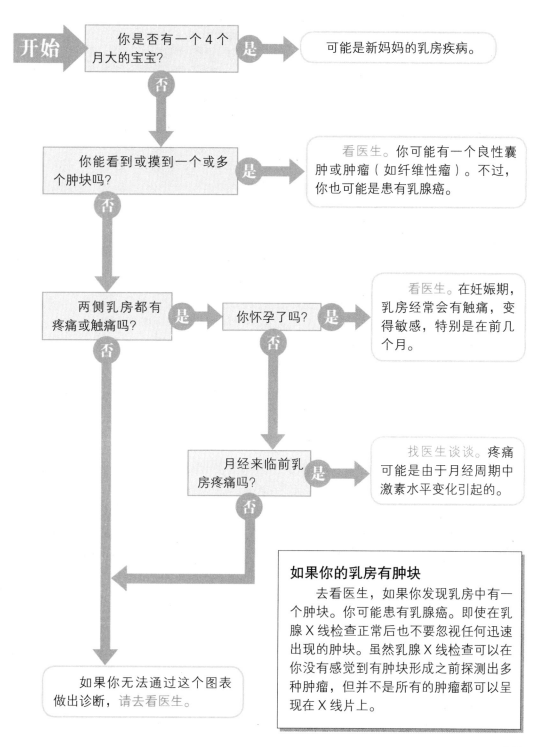

开始 → 你是否有一个4个月大的宝宝？ —**是**→ 可能是新妈妈的乳房疾病。

否 ↓

你能看到或摸到一个或多个肿块吗？ —**是**→ 看医生。你可能有一个良性囊肿或肿瘤（如纤维性瘤）。不过，你也可能是患有乳腺癌。

否 ↓

两侧乳房都有疼痛或触痛吗？ —**是**→ 你怀孕了吗？ —**是**→ 看医生。在妊娠期，乳房经常会有触痛，变得敏感，特别是在前几个月。

否 ↓ （两侧乳房）

否 ↓ （你怀孕了吗）

月经来临前乳房疼痛吗？ —**是**→ 找医生谈谈。疼痛可能是由于月经周期中激素水平变化引起的。

否 ↓

如果你无法通过这个图表做出诊断，请去看医生。

如果你的乳房有肿块

去看医生，如果你发现乳房中有一个肿块。你可能患有乳腺癌。即使在乳腺X线检查正常后也不要忽视任何迅速出现的肿块。虽然乳腺X线检查可以在你没有感觉到有肿块形成之前探测出多种肿瘤，但并不是所有的肿瘤都可以呈现在X线片上。

女性
自我诊断表

» 月经量过多

——行经时间超过7天以上，或者行经时间比平时长或经量多。

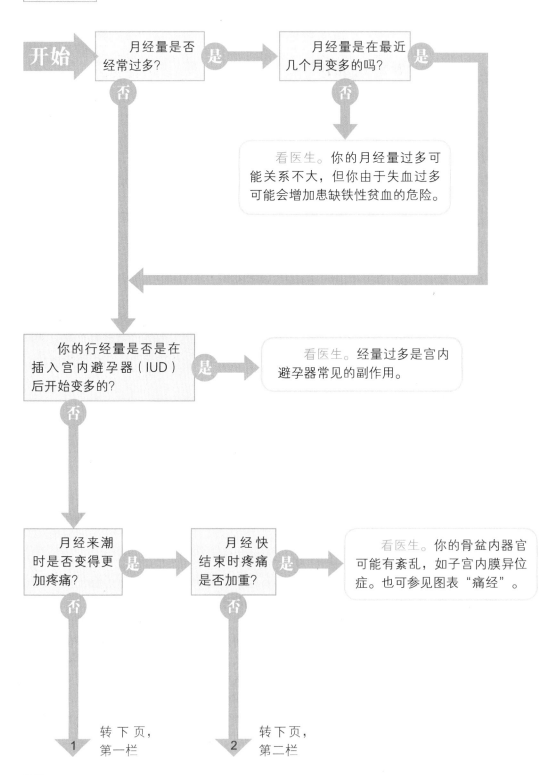

开始

月经量是否经常过多？ —是→ 月经量是在最近几个月变多的吗？ —是→

否↓　　　　否↓

看医生。你的月经量过多可能关系不大，但你由于失血过多可能会增加患缺铁性贫血的危险。

你的行经量是否是在插入宫内避孕器（IUD）后开始变多的？ —是→ 看医生。经量过多是宫内避孕器常见的副作用。

否↓

月经来潮时是否变得更加疼痛？ —是→ 月经快结束时疼痛是否加重？ —是→ 看医生。你的骨盆内器官可能有紊乱，如子宫内膜异位症。也可参见图表"痛经"。

否↓　　　　否↓

1 转下页，第一栏　　　2 转下页，第二栏

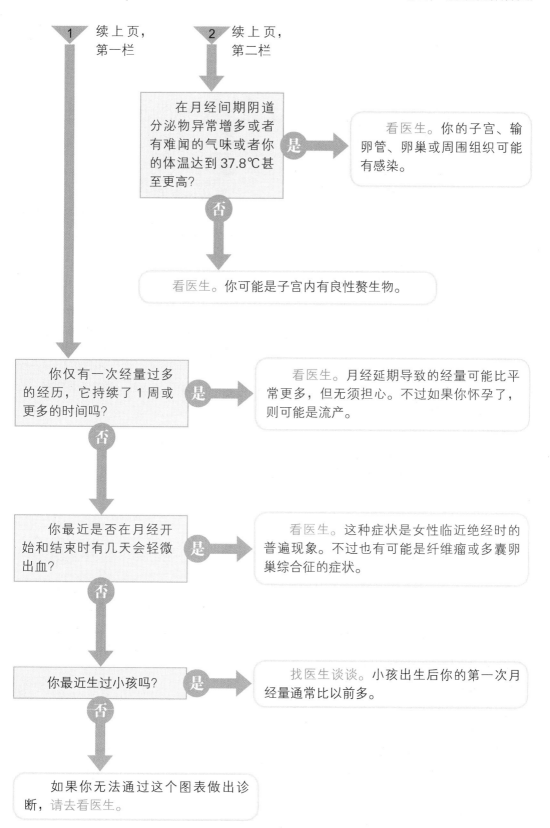

1　续上页，
　　第一栏

2　续上页，
　　第二栏

在月经间期阴道分泌物异常增多或者有难闻的气味或者你的体温达到 37.8℃ 甚至更高?

是 → 看医生。你的子宫、输卵管、卵巢或周围组织可能有感染。

否 ↓

看医生。你可能是子宫内有良性赘生物。

你仅有一次经量过多的经历，它持续了 1 周或更多的时间吗?

是 → 看医生。月经延期导致的经量可能比平常更多，但无须担心。不过如果你怀孕了，则可能是流产。

否 ↓

你最近是否在月经开始和结束时有几天会轻微出血?

是 → 看医生。这种症状是女性临近绝经时的普遍现象。不过也有可能是纤维瘤或多囊卵巢综合征的症状。

否 ↓

你最近生过小孩吗?

是 → 找医生谈谈。小孩出生后你的第一次月经量通常比以前多。

否 ↓

如果你无法通过这个图表做出诊断，请去看医生。

» 痛经

——行经期疼。

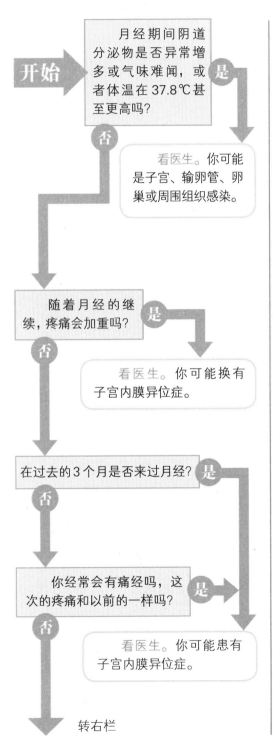

开始 → 月经期间阴道分泌物是否异常增多或气味难闻，或者体温在 37.8℃ 甚至更高吗？　**是**

否

看医生。你可能是子宫、输卵管、卵巢或周围组织感染。

随着月经的继续，疼痛会加重吗？　**是**

否

看医生。你可能患有子宫内膜异位症。

在过去的 3 个月是否来过月经？　**是**

否

你经常会有痛经吗，这次的疼痛和以前的一样吗？　**是**

否

看医生。你可能患有子宫内膜异位症。

转右栏

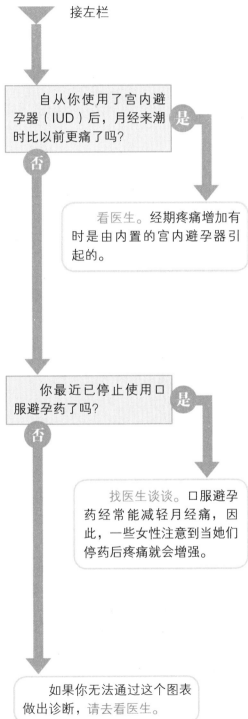

接左栏

自从你使用了宫内避孕器（IUD）后，月经来潮时比以前更痛了吗？　**是**

否

看医生。经期疼痛增加有时是由内置的宫内避孕器引起的。

你最近已停止使用口服避孕药了吗？　**是**

否

找医生谈谈。口服避孕药经常能减轻月经痛，因此，一些女性注意到当她们停药后疼痛就会增强。

如果你无法通过这个图表做出诊断，请去看医生。

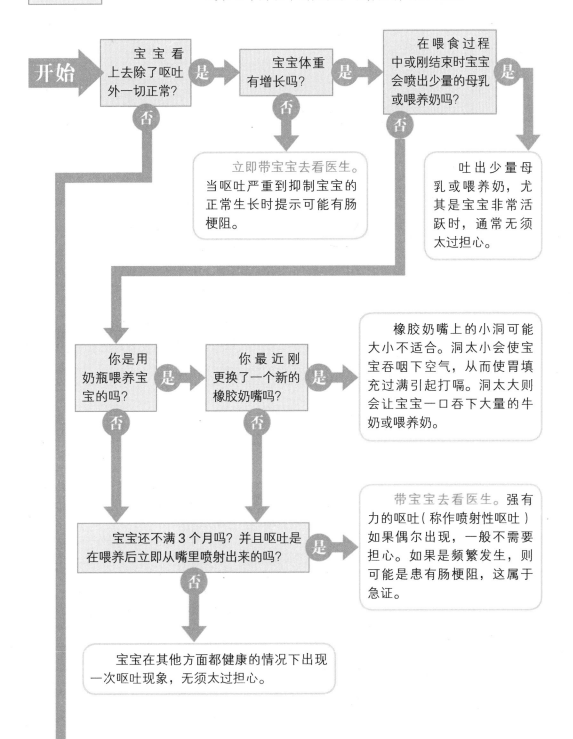

儿童
自我诊断表

» **婴儿呕吐**
——适合 6 个月以下的儿童。喂养后打嗝或呕吐。

开始 → 宝宝看上去除了呕吐外一切正常？ —是→ 宝宝体重有增长吗？ —是→ 在喂食过程中或刚结束时宝宝会喷出少量的母乳或喂养奶吗？ —是→

宝宝体重有增长吗？ 否↓
立即带宝宝去看医生。当呕吐严重到抑制宝宝的正常生长时提示可能有肠梗阻。

吐出少量母乳或喂养奶，尤其是宝宝非常活跃时，通常无须太过担心。

你是用奶瓶喂养宝宝的吗？ —是→ 你最近刚更换了一个新的橡胶奶嘴吗？ —是→

橡胶奶嘴上的小洞可能大小不适合。洞太小会使宝宝吞咽下空气，从而使胃填充过满引起打嗝。洞太大则会让宝宝一口吞下大量的牛奶或喂养奶。

宝宝还不满 3 个月吗？并且呕吐是在喂养后立即从嘴里喷射出来的吗？ —是→

带宝宝去看医生。强有力的呕吐（称作喷射性呕吐）如果偶尔出现，一般不需要担心。如果是频繁发生，则可能是患有肠梗阻，这属于急证。

宝宝在其他方面都健康的情况下出现一次呕吐现象，无须太过担心。

转下页

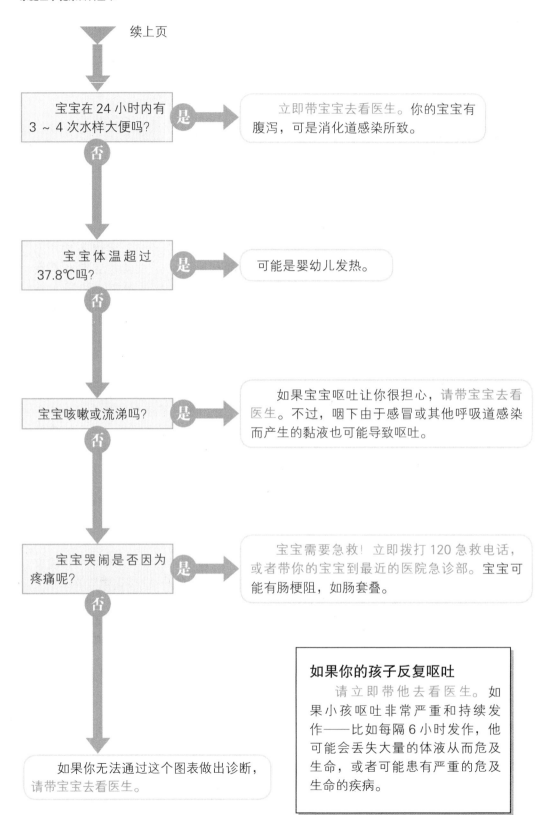

续上页

宝宝在 24 小时内有 3 ~ 4 次水样大便吗? **是** → 立即带宝宝去看医生。你的宝宝有腹泻,可是消化道感染所致。

否 ↓

宝宝体温超过 37.8℃吗? **是** → 可能是婴幼儿发热。

否 ↓

宝宝咳嗽或流涕吗? **是** → 如果宝宝呕吐让你很担心,请带宝宝去看医生。不过,咽下由于感冒或其他呼吸道感染而产生的黏液也可能导致呕吐。

否 ↓

宝宝哭闹是否因为疼痛呢? **是** → 宝宝需要急救!立即拨打 120 急救电话,或者带你的宝宝到最近的医院急诊部。宝宝可能有肠梗阻,如肠套叠。

否 ↓

如果你无法通过这个图表做出诊断,请带宝宝去看医生。

如果你的孩子反复呕吐

请立即带他去看医生。如果小孩呕吐非常严重和持续发作——比如每隔 6 小时发作,他可能会丢失大量的体液从而危及生命,或者可能患有严重的危及生命的疾病。

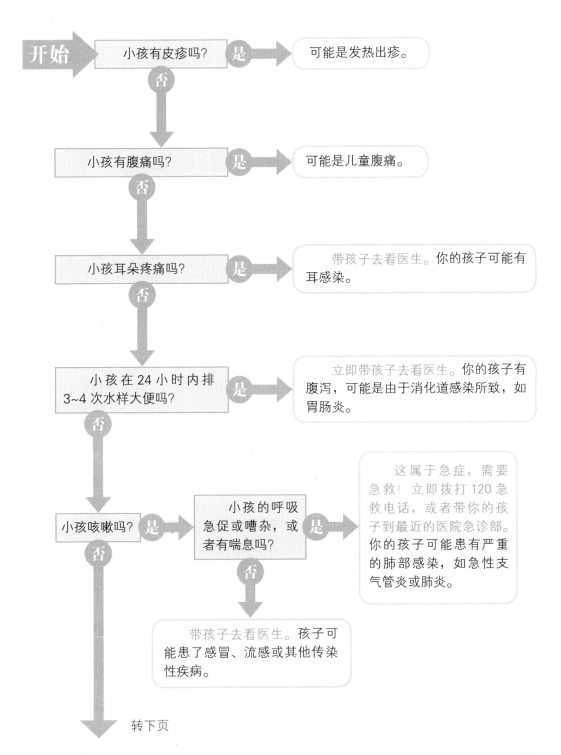

**儿童
自我诊断表**

» 儿童发热
——腋下温度超过 37.8℃，口腔温度超过 38.3℃，或者直肠温度超过 38.9℃。

开始 → 小孩有皮疹吗？ — **是** → 可能是发热出疹。

否 ↓

小孩有腹痛吗？ — **是** → 可能是儿童腹痛。

否 ↓

小孩耳朵疼痛吗？ — **是** → 带孩子去看医生。你的孩子可能有耳感染。

否 ↓

小孩在 24 小时内排 3~4 次水样大便吗？ — **是** → 立即带孩子去看医生。你的孩子有腹泻，可能是由于消化道感染所致，如胃肠炎。

否 ↓

小孩咳嗽吗？ — **是** → 小孩的呼吸急促或嘈杂，或者有喘息吗？ — **是** → 这属于急症，需要急救！立即拨打 120 急救电话，或者带你的孩子到最近的医院急诊部。你的孩子可能患有严重的肺部感染，如急性支气管炎或肺炎。

否 ↓

带孩子去看医生。孩子可能患了感冒、流感或其他传染性疾病。

否 ↓

转下页

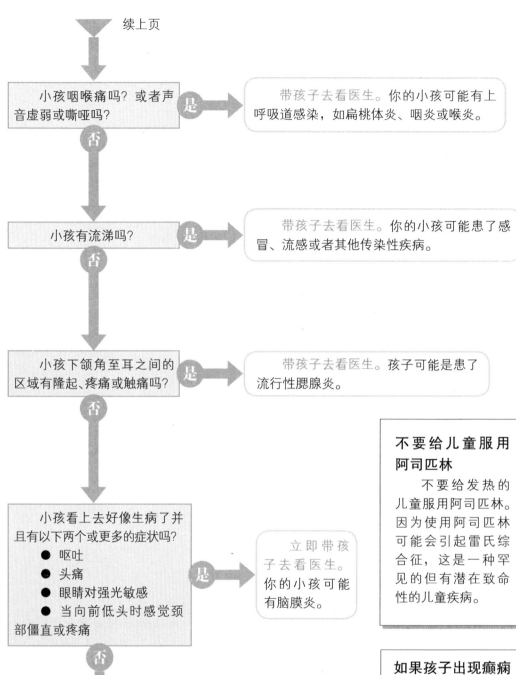

续上页

小孩咽喉痛吗？或者声音虚弱或嘶哑吗？ **是** → 带孩子去看医生。你的小孩可能有上呼吸道感染，如扁桃体炎、咽炎或喉炎。

否

小孩有流涕吗？ **是** → 带孩子去看医生。你的小孩可能患了感冒、流感或者其他传染性疾病。

否

小孩下颌角至耳之间的区域有隆起、疼痛或触痛吗？ **是** → 带孩子去看医生。孩子可能是患了流行性腮腺炎。

否

小孩看上去好像生病了并且有以下两个或更多的症状吗？
● 呕吐
● 头痛
● 眼睛对强光敏感
● 当向前低头时感觉颈部僵直或疼痛
是 → 立即带孩子去看医生。你的小孩可能有脑膜炎。

否

如果你无法通过这个图表做出诊断，孩子的体温过高持续了 6 小时以上，或者体温高于 38.9℃，带孩子去看医生。

不要给儿童服用阿司匹林

不要给发热的儿童服用阿司匹林。因为使用阿司匹林可能会引起雷氏综合征，这是一种罕见的但有潜在致命性的儿童疾病。

如果孩子出现癫痫发作

这属于急证，需要急救！立即拨打 120 急救电话，或者带你的孩子到最近的医院急诊部。

» 儿童咳嗽

——适合 2~12 岁儿童。儿童咳嗽通常是呼吸道感染的症状。

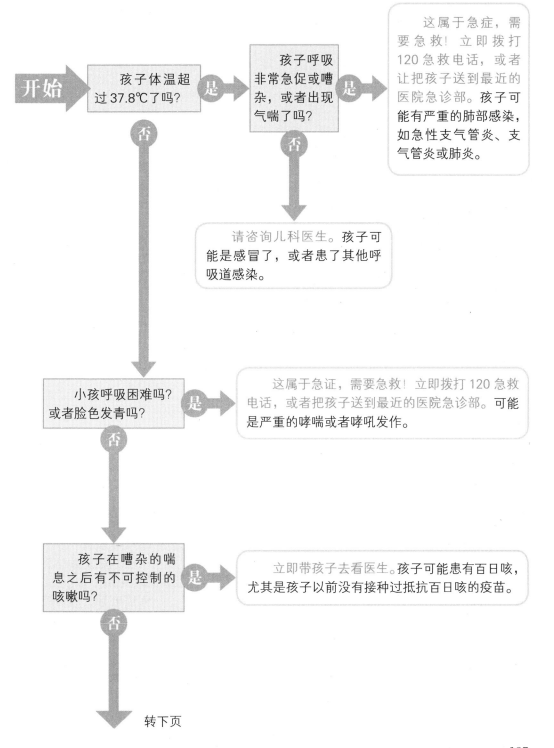

开始

孩子体温超过 37.8℃ 了吗？

是 → 孩子呼吸非常急促或嘈杂，或者出现气喘了吗？

是 → 这属于急症，需要急救！立即拨打 120 急救电话，或者让把孩子送到最近的医院急诊部。孩子可能有严重的肺部感染，如急性支气管炎、支气管炎或肺炎。

否 → 请咨询儿科医生。孩子可能是感冒了，或者患了其他呼吸道感染。

否

小孩呼吸困难吗？或者脸色发青吗？

是 → 这属于急证，需要急救！立即拨打 120 急救电话，或者把孩子送到最近的医院急诊部。可能是严重的哮喘或者哮吼发作。

否

孩子在嘈杂的喘息之后有不可控制的咳嗽吗？

是 → 立即带孩子去看医生。孩子可能患有百日咳，尤其是孩子以前没有接种过抵抗百日咳的疫苗。

否

转下页

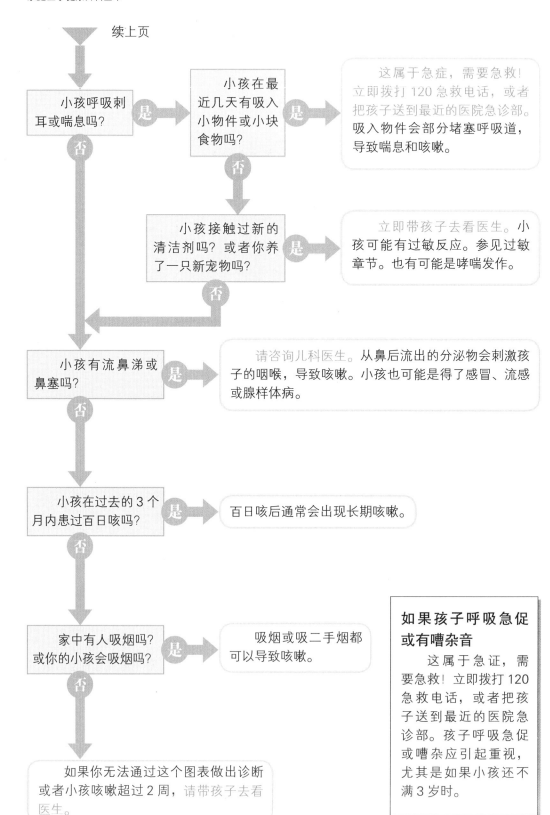

续上页

小孩呼吸刺耳或喘息吗？ — 是 → 小孩在最近几天有吸入小物件或小块食物吗？ — 是 → 这属于急症，需要急救！立即拨打 120 急救电话，或者把孩子送到最近的医院急诊部。吸入物件会部分堵塞呼吸道，导致喘息和咳嗽。

否 ↓

小孩接触过新的清洁剂吗？或者你养了一只新宠物吗？ — 是 → 立即带孩子去看医生。小孩可能有过敏反应。参见过敏章节。也有可能是哮喘发作。

否

小孩有流鼻涕或鼻塞吗？ — 是 → 请咨询儿科医生。从鼻后流出的分泌物会刺激孩子的咽喉，导致咳嗽。小孩也可能是得了感冒、流感或腺样体病。

否 ↓

小孩在过去的 3 个月内患过百日咳吗？ — 是 → 百日咳后通常会出现长期咳嗽。

否 ↓

家中有人吸烟吗？或你的小孩会吸烟吗？ — 是 → 吸烟或吸二手烟都可以导致咳嗽。

否 ↓

如果你无法通过这个图表做出诊断或者小孩咳嗽超过 2 周，请带孩子去看医生。

如果孩子呼吸急促或有嘈杂音

这属于急证，需要急救！立即拨打 120 急救电话，或者把孩子送到最近的医院急诊部。孩子呼吸急促或嘈杂应引起重视，尤其是如果小孩还不满 3 岁时。

儿童
自我诊断表

» 儿童腹痛

——适合12岁以上儿童。胸廓至腹股沟之间的区域疼痛。

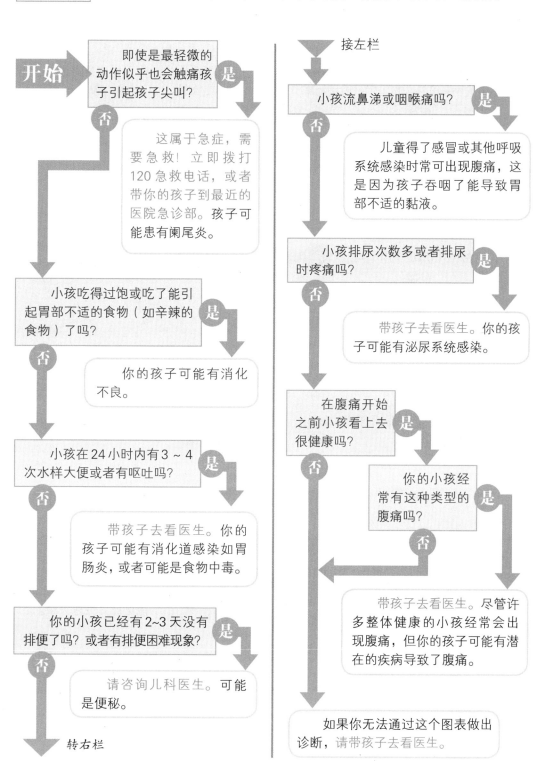

开始 → 即使是最轻微的动作似乎也会触痛孩子引起孩子尖叫？ — 是

否

这属于急症，需要急救！立即拨打120急救电话，或者带你的孩子到最近的医院急诊部。孩子可能患有阑尾炎。

小孩吃得过饱或吃了能引起胃部不适的食物（如辛辣的食物）了吗？ — 是

否

你的孩子可能有消化不良。

小孩在24小时内有3～4次水样大便或者有呕吐吗？ — 是

否

带孩子去看医生。你的孩子可能有消化道感染如胃肠炎，或者可能是食物中毒。

你的小孩已经有2~3天没有排便了吗？或者有排便困难现象？ — 是

否

请咨询儿科医生。可能是便秘。

转右栏

接左栏

小孩流鼻涕或咽喉痛吗？ — 是

否

儿童得了感冒或其他呼吸系统感染时常可出现腹痛，这是因为孩子吞咽了能导致胃部不适的黏液。

小孩排尿次数多或者排尿时疼痛吗？ — 是

否

带孩子去看医生。你的孩子可能有泌尿系统感染。

在腹痛开始之前小孩看上去很健康吗？ — 是

否

你的小孩经常有这种类型的腹痛吗？ — 是

否

带孩子去看医生。尽管许多整体健康的小孩经常会出现腹痛，但你的孩子可能有潜在的疾病导致了腹痛。

如果你无法通过这个图表做出诊断，请带孩子去看医生。

» 老年人膀胱失控
——不随意的排尿。

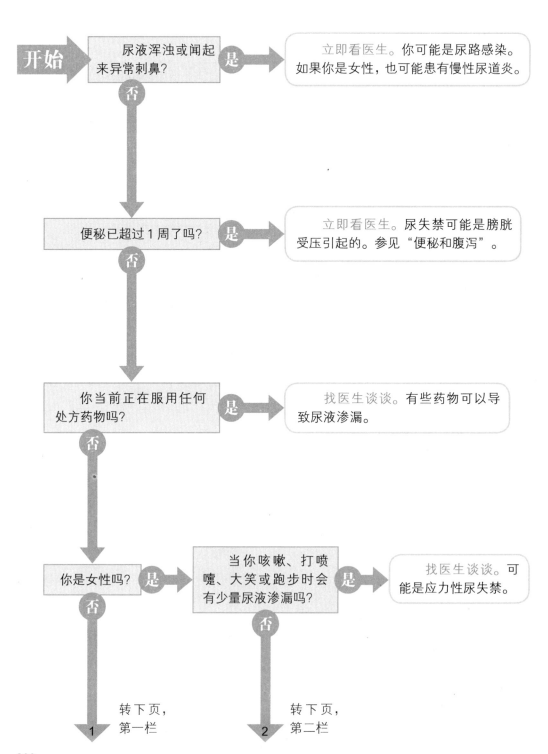

开始 → 尿液浑浊或闻起来异常刺鼻？ —**是**→ 立即看医生。你可能是尿路感染。如果你是女性，也可能患有慢性尿道炎。

否↓

便秘已超过1周了吗？ —**是**→ 立即看医生。尿失禁可能是膀胱受压引起的。参见"便秘和腹泻"。

否↓

你当前正在服用任何处方药物吗？ —**是**→ 找医生谈谈。有些药物可以导致尿液渗漏。

否↓

你是女性吗？ —**是**→ 当你咳嗽、打喷嚏、大笑或跑步时会有少量尿液渗漏吗？ —**是**→ 找医生谈谈。可能是应力性尿失禁。

否↓　　　　　　　　　　　　　　　　　　　　　　　　　　　**否**↓

1 转下页，第一栏　　　　　　　**2** 转下页，第二栏

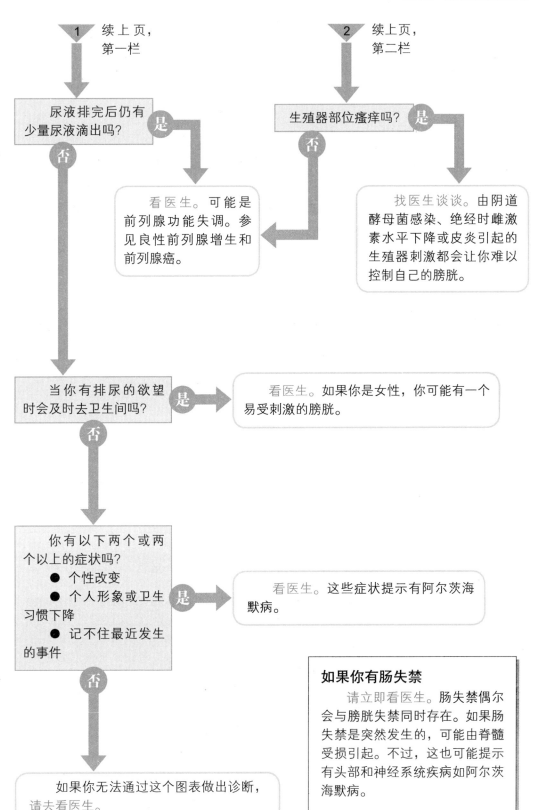

1 续上页，第一栏

尿液排完后仍有少量尿液滴出吗？

是

否

看医生。可能是前列腺功能失调。参见良性前列腺增生和前列腺癌。

2 续上页，第二栏

生殖器部位瘙痒吗？

是

否

找医生谈谈。由阴道酵母菌感染、绝经时雌激素水平下降或皮炎引起的生殖器刺激都会让你难以控制自己的膀胱。

当你有排尿的欲望时会及时去卫生间吗？

是

看医生。如果你是女性，你可能有一个易受刺激的膀胱。

否

你有以下两个或两个以上的症状吗？
● 个性改变
● 个人形象或卫生习惯下降
● 记不住最近发生的事件

是

看医生。这些症状提示有阿尔茨海默病。

否

如果你无法通过这个图表做出诊断，请去看医生。

如果你有肠失禁

请立即看医生。肠失禁偶尔会与膀胱失禁同时存在。如果肠失禁是突然发生的，可能由脊髓受损引起。不过，这也可能提示有头部和神经系统疾病如阿尔茨海默病。

老年人
自我诊断表

» 老年人意识错乱

——对时间、地点、事件记不清楚，或者脱离现实。仅在使用过图表"意识错乱"之后才能使用本图表。

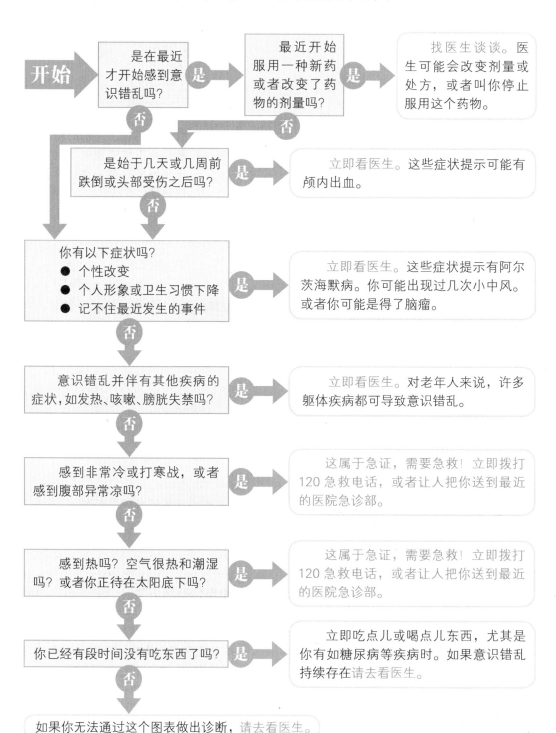

开始 → 是在最近才开始感到意识错乱吗？

是 → 最近开始服用一种新药或者改变了药物的剂量吗？

是 → 找医生谈谈。医生可能会改变剂量或处方，或者叫你停止服用这个药物。

否

否

是始于几天或几周前跌倒或头部受伤之后吗？

是 → 立即看医生。这些症状提示可能有颅内出血。

否

你有以下症状吗？
● 个性改变
● 个人形象或卫生习惯下降
● 记不住最近发生的事件

是 → 立即看医生。这些症状提示有阿尔茨海默病。你可能出现过几次小中风。或者你可能是得了脑瘤。

否

意识错乱并伴有其他疾病的症状，如发热、咳嗽、膀胱失禁吗？

是 → 立即看医生。对老年人来说，许多躯体疾病都可导致意识错乱。

否

感到非常冷或打寒战，或者感到腹部异常凉吗？

是 → 这属于急证，需要急救！立即拨打120急救电话，或者让人把你送到最近的医院急诊部。

否

感到热吗？空气很热和潮湿吗？或者你正待在太阳底下吗？

是 → 这属于急证，需要急救！立即拨打120急救电话，或者让人把你送到最近的医院急诊部。

否

你已经有段时间没有吃东西了吗？

是 → 立即吃点儿或喝点儿东西，尤其是你有如糖尿病等疾病时。如果意识错乱持续存在请去看医生。

否

如果你无法通过这个图表做出诊断，请去看医生。

第六章　常见疾病防治

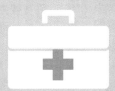

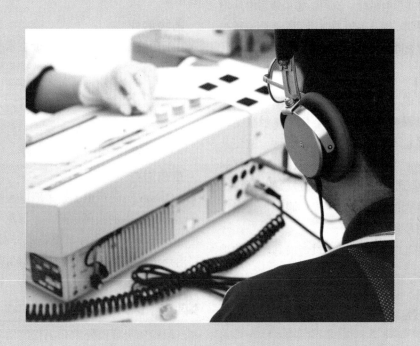

第一节 眼科疾病

结膜炎

结膜炎也称为红眼病，为结膜发炎的一种病症。结膜是围绕在巩膜和眼睑内的一层透明黏膜。该病的症状为结膜水肿或者发红、瘙痒、流液，睫毛周围有硬块，眨眼时感觉疼痛。

» 病因

结膜炎可由细菌或病毒引起，或是由于对环境因素比如眼部化妆品、花粉或者其他致敏源过敏所致。病毒性结膜炎通常是伴随感冒或者其他上呼吸道感染之后发生的，腺病毒是最常见的病因。细菌性结膜炎具有很强的传染性，当人们用手指揉眼睛时极易传播。学校和托儿所的儿童尤为常见，因为受感染的儿童在用手指揉眼睛之后可能不会洗手。新生儿结膜炎也是其中的一种类型，如果母亲在怀孕时候患有疱疹、衣原体感染或者淋病均能影响婴儿。除非经过及时治疗，否则这种类型的结膜炎能波及整个眼球并引起失明。

» 预防

良好的个人卫生习惯能显著地降低感染和传播结膜炎的概率。不要用手接触眼睛，教育小孩也不要这样做。经常洗手。避免共用毛巾、面巾和眼部化妆品，以上物品都能传播疾病。通过避免接触以前过敏的物质（比如特定品牌的睫毛膏或者隐形眼镜护理液）来预防过敏性结膜炎。

新生儿结膜炎可以通过产前和产后的护理来进行预防。怀孕妇女应当进行性传播疾病检测，必要时还要进行治疗。用于新生儿的抗生素眼药水在许多国家都是常规用药，也能预防结膜炎。

» 诊断

一旦出现结膜炎的症状就要去医院检查。结膜炎的诊断取决于眼部的症状。医生可能会收集眼部的分泌物进行检测以判断病因是否为细菌感染。由于结膜炎不影响眼睛负责视力的部分，所以任何视力的改变都要进行其他病因的评估。

» 治疗

用湿润的棉球或者纱布来擦除眼部分泌物可以缓解症状。确保在揉眼睛之前先洗手，以避免将结膜炎传染至另一只眼睛和其他家人。

· 药物治疗

细菌性结膜炎必须应用抗生素眼药膏或者眼药水来治疗以消除感染。抗生素对病毒性结膜炎无效，但是自身免疫系统通常能在一周内消除感染。通常医生开具抗生素处方是为了预防继发性的细菌感染。过敏性结膜炎可以用抗组胺眼药水进行治疗。

· 草药治疗

Qatoorramad（QR）是尤那尼医学（Unanimedicine）中的眼科用药，尤那尼医学是一种起源于阿富汗的古老草药医学体系。QR对治疗结膜炎有效并且没有明显的副作用。

眼睑炎

眼睑的炎症能导致相当程度的不适。眼睑的边缘变红、瘙痒、发炎。眼睑周围的痂壳能够引起眼睑周围皮肤的损伤。双眼可能

高危人群

危险因素包括：

· 上呼吸道感染

· 过敏

· 经常与已感染的儿童接触

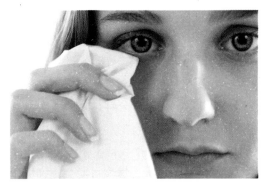

由于眼睑炎易于复发，针对那些确诊的患者通常推荐的是眼睑清洁保健法。

变得红肿并对光线敏感。其他症状包括过度流泪，眼睑变性和视物模糊。有时候眼睑炎可导致眼睑的结膜炎，后者是一种引起瘙痒、流泪和红肿的感染。

» 病因

眼睑炎并不总是由感染引起的。但是，当它影响到眼睑边缘的时候，病因可能为感染（通常是葡萄球菌引起）、头皮屑，或者两者都有。眼睑内部的眼睑炎可能是头皮屑导致的或是睑板腺的问题（在眼睑上分泌油脂）。红斑痤疮——一种皮肤疾病可能是另一种可能的致病原因。

» 预防

保持睫毛滤泡周边皮肤的清洁可以减少眼睑炎的发生和复发。清除油脂和头皮屑可有助于阻止寄生于此的细菌增殖。每天早上清洗眼睛来消除一夜积聚下来的黏液和油脂。

对于易患眼睑炎的人群需要更加细致的卫生保健方法。在洗手之后，用少量专门的眼睑清洁剂或无刺激性的香波与温水混合，

高危人群

危险因素包括：
- 头皮屑
- 红斑痤疮
- 不良卫生习惯
- 睑板腺分泌油脂过多

然后浸湿面巾；此时，闭上一只眼睛，用面巾从睫毛的一端到另外一端轻轻地擦拭；然后用另一块面巾清洁另一只眼睛。

» 诊断

如果你认为自己患了眼睑炎就要去看眼科医生。确定是否需要抗生素或者眼部的刺激是否由其他更严重的眼部疾患引起，这一点很重要。

» 治疗

治疗包括保持眼睑清洁和控制其他疾病。如果出现细菌感染，需要使用抗生素。

· 药物治疗

可以应用抗生素眼药水和眼药膏来杀菌。如果同时出现红斑痤疮，医师会给予局部用的或者口服抗生素。为了控制头皮屑，需要药物性香波。

· 水疗法

每天使用温热敷布清洁眼睑几次能缓解不适，通过去除睫毛滤泡周边的头皮屑能避免眼睑炎。在洗手之后，将清洁的面巾以温水浸湿。闭上眼睛将其覆盖在上面几分钟。然后，使用在预防中提到的方法做一只眼睛眼睑的清洁。每天使用医用敷布和眼睑清洁剂。

睑腺炎

睑腺炎（也被称作麦粒肿）是位于睫毛根部、涉及睫毛毛囊或者睑板腺（眼睑结膜下的小皮脂腺）的局限性感染。一个人可以同时有一个以上的睑腺炎。起初由于渗液，睑腺炎多表现为红肿和疼痛。

睑腺炎也能引起渗液、对光线过敏和眼部异物感。患病几天后，睑腺炎通常会分泌液体，一周左右自行痊愈。没有痊愈的就会发展为睑板腺囊肿（大量的颗粒状物质），此时眼睑的油脂腺发炎，阻塞。

» 病因

超过 90% 的睑腺炎是由葡萄球菌从眼睑的皮肤进入睫毛毛囊引起的。

» 预防

良好的卫生习惯可以减少患睑腺炎的风险。在接触眼睑之前先洗手，清洗掉眼睑过多油脂和渗出液有助于预防感染。如果你患有结膜炎，眼睑的感染可能会导致睑腺炎，故需咨询医生。

» 诊断

医生主要通过睑腺炎的临床表现进行诊断。

» 治疗

不要试图挤压睑腺炎，让其自行破溃排空。

· 药物治疗

如果睑腺炎不能消退或者复发，必须使用抗生素眼霜或者眼药膏来控制可能存在的潜在感染。

· 水疗法

治疗的第一步是热敷。将面巾用温水浸湿敷在眼睑处保持 10 分钟，每天 4 次，直到睑腺炎破溃排空。

· 切开手术

如果睑腺炎很大，医生可能会建议切开引流以消除感染。

眼干燥症

眼球通常由一层含有油脂、水和黏液的泪液包裹着。但是当泪腺（产生泪液）不能产生足够的泪液或者产生的泪液不正常并且蒸发迅速从而引起病症，称作眼干燥症或干燥性角结膜炎。两眼都可能被眼干燥症影响。眼干燥症的表现是眼睛很不舒服，伴随有疼痛、烧灼感、瘙痒、视物模糊。即使是短暂的阅读也会令眼睛感觉疲劳。

» 病因

年龄是最常见的病因。其他病因是吸烟、暴露于二手烟环境中和某些环境因素，比如，暴露于阳光、风或者室内气流非常干燥。感冒药、抗过敏药物以及其他处方药均能使眼睛黏膜干燥。眼干燥症也可能由眼睛损伤或干扰眼睛正常功能的病症，以及一些自体免疫性疾病比如风湿性关节炎和狼疮（免疫系统攻击泪腺）造成。

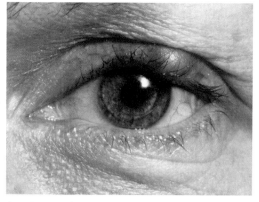

在眼睑上的睑腺炎是一个红色肿块，与红色丘疹或疖子差不多，通常充满脓液。睑腺炎是由睫毛根部的油脂腺感染所引起的，通常是葡萄球菌，它从眼睑的皮肤进入睫毛毛囊，从而引发感染。

» 预防

眼干燥症无法预防，但是有几种方法可以减轻该病的严重程度。最重要的方法是避免吸烟和暴露于二手烟环境中。避免暴露于阳光下，遮蔽眼睛不要被风吹。冬季使用加湿器增加室内的湿度。如果你使用电吹风，将脸避开热风。在进行一些可能造成眼睛损伤危险的活动比如滑雪、打曲棍球和做木工时带上护目镜以保护眼睛。

» 诊断

如果你认为自己患有眼干燥症，就要去医院检查。病症的诊断依赖于症状和检测。Schirmer 试验测量的是眼睛产生的泪液量。将吸水纸放在下眼睫毛下方保持 5 分钟，然后医生检查已被吸收的泪液量。医生也能使用眼药水来测量泪液需要多久蒸发以及角膜的干燥点。

» 治疗

眼干燥症以药物治疗结合生活习惯、环境的改变来治疗。

· 药物治疗

眼药水有助于取代角膜周围的泪液膜以缓解轻度眼干燥症。如有必要，润滑药膏可帮助减少瘙痒的感觉。

· 硅胶塞

如果药物治疗不能缓解，可以将微小的硅胶塞塞入泪道，阻止眼泪从眼中流出。塞子可以被移除。

· 电烙术

医生使用热金属丝来封闭泪道以阻止眼泪流出。

· 针灸

该方法可以作为常规治疗的辅助方法。尽管不能增加泪液量，但部分人在针灸后感觉症状有所缓解。

· 物理环境

经常眨眼睛可以让眼泪涂布在眼球表面，从而减轻眼干燥症。在"预防"项中列出的措施有助于缓解任何不适。

白内障

眼睛的晶状体位于虹膜之后，是令光线聚焦的器官。晶状体通常是透明的，但在患有白内障的眼睛内，晶状体有暗影且不透明。白内障的发生有很多原因，但是绝大多数都与由年龄增加带来的改变有关。其中的一个改变是晶状体呈现出黄褐色。但是，仅这一改变通常不会导致明显的视力损伤。晶状体变得有阴影并有白内障的主要原因是年龄的增长，眼中的蛋白纤维易于积聚。

白内障的发病是无痛的，但是经过几年后视力会逐渐下降。在夜间或者在微光下视物尤其困难。色彩会变淡，图像会变得扭曲。其他问题还有：近视加重、对强光敏感、围绕着光线出现光晕现象、复视和眼睛中出现重叠影像。白内障一般同时影响双眼，但是往往一只比另一只严重。

高危人群

危险因素包括：

- 衰老
- 眼部创伤
- 脑震荡
- 糖尿病
- 唐氏综合征
- 半乳糖血症
- 过度暴露于日光下或者其他形式的射线中
- 暴露于有毒化学物质中
- 吸烟
- 酗酒
- 长期使用皮质类固醇药物
- 怀孕期间感染（可引起先天性白内障）

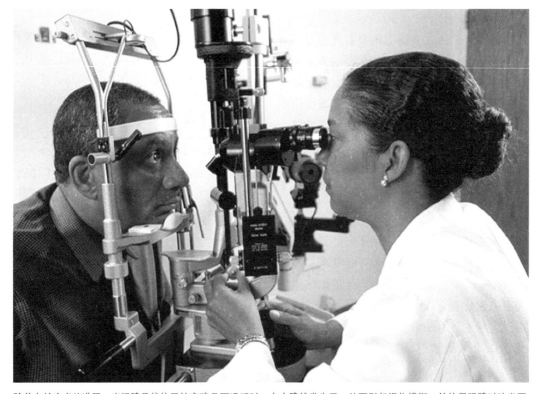

随着自然衰老的进程，当眼睛晶状体开始变暗且不透明时，白内障就发生了。从而引起视物模糊，并使得眼睛对眩光更加敏感。眼科医生在诊断白内障时会做全面的眼科检查来确诊。

» 病因

白内障最常见的病因是衰老。但是，当白内障只是由于衰老引起时，症状是轻微的，不会显著影响视力。许多因素都能引起白内障或使其加重。糖尿病、唐氏综合征和半乳糖血症（半乳糖的异常堆积，半乳糖是乳糖的一种组成成分）能增加患白内障的风险。其他一些原因包括长期服用皮质内固醇药物、脑震荡、眼睛损伤、暴露于特定有毒物质（比如萘，在樟脑球中使用）中、吸烟、严重酗酒、过度暴露于阳光和其他形式的辐射下。

白内障也可以是天生的或者在出生时出现。母亲在怀孕期间如果感染了诸如风疹、弓形虫和单纯疱疹会增加婴儿患白内障的风险。

» 预防

有几种措施能降低患白内障的风险，推迟白内障的发生时间，或者降低其影响视力的严重程度。对白内障的早期检查和治疗能减少眼睛的损害。

保持血糖稳定有助于预防由糖尿病引起的白内障。良好的产前护理能够减少感染所致的遗传性白内障的风险。

• 自然环境

中午在户外的时候，带太阳镜和宽檐帽可以减少眼睛暴露于阳光的机会。不要吸烟，并且避免接触二手烟。

• 营养

食用富含抗氧化剂的食物能预防白内障。抗氧化剂能够清除自由基，自由基是一种破坏性物质，它能加速老化过程和促进许多退行性病变的发生，包括白内障。

抗氧化剂，尤其是叶黄素、维生素 C 和硒能降低患白内障的风险。食品补充剂或者在绿叶蔬菜、柑橘类水果、谷物和海产等食品中都含有此类营养成分。

酒精能增加患白内障的风险，所以要适量饮酒——男性每天饮酒不超过 2 次，女性不超过 1 次（1 次饮用量为 240 毫升啤酒，150 毫升葡萄酒，45 毫升白酒）。

» 诊断

眼科医生需结合年龄、症状、病史以及全面的眼部检查来诊断。

» 治疗

外科手术是治愈白内障的唯一方法，但是并不总是必须的，尤其是在白内障较轻微时，视力辅助装置有助于改善视力。好消息是再怎么晚的手术也不算迟。由白内障导致的视力长期受损并不会降低手术的有效性。

· 眼镜和视力辅助装置

眼镜能增强视觉的敏锐度。特别是防眩光镜片有助于减轻眩光和耀眼日光带来的不适。此外，手持放大镜或者其他视力辅助装置能帮助阅读和其他近距离的工作。

· 白内障外科手术

如果白内障已经非常严重，以致仅仅靠眼镜已经不能改善眼睛的状况来从事日常的工作、阅读和开车等活动时，医生会建议进行手术。即使白内障没有明显影响视力的时候，如果疾病干扰一只眼睛的检查或者另外一只眼睛的治疗时，医生也会建议进行手术。

在白内障手术中，眼外科医师会将混浊的晶状体摘除，植入一只透明塑料制的晶体。手术可以是单眼或双眼，这取决于每只眼睛的视力受损程度。手术的恢复期可能从几天至几周不等。

· 自然环境

在家中和工作场所使用更多的灯具和更明亮的灯泡能使物体变得更清晰。

青光眼

青光眼以对视神经（连接眼睛和大脑的神经纤维束）损伤为特征。这种损伤通常是由于眼内液体压力增加所致。起初可能没有明显的症状，但是随着病情进展，会引起周边视觉的损伤，视物模糊和在光源周围出现光环以及其他视觉问题。

其他一些症状包括眼睛和面部的疼痛、头痛、对光敏感、眼睛流液和红肿。青光眼随着年龄的增长而变得普遍，并且是 60 岁以上人群失明的主要原因。如果处理得当可以有效避免失明。

» 病因

有五种类型的青光眼，每一种的病因都不同。在开角型青光眼中，虹膜和角膜之间的泪道或者前房角是开放的（由于它应当允许液体流出），但是由于某种原因而阻塞。在闭角型青光眼中，虹膜和角膜之间的泪道或者前房角是关闭的，阻止正常液体流出。

高危人群

危险因素包括：

· 年龄超过 40 岁
· 家族史
· 肌球蛋白样蛋白基因（MYOC）突变
· 眼部损伤
· 白内障
· 眼部肿瘤
· 糖尿病
· 高血压
· 心脏病
· 抗胆碱类（神经递质的阻断剂）或者类固醇类药物的使用

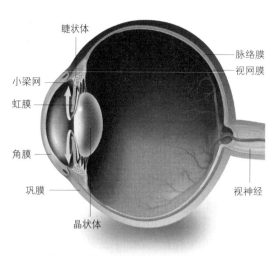

睫状体
脉络膜
视网膜
小梁网
虹膜
角膜
巩膜
视神经
晶状体

眼内的房水在虹膜的房角正常循环，当这些房角被封闭时就会发生青光眼。眼内压增加可以挤压视神经引起失明。

·原发性开角型青光眼

原发性开角型青光眼是最常见类型的慢性疾病，当从眼中排出液体的管道变得部分阻塞时发生此病。所排出的液体被称作房水，因不能正常排出而在这些管道里阻塞，增加了眼内压。眼内压的增加挤压了视神经和视网膜，从而限制了血液的流动。由于缺乏充足的血液，视神经细胞逐渐死亡。

·正常压力青光眼

在此种开角型青光眼中，眼内压在正常范围之内。视神经为何受损还不清楚，有理论认为是其他病症比如冠心病导致血液供应不足。

·闭角型青光眼

闭角型青光眼比较少见，也被称作急性青光眼或者窄角型青光眼。症状包括疼痛、恶心和迅速视力下降。这是急诊病情，必须迅速治疗以避免失明。

·继发性青光眼

这种是能增加眼内压力比如白内障、糖尿病或肿瘤等眼部损伤或疾病的并发症。也可能为类固醇药物产生的副作用。

·先天性青光眼

这种出生缺陷是眼部的泪道异常。通常是在出生第一年被诊断出来。绝大多数病症是由于基因突变造成的。

» 预防

青光眼没有办法预防。继发性青光眼的风险可以通过保护眼球免收外伤和避免高血压和糖尿病来减少。常规的眼部检查能确保在青光眼严重之前进行早期诊断和治疗。

» 诊断

青光眼可以在进行眼部检查时候诊断。检眼镜可以用于检查视神经。使用裂隙灯来检查眼球前部，它是一种使用强大的显微镜和狭窄光束来探查角膜、晶状体、房水和前房角的眼科工具。

检查眼内压的眼压测量法是关键测试。眼内的正常压力是 10~22 毫米汞柱。高眼压一般是青光眼的征兆。其他的眼科检查包括检查视力受损的征象，前房角镜检查。

» 治疗

青光眼的治疗目标是减少房水的阻塞和降低眼内压。

·激光小梁成形术

该激光手术治疗适用于药物治疗疗效不佳的开角型青光眼。激光使得泪道变宽以增加排液。尽管手术通常能成功减少眼内压力，许多人仍然需要服用药物进行治疗。

·激光周边虹膜切开术

这是治疗闭角型青光眼的紧急手术。激光在虹膜上开一个小洞使得液体更加容易从眼中流出。该手术有时也用作闭角型青光眼高危人群的预防措施。

·纤维过滤术

该传统手术包括在眼白部分开一个小引流口。当激光手术不能充分降低眼内压或者激光手术的疗效不能持续时使用该手术。

第二节　耳鼻喉科疾病

分泌性中耳炎

该病通常被称为中耳积液，就是鼓膜后部的脓液或黏液的积聚。由于咽鼓管（排出耳部积液的管道）持续的肿胀和收缩使得积液无法排空。该病在 3 岁以下儿童中多见。尽管此病通常无痛，但它是儿童听力受损最常见的原因，如果没有得到及时治疗能引起中耳炎复发，并且导致说话和语言能力发育延迟。

» 病因

最常见的病因是中耳感染，通过引起咽鼓管感染，使得中耳易于积液。当复发性中耳炎导致积液的时候，可能归咎于淋巴结和扁桃体的感染。其他如上呼吸道黏液增加或者损害咽鼓管功能的情况同样能引起内部积液。这些情况包括鼻部感染、感冒、胃食管反流和腭裂（一种在嘴上部开裂的出生缺陷）。暴露于空气污染中包括二手烟也能刺激黏液的产生。

» 预防

避免暴露于二手烟和已知致敏源，诸如尘螨和花粉。

高危人群

危险因素包括：

· 中耳炎
· 3 岁以下
· 鼻部过敏
· 经常暴露于香烟烟雾和其他空气污染物
· 腭裂
· 扁桃体或者淋巴结感染
· 胃食管反流

» 诊断

医生将会检查耳道和鼓膜后是否有起疱和积液。尽管医生通常能检测到有积液，但是感染有时候是难以诊断的，鼓室计可被用来估计黏液的浓度和量。该工具通过改变耳道的气压、检测鼓膜的反应来工作。如果出现积液 6 周以上，医生也可以做听力检测。

» 治疗

以环境改变来治疗中耳的积液，如果有需要结合药物和手术治疗。如果有隐性病症，比如说是胃食管反流病（GORD）引起积液，治疗也包括需要控制该病症。

· 自然环境

首先是改变可以引起中耳积液的自然环境，正如前面预防中写到的，这可以有助于积液自行排出。

· 药物治疗

如果积液存在数周，可以给予抗生素来控制中耳的炎症。

· 手术治疗

如果药物治疗无效，数月后积液依然存在，可以建议进行外科手术排出积液。在许多病例中都是在鼓膜上开一个小切口，然后将排出管放在切口内帮助排空积液。该方法也能预防积液再次产生。

如果淋巴结和扁桃体的感染是病因，医生可能会推荐摘除淋巴结和扁桃体。

咽炎

咽炎是咽喉内组织的炎症，为喉咙痛的医学名称。它可引起瘙痒感、灼烧感和其他疼痛，往往是在患者吞咽和早晨起来时候最为痛苦。相对于由吸烟、鼻部过敏和喊叫等

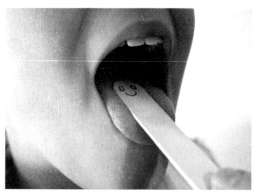

咽炎有很多病因，从黏液刺激到细菌或病毒感染。医生可能会检查咽喉，观察是否有渗出或者覆膜。咽拭子培养可以确定刺激是否由感染引起。

原因所造成的咽喉刺激，咽炎是由感染产生的。该病通常在 1 周内就自行消除了。

咽炎导致的疼痛通常是持久的，需要医生来评估是否需要治疗，比如脓毒性咽喉炎（由链球菌引起）、单核细胞增多症或者扁桃体炎。

» 病因

咽炎最常见的病因是感染感冒病毒。感冒最初的症状就是咽喉痛。

感冒病毒直接通过感染咽喉和引起炎症，或者通过鼻腔黏液增生（黏液流入咽部造成刺激）来间接引起咽炎。在其他病毒感染中，咽炎只是一种症状，诸如流感和单核细胞增多症。

细菌感染也能导致咽炎。脓毒性咽喉炎必须用抗生素来治疗。如果细菌感染未经治疗所产生的并发症可能会很严重，这些疾病包括：急性风湿热（一种能引起心脏、关节、皮肤和脑部的炎症）、肾炎（肾脏的病证）和其他诸如菌血症和链球菌感染休克综合征

高危人群

危险因素包括：
- 感冒
- 扁桃体炎
- 脓毒性喉炎

（细菌进入和感染血液）。

喉咙痛同样也是扁桃体炎的一个症状。

» 预防

绝大多数咽炎发生在寒冷的月份，呼吸道疾病多发的季节。通常在家庭成员内传播。可以通过避免感冒和其他呼吸道感染的预防措施来减少患咽炎的风险。更多的预防方法包括经常洗手，尤其是在去过公共场合之后，不要揉眼睛和将手指伸入口中。

» 诊断

咽炎可以通过症状，咽喉部表现和痰培养来诊断。医生通过检查咽部来寻找渗出或者覆膜，还通过检查皮肤、眼睛和颈部淋巴结来确定是否有任何炎症和肿胀的迹象。

脓毒性咽炎有时候比病毒引起的咽炎还要严重，特征是在咽部有白点、发热、颈部两侧淋巴结疼痛、头痛和感冒样症状。但是，脓毒性咽炎只能用痰培养来诊断，是通过实验室检查来确定感染咽喉的病原微生物

治愈的希望

以前我患有轻度咽炎，但是对它从来没有考虑得太多。在我起床几小时后病症就会缓解，除非我确实生病了。但是去年冬天我开始一直得病。我确定自己被传染了。布洛芬对其是有效的，但是我不知道怎样能不得该病。

医生给我做了一些检查，排除了脓毒性咽炎。于是她建议我睡前用盐水漱口，睡觉时使用加湿器，提高卧室湿度，结果是这两种简单的方法确实可有效解决问题。医生说干燥可能引起积液，使我一直得咽炎。现在每当我感到一点儿气闷，我就用盐水漱口并且睡觉时使用加湿器来保持鼻腔湿润。

种类。

咽部红肿和黏液分泌是病毒感染典型的症状。病毒性咽炎也可能与流涕、鼻涕倒流或者是窦腔的液体排到喉后部有关。严重的病例可能伴随着吞咽困难，极少数伴有呼吸困难。

» 治疗

咽炎的治疗取决于炎症潜在的原因。病毒性咽炎给予温盐水漱口、镇痛药和加湿。如果确诊是脓毒性咽炎就需要服用抗生素。绝大多数的咽炎可以自行消退，并且没有并发症。

· 药物治疗

不管咽喉疼痛是何原因，都可以临时服用诸如布洛芬和对乙酰氨基酚（扑热息痛）等非处方镇痛药和含有局麻药的外用制剂来缓解疼痛。用抗生素治疗细菌性感染（如脓毒性咽炎）和预防并发症是必要的。

· 止咳糖

各种各样的止咳糖可以通过润滑咽部和麻痹发炎组织来缓解症状。含锌止咳糖也可帮助缓解症状。

· 草药治疗

含有红榆（Ulmus fulva，一种产于北美的树木）树皮的止咳糖和糖浆能够减轻咽炎疼痛。

鼻窦炎

鼻窦炎是鼻窦腔（在鼻部周围的骨骼的空隙）感染的非常普通的病症，会引起鼻窦腔内衬黏膜的炎症。症状包括脸部触痛、眼后疼痛、鼻塞和鼻呼吸困难、头痛，一些严重病例会出现发热。其他症状包括嗅觉减退，上腭和牙齿疼痛，呼吸不畅以及耳部疼痛。

引起鼻窦腔感染的病因包括细菌、病毒和真菌。感染可能是急性的，可持续数天或者1周；或是慢性的，需要经过额外一段时间的治疗。严重的并发症包括感染颅骨、眼睛或者大脑覆膜（脑膜炎）以及脓肿和血凝块形成。

» 病因

鼻窦腔通过窦口将液体排入鼻腔。当鼻腔堵塞，鼻窦腔不能引流时，在鼻窦腔里形成黏液，而成为细菌、病毒和真菌的培养基。

此类堵塞最常见的原因是鼻伤风和过敏。但是鼻窦炎也会来自鼻息肉、牙齿脓肿、游泳或者潜水的时候喝了不洁净的水、脸部创伤、滥用鼻部减充血喷鼻剂、高度的变化和异物侵入鼻腔。鼻中隔偏曲也能增加患鼻窦炎的概率。

» 预防

有些人特别易患鼻窦炎，一旦他们患病，就易复发，尤其是在感冒之后。但是一些简单的预防方法可以预防该病。

首先，采取措施避免感冒，尤其是要经常洗手。另外，不要吸烟（避免接触二手烟）。吸入香烟烟雾可以增加上呼吸道感染和过敏的风险。擤鼻涕时要动作轻柔，一次一个鼻孔，用力擤鼻涕可以通过引起鼻部炎症而导致鼻窦腔感染。

如果患呼吸道过敏，通过找到过敏原并避免暴露来减低患鼻窦炎的风险。慢性鼻窦炎有时候被认为是食物过敏的并发症。在排除法饮食中，可以通过避免食用几种特定的食物来看是否症状有所改善，进而有助于发现是何种食物能引起鼻窦炎。类固醇类喷鼻剂可以预防鼻道炎症并有效引流黏液。

· 自然环境

冬季在卧室放置加湿器，通过保持鼻道

湿润避免细菌滋生，有助于预防呼吸道感染。当感染或过敏导致鼻塞时要避免飞行或者潜水，因为气压改变可使液体反流入鼻窦腔。如果不能避免飞行，应提前使用减充血剂并且在着陆前半小时使用喷鼻剂。

·营养

健康的饮食通过减少感冒的风险来减少患鼻窦炎的风险。特别是食用富含抗氧化剂的食品，比如多种蔬菜和水果有助于避免感染。还有每天至少喝 1.4 升水。充足的液体能保持黏膜变薄使得液体自由流出。酒精也能引起鼻窦腔黏膜肿胀。

·身心联系

减轻压力是预防鼻窦炎的一个重要因素。

» 诊断

医生通常基于症状和病史来诊断鼻窦

炎。但是慢性鼻窦炎很难诊断，因为症状与感冒和过敏类似。症状可能包括鼻塞、头痛、下颊牙齿痛、绿脓鼻涕和发热。有时候要用 X 线检查鼻窦腔感染的部位和程度。也可采集鼻窦腔的液体样本来确定感染的原因。将鼻腔内窥镜（一种细小有弹性的光纤管）插入鼻腔，使得医生能检查到窦腔内部。

如果有人患复发性鼻窦炎，医师可以检查鼻腔来看是否有结构性阻塞，比如引起疾病的鼻中隔偏曲。

» 治疗

缓解疼痛和充血以及消除感染是很重要的。慢性窦炎通常需要长期治疗。

·水疗

交替水疗法，将冷的和热的敷布交替放在鼻窦腔上有助于减轻鼻塞和疼痛。以 3 分钟热敷开始，然后是 30 秒冷敷，重复 3 次，以冷敷结束。吸入热的蒸气也有助于开放鼻窦腔。

·手术

当鼻腔有结构异常比如鼻中隔偏曲（通过干扰呼吸以引发窦炎）的时候推荐手术。

·针灸

世界卫生组织将鼻窦炎列为针灸能缓解的多种病症之一。

·物理疗法

该疗法通过缓解鼻窦炎的症状以及可能增强免疫功能、抗感染和预防继发感染而起效。可以服用的草药包含白毛茛、西洋蓍草、千叶蓍和野生靛蓝。可以将白毛茛混合盐水洗鼻剂来清洁鼻腔。

·阿育吠陀学（Ayurveda）

阿育吠陀治疗系统能缓解慢性鼻窦炎。

·维生素

作为抗氧化剂的维生素 A、维生素 C和维生素 E 可以缓解鼻窦腔炎症。这些化合物也可以通过促进免疫系统的功能来预防感染。

·锌

锌可减少感冒的持续时间和严重程度，因此可以减少患鼻窦炎的概率。

·类固醇喷鼻剂

有时候用此类喷鼻剂来治疗慢性鼻窦炎或者重症鼻窦炎以减少感染。此类喷鼻剂中的类固醇并不进入血液，所以避免了类固醇带来的副作用。但是，类固醇喷鼻剂必须要连续使用数周才能达到最好疗效。

扁桃体炎

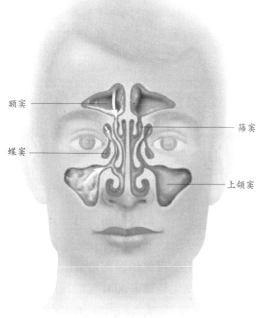

窦是拥有含气的内衬黏膜的骨质空腔，积液通过微小孔洞排入鼻腔。当细菌、病毒、真菌或异物进入窦腔就会引发窦腔感染。

治愈的希望

我过去患有持续数周的鼻窦炎。疼痛是恐怖的，就像在我脑子里面有一个弹力球在不停旋转。我服用了抗生素，还有减充血剂和镇痛药才会一切正常。但是当我好了以后，又很快复发了。我不想如此频繁地服药，但是医生说唯一可选的方法是手术。随后我采纳了另一个医生关于针灸的意见。

起初我很怀疑，并且害怕，但还是去了一位我的医生认识的针灸师那里治疗。她在我的鼻子和前额周围以及我的耳朵和其他部位扎针。还在这些部位使用精油并让我吸入一些草药的烟雾。我一共去了 3 次，那是 1 年前的事情。我现在依然会得鼻窦炎，但是不像以前那样频繁，并且鼻窦炎消退得很快。

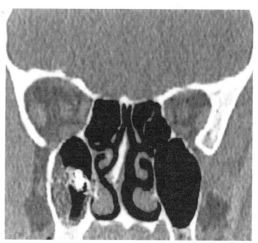

这是一张鼻窦炎患者面部的 CT 扫描图像，一种常见的引起窦腔内衬黏膜炎症的病因。右上颌窦有积液（显示为橙色）为感染所致。

扁桃体是位于口腔及喉后部两侧的淋巴器官。扁桃体发生的炎症称为扁桃体炎。炎症通常是感染的结果。扁桃体炎的症状包括咽喉疼痛、吞咽困难、发热、寒战、颈部淋巴结肿大、呼吸困难和喉炎。扁桃体炎在儿童中较常见。复发的扁桃体炎会造成呼吸困难，并增加其他感染的可能，如中耳炎。在上述情况下，建议手术切除扁桃体。

» 病因

通常在病菌进入喉部前，由扁桃体发挥其预防感染的作用。但当扁桃体自身被感染时就会发生扁桃体炎。最常见的感染病原体包括病毒和链球菌。

» 预防

避免与上呼吸道感染患者接触，以及经常洗手，可以降低发生扁桃体炎的风险。

» 诊断

医师或其他专业保健人员通常是根据患者的症状和扁桃体的外观情况来诊断扁桃体炎。扁桃体外观表现为发红、肿胀、覆有白斑或是白色或黄色的覆盖层。颈部淋巴结也可能肿大，有触痛。通过细胞培养检查可以确定病原体究竟是链球菌还是其他细菌。

» 治疗

扁桃体炎的治疗措施取决于具体的病因。对于病毒感染，治疗目标在于减轻症状直至病毒造成的感染自行消除。对于细菌感染，需要使用抗生素。

· 药物

对于细菌感染，有必要使用抗生素，并可以预防并发症。缓解疼痛的药物，如非甾体类消炎药等，有助于缓解疼痛和降低发热。

· 止咳糖

止咳糖喉片有助于进一步减轻疼痛。

· 液体

用盐水漱口，饮用热水或冷水均能够缓解扁桃体炎造成的疼痛。食用柔软的食品可以减轻对喉部的刺激，避免症状加重。

· 顺势疗法

由美洲商陆、愈疮木和红辣椒制成的顺势疗法药片或药液，有助于减轻扁桃体炎的

> **高危人群**
>
> 危险因素包括：
>
> · 5~10 岁儿童
> · 链球菌感染
> · 上呼吸道感染

症状。

· 手术

扁桃体切除术适用于 1 年内扁桃体炎多次反复发作、症状严重或产生并发症如扁桃体脓肿、呼吸障碍、吞咽困难或引起中耳炎反复发作的患者。尽管手术有助于减少发生喉部感染的次数，但并不能杜绝喉部感染。

> **健康小贴士**
>
> 扁桃体是位于喉后部的淋巴结，正常情况下起到清除细菌和病毒的作用。当发生炎症时，扁桃体会变得肿大、敏感。扁桃体发炎时，所有刺激性的食物都不能吃，一定要忌口。并且多喝水，吃软食或者流食，能有助于消化以及吞咽。可多食用绿豆汤、青菜、番茄、豆腐、胡萝卜以及金橘、梨子、桔梗等。除注意饮食外，得病后应注意休息，保持口腔卫生，经常用热的浓盐水含漱咽部。若出现眼睑浮肿、关节疼痛、心慌、耳痛等症状，应及时查清是否并发肾炎、关节炎、心脏病或中耳炎，以便采取适当治疗措施。

鼾症

打鼾时发出响亮、刺耳的声音是由于呼吸气流在口、鼻后部的通道运行时遇到了障碍。受阻的部位是舌及喉上部与软腭及悬雍垂（小舌）接触的地方。当上述结构在一起发生碰撞并随着呼吸振动，就产生了鼾声。约 1/4 成人的鼾症有一定的规律，而近半数的人则为偶发。鉴于打鼾产生的噪声，打鼾时对寝伴的影响要比对打鼾者

自身的影响更严重。

» 病因

包括受凉、窦道感染、鼻过敏和哮喘等所有会造成鼻道充血和肿胀的因素，都可能引起鼾症。鼻道充血迫使人以经口呼吸来替代经鼻呼吸，故鼾症更多出现在经口呼吸的人群中。

用于缓解过敏和感冒症状的抗组胺药物具有镇静作用，可以放松舌和喉部的肌肉，而下垂的舌根就会部分地阻碍气道，从而加重鼾症的表现。其他镇静剂，包括过度饮酒，也会产生同样的影响。

鼾症也可能是鼻或喉部的结构异常，从而对呼吸气流造成一定阻碍的结果。常见的情况包括鼻中隔偏曲、悬雍垂（喉后部可摆动的组织）或舌体异常肿大、扁桃体或腺样增殖体的肿大等。肥胖会增加脖围，从而增加鼾症的风险——脖子越粗，越容易对气道形成压迫。由于怀孕的最后几个月气道的负担加重，孕妇在孕期结束前也多有鼾症的表现。

打鼾也可能是阻塞性睡眠呼吸暂停的症状。阻塞性睡眠呼吸暂停就是睡眠者在睡眠过程中会出现持续一定时间的呼吸气流停止的严重问题。

» 预防

将体重保持在正常范围内，不要过度饮酒，都有利于降低鼾症的风险。即便是适度饮酒，避免在睡前饮用也有利于预防打鼾。另外，除非是确实必要，否则不要使用镇静剂，如安眠药等。

» 诊断

鼾症的诊断依据的是听到鼾声的伴侣或室友的描述。医师可以通过问询病史和身体检查来发现鼾症的潜在病因。

» 治疗

通过改变一些行为、节食和活动习惯，可以减轻打鼾的症状。如果鼾症严重并导致其他的问题，手术将有助于改善症状。对于睡眠呼吸暂停，可以使用特制的口罩以确保睡眠期间气道处于持续开放的状态，而对于重症患者则采取手术治疗。

· 物理疗法

睡眠时应采用侧卧的姿势替代仰卧的姿势，因为侧卧的睡眠姿势能减轻喉部气道阻塞呼吸的危险。睡眠时抬高头部位置——使用两个枕头可以分担气道承受的部分压力，从而也有利于减少打鼾。

· 扩鼻带

这种安装在鼻梁上的小小的有黏性的带子，可以使鼻孔保持开放状态。使用扩鼻带使得人在睡眠的时候，可以更容易地经鼻呼吸，而减少了经口呼吸。

· 饮食

饮酒应适度，每天饮酒量 1~2 个单位（1 个单位的饮酒量相当于 200 毫升啤酒，100 毫升葡萄酒，44 毫升蒸馏酒）。通过控制饮食、增加运动，或两者并举来控制体重。

· 喷雾剂和漱口剂

使用由含有薄荷、柠檬、丁香、松油、茴香、百里香、香茅、桉树油、薰衣草等多种精油成分制备的漱口剂或是喉部喷雾剂，可以明显减轻打鼾的症状。

· 声乐练习

一项由声学教师爱丽丝·欧佳（Alice Ojay）与英格兰艾克斯特大学（University of Exeter）共同进行的关于 20 名鼾症患者的初步研究显示，每天进行 20 分钟的声乐练习并坚持 3 个月，打鼾的程度会降低 20%。欧佳认为声乐练习能降低打鼾程度，是因为通过声乐练习调整了上喉部松弛的肌肉。

· 其他措施

如果上述自助措施没有效果，就需要采取一些专业的处置措施。牙医可以提供一种设备，人在睡眠时戴上它可以避免舌对喉部的阻塞。如果存在鼻中隔偏曲，必须手术治疗。

· LAUP 手术

如果打鼾已成为经常性的问题，并对他人造成影响，激光悬雍垂腭咽成形术（LAUP）也可以成为一种选择。在 4~8 周的时间里，

通过分成 5 个阶段的一系列治疗，可以缩短悬雍垂，减少其在鼾症中的气道阻碍作用。每个步骤都可在门诊局部麻醉下实施。类似较重的咽喉疼痛的不适感最多可能持续 10 天。

会厌炎

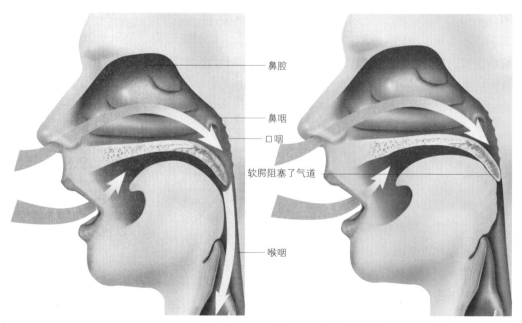

鼻和喉部的结构异常可能会对气流造成部分阻碍，从而造成鼾症。随着睡眠的深入，进入熟睡状态时，这些放松的组织和狭窄的气道会造成部分组织振动发声。有时气道过于放松和狭窄，甚至造成呼吸完全停止，这种严重的问题称为阻塞性睡眠呼吸暂停。

会厌是吞咽时盖住气管以免食物进入的软骨组织。会厌炎是会厌组织发生的感染和炎症。会厌炎需接受急诊处理，因为炎症不及时处理会造成窒息。会厌炎的症状为突发的咽喉剧痛，随即出现发热、呼吸杂音、呼吸困难、吞咽困难。

出现上述症状的患者应立即送往医院急诊。会厌炎较少见，主要发生在儿童中，但成人也可出现。

» 病因

会厌炎是常见的病因是感染了 B 型流感嗜血杆菌（HIB）。感染其他细菌（如链球菌、葡萄球菌属）和一些病毒，也可能造成会厌炎。嗜血杆菌疫苗能够减少因感染嗜血杆菌出现会厌炎的患者数量。患有降低免疫系统功能的疾病或是接受泼尼松（强的松）等免疫抑制剂治疗的患者，会增加会厌炎的风险。

» 预防

接种 HIB 疫苗能预防会厌炎最常见的病因。同样，还需要避免接触会厌炎患者或其他上呼吸道感染的患者。如果患者接触了会厌炎，建议请医师予以诊治。

» 诊断

医师通过检查喉部来判断会厌是否出现红肿。诊断会厌炎可能需要通过颈部的 X 线检查。通过喉拭子的培养和血液检查来判断是否感染了特定的病原。如果怀疑患儿（或其他任何人）患上了会厌炎，切勿实施咽喉部检查。因为压迫舌根检查喉部时，可能会造成喉头痉挛而阻断气管。

» 治疗

为了预防感染或防止感染传播至脑部、肺部或其他器官，有必要进行及时处理。会厌炎必须在医院接受治疗。治疗的首要目标是改善呼吸，通过面罩雾化给氧有助于改善

高危人群

危险因素包括：

· 2~6 岁儿童

· 接触过感染会厌炎的患者或其他上呼吸道感染患者

· 因患癌症、艾滋病等疾病或接受免疫抑制剂，造成免疫系统功能低下的人

呼吸。如果上述措施无效，必须经口或经鼻插入呼吸管。

· 气管切开术

如果喉部肿大无法插入呼吸管，医师应进行气管切开术，以手术方式经颈部切口置入呼吸管。应使用抗生素抗感染，使用皮质类固醇减轻气道肿胀。只要处置得当，会厌炎通常是可治愈的。

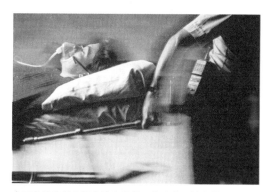

会厌炎是必须立即实施急诊处置的炎症。补充供氧可以预防窒息。

耳聋

对声音的觉察和识别能力的降低称为耳聋。耳聋可以影响单耳或双耳，也可以是听觉的部分减退或完全丧失。耳聋有两种基本类型：传导性聋，即传导至内耳的声能减弱造成的听觉减退；神经性聋，即听神经或耳内感觉细胞受到损害造成的耳聋。神经性聋是最常见的类型，也是永久性的耳聋；而传

导性聋通常是可恢复的。在一些病例中，两种类型的耳聋都是可预防的，还可以通过助听器和其他措施来改善听觉。

》病因

·衰老

耳聋是衰老过程的正常表现。与年龄有关的耳聋称为老年性耳聋，这是一种神经性聋，是随着年龄的增长，内耳感音的毛细胞逐渐衰老死亡却没有新生细胞来替代的结果。

·噪声

如果持续数年经常暴露于噪声环境中，会因为内耳感音的毛细胞受到损伤而造成神经性聋。高于 80 分贝的噪声是造成耳聋的潜在病因，包括摇滚音乐会、警报声、电钻、电子鼓和割草机。

·耳垢

耳垢是在外耳正常分泌的物质。积累了过多的耳垢，或是耳垢进入耳道过深，都会造成传导性聋。

·外伤

意外或外伤造成耳的结构损伤，都可能引起传导性聋或神经性聋。包括严重的伤害，譬如颅骨骨折和脑震荡，其他轻度伤害诸如棉签意外刺破了鼓膜、乘坐飞机时因大气压变化造成内耳鼓膜破裂等。如果所受伤害可以自愈或是通过手术修复，那么由这种伤害造成的耳聋可能是暂时性的。

·感染

耳部感染可能会形成积水，或是因为耳内结构肿大阻碍声波的传导，造成传导性聋。具体包括中耳炎、外耳炎、内耳炎等。作为一种脑组织感染，脑膜炎会造成神经性耳聋。

·梅尼尔病

患有梅尼尔病时，内耳形成积水造成间断发作的耳聋、眩晕和耳鸣。

·药物

耳聋可能是药物治疗造成的副作用，如大剂量的阿司匹林、特定的抗生素、肿瘤化疗药物顺铂等。

·基因

有几种基因通过影响耳的发育，影响感觉神经毛细胞的功能，使人先天性失聪。

·出生缺陷

新生儿可能会受到多种因素影响而造成听觉减退，如孕期并发症、宫内感染和早产等。

·耳硬化症

这是由于骨在内耳的过度生长造成的。也是最常见的传导性聋的病因。

·肿瘤

耳及颅内的良性或恶性肿瘤都可能影响听觉。

·自身免疫性疾病

自身免疫性疾病是免疫系统对自体的攻击，如果攻击影响到耳，即可造成耳聋。影响听觉的自身免疫性疾病包括狼疮和多发性硬化。

高危人群

危险因素包括：

- 年龄超过 60 岁
- 经常长期暴露于噪声环境
- 感染，如耳内感染和脑膜炎等
- 中耳或内耳积水
- 耳垢过多
- 药物，如大剂量的阿司匹林，特定的抗生素和顺铂
- 耳的结构异常
- 耳或头部外伤
- 自身免疫性疾病
- 遗传因素
- 先天异常
- 耳肿瘤或脑肿瘤

» 预防

预防耳聋最重要的方法是保护耳朵远离噪声。当使用产生噪声的设备时，应当使用耳塞或护耳以减少噪声伤害。听音乐时应适当调低音量。MP3播放器可以连续不停地在耳边播放上百小时的音乐，会对听觉造成特别的危害。经研究发现，听觉损害主要是受到大音量和长时间的影响，即使是在一个看起来合适的水平，也可以对内耳中负责将声波传递刺激到大脑的脆弱的毛细胞造成损害。建议每听1小时应有5分钟的休息时间。

» 诊断

第一步应由研究听觉问题的专业医师实施医学检查。医师通过对症状的问诊、采集病史和检查耳及耳道来诊断。第二步是进行听力测试，判断耳聋的严重程度以及哪个频段的声音影响最大。在测试过程中，医师要求患者听取一系列不同的声音，明确能够听到的声音。一部分听力测试是由医师操作的，其他的测试由听觉病矫治专家（接受过专业听觉测试训练的医学专业人员）执行。

通过医学检查和听力测试，可以判断耳聋是传导性的、神经性的，或是混合性的。

通过测试还可以判断患者对哪个频段的声音最不敏感。那种对高频音存在中度甚至重度的耳聋，同时却对低频音保持着几乎正常听力的情况并不少见。

» 治疗

治疗取决于耳聋的类型和范围。依据潜在致病因素，治疗的目的在于恢复听力或使用设备帮助提高听力。

·助听器

助听器主要用于神经性耳聋。助听器可以放大传入的声波，有多种类型。有些是主体置于耳外，连接的小部件置于耳道内；另一些助听器则是整体全部置于耳内。老式的助听器体积较大，无论是置于耳内还是耳后均能被看见；现在的机型则越来越小，佩带后也难以发现。

放大不同类型的声音需要设计不同的电路。模拟助听器使用的是老式电路设计，可以对部分频段内的所有声音进行放大。编程的助听器也具有模拟型的电路，同时还可以通过编程来增强所需要的声波。例如，可以设定环境为嘈杂的饭馆，患者就可以滤过背景杂音而听见同桌的对话；另一项设定环境为家里，患者可以听见他所希望的更多的声

健康小贴士

持续暴露在高于80分贝的噪声环境下是造成永久性耳聋的常见原因。以下是一些常见环境的音量分贝值：

150分贝：摇滚音乐的高潮

140分贝：火警、空袭警报

130分贝：电钻

120分贝：喷气式飞机起飞、距放大的摇滚乐1.2～1.8米

106分贝：击鼓

100分贝：雪上汽车、风钻、链锯

90分贝：割草机、车间工具、运输卡车、地铁

80分贝：闹钟、热闹的大街

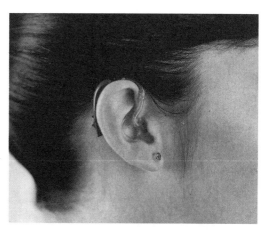

电子助听器，可以放大声波，主要用于感觉神经性听力减退。许多新型的助听器可以编程，以便使用者在不同的声音环境中选择不同的设置。

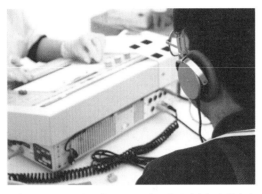

听力测试用于评估耳聋的严重程度，协助确定相应的治疗措施。医师通过这种检查来判断是否需要进一步采取更详细的检查措施，如 MRI，以便更准确地诊断耳聋的性质。

音。数字式助听器是当前最新的技术。与模拟助听器相比，它可以通过程序化的微调获得更加满意的效果。

选择一个既舒适又能够正常工作的助听器是重要的。如果你需要一个助听器，你的医生会建议你去咨询听力学家或者助听器销售商来配一个助听器。如果你在做常规的健康检查期间或者安装了助听器以后发现有任何的听力减退迹象，要立即告诉你的医生或者耳科专家。

1. 耳挂式助听器

耳挂式助听器包含一个扩音器、放大器和电池组，组装在戴在耳后面的小而轻的塑料盒子内。耳机通过一根短的管子连接在助听器上，能恰好塞进外耳内，并且需要封闭好以避免放大的声音丢失。不同程度听力丧失的患者都可选用耳后式样助听器。

2. 耳内式助听器

耳内式助听器包含一个扩音器、放大器和电池组，组装在一个很轻的塑料盒里戴在耳内。这个助听器能封闭耳道，从而避免放大的声音丢失。耳内式助听器比耳挂式助听器轻便，而且音量容易调整。耳内式助听器不适合儿童使用，因为随着孩子的成长必须随时调整助听器的大小。

3. 耳道和深耳道式助听器

当将耳道助听器置于耳内的时候仅仅有一小部分可见，而深耳道式助听器是专门安装在耳道内部，从外面一点儿都看不到。对于轻到中度听力丧失患者可以考虑选用耳道助听器和完全耳道助听器。然而，这些助听器并不是适用于每个人，比如正在长身体的儿童。一些患者可能很难植入、移动或调整耳道内助听器，过量的耳垢或者耳内的排出物可能会损坏它们。

· **手术**

几项手术可用于耳聋的治疗。最简单的就是对于中耳积水的患者可以通过手术抽去积水。还有多种手术方法可以用来修复耳内的结构异常。

· **耳蜗植入**

对于神经性聋且使用助听器效果不佳的患者，可以通过在内耳植入特殊的装置来改善剩余的听力。最常见的方法就是植入耳蜗。植入的耳蜗通过直接向连接耳和大脑的听神经发送电信号来提高听力。

· **药物渗入**

中医的特效药物，通过声频共振治疗仪直接介入到病灶，作用直接迅速，对于耳聋、耳鸣大部分患者在治疗后都可较大程度地恢复听觉神经活性，可以和正常人交流，达到很好的治疗效果。

· **针灸疗法**

根据中医经络学说和生物全息反射理论，结合先进的医疗设备和中医传统疗法，选择翳风、听宫、上聋、下聋、耳门为主穴，配穴内关、少海、阴窍等穴位，以一定的手法滋阴补肾、舒肝利胆，通络复聪。

第三节　口腔疾病

牙龈炎和牙周炎

牙龈疾病，是支持牙床的组织发生的炎症和感染，一般分为两个阶段：牙龈炎和牙周炎。牙龈炎是疾病的早期阶段，只影响到牙龈组织。牙龈炎表现为牙龈红肿和刷牙时易出血。如果治疗得当，恢复口腔卫生，牙龈炎可以治愈。

牙龈炎不予治疗或治疗不当，会发展成为牙周炎。牙周炎是支持牙齿固定在颌骨上的组织的感染和炎症，也包括颌骨本身的感染和炎症。感染导致牙龈脱离牙齿，造成牙齿松动。牙周炎是牙齿松动脱落的原因。

» 病因

牙龈炎和牙周炎的主要病因都是牙齿上累积的牙菌斑（由细菌、唾液和食物残渣构成的黏性物质）。刷牙和使用牙线未能清除的牙菌斑变成坚硬的牙垢，其阻断了牙龈和牙齿间的联系，形成了牙周袋。牙垢和牙菌斑中的细菌，以及细菌产生的毒素，感染并刺激牙龈形成牙龈炎。如不及时清除牙垢和牙菌斑，它们会在牙龈下面形成越来越深的牙周袋，造成牙龈与牙齿的分离。当感染发展到牙齿周围的韧带和骨组织时，就形成了牙周炎。

牙齿卫生不良，会明显增加牙龈炎的发病率。但过度用力地刷牙或使用牙线而伤害了牙龈，也会加重牙菌斑对牙龈的伤害。牙列不齐、不合体的牙冠、牙桥或其他牙齿矫正设施等因素也可能刺激牙龈造成牙龈炎。

青春期和怀孕期间的激素变化增强了牙龈的敏感性，增大了牙龈炎的风险。其他一些风险因素包括未控制的糖尿病、高糖饮食、食物残渣、某些药物（口服避孕药、类固醇）、吸烟或咀嚼烟草。

» 预防

最有效的预防牙龈炎和牙周炎的措施就是保持良好的口腔卫生。使用软毛牙刷一天刷牙两次，每天至少一次使用牙线清除牙齿之间的牙菌斑。另外还要注意平衡膳食，不吸烟及不咀嚼烟草。

定期口腔检查，专业洗牙有助于预防牙龈疾病。在牙病变成不可逆的损害之前及时治疗。定期接受医学检查有助于提前发现一些健康问题，如糖尿病，其会增加牙龈疾病的风险。糖尿病患者应通过饮食疗法控制病情，必要时应使用药物。

牙周病不及时治疗，可能会造成心脏病。2003年，丹麦奥胡斯大学的一项研究显示，在智利因心脏问题入院的病例中，牙周病的

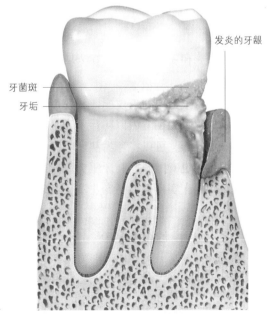

发炎的牙龈

牙菌斑

牙垢

牙菌斑和牙垢中的细菌刺激和感染了牙龈，形成牙龈炎，造成牙龈与牙齿的分离，暴露出牙根。

高危人群

危险因素包括：

· 不良的口腔卫生
· 吸烟或咀嚼烟草
· 过于用力地刷牙或使用牙线，造成牙齿损伤
· 不良饮食
· 牙列不齐
· 不合体的牙冠、牙桥或其他牙齿矫正设施
· 糖尿病
· 青春期
· 怀孕
· 药物如口服避孕药和甾酮

严重程度和心脏病之间存在着一定的联系。最近，美国印第安纳大学正在研究牙龈炎和心脏病之间可能存在的联系。

» 诊断

牙医根据牙龈的外观可以诊断牙龈炎和牙周炎。X线检查可以揭示牙周病对颌骨的破坏程度。牙医通过使用探针测量牙龈线以下牙菌斑和牙垢形成的牙周袋的深度。这种测量可以显示疾病的程度，以决定是否需要实施牙龈手术。

» 治疗

牙龈炎和牙周炎的治疗方法是不同的。

· 牙龈炎

通过持续数周的正规刷牙和使用牙线清除牙菌斑，牙龈炎多可以防治。牙医称为去垢的一项操作，可以将牙垢从牙体和牙龈上剥脱下来，也有助于控制牙龈炎。牙医组织建议每年两次实施去垢、专业洗牙及牙龈牙

健康小贴士

一旦发现牙龈炎的迹象就立即进行恰当的治疗是至关重要的，这不仅可以防止牙龈炎向牙周病的发展，而且有助于预防其他疾病。造成牙周病的细菌可能也会引起心脏疾病或中风。

齿的健康检查。

1. 漱口和使用凝胶

在正规刷牙和使用牙线的基础上使用含抗生素的漱口水和凝胶，比单纯刷牙和使用牙线，具有更好的牙龈炎防治效果。一些含有多种基础油的药品也同样有效。例如，发炎的牙龈上涂上含茶树油的凝胶，可以减少出血和牙龈炎的其他症状。

2. 牙科治疗

如果是牙列不齐造成的牙龈炎，建议实施畸齿校正术恢复牙列整齐。替换不合体的牙冠或其他牙齿校正设备，可以防止问题的复发。

· 牙周病

通过保持口腔卫生，结合牙科治疗措施，可以中止牙周病的进程。为了避免牙周病进一步加重，去垢和专业清洗的频次可能需要超过一年两次。

1. 药物

牙医采取口服和局部使用抗生素来治疗脓肿（牙周炎常造成牙齿周围感染后充满的脓液）。

2. 手术

通过小手术可以清除牙龈下沾满细菌的牙菌斑和牙垢。包着牙菌斑和牙垢的牙周袋可以通过牙龈切除术来切除周边软组织。如果感染到了骨组织，须手术清洁并重塑骨外形。另一项手术可以重建因牙龈疾病损伤的牙根。受损的牙根被联结在牙体上的合成材料所替代。其他的手术可以固定已经松动的牙齿。

3. 拔牙

对于因牙周病彻底松动的牙齿，则施以拔牙术。

4. 中医疗法

已经使用了上百年的中草药可以用来治疗牙周炎，它们可以抑制细菌的生长。

5. 蜂胶提取物

使用蜂胶提取物冲洗牙龈，对牙周病的治疗非常有益。蜂胶是由蜜蜂从不同植物中采集的棕色黏性树脂状物。

6. 高压氧治疗

对重度牙周病，高压氧疗法即在高压舱内增加氧气的供应量，可以提高对牙周组织的供氧，进而提升如去垢和牙根手术等传统疗法的疗效。

口腔溃疡和唇疱疹

口腔内和口腔周围发生的小的疼痛的损伤可能是口腔溃疡，也可能是唇疱疹。口腔溃疡，有时又称口疱样溃疡，主要发生在黏膜上。最常见的口腔溃疡是溃烂性溃疡，令人非常不适但并不严重。唇疱疹，又称为热疱，是由包括单纯疱疹病毒在内的病毒感染引起的分布于口腔内的小疱，但更多分布在唇部。

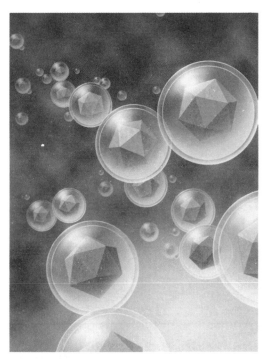

引发唇疱疹的Ⅰ型单纯疱疹病毒，两次发作的间隔期间在神经组织内休眠。

唇疱疹的首发症状是灼热感和刺痛。两天后出现零散或成簇的透明水疱。数日后，水疱破溃结痂。口腔溃疡和唇疱疹引起的疼痛通过口服或局部用药的家庭疗法可以缓解。一般在两周内，病损即可自行愈合。如果病损持续存在，建议去医院诊治。

》病因

口腔溃疡，又称口疱样溃疡，与唇疱疹有着不同的病因。牙龈的损伤或是口腔内的损伤，是口腔溃疡的主要原因。损伤的原因包括牙科操作、锯齿状牙、牙科设施与唇、舌或口颊内侧的摩擦等。其他可能造成口腔溃疡的原因目前不明，但已知存在下列重要因素：疲劳、压力、过敏、烟草、免疫功能低下和感染。

口腔溃疡也是癌症患者化疗和放疗的常见副作用。

尽管多数口腔溃疡是良性病变，但黏膜白斑病（一种口腔溃疡），则有潜在癌变可能。

唇疱疹是由Ⅰ型单纯疱疹病毒感染造成的，具有高度传染性。唇疱疹通常出现在口唇周围，但也可以扩展到鼻下与下颌等口唇周围颜面部和手指。一旦染上唇疱疹，病毒可以在皮下的神经细胞中休眠，当人体免疫系统因压力、外伤、日晒、发热或其他感染造成功能减退时，其将成为再次出现的活动性感染的源头。

》预防

良好的口腔卫生习惯，如刷牙一日两次、使用牙线每天一次、定期看牙医，有助于降低发生口腔溃疡的风险。通过使用牙科锉锉平锯齿状的牙列，及时替换破损或不合体的牙齿矫正器，都可以避免口腔内的伤害。不吸烟、不咀嚼烟草、保证良好的睡眠也有助于降低口腔溃疡的风险。

预防唇疱疹，应避免亲吻唇疱疹患者和

警告 ⚠

如果口腔溃疡或唇疱疹持续超过两周，请务必去医院治疗。因为这种情况可能是严重的细菌感染，或是口腔癌的症状。

其他直接接触疱疹病毒感染的部位的行为。

鉴于压力会促发口腔溃疡，造成唇疱疹的复发，预防疾病的一个重要手段就是减缓压力，有关的技巧包括意向引导、静思和瑜伽。

» 诊断

牙医或初级保健医师可以根据疾病损害的外观和部位诊断口腔溃疡和唇疱疹。如果怀疑是黏膜白斑病（一种特殊类型的口腔溃疡，其表面有白色斑块），牙医应实施活检，因为这类口腔溃疡中有些是癌变前的症状，可导致癌症。

» 治疗

治疗口腔溃疡的主要目标在于缓解疼痛。对于黏膜白斑病，密切观察癌变症状是至关重要的。唇疱疹的治疗主要在于缓解症状，预防感染扩散，缩短感染时间。

· 口腔溃疡

盐水和苏打水漱口能有效缓解疼痛。避免食用含香精类的食品有助于减少对口腔的刺激。

1. 镇痛剂

有多种漱口水和局部镇痛药物可用于口腔溃疡，暂时缓解疼痛。氨来占诺贴片也可以缓解疼痛，缩短愈合时间。

2. 补充剂

一项小型的临床研究发现，口服茄红素（来自于西红柿、西瓜等蔬菜和水果中的红色色素，为一种抗氧化剂）补充剂治疗黏膜白斑病，较安慰剂的治疗更有效。

3. 益生素

酸奶中的有益菌——乳酸菌可以促进口腔疼痛的治愈。注意食用的酸奶应含有活性乳酸菌。另外，也可以选择胶囊形式的乳酸菌。

· 唇疱疹

1. 药物

唇疱疹通常在两周内自愈。口服或局部使用抗病毒药物有助于加快感染的恢复，缓解症状，降低复发危险。局部使用的镇痛药也可以缓解症状。为了避免唇疱疹扩散到口唇周围其他部位，每天用肥皂和清水清洗这些部位。

2. 局部用药膏

一项小型临床试验显示，由草药大黄和鼠尾草做成的膏剂局部使用可以缩短症状持续的时间。另一项试验则对比了氧化锌药膏与安慰剂对唇疱疹的治疗效果。与安慰剂相比，使用氧化锌药膏缩短了唇疱疹的愈合时间。薄荷油对于缓解唇疱疹症状和加快损伤愈合也有一定效果。

3. 光疗

每天使用低能量激光照射感染部位5分钟的光疗法，能够在4天内消除唇疱疹，治疗效果比局部使用抗病毒药物快了两倍。

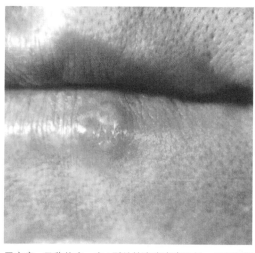

唇疱疹，又称热疮，由Ⅰ型单纯疱疹病毒引起，具有高度传染性。经常出现在口唇边缘，但也可以发展到下颌、鼻下或指尖。

4. 补充剂

一天口服 1 000 毫克的赖氨酸，可以减少唇疱疹的复发。但是赖氨酸补充剂只应在唇疱疹活动期内服用，不宜作为日常的补充剂。

龋齿

蛀牙是最常见的健康问题之一。龋齿是口腔中的细菌和食物中的糖相互作用产酸在牙齿上形成的孔洞。龋齿多发生在磨牙的咀嚼面上。龋齿的早期损伤多发生在牙体外层，如不及时处理会逐渐深及牙髓（包含神经的内部组织），造成疼痛，特别是在食用冷、热或甜的食物时。

尽管普遍认为龋齿主要发生在儿童中，实际上在成人中也很常见。除非及时治疗，否则龋齿会造成多种并发症，如牙脓肿，即细菌感染产生脓液，扩散并破坏牙组织。

» 病因

龋齿源于牙表面的牙菌斑。牙菌斑是由食物残渣、唾液和细菌混合构成的黏于牙体表面的物质。寄存于口腔中的细菌在将食物残渣分解为糖的过程中会产生酸。如果酸在牙齿上作用的时间超过 20 分钟，就开始破坏牙齿表面的珐琅质（牙体外表面）。食用含糖、淀粉的食物会增加龋齿的风险。

» 预防

定期看牙医是及早诊断和治疗龋齿的关键，可以避免其发展成脓肿。

· 自我保健

使用含氟牙膏一天刷牙两次。氟是一种通过提高牙体珐琅质强度来预防龋齿的矿物质。每天使用牙线清除齿间残留的食物残渣。每天使用含氟的漱口水和凝胶可以提供更多的保护。控制含糖、含淀粉（尤其

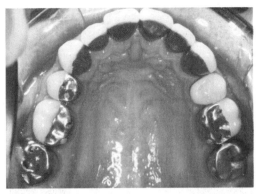

汞合金填充物（上图）是由汞和银、锡、铜的混合组成的合金，其明显较合成填充物（未显示）便宜。合成填充物是由树脂和玻璃制作的与牙齿同色的树脂塑料。

那些具有黏性的）食物的摄入。饭后和吃过零食后漱口清除齿间残留的食物。勿食用含糖的口香糖。喝绿茶有助于预防龋齿。因为绿茶中含有抗菌物质。

· 牙科护理

牙医提供的氟化物治疗法比单独使用含氟的牙膏、凝胶或漱口水，可以更有效地预防龋齿。对于儿童，使用密封填充物是保护后牙咀嚼面（这些部位更容易出现龋齿）的有效方法。密封填充物由合成树脂制成，可以涂在牙齿表面。

» 诊断

牙医根据牙齿的外观和主诉症状诊断龋齿。X 线可以发现隐藏的和肉眼难以看见的龋齿，可以显示龋洞侵入牙齿的深度。

» 治疗

治疗的目的是通过去除受损的部分牙齿，来防止牙齿被进一步破坏。牙脓肿必须使用抗生素治疗以消除感染。

· 填充物

牙医的标准操作是用牙钻清除牙体已破损的部分，然后使用填充物，如汞合金（由汞和银、锡、铜的混合组成的合金），或是与牙齿颜色一致的合成树脂，或是陶瓷加以填充。

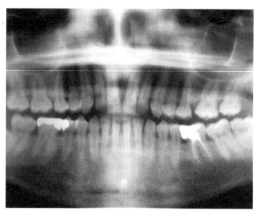

X线检查可以帮助牙医识别隐藏的或是肉眼难以发现的龋齿，还能显示牙齿、牙根和下颌的整体情况。

· 牙冠

对于破坏严重致残留部分已无法加以填充的龋齿，则需要使用牙冠。这是一种牙齿可见部分的人工替代物。首先，牙医将清洗龋齿的破损部位。然后，将残留的部分置入残端。最后，制作一颗合适的能够覆盖残端的牙冠，其充分填充了与周边毗邻的牙齿之间的空隙。

· 根管治疗法

如果龋病深入到含有神经、血管和淋巴管的牙髓，造成感染，则有必要实施根管治疗法。首先，清除受损的牙体和已被感染的牙髓，在此区域（亦称根管）内填充抗炎药物以防进一步的感染。随后，在根管中填入填充物料，在其上安置牙冠。根管治疗法需要由牙医或牙髓病学家（擅长根管治疗术的牙医）分几次来完成。

· 抗生素治疗

口服抗生素治疗牙脓肿，并预防根管治疗术可能带来的感染。

· 手术

症状严重引起疼痛的牙脓肿，有必要手术引流。

· 臭氧疗法

将龋洞定期暴露于臭氧气体下有助于治疗。相信这与臭氧疗法具有抗菌特性有关。

口臭

口中发出的令人反感的气味称为口臭。这种气味的产生可能是因为食用了有刺激性气味的食物，如大蒜；或是一些健康问题带来的症状，如口腔或其他部位的感染或者胃

健康小贴士

什么是婴幼儿奶瓶龋

如果婴幼儿睡觉时仍吮吸着奶瓶，或经常用奶瓶喝果汁，则较容易发生龋齿。龋齿的发生与婴幼儿睡觉时吮吸奶瓶，致含糖的液体在口中淤积有关。口腔中的细菌与液体中的糖分作用产酸，造成对牙齿的腐蚀。在多数严重的病例中，甚至不得不拔除病牙。拔除乳牙造成的空缺可能会导致恒牙萌出时错位弯曲。预防婴幼儿奶瓶龋，就不要让婴幼儿睡眠时吮吸奶瓶，也不要用奶瓶喝果汁。孩子大约18个月时，应及时停止使用奶瓶而改用杯子。

高危人群

危险因素包括：

· 过敏
· 鼻窦感染和鼻窦解剖结构异常
· 后鼻滴涕
· 扁桃腺炎
· 肺病
· 肾病
· 肝病
· 血流紊乱
· 糖尿病
· 胆囊功能障碍
· 月经
· 癌扩散
· 严重的蛀牙
· 牙周病
· 口腔感染或脓肿
· 口腔癌症
· 口腔干燥综合征

肠道存在解剖结构问题。也可能是吸烟或服用特殊药物带来的副作用。

» 病因

呼吸气味差存在着广泛的致病因素。一种常见原因是食物有着强烈的味道和气味。食物中的化学物质不仅留存于口腔内，还可以通过消化系统进入血液循环，并由此进入肺部。当一个人呼气时，来源于食物的气味自肺部经口排出。这种气味可以持续到食物被完全消化。吸烟和过量饮酒时，烟和酒的气味会加重口臭。

另一种病因是口腔卫生不良。不按要求刷牙和使用牙线的人，食物残渣残留在牙齿、舌和牙龈间，随着其不断分解而释放出不良气味。口腔卫生不良还可以引起龋齿、牙脓肿和牙龈疾病，这些都会造成口气不佳。因缺少唾液引起的口腔干燥综合征，也会造成口臭。

口臭也可能是一些药物带来的副作用，如治疗糖尿病时注射的胰岛素、吸入性的麻醉药和副醛（抗惊厥药物）。

» 预防

预防口臭最有效的方法是保持口腔卫生。一天刷牙两次，使用牙线一次。刷洗舌头可以清除覆盖在其表面的食物和细菌。抗菌的漱口水有助于降低龋齿和牙龈病的患病

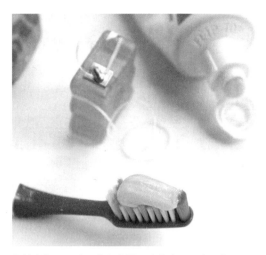

保持良好的口腔卫生和定期口腔检查是预防口臭的必要措施。

风险。定期看牙医，检查清洗牙齿、确定有无龋齿或其他造成口臭的口腔卫生问题。

每天定时喝水，洗去食物的残渣和细菌，有助于预防口臭。避免吸烟、饮酒和食用引发口臭的食物，如洋葱和大蒜。

» 诊断

口臭本身很容易辨别，但潜在的病因可能并不明显。如果预防措施不能解决问题，建议咨询医师或牙医。

» 治疗

使用薄荷或漱口水可以暂时去除口臭，真正能够消除口臭的办法是确定并处置其潜在的病因。

第四节 皮肤、毛发和指甲的疾病

细菌性皮肤感染

细菌性皮肤感染分三种：脓疱疮、脓肿和蜂窝织炎。脓疱疮主要影响儿童，通过接触传染。疾病的初期是一个红斑，多见于鼻子和嘴周围，一至两天后，发展成一簇水疱，最后形成一个棕色痂。其他的症状包括发热及脸部、颈部淋巴结肿大。

脓肿，又称疖，是毛囊及其以下组织的疼痛性炎症。症状是充满脓的红色隆起，多见于脸部、颈部、腋下、臀部及大腿。

蜂窝织炎是最严重的皮肤细菌性感染，因其会导致毒血症。蜂窝织炎影响深层的皮肤，扩展到结缔组织，导致皮肤红、肿、热、痛，通常还伴随有条状的侵及附近淋巴结的肿大，感染还会致发热及寒战。

» 病因

许多同一类型的细菌导致脓疱疮、脓肿和蜂窝织炎，但是感染影响不同的皮肤结构。

· 脓疱疮

脓疱疮是由葡萄球菌、链球菌，或两种细菌合并感染皮肤表层引起。如果细菌感染伴有皮肤损伤时，例如割伤或昆虫咬伤，还会同时或随后发生呼吸系统感染。因为脓疱疮是高度接触传染性疾病，它能通过接触感染者的皮肤或其使用过的其他物品而感染。

· 脓肿

脓肿通常由葡萄球菌从皮肤的表层转移到毛囊及真皮层的周围组织引起。为抵御感染，免疫系统将白细胞聚集到毛囊，导致炎症并形成脓液。脓肿的出现可以是单个的，也可以是多个的，一簇的脓肿称之为痈。异位性皮炎是由变应原或对某类特殊物质的超敏反应引起的皮肤炎症，其增加了发生脓肿

的风险。伴随有脓疱疮的脓肿能通过接触感染者及其用过的物品而传染。

· 蜂窝织炎

几类细菌能导致蜂窝织炎，而最常见的是葡萄球菌和链球菌。感染通常继发于皮肤损伤，如烧伤、咬伤、溃疡或手术切口，也会因接触水里（如鱼桶或鱼池）和动物身上的细菌而导致。发展成蜂窝织炎的高危因素有药物和免疫系统受抑制的疾病以及血流减缓的疾病，例如糖尿病和外周血管病。蜂窝织炎可见于机体的任何部位，尤其常见于腿、脚、躯干、手臂和脸部。眼窝周围的皮肤蜂窝织炎常见于儿童，如不及时治疗会波及脑部。机体其他部位的蜂窝织炎会从淋巴扩散到血循环，导致毒血症和坏疽。

» 预防

讲卫生能帮助预防细菌性皮肤感染从形成至传播。户外工作及做园艺时戴上保护手套、不要光脚行走能预防皮肤损伤。所有的

高危人群

危险因素包括：

脓疱疮
- 儿童
- 近期上呼吸道感染
- 皮肤损伤，例如割伤和昆虫咬伤

脓肿
- 糖尿病
- 异位性皮炎
- 免疫力低下

蜂窝织炎
- 皮肤损伤
- 近期外科手术
- 外周血管病
- 糖尿病
- 免疫系统受抑制

割伤、咬伤和其他伤口用肥皂及清水清洗。不要抓发痒的疹子及昆虫咬伤口——否则会使其更趋恶化并增加感染的可能性。

避免接触已经有细菌感染的人。如果细菌感染发展则要预防传染给家庭的其他成员，方法有清洗床单、日用枕套和管理好个人用物品，如毛巾、浴巾和肥皂，使其远离其他人。不要自己引流皮肤细菌性感染液，因为这样会导致感染的播散。

» 诊断

医生可根据症状及病史诊断细菌性皮肤感染。如果感染部位排脓或排液，医生可取样进行细菌种类鉴定。

» 治疗

治疗的目的是治愈感染、预防并发症及预防感染播散至其他人。尽管脓肿通常能自愈，但其他皮肤感染需用抗生素治疗。

·脓疱疮

治疗可使用抗生素。局部用软膏通常能治愈脓疱疮，但有时也口服抗生素。皮肤感染面每天需清洗几次至痂和引流液体消失。

·脓肿

（1）外敷。每天热敷几次有助于小脓肿的排出和治愈。当脓液引流排出时，脓肿面要经常清洗并用无菌敷料覆盖，随后洗手，以防感染的播散。不要不经处理直接引流，这样会使感染扩散。

（2）外科手术。当脓肿出现于脸部或背部，或大的脓肿，或痈，或两周未愈并伴有体温升高及其他症状的脓肿，就需要医学处理。医生可以外科引流脓肿并同时使用口服抗生素。

·蜂窝织炎

（1）抗生素。蜂窝织炎需要预防毒血症和其他严重并发症的发生。较轻的病例可以在家服用抗生素。严重的病例需要在医院

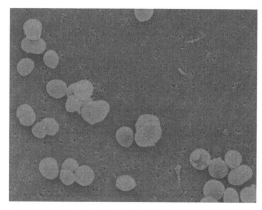

一些同类型的细菌，包括葡萄球菌和链球菌，会导致脓疱疮、脓肿和蜂窝织炎，但是这些感染对皮肤的影响并不相同。脓疱疮具有高度传染性，而脓肿及蜂窝织炎通常不会。

静脉输液给予抗生素治疗。

（2）外敷。热敷能改善感染部位的血流而加快治愈。

痤疮和红斑痤疮

这两种疾病的标志是脸上持续且难以消除的红色斑块。有一种假设认为红斑痤疮是痤疮的一种，甚至认为它是成人型痤疮，因其更多见于成人。然而，事实上两种疾病是不同的皮肤失调症。

痤疮是一种毛囊皮脂腺单位（PSUs）疾病。在大多数个体中，毛囊皮脂腺单位包含一个皮脂腺及与之相连的滤泡，其中有一根发育好的毛发。当毛囊皮脂腺单位被拉动时，皮脂腺分泌的皮脂如果不能排出，则出现丘疹。有些病例可能只是在脸上的一些小丘疹，而严重的病例则在脸部、颈部、胸上部及背部出现大的、成簇的丘疹。痤疮好发于青少年，儿童与成人也有发生。

红斑痤疮是脸部小血管充血导致慢性的红色病变，多见于脸颊、鼻子、额头及下巴。红色病变最初呈现"蜘蛛网"改变，这是表层皮肤下的血管扩张引起的。但如果病变持续，则会发展成小丘疹。在严重的病例，鼻

子红肿成球状。

» 病因

痤疮和红斑痤疮致病机理不一样。痤疮主要由于性激素的增加引起，尤其是雄激素，它会刺激毛囊滤泡下的皮脂腺分泌皮脂。一般在青春期性激素大量分泌，在女性是每月的月经前。当皮脂腺分泌太多的皮脂，就会堵塞毛孔。堵住的干性皮脂、皮肤细胞和细菌形成丘疹。

丘疹有不同的类型。黑头是干性皮脂和皮肤细胞形成的黑色斑点，多见于鼻子、脸颊和下巴。白头，顶部为白色，形成的原因是由于被堵塞的毛孔有感染且内部充满了脓液。导致痤疮的其他原因还有紧张和皮质类固醇药物治疗。

红斑痤疮多见于30~40岁的女性，在一些食物、情绪及环境因素的作用下，使得血流加快、脸部血管扩张引起。食物包括酒精、热饮料和辛辣食物；情绪包括紧张和愤怒；环境因子包括日光曝晒、极热或极寒和强度大的运动。一些药物、化妆品也会导致红斑痤疮，包括氢化可的松软膏、α-羟基酸洗液、脸部擦洗及化妆品刺激皮肤。

高危人群

危险因素包括：

痤疮
- 青少年
- 每月月经前性激素大量分泌
- 紧张
- 皮质类固醇药物治疗

红斑痤疮
- 皮肤白皙
- 30~40岁女性
- 紧张
- 愤怒
- 阳光下曝晒
- 暴露于极热或极寒环境中
- 化妆品或软膏刺激皮肤

» 预防

有几种办法能减少痤疮和红斑痤疮的发生及发展。控制紧张的情绪，可能预防两种疾病。此外，为了减少痤疮发生，使用无油的化妆品及乳液、用温和的清洁剂洗脸和患部每天一至两次、有规律地洗头来阻止油向脸部扩散。不要触摸和压迫痤疮可以防止其扩散和形成瘢痕。

为预防红斑痤疮的出现，要避免接触使血管扩张或破坏血管的环境因素及食物。烈日下使用防晒霜及帽子来保护脸和头部。不要食用会经常引发红斑痤疮的食物和饮料，如辛辣食物、刺激性奶酪、热饮和酒精。只能用温和的清洁剂清洗脸部；刺激性物质如收敛剂和酒精会刺激皮肤促发红斑痤疮。

» 诊断

医生根据皮肤的症状及病史来诊断痤疮及红斑痤疮。

» 治疗

尽管痤疮和红斑痤疮是两种不同的病变，但治疗方法是一样的。联合治疗通常能产生良好的结果。

· 局部用药

几种洗液和软膏可用来治疗痤疮和红斑痤疮。治疗痤疮的药物多数含有以下一种或几种有效成分：苯酰过氧化氢、间苯二酚、水杨酸、壬二酸或硫黄。这些成分有的是杀菌，有的是减轻炎症。它们可能没有局部用松香油那么有效，但对轻度痤疮是必需的。壬二酸软膏，一种痤疮制剂，也能缓解红斑痤疮的症状。植物性药物有茶树油，它是从生长于澳大利亚的植物茶树 Melaleuca alternifolia 中所得的蒸馏液。茶树油能减少痤疮丘疹的数量。

· 外科治疗

有几种外科治疗方法可用于痤疮和红

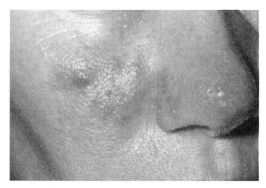

红斑痤疮表现为脸颊和鼻子的持续病变，严重的病例会感染到眼睛。尽管红斑痤疮没有特别的治疗方法，但皮肤科医生能帮助病人控制病情和改善皮肤外观。

斑痤疮。皮肤病医生能排干和切除单个的丘疹。对于浅表的痤疮瘢痕，可以用化学剥落法使用温和的酸烧去皮肤的表层。深部痤疮瘢痕有两个选择，一种是磨皮去瘢痕手术：使用电刷去除死去的皮肤；另一种是激光焕肤法：用激光脉冲去除损伤皮肤层。对于严重的红斑导致的鼻子红色、球状病变，激光手术能去除多余的组织。

· 中药治疗

针灸有助于清除痤疮。被称为复方蛇舌草合剂的草药制剂对该病十分有效。在北京的中国中医研究院进行的一项研究中，86例痤疮患者用复方蛇舌草合剂进行治疗，对照组34例。结果显示复方蛇舌草合剂组的好转率为73%，而对照组的好转率仅为47%。

· 阿育吠陀学

一些印度草药对控制痤疮也很有效。七种印度草药的混合物，口服或制成软膏使用十分有效：芦荟（Aloe barbadensis）、印楝（Azadirachtaindica）、姜黄（Curcuma longa）、印度菝葜（Hemidesmus indicus）、诃子（Terminalia chebula）、阿江榄仁（Ter- minalia arjuna）和催眠睡茄（Withania somni-fera）。口服 Sundervati 片剂一天三次对控制痤疮也十分有效。Sundervati 中含印度醋栗（Emblica officinalis）、假黑胡椒（Embl-icaribes）、止泻木（Holarrhena antidysenterica）和姜（Zingiber officinale）。一个临床小实验（发表在1994年的《皮肤病杂志》上），20人随机分成两组，一组使用四环素，另一组使用油状树脂（一种印度草药），各3个月。两组治疗获得相近的结果：四环素组中65%痤疮损伤减轻，油状树脂组68%减轻。油性皮肤的患者对油状树脂的效果更佳。

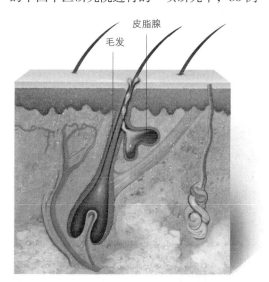

表皮下面的皮脂腺分泌的润滑油称皮脂，它从毛囊分泌出来，可与毛发和死亡的皮肤一起成团。

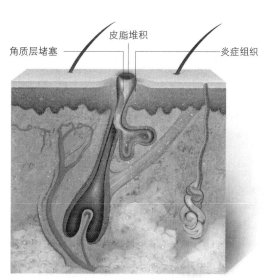

当皮肤上的细菌在堵住的毛囊内感染并成熟，毛囊产生炎症和肿胀，于是便形成了痤疮丘疹。

·抗生素

口服或外用抗生素能通过杀死导致炎症的细菌而控制痤疮。尽管细菌感染不是致红斑痤疮和痤疮的原因，但口服抗生素因其能抑制炎症而对红斑痤疮有效。局部用对痤疮有效的抗生素或苯酰过氧化氢，同样对红斑痤疮有效。

·维甲酸

这些衍生于维生素 A 的药物，对控制痤疮和红斑痤疮都有效。局部用维甲酸有助于松弛油塞使毛孔开启。其副作用是增加了光敏感性，所以当户外活动时使用防晒油及戴帽子来保护皮肤就显得很重要。当局部用维甲酸无效时，可以口服异维甲酸 A。此药对减少丘疹的发病非常有效，但却会导致严重的出生缺陷。为避免此并发症，育龄妇女在服用此药期间应采取避孕措施，在计划怀孕前至少一个月要停用

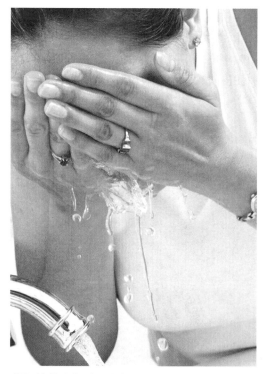

洗脸对保持孔道通畅是基本的，但是过度地挠抓会使痤疮加重。

此药。

·口服避孕药

口服避孕药因减少雄激素而有助于降低女性痤疮患者的发病率。（药物的起效依赖于与口服避孕药结合成复合物。）

·催眠

催眠疗法能改善，甚至治愈痤疮和其他皮肤疾病。

皮炎

皮疹如果不是由于感染引起的就被称为皮炎或湿疹。皮炎有好几种。一些是慢性疾病，另外一些是急性变态反应或刺激症。典型症状是红、痒和病变部位皮肤增厚。然而，症状差异较大，取决于皮炎种类和染病的个体。

» 病因

每一种皮炎都有其自身的病因。

·异位性皮炎

枯草热和哮喘增加了发展成为异位性皮炎（慢性发痒性皮疹）的趋势；另外的危险因子是干性、敏感性皮肤。在接触到常见过敏原时就会发生异位性皮炎，如花粉、豚草、细小尘埃、真菌和动物毛发。紧张是另外一个触发因素。搔抓也能触发异位性皮炎。

·接触性皮炎

接触性皮炎是当皮肤接触到过敏原或刺激性物质后出现的发红及刺激反应，例如在珠宝上镀的镍、特定的抗生素、化妆品、粗糙的肥皂、洗涤剂、化学物质和

刺激性植物（如毒藤）等都有可能引发该病。过敏或哮喘均会增加患接触性皮炎的风险。

·疱疹样皮炎

疱疹样皮炎是一种慢性疾病，其特征为一簇簇发痒、疼痛的肿块在头部、肩部、肘部、臀部及膝盖部呈对称性分布。对一种存在于小麦、黑麦和其他谷物里的蛋白质麸质过敏（乳糜泻）的人，易患疱疹样皮炎。

·脂溢性皮炎

皮脂腺（产油）是脂溢性皮炎的靶点。脂溢性皮炎是一种慢性疾病，使皮肤发红、出油并伴有轻微的干燥皮屑。常出现于头部，称为头皮屑，皮炎也会影响眉毛和鼻子两侧。

» 预防

有几种方法可以预防和减少皮炎的严重性。母乳喂养可以降低婴儿一生中发病的风险。婴儿至少4个月后再喂固体食物也能帮助预防皮炎。两种措施都是为了预防婴儿出现食物过敏。

如果你已知道能引起自己过敏的过敏原，则要尽可能避免接触此类物质。另外请遵循下列常规预防措施，避免皮肤受到刺激。

（1）远离刺激性植物，如毒藤、毒橡树、毒漆树和荨麻。

（2）当接触刺激性化学物质如氨水和做园艺时应保护好双手。

（3）不要让皮肤变得太干，因为皮肤太干会导致异位性皮炎。一天多次使用保湿剂并避免长时间的热水淋浴或沐浴。

（4）保持室内一定湿度。空气太干或太潮湿均会导致皮炎。

（5）穿宽松衣服以避免刺激皮肤。

（6）皮肤发痒时，轻轻抓痒以免出现皮炎。必要时，采取冷敷等措施来止痒。

（7）通过经常性运动、静思、瑜伽、引导意象或其他任何对自己有效的方法来控制紧张情绪。

» 诊断

诊断皮炎时，需根据其临床表现和仔细的判断皮肤接触过敏原或刺激性物质的模式来进行。如果皮炎是慢性的，并且看起来与某种过敏原有关，医生就会采用斑贴试验。这个试验是将可能的变应原物质放置于皮肤上观察是否有丘疹出现。

» 治疗

不同形式的皮炎常通过先前已讨论过的预防措施来控制。此外，爽肤洗剂和局部或口服用药有助于缓解症状和减少皮炎发作。

·水疗

冷敷能暂时减少炎症和缓解痒症。燕麦浴对大面积的皮肤丘疹十分有效。

·中医

针灸能减轻异位性皮炎。中草药对治疗异位性皮炎也有疗效。

·光疗

低剂量的紫外线可用来治疗对其他治疗方法无效的皮炎。患者在诊室接受光疗，1周数次，持续1个月。能使机体对紫外光敏感性增强的药物能加强光疗的疗效。如同接触阳光一样，光疗会导致皮肤癌，因此光疗

高危人群

危险因素包括：

- 婴儿
- 有过敏史
- 敏感皮肤
- 接触刺激性肥皂和其他化学物质
- 接触刺激性植物
- 紧张

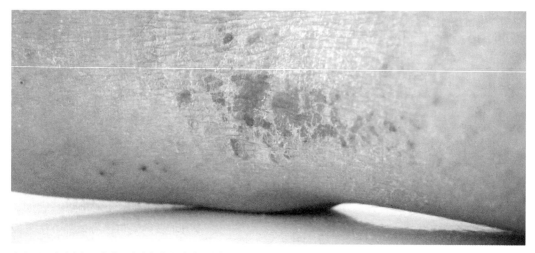

皮炎是以皮肤发红、发痒和病变部位皮肤增厚为特征的炎症。搔抓会加重疾病，尤其在睡眠中意识失控的搔抓会造成严重后果。

最好短期应用。

·局部处理

长期以来，局部类固醇药物软膏是治疗皮炎的主要药物，它能减轻炎症和止痒。新的局部用药叫作免疫调节剂，不含类固醇类成分，能减轻炎症。此类药物包括吡美莫司和他克莫司。

·药物治疗

如果局部用药无效，则要口服抗组胺药。口服类固醇类药被短期使用来减轻严重炎症。长期使用类固醇类药，有产生副作用的

健康小贴士

下面这些物质是常见的导致皮炎的变应原和过敏性物质：

· 肥皂和洗涤剂
· 纤维柔顺剂
· 氯
· 香水
· 美甲用胶水
· 溶媒
· 毛料衣物
· 橡胶
· 镍和其他金属
· 局部用抗生素和局部麻醉剂
· 刺激性植物

高风险。抗生素被用来治疗皮炎并发有感染出现。

·草药补充剂

在一些亚洲国家，月见草油补充剂是治疗皮炎的常见用药。

·益生菌

益生菌，即含有有益菌的食物或补充剂，有助于减少皮炎的发生。但需要更多的研究来证明益生菌食物和补充剂的有效性以及用量。

真菌性皮肤感染

在自然界和人体存在的真菌可感染皮肤，引起发痒、疼痛性皮疹。癣菌和假丝酵母菌（又名念珠菌）是最常见的真菌致病原。癣是由一种细小的、类似霉菌的表皮寄生菌感染引起的疾病。该病又称为金钱癣，因其病变是突起的、圆形的皮疹，而并非是由于虫子引起的。皮肤感染的部位通常发痒、发红、呈鳞状，有时有水疱，但典型的症状随癣菌的不同而异。

癣菌存在于腹股沟、脸部、指甲、头皮、手和腿。足癣就是癣菌感染脚趾和脚底部引起的。

假丝酵母菌是一种对人体无害的酵母菌，存在于人类口腔、消化道和阴道。但当其增生扩散时，会感染黏膜和皮肤湿润的地方。感染部位包括阴道、阴茎、腋下和口腔。假丝酵母菌尤其多见于婴幼儿，引起尿布疹。

» 病因

癣菌喜欢温暖、潮湿的地方，因此在夏季大量繁殖。癣菌有高度的传染性，能通过感染的人或动物传播，也能通过被污染的表面如游泳池、公共浴室、毛巾和梳子传播。卫生条件差和皮肤有切口或破损会增加接触感染真菌的风险。光脚在更衣室和公共浴室，增加了发生足癣的风险。

假丝酵母能在不同的情况下增生扩散，包括潮湿、衣服过紧、卫生条件差和炎症性皮肤病（如银屑病）。抗生素会导致假丝酵母菌数量增加，因为抗生素杀死了控制假丝酵母菌在正常范围的菌群。怀孕、口服避孕药、肥胖和糖尿病也能增加假丝酵母菌感染的风险。

» 预防

良好的卫生有助于预防真菌性皮肤感染。户外、游泳池附近和在更衣室时穿上凉鞋或鞋子。每天洗脚并保持其干燥。经常洗头。不要与他人共享个人物品，如梳子、牙刷、毛巾和指甲剪。不要接触有毛发缺失的宠物，因为这可能就是真菌感染的信号，应带宠物去兽医就诊。通过饮食控制来维持正常体重，运动或运动加饮食控制都能降低感染假丝酵母菌的风险。

» 诊断

基于感染的症状和皮肤试验的结果，医生可以做出真菌性皮肤感染的诊断。一种皮肤试验是用蓝光照射感染的皮肤部位；如果有真菌存在，皮肤可发出荧光。较为准确的试验是皮肤刮擦试验，用刀片刮下一小片皮肤样本，在显微镜下分析是否存在真菌。

» 治疗

大部分真菌性皮肤感染是轻度的，用抗真菌药物并保持良好的卫生习惯可在一个月内治愈。治疗头皮感染需比其他部位的真菌性皮肤感染花费更长的时间。

· 局部外用药

外用的抗真菌洗剂、膏剂和粉剂是除头皮感染外的大多数真菌性皮肤感染的一线治疗。假丝酵母感染对局部抗真菌药没有反应，通常用甲紫可治愈。甲紫是一种适用于感染皮肤的紫色染料。

· 药物

头皮癣或者对于局部外用药没有反应的体癣，及一些假丝酵母感染，需口服抗真菌药物。如果作为真菌性皮肤感染的并发症，同时患上细菌性感染，必须服用抗生素。皮质类固醇类药物有时被用于控制瘙痒。

· 臭氧疗法

经臭氧处理过的向日葵油（将向日葵油暴露在臭氧气体中进行处理）局部制剂对足癣有效。臭氧疗法被认为有抗微生物的作用。

· 草药

从生长在澳大利亚的一种茶树（Mecaleuca

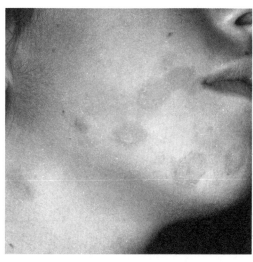

金钱癣是一种真菌感染，病变扩散时形成圆形的皮疹。一般不严重，而且能用抗真菌药物来治疗。

常见的真菌感染

感染	症状和体征
足癣	红色、有鳞屑的皮疹，由足癣菌引起，瘙痒、灼痛；最常见于趾间
头皮癣	头皮上红色或者灰色的有鳞屑的斑块，由头癣引起，可瘙痒；有时出现斑秃而非皮疹；最常见于黑人儿童
股癣	有鳞屑的、瘙痒的皮疹、有粉红色的边界，由股癣引起，出现于腹股沟和大腿；最常见于男性
体癣	炸圈饼样皮疹，有鳞状的粉红色的边界，由体癣引起；出现在身体的暴露部分，如手臂、腿、脸和躯干上未覆盖的部分
阴道念珠菌病	阴道的酵母菌感染，特征是阴部瘙痒灼痛，并有白色或者黄色的白带
阴茎念珠菌病	在阴茎头或者阴囊上的疼痛的红色的酵母菌皮疹
鹅口疮	口腔内的念珠菌感染，特征为舌头和口腔两侧的疼痛的白色的斑块
尿布疹	念珠菌感染，引起婴儿尿布下的皮肤上的红色皮疹

alternifolia）中提取出的茶树油，外用可有效地对抗癣菌。由芸香科茄属植物加工而成的草药制剂和酸橙油亦同样有效。

·益生菌

乳酸菌是酸奶中的一种有益菌，当它与常规抗真菌药物同时使用时，可加速阴道酵母菌感染的恢复。这种细菌有助于恢复人体的自然菌群，从而抑制酵母菌。

高危人群

危险因素包括：

癣菌
- 儿童
- 卫生条件差
- 夏天
- 在公共场所光脚走路
- 与癣菌病感染者密切接触
- 共享个人护理物品

假丝酵母菌
- 紧身衣服
- 怀孕
- 避孕药
- 抗生素
- 糖尿病
- 肥胖

·卫生保健

对于癣感染，床单需每天更换以使感染不扩散至身体的其他部位或者家中的其他人。对于头皮癣，使用含有药物的香波可减少感染的扩散。对于假丝酵母感染，保持皮肤干燥可有助于消除感染并预防复发。

风疹

风疹的特征性症状是皮肤上出现卵圆形的疹子。风疹是一种常见的皮疹，更常被称为荨麻疹。条痕通常是红色的，但它们亦可以是白色的或者肉色的，通常引起瘙痒。荨麻疹是当皮肤内的免疫细胞即肥大细胞释放组胺时出现的，组胺可以引起炎症。荨麻疹最常见于手臂和小腿。它们通常是轻度的，并可在数小时或数日内消失，但有时亦可在数月或者数年内持续或者复发。治疗取决于症状的表现和严重程度。

»病因

据估计，20%的人在一生中的某个时刻出现过荨麻疹。荨麻疹通常是由对于花粉、动物的毛发、真菌、昆虫叮咬或者食物的过敏反应而引起。食物如鸡蛋、贝类和核桃是常见的诱因。荨麻疹亦可能是某些药物的副作用，包括非甾体类的抗炎药物、青霉素和其他的抗生素。当药物是诱因时，在用药后的数分钟或者数小时内就会出现荨麻疹。许多其他的疾病也可以触发荨麻疹，包括：感染；橡胶、化妆品或者其他化学物质对皮肤的刺激；环境因素，如热、冷和阳光；体育运动；身体外伤；压力。在许多荨麻疹的病例中，病因未被查明。

» 预防

预防荨麻疹可以通过辨别并且避免那些在过去曾引起荨麻疹的物质或者疾病。这将需要仔细阅读食物的标签以确认排除过敏触发物。为了减少反复发作荨麻疹的危险性，穿戴宽松的衣服并且温水而非热水沐浴，这些都是减少皮肤刺激的措施。如果对昆虫的毒液过敏，医生将建议患者随身携带一个可注射肾上腺素的注射笔。肾上腺素是一种防止过敏性休克的药物，过敏性休克是一种致死性的过敏反应，它的特征就是呼吸困难，有时可与荨麻疹同时出现。

» 诊断

基于荨麻疹的表现，任何人都可以做出判断。如果荨麻疹持续存在或者反复发作，或者有其他的症状，如呼吸困难或者胸部发紧，则需要就医诊治。基于荨麻疹的表现和病史，医生可以做出诊断，同时会特别注意是否有过敏、最近服用的药物或者可能导致过敏的新的食物。如果怀疑过敏是由单一因素引起，那么单一饮食可有助于发现何种食物可能是病因。如果患有反复发作的荨麻疹，

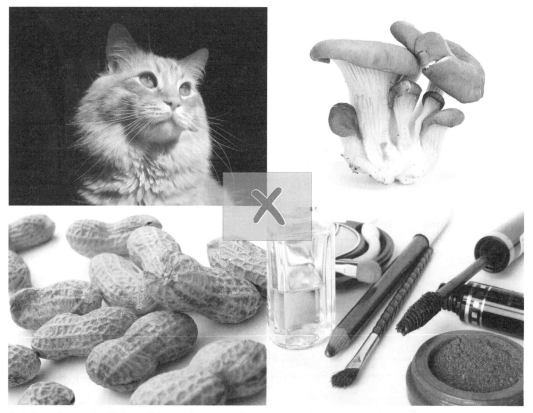

荨麻疹可由许多过敏原触发，如花粉、动物毛发、霉菌、化妆品、昆虫叮咬和某些特定食物。控制由过敏反应引起的荨麻疹的最容易的方法就是确认并消除这些过敏原。

医生将进行血液检验或者进行皮肤测试来诊断过敏。

» 治疗

以上所述的预防措施是一线治疗。轻度荨麻疹常在数小时内自动消失。治疗的主要目标是缓解瘙痒。这种治疗的重要性不仅在于缓减不适，而且因为搔抓可使荨麻疹扩散。如果荨麻疹很严重、持续存在或者反复发作，特别是出现其他症状，则需用药物来阻止免疫系统的过度反应。

·水疗法

对于荨麻疹进行冷敷可减轻炎症和不适。如果荨麻疹累及大面积身体，可用冷水浴。

·局部外用药

荨麻疹的瘙痒通常可用炉甘石洗剂或者氢化可的松软膏来缓解。

·口服药物

组胺是引起荨麻疹的化学物质，口服抗组胺药可以暂时干扰组胺的释放而缓解症状，但是这些药物常可引起睡意。如果抗组胺药不能提供足够的缓解，可使用 H_2 受体阻滞剂（通常用于治疗溃疡）。对于严重或

高危人群

危险因素包括：

- 过敏
- 蜜蜂或者其他昆虫叮咬
- 药物（非甾体类抗炎药、血管紧张素转换酶抑制剂、青霉素和其他一些抗生素、可待因）
- 感染如感冒
- 压力
- 紧身衣

者反复发作的荨麻疹，需用皮质类固醇药物来抑制免疫系统。

·减压

对于那些因外界事件或者环境而使荨麻疹症状恶化的问题，可以通过减压来缓解对压力事件的反应。许多辅助治疗被证实是有效的，包括瑜伽、静思、引导意象和生物反馈。

·催眠

这种疗法对治疗荨麻疹是有帮助的，因为已证实催眠可以改善或者解决许多皮肤疾病，包括皮炎和红斑痤疮，以及缓解焦虑和与压力性皮肤病有关的疼痛。

头皮屑

头部皮肤平均 28 天自我更新一次。如果疾病导致头皮周期更新速度加快到 11 天，干燥且呈薄片状的头皮屑就会从头部脱落。头皮屑是最常见的一种脂溢性皮炎，或称皮脂溢，其典型特征是一块一块的皮肤发痒发红，并伴随大片皮屑散布在头部、发际、眉毛，甚至是耳部。

成人头皮屑对男性的影响要大于女性。在婴幼儿此病也很常见，称之为蜡烛帽。头皮屑是一种无害疾病，且可以用特殊的洗发水加以控制，但容易复发。

» 病因

头皮屑的发病有家族性，这提示该病有遗传性。油性头发或油性皮肤、痤疮，或银屑病患者更易出现头皮屑。发病机理还不清楚，有其他身体疾患的人也容易发生头皮屑，包括肥胖、帕金森病、中风、头部损伤和艾滋病。此外，突然暴发的头皮屑，通常是由于极度炎热或寒冷天气、情绪紧张、疲劳引起的。

不经常洗头或其他方面的个人卫生问题并不会引起头皮屑。然而，如果机体对该病有易患性，不常使用洗发水则会引起头皮屑发作。

» 预防

减少可控制危险因子，有可能减少发病率和降低头皮屑发病的严重性。经常洗发以防止其变油。通过健康饮食来维持正常体重，并有规律地运动。如果有痤疮和银屑病，则要就医。以确实有效的措施来控制紧张情绪，例如渐进性肌肉放松、瑜伽、静思和运动。

» 诊断

头皮屑根据其症状来诊断。如果有感染指征则要就医，例如头皮出现疼痛的红色斑块，并伴有液体或脓液。

» 治疗

成人与婴儿的治疗方法不一样。

·成人

头皮屑通常可以用含有水杨酸、煤焦油、锌、间苯二酚或硒的医用香波加以控制。每天使用这种香波擦洗头皮 5 分钟，含 5% 茶树油的香波也很有效。如果这些都没有效，医生会采用另一种含酮康唑的香波，这是一种皮质激素类抗真菌药。此外，一种含有溴化钾、溴化钠、硫酸镍和氯化钠的顺势疗法口服剂，也被证明有助于治疗。

高危人群

危险因素包括：

- 家族史
- 极少使用香波
- 油性皮肤
- 痤疮
- 银屑病
- 肥胖
- 紧张
- 疲劳
- 极热或极冷天气
- 神经性疾病（头部外伤、中风、帕金森病）
- 艾滋病

·婴儿

用温和的香波或肥皂每天给婴儿洗发通常能去除蜡烛帽。如果这些都无效，可以先涂上矿物油按摩头皮，并用温湿毛巾在洗头之前覆盖于小儿头上。

脱发症

从头部或者其他正常生长毛发的地方部分或者完全地脱落毛发，被称为脱发症（秃头症）。这时，旧的毛发脱落的速度要快于新发的生长。脱发最常见的类型是在头皮中间的发际线逐渐后移，在两侧留下一圈头发。因为它主要影响男性，所以被称为男性型脱发。在女性，通常是整个头皮的毛发变薄。脱发可以是暂时的，也可是永久的，因病因不同可以是瘢痕性的或者非瘢痕性的。

» 病因

随着年龄的增加，秃发会变得更普遍。在家族中秃发有倾向性，因此提示可能是基因的原因。睾酮和它的转化物 5α 睾酮——这是在男性中最丰富的性激素，引起了男性型秃发。其他性激素可能在女性秃发中起了一定的作用，因为在生育后和更年期，当雌激素和其他激素变化时，她们就容易产生脱发。伴随着生育、终止妊娠、开始或者结束口服避孕药，激素水平急剧变化时，可引起暂时性脱发。

某些疾病和药物治疗也能引起脱发。已证实，免疫系统障碍可以引起区域性的脱发，即在头皮、胡须，有时是眉毛和睫毛处出现的暂时性斑片样的脱发；这种疾病非常难治。头癣或者头皮癣菌病也可引起头顶斑秃。系统性的疾病如狼疮可引起脱发。肿瘤的化疗和放疗可引起暂时性脱发。

身体和情感的压力能使头发加速脱落，这种暂时的疾病被称为静止期脱发。一些人

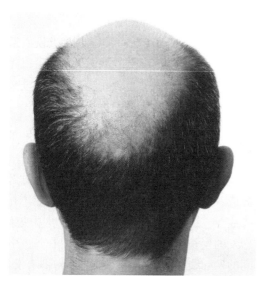

斑秃，或者男性型秃发，是最常见的脱发类型，影响着30%~40%的男性和女性。这种疾病使发际逐渐后退，并且通常是毛囊中激素变化的结果。

脱发是因为他们在紧张时有拔头发的习惯。

» 预防

良好的卫生可以减少患头皮癣的机会。避免共用梳子和其他个人护理用品。控制情感压力的方法有助于预防脱发。这些方法包括放松技术、静思、瑜伽、引导意象和体育锻炼。

» 诊断

通过检查秃发形状，询问其他的症状和健康史，医生可诊断脱发的病因。如果伴随着脱发有皮疹或者其他的皮肤变化，可能需要做皮肤的活检。

» 治疗

对所有类型脱发症的治疗取决于脱发的病因。一些病因不需治疗，因为脱发是暂时的，如生育和更年期后头发变薄。

·手术

对于男性型秃发或者其他没有影响到整个头皮的脱发，头发移植手术是一个永久性的治疗。医生取下供体区域（毛发生长茂密的区域）小块的头发、皮肤和其下的组织，并将它们移植到秃发或者受体区域。

·精油

对于患有斑秃的人，在头皮擦拭含有雪松木、薰衣草、迷迭香和百里香的香精油可有助于毛发生长。洋葱汁亦似乎是有益的。

·药物

对于男性型秃发两种药物可有助于新的毛发生长。米诺地尔（Minoxidil）是一种局部用药，可在6个月之内刺激毛发的生长。非那雄胺（Finasteride）是一种仅用于男性使用的口服药，它是睾酮代谢成为更强的二氢睾酮过程中的细胞内酶-Ⅱ型5α-还原酶的特异性抑制剂，通过抑制还原酶的活性来改变睾酮的活性。

头皮癣可用一个疗程的口服抗真菌药物治疗。对于斑秃，注射类固醇可减少潜在的炎症反应，但在阻止脱发或者促进毛发再生方面，这种治疗并不总是有效。

·光疗

光疗是使用一种低能的激光来刺激细胞，也可用于斑秃，但是有效性有限。

·褪黑激素

2004年在德国耶拿的弗里德理西—席勒大学进行的初步研究中，40名患有男性型秃

治愈的希望

两年前我决定理短我的头发，但是随后我注意到，我的头发在不知不觉中似乎变薄了。去年我在工作中经历了一段充满压力的时期，我的头发开始一块块脱落。每天早晨我的枕头上就覆盖着在睡眠过程中脱落的头发。我只有26岁，我认为现在变秃还太早。

我去看了皮肤科医生，她建议我试用一种香波，这种香波是针对脱发的特殊的香波，仅此而已。然后，她给了我一个处方，在大约7个月后我意识到我的脱发已经停止了。但是目前为止，它几乎没有开始长回来。我的皮肤科医生说这需要一些时间。虽然我仍焦急地想知道我的头发是否在长回来，但是知道它已停止脱落至少是一种安慰。

发的妇女，在每天局部使用含有褪黑激素的液体 6 个月后，明显地出现了更多的头发。而在对照组，头发的生长没有增加。褪黑激素是一种控制身体内部生理时钟的激素。

褥疮

皮肤表面在长期受压后形成的疼痛性溃疡叫作褥疮。最常见于老年人或者残疾人，因为他们长时间卧床或者坐在轮椅中。褥疮常在骨性区域中形成，如颈根部、肩膀和肩胛、脊柱底部、肘部、髋部、膝的两侧和足的两侧。可以是轻微的，也可是致命的，预防比治疗更容易。

» 病因

褥疮常由不变体位的躺或者坐而引起。持续的压力限止了局部皮肤的血流，使之缺乏营养和缺氧。2~3 小时后，皮肤可产生压疮。潮湿能加重损害。

其他疾病，例如糖尿病和外周血管病变减少了四肢的血供。营养缺乏可降低免疫系统对抗感染的能力，也减少了身体脂肪垫的量，并剥夺了皮肤所必需的营养。

» 预防

在坐或躺下时经常改变体位。在床单上喷撒爽身粉，常规清洗并擦干皮肤，使用软膏或者油膏使皮肤不受潮湿影响。同样，对于卧床或者坐在轮椅中的人群，定期检查是否有变红或者其他褥疮的早期征象。使用枕

高危人群

危险因素包括：

- 年老者
- 卧床者
- 使用轮椅者
- 糖尿病
- 外周血管疾病
- 营养贫乏

健康小贴士

褥疮根据严重程度而分级

1 级：红色的区域，不因压迫而变白；这是一个浅表的疮。

2 级：疮产生水疱。

3 级：疮有凹陷，表示已损害到皮下组织。

4 级：白色或者黑色的疮，并有恶臭，这时已损害到肌肉或者骨，并可产生致命的血液感染。

头或者垫子来减轻压力。良好的营养可有助于保护皮肤。

» 诊断

按照褥疮的临床表现在家中就可自行诊断。疮如果是红色的、发炎的或者有腐臭味时，需由医生来检查是否有感染。

» 治疗

治疗方法取决于褥疮的严重程度。对于非常浅表的褥疮，可用盐水清洗并覆盖。解除受累区域的压力。

· 清疮术

对于那些正有渗出的褥疮，医生将去除死去的细胞。一个有益的辅助疗法就是使用无菌的丝光绿蝇蛆（Phaenicia sericata）。蛆可去除伤口处的死亡细胞，加速愈合的速度。

· 伤口闭合

较新的治疗方法包括抽吸辅助装置，它可用抽吸来闭合伤口；注射生长因子，这些蛋白质可以刺激新细胞生长；高压氧疗增加组织的氧供；对于一些不能愈合的晚期溃疡，采用皮肤移植。

· 药物

需用口服抗生素来控制感染。

· 营养

缺乏蛋白质、维生素 C 和锌可妨碍皮肤的愈合能力。高蛋白饮食及每日多种维生素和矿物质的摄入可以促进伤口的愈合。

第五节 骨骼、关节和肌肉的疾病

背痛

腰部以上隐隐作痛、肩胛骨尖锐性疼痛和早晨起床时肌肉僵硬，都是背痛的症状。背痛可能轻微的也可能严重的，可能是持续的也可能是间歇性的。背痛通常出现在腰（背）部，但也可能发生在沿着脊柱的任何部位。

背痛可能是急性的也可能是慢性的。由创伤引起的急性背痛会持续1天到数周，慢性背痛会持续或者反复发作3个月或更久，而且愈发严重。背痛是最常见的健康问题也是导致人们无法工作的主要原因。

» 病因

造成背痛最常见的原因之一是外伤，外伤可能由运动、体力劳动、站在梯子上拿东西或者举重物引起。这些外伤和意外会扭伤肌肉，造成肌肉痉挛压迫脊椎内部和脊椎周围的神经。

造成背痛的另一原因是椎间盘突出或疝气，突出造成了椎骨之间向髓管的缓冲（形成疝）从而压迫神经。造成椎间盘突出的原因有：外伤、弯腰、举重物以及由年龄引起

高危人群

危险因素包括：

- 年龄
- 体力劳动
- 肥胖
- 缺乏锻炼
- 关节炎
- 骨质疏松
- 纤维肌痛
- 怀孕
- 盆骨周围组织病变（比如睾丸扭转、卵巢囊肿、卵巢癌）

的椎间盘退变。

关节炎也是引发背痛的常见关节病症。骨质疏松会发生在椎骨以及联结椎骨的关节处。强迫性脊柱炎——一种风湿性关节炎，会引发下背的炎症及僵硬，并压迫椎骨。

还有其他原因可能增加背痛发生的概率。肥胖使得脊椎被过度压迫，导致疼痛和关节炎。缺少运动使腹肌变弱，也增加了对脊椎的压迫。不良的姿势造成的椎骨错位，会引发肌肉扭伤或者神经压迫。紧张也会促使背痛、延缓康复。

背痛还会伴随其他病症，包括纤维肌痛、骨质疏松、腹部疝气、睾丸扭转、卵巢囊肿、妊娠、传染病、初期脊髓瘤和其他癌症。

» 预防

避免对脊椎造成异常的压迫，减少受伤的机会。定期运动能强健背部肌肉和腹肌从而减轻对脊椎的压迫。能够强健背部的有益运动有：散步、骑车、游泳、举重和伸展运动。保持正确的姿势，矫正身姿能减少背部扭伤。减肥通过减少脊椎压迫也能缓解背痛。另一些预防措施包括：

（1）减少过长时间的站和坐。

（2）长时间开车时，每隔1小时停下来走走。

（3）不要穿高跟鞋，它会使背紧绷，增加摔倒的危险。

（4）不要举过重的东西。当你必须举重物时，分开双脚、弯曲膝盖、靠近物体站立，并在举起和放下时收紧腹肌。

（5）采取一些有效的技巧来缓解情感压力，这些技巧包括瑜伽、静思、运动和放松。

» 诊断

医生通常通过检查身体和病史来诊断背痛，而椎间盘突出则需要用放射学检查来诊断。

» 治疗

多数背痛在 6 周内会自行消失。在这期间，一些自我保健和其他疗法能缓解疼痛，提高行动力。手术对大多数背痛毫无作用。虽然也有各种背部手术，但都是针对那些其他疗法无效的患者。

·药物

药物会暂时缓解疼痛，减轻背部神经的炎症。对于严重的腰背痛，医生会开一些肌肉松弛剂。如果脊椎内的神经有炎症，医生会直接向脊髓管中注射镇痛剂或类固醇药物减轻炎症。

·运动

定期运动能够缓解慢性背痛。受伤后2~3周可以逐渐进行有规律的运动。

·自我保健

受伤后的最初几天内应减少身体活动，以减轻脊椎处关节的疼痛和炎症。避免抬举任何东西和做任何扭伤腰部的动作。前 3 天冰敷创伤处以减轻炎症，随后热敷创伤处以增加血液循环。卧床休息，特别是超过 2 天的卧床休息，对损伤没什么帮助。

·行为疗法

认知行为治疗和渐进性肌肉放松练习能通过减轻压力和紧张来缓解背痛。

·教育

背部学习是为病人设计的用来预防和减轻背痛的课程，包括脊椎结构知识、如何站立、如何坐，以及日常生活中如何不会扭伤背部的实用指南。

·脊柱推拿和物理治疗

脊椎指压疗法和整骨疗法等实际操作技术能够缓解急性背痛。

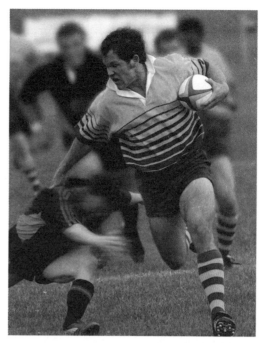

急性背痛通常是由外伤引起的，多在运动时发生，但有时也会由一些普通的运动如转身或抬举导致。

·按摩

慢性腰背痛通过按摩可以得到缓解。但目前还不清楚哪一种按摩技术更好。

·皮肤电神经刺激

皮肤电神经刺激疗法利用放置在皮肤上的电极向疼痛部位发出电刺激，从而阻止疼痛信号的传输，达到缓解疼痛的目的。这是背痛和其他肌肉痛的标准治疗方法。

·针灸

针灸能够暂时缓解背痛。

·草药制剂

从南非钩麻的干燥根中提取出的一种草药制剂是一种有效的镇痛剂和消炎剂，现在被广泛地用于背痛和关节疼的治疗。

警告 ⚠

当背痛是由一些更为严重的情况引起时，必须引起高度重视。症状如背痛持续 2~4 周、疼痛不因休息而缓解、肢端失去知觉和功能、发热、有癌症病史和静脉注射毒品史。

· 神经反射疗法

神经反射疗法是一个新的疗法，通过刺激皮肤上的神经细胞来达到减轻背部疼痛、炎症和痉挛的目的。神经刺激来自于在表皮下植入的外科 U 型钉，外科 U 型钉需在皮下保持 3 个月。神经反射疗法对慢性下背痛有效而且无副作用。

肌肉扭伤，劳损和疼痛

每个人时不时都会感觉肌肉疼痛、疲劳和僵硬，罪魁祸首通常是劳损或扭伤。劳损是肌肉的过度伸展，也叫肌肉牵拉伤。扭伤则是韧带（连接关节的组织）严重拉伸或撕裂，情况更加严重。扭伤通常引发肿胀，可能也会导致周围血管挫伤。踝关节是最容易发生扭伤的部位。

放射性肌肉痛是许多病症的预兆，包括感染、激素类疾病（如甲状腺功能低下或亢进）、药物副作用和情绪紧张。

» 病因

劳损和扭伤常由运动和身体活动而引发，走路时摔倒和扭伤脚踝也会导致劳损和扭伤。对于那些从事对抗性运动（如足球）和从事需要迅速移动的运动（如篮球、排球和网球）的人，劳损和扭伤的发生更为普遍。背部和腹部肌肉扭伤通常是由抬举重物引起的。

肌肉疼痛有各种各样的原因，包括：

（1）过度损伤（在受伤后不久过度、频繁地使用肌肉）。

（2）传染病，如流行性感冒，莱姆病和疟疾。

（3）狼疮。

（4）纤维肌痛。

（5）关节炎。

（6）甲状腺功能紊乱。

（7）神经肌肉功能紊乱（例如，多发性肌炎、皮肌炎、多肌型风湿）。

（8）电解质失衡（例如，钙、钾元素不足）。

（9）一些药物（例如，治疗高胆固醇的药物和抗高血压的血管紧张素转换酶抑制剂）。

（10）消遣性毒品。

（11）情绪压力。

» 预防

劳损和扭伤比其他原因引发的肌肉疼更容易预防。在运动和其他身体活动之前，做好热身运动可以减少受伤的风险。在至少10 分钟的热身后再进行伸展运动，不要迅速增加运动强度和持续时间，否则会引起劳损和扭伤。保持良好姿势避免让身体某个部位过度承受重量。保持体重在正常限度之内，肥胖症会使下半部身体的肌肉劳损。穿舒适的鞋，避免穿高跟鞋能够减少扭伤的风险。

另外，采取措施以预防传染和其他肌肉疼痛。在流行性感冒多发季节，远离受感染者而且要经常洗手。如果你住在莱姆病多发地区，出门须使用防护剂。不要使用可卡因，因为它会刺激肾脏，加重背痛。使用已被证实的缓解精神紧张的方法，例如：静思、瑜伽、引导意象。

高危人群

危险因素包括：

· 身体活动和运动
· 举重
· 穿不合脚的鞋
· 高跟鞋
· 肥胖
· 情感压力
· 疾病，例如流行性感冒、莱姆病、肌肉病变
· 药物，例如治疗高胆固醇的药物和抗高血压的血管紧张素转换酶（ACE）抑制剂
· 某些消遣性毒品

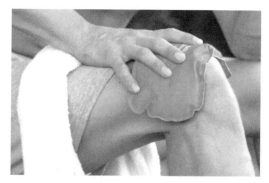

小块肌肉和关节损伤首先可用冰或冷敷法来减轻肿胀。休息并在 24 小时后热敷能改善血液循环，加速愈合。避免在受伤后的一段时间内进行体能活动。

» 诊断

如果是与受伤有关的肌肉疼痛，医生通常能依靠物理检查、关节运动、肌肉力量、肿胀或瘀伤来判断是否是由扭伤拉伤引起的。当怀疑有骨折骨裂的情况发生时会用 X 线来检查。

医生也通过判断疼痛的开始时间，疼痛类型，是否伴随其他症状，是否最近开始服药等来缩小其他肌肉疼痛的原因。当肌肉疼痛是由传染病或其他疾病引起时，可能还伴随发热或头痛等其他症状。血液测试用来诊断莱姆病，当怀疑肌肉病变时则要实施专门的肌肉测试。

» 治疗

肌肉痛的治疗在于其原因。镇痛剂能减轻由于流行性感冒、关节炎和某些肌肉病变（如风湿性多肌痛）造成的肌肉痛。皮肌炎和多发性肌炎则需要疗效稍强的药物，例如类固醇和物理疗法。

对于肌肉扭伤和拉伤的治疗，有许多不同的选择。

·急救

急救通常对治疗扭伤和拉伤很重要。几天内避免运动和其他身体活动使受伤肌肉得到休息。受伤后的最初 24 小时，冰敷伤处以减轻肿胀。每次冷敷 30 分钟，然后间隔

30 分钟。另外，受伤后立即用有弹性的绷带固定受伤的关节以减轻肿胀。抬高患处，进一步减轻肿胀，促使血液在全身循环以防止在患处瘀滞。

对于腕、肘关节或者肩胛扭伤，将手臂置于吊腕带中保持举高。注意在几小时内不要让手臂保持不动，做一些保守运动例如让手臂吊松一些，轻微摇摆一下以免僵硬麻木。24 小时后，定期热敷或用热水浸泡患处以减轻疼痛、改善活动能力。

·药物

镇痛剂（如对乙酰氨基酚）或者非类固醇类抗炎药（如布洛芬）能缓解不适和肿胀。已经发现一种含有卵磷脂（动植物体内的天然脂肪类物质）的局部用凝胶，能缓解膝盖、脚踝、肌肉受伤引起的疼痛。对于严重的疼痛，医生会给予肌肉松弛剂。

·按摩

按摩能扩大运动范围，减轻肩膀僵硬带来的疼痛，在肩膀僵硬时肩关节活动受到限制。按摩也能暂时缓解其他类型的肌肉疼痛。

·顺势疗法

发表在 2003 年《顺势疗法期刊》（The Journal Homeopathy）上的一个双盲法试验针对山金车花 D30 对 82 名马拉松运动员的影响进行了研究。山金车花 D30 是从草药山金车（Arnica montana）的花中提取而得的顺势疗法药丸。参加马拉松赛跑前后服用这种药的运动员与那些服用安慰剂的运动员相比，肌肉疼痛感减轻，但是对细胞的损伤两组运动员是相似的。

关节炎

关节炎就是一个或者多个关节发生的炎症，通常伴随着疼痛、肿胀、僵直和发红。关节炎的症状相当广泛，从轻微的疼痛到极度的畸形。这是一种非常常见的健康问题，

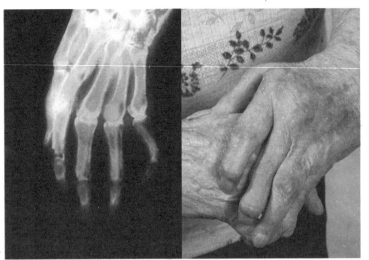

类风湿关节炎是一种感染性的疾病，能导致关节畸形，最常见的受影响部位是手、脚和膝盖。早期的、积极的治疗能减轻对膝盖的损伤，帮助患者更好地生活。

的伤害一样。缺少运动或者其他的体力劳动会使支持关节的肌肉萎缩，降低关节的灵活度。这些问题都会增加受伤的风险从而导致骨关节炎。

受伤、感染性疾病（诸如痛风和先天性畸形）都会增加患进行性骨关节炎的风险（痛风是由于代谢功能紊乱，导致关节炎发作）。

类风湿性关节炎是一种自身免疫功能紊乱疾病——自身的免疫系统攻击自己，最易受影响的部位是手指、手腕、肩膀、膝盖、髋部和颈部。类风湿性关节炎和其他自身免疫功能紊乱疾病一样，女性患病概率是男性的2~3倍。类风湿性关节炎通常开始于青年或者是中年时期，有时也会在晚年出现。

尽管情绪和心理压力不会引起关节炎，但是会加剧症状，因为在压力之下，肌肉会收缩，收缩的肌肉会加剧关节炎的疼痛。

会导致劳动能力的丧失。关节炎可以是原发性的，也可以是继发性的（如结肠炎、牛皮癣），或者感染（如淋病）。

关节炎是不可治愈的，但是疼痛和劳动能力丧失可以通过整体治疗得到显著缓解，这些整体疗法包括药物和补充剂疗法、运动、身心技术、营养疗法和针灸。

» 病因

关节炎的类型大约有100多种，但是最常见的是骨关节炎和类风湿性关节炎。其他类型包括强直性脊柱炎（脊柱的炎症），硬皮症（一种结缔组织疾病会导致皮肤变粗糙和坚硬）和狼疮。

骨关节炎是最常见的一种关节炎。主要发病人群在60岁以上，其特征是进行性关节软骨磨损，主要原因是由于过度的撕扯和磨损。由于保护性的软骨磨损，骨面直接暴露在关节中，导致疼痛。多种因素会导致这种磨损，一种是肥胖症，过重的压力磨损了腰背部、膝盖和脚踝的关节。一个人体重越重，对关节的压力就会越大，关节周围软骨磨损的速度就会越快。

不活动对关节的伤害和过度活动对关节

» 预防

没有任何方法可以预防类风湿性关节炎，但是我们可以减少促使骨关节和痛风发展的因素。为了防止类风湿性关节炎，应尽量避免任何不正常的压力作用在关节上，包括体重超重。

从事体力劳动时穿戴防护工具，为任何过劳导致的损伤寻求最好的保护，保持充足的休息使损伤复原，这些对于减少损伤的风险也是非常重要的。这是因为任何类型的损伤，尤其是在运动过程中的损伤，都会在晚年导致骨关节炎。在这些损伤中，韧带损伤会导致关节不稳定，软骨损伤导致退行性病变。骨折也可能导致下肢骨骼排序的异常，从而强迫关节承受重量不均匀，导致关节软骨磨损不均匀。关节或者关节组织（最常见的是膝盖的半月板和前交叉韧带）的直接受伤或者是髋部损伤也会导致骨关节炎。上肢关节炎多由上肢受伤而产生，因为上肢不需要承重，所以它几乎不会改变病人的功能。

健康的饮食可以帮助预防痛风。当尿酸（蛋白质代谢的废弃物，通常通过尿液排出体外）在身体内积聚时就会导致痛风。尿酸积聚可能是因为机体过度的产生，也可能因为肾脏不能有效排除。当体内尿酸水平很高以致在关节（经常是大脚趾关节）处形成结晶时就会引起疼痛和炎症。

嘌呤的分解产生尿酸，嘌呤是所有人体组织的组成部分，很多食物中都含有嘌呤。摄入大量的酒精以及一些富含嘌呤的食物（如动物内脏、鲱鱼、鲭鱼、沙丁鱼）会增加患痛风的风险。

» 诊断

早期的关节炎是可以被诊断出来的，因为这种疾病是渐进性的，因此治疗可以延缓或者防止对关节更加严重的破坏。医生对关节炎的诊断通常基于症状和体征。比如，受

累关节周围积液、关节的肿胀、触痛、发热。有时候会进行一些检查来确认关节炎的类型和程度，包括血、尿检查，关节的X线检查。

» 治疗

虽然没有彻底治愈关节炎的方法，但是有许多综合疗法能减轻不适感，并有助于防止以后长时期内的病情加重。

·手术治疗

当关节炎非常严重，其他治疗方法没有帮助时，必须通过手术融合、光滑、复位骨骼或者用人工关节代替。

·中医和针灸

针灸能缓解膝关节炎的疼痛。

·顺势疗法

顺势疗法能抑制类风湿性关节炎的疼痛和僵直，改善握力。

·阿育吠陀学

在印度这个自然医疗系统中使用的一些草药也缓解关节炎的疼痛。它们包括催眠睡茄（Withania somnifera）、乳香（Boswellia serrata）、姜黄（Curcuma longa）、姜（Zingiberis officinale）。一些草药外敷，一些内服。

·肢体疗法

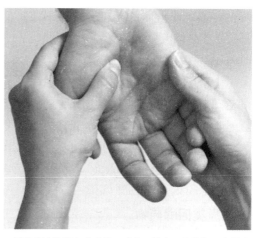

一些治疗方法诸如水疗法、瑜伽、按摩、脊椎指压疗法和运动功能学常用来缓解关节炎的症状，这些方法被称为机能疗法，能通过帮助病人放松来达到增强关节功能，减轻疼痛和炎症的目的。

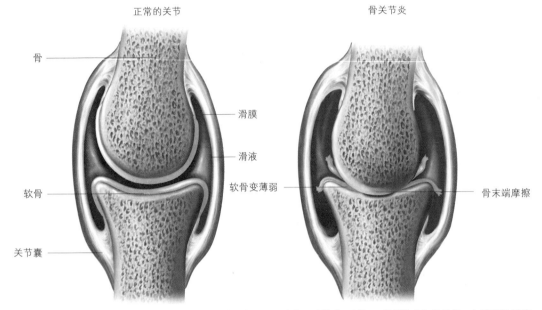

正常的关节   骨关节炎

骨

滑膜

滑液

软骨   软骨变薄弱   骨末端摩擦

关节囊

骨关节炎是由于关节的磨损和撕裂导致的，受影响最大的是下肢的承重关节，例如下背部关节和膝关节。在健康的关节中（左图），软骨垫在骨头的末端，在运动的时候减少了摩擦。骨关节炎（右图）的关节中，保护性的软骨磨损掉了，骨的末端产生摩擦，引起疼痛。

这类疗法是以动手操作为主的治疗方法，通过娴熟的手法帮助患者放松，改善身体的结构和功能。水疗法、瑜伽、按摩、脊柱推拿疗法和运动机能学都是肢体疗法，常用于缓解关节炎的症状。

·镇痛药

药物（如对乙酰氨基酚）用于缓解关节炎的疼痛。非甾体抗炎药（NSAIDS，如布洛芬）能减轻炎症和疼痛。

·生物反应调节剂

生物反应调节剂通过阻断肿瘤坏死因子的活动来减轻炎症和关节的损伤，肿瘤坏死因子是一种和免疫反应有关的蛋白质，是类风湿性关节炎的特征性指标。生物反应调节剂包括依那西普（etanercept）、英夫利昔单抗（infliximab）、阿那白滞素（ankinra）。

·皮质类固醇药物

这些药物可以减轻炎症，抑制免疫系统。包括泼尼松（强的松）、可的松，通常短期使用，用于突然性的剧烈不适症状。

它们是处方药，且仅能在短期内使用。因为这些药物会有严重的副作用，包括肿胀、体重增加、情绪不稳定。不过一旦停用后，这些副作用就会消失。

·病症缓解性抗风湿药

病症缓解性抗风湿药（DMARDs）可以延缓或者阻止类风湿性关节炎的发展。这类经典的药物包括甲氨蝶呤和来氟米特。ω-3脂肪酸是一种多不饱和脂肪酸，能够延缓类

警告 ⚠

维生素C是一种抗氧化剂，能延缓关节炎的进程。但是杜克大学在2004年6月的《关节炎和风湿病》（Arthritis & Rheumatism）杂志上发表了一篇文章，报道了一个为期8个月的研究，发现长时间摄入高剂量的维生素C（大约每天2克）会出现严重的后果。这项研究是在豚鼠身上实施的，豚鼠是研究人类骨关节炎治疗的合适模型。这篇文章的作者最后做出结论：对于关节炎患者，维生素C的摄入量男性每天不能超过90毫克，女性每天不能超过75毫克。

风湿性关节炎的发展，减轻疾病的症状。

· **硫酸葡萄糖胺**

这种营养素具有抗炎的性质，毒性明显小于那些非类固醇类药物（如布洛芬和萘普生）。它能防止软骨的进一步损伤，尤其在类风湿性关节炎中，还能在其后很长一段时间内延缓关节炎的发展，甚至不需要进行关节置换手术。

· **维生素**

摄入充足的维生素 A、维生素 B_1、维生素 B_3、维生素 B_6 和维生素 E 能增加柔韧性，帮助预防关节炎。

· **硼**

硼元素是骨骼健康所必需的元素，能够帮助吸收钙。每天摄入 6 毫克的硼有助于缓解类风湿性关节炎的不适感。

· **营养物质**

有很多的饮食策略能帮助预防关节炎或者将症状减轻到最轻。保持正常的体重，减掉过多的体重，防止过度对关节进行施压。此外，补充某些食物或者补充剂会很有帮助。多吃一些富含脂肪的鱼（富含 ω–3 脂肪酸），如鲑鱼、鲭鱼、沙丁鱼，都能减少感染。对于类风湿性关节炎，酒精会干扰药物治疗，所以建议减少酒精的摄入。

· **运动**

很多年以来，那些得了关节炎的患者被建议避免运动以减少对关节造成更严重的破坏。现在，医生们认识到正确的运动方式是治疗关节炎最好的方法之一。运动能减少关节的疼痛和僵直，增强肌肉的力量，促进肌肉的柔韧性。通过增强关节及周围组织的力量能防止关节炎的进一步损伤。

医生或者理疗师会为患者提供一个运动方案——运动的类型和运动量取决于受累关节的部位是稳定的还是肿胀的，是否进行过关节置换术。大体上有三种类型的运动

治愈的希望

多少年来，我一直是一个热心的跑步爱好者。但是当我到了 50 岁的时候，我的膝盖得了关节炎。医生说可能有部分原因是因为跑步。医生告诉我要放弃跑步，但是他建议我保持正确的运动方法以减轻关节炎的症状。他推荐了一些对关节来说比较容易的运动方法，像游泳、行走、低冲击性的有氧运动，甚至使用健步机（elliptical trainer，模拟越野滑雪的训练机器）。

一开始，我根本不能运动，因为我的膝盖受伤非常严重，所以我每天使用硫酸葡萄糖胺来减轻炎症和缓解疼痛直到我可以运动。我决定每周游泳两次，每周和朋友散步两次。3 个月后，我的膝盖感觉好多了，很少有僵硬和疼痛感。在大多数时间里，我甚至不需要药物。

方法：全范围关节运动（range-of-motion，ROM）能帮助减轻僵硬，促进关节、肌腱和韧带的柔韧性。力量练习能维持或者增强肌肉的力量。低冲击性的有氧运动（low-impact aerobic exercises），诸如行走、游泳、骑脚踏车能提高耐力。不过，建议感染者在炎症发作期要减少运动，多休息。

· **记日记**

在日记里记下你的想法和感觉能慢慢地减轻关节炎的症状和减少类风湿性关节炎患者因疼痛而用药的需要。这可能是因为记日记有助于缓解压力。

肌腱炎和滑囊炎

肩部、肘部、膝盖或者其他关节的疼痛可以被看作肌腱炎和滑囊炎的信号。

肌腱炎是肌腱（连接肌肉和骨的纤维组织）的炎症或者是小的撕裂。经常发生肌腱炎的地方是脚踝部的跟腱和肩部的回旋肌腱群，以及肘部、膝盖和腕部。

滑囊炎是滑囊的炎症。滑囊里面有液体，包裹在关节周围。它的主要功能是当关节运动时，充当肌肉、骨头和韧带的缓冲垫。滑囊炎常发生在肩部，肘部，髋部或膝盖。

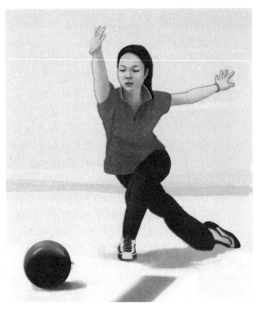

肌腱炎通常是由于连接肌肉和骨骼的弹性组织——肌腱被过度使用或者劳损导致的。

》病因

下面两种情况下都会导致肌腱炎或滑囊炎的发生；一种是重复性的身体运动，比如打网球、游泳、打保龄球和篮球；另一种就是手工作业，比如木工。肌腱炎也会由感染引起，比如淋病和风湿性关节炎。滑囊炎有时由创伤、风湿性关节炎、痛风和组织感染（比如葡萄球菌感染）引起。超重负荷会增

高危人群

危险因素包括：

肌腱炎
·运动（尤其是打网球、游泳、打高尔夫球和篮球）
·手工作业，如木工、油漆和焊接
·风湿性关节炎
滑囊炎
·运动
·手工作业
·肥胖
·外伤
·风湿性关节炎
·痛风

加腿部关节滑囊炎发生的风险，因为对关节的压力过重了。

》预防

在运动之前充分的热身能避免肌腱炎。避免突然增加运动的强度，这样会刺激或者撕裂肌腱。一些重复的运动比如打网球，是肌腱炎的高风险运动，掌握适当的技巧能减少受伤的风险。舒适的运动鞋能帮助防止踝部的跟腱和膝盖发生肌腱炎。保护自己不要得淋病，不要和患有淋病的人发生性行为，在性交过程中使用避孕套。

为了防止滑囊炎，需要避免重复过度并长时间地使用同一个关节。在进行体力劳动或者其他对关节有进行性压力的运动时，使用一些防护装备。比如，当你准备在花园里劳动一个下午时，就需要戴上护膝。

》诊断

医生通过询问病史，评价患者的症状，检查受影响的区域来确诊肌腱炎和滑囊炎。有关运动和其他身体活动以及性关系的问题有助于缩小病因范围。

诊断肌腱炎，医生要检查肿胀和压痛的区域，要求患者移动肢体或者关节以检查它们运动的幅度和反抗阻力的力度。专门的抗阻力测试常用于检查特殊的肌腱。X线检查常用于排除骨折。跟腱炎的诊断必须使用超声或者磁共振（MRI）来确诊受伤的程度。

诊断滑囊炎，医生要按压疼痛的区域以证实疼痛是否来自于滑囊。血液检查能帮助发现感染或者风湿性关节炎。医生还会从滑囊中抽取液体以分析感染的原因。

》治疗

治疗的目标是缓解疼痛，减少炎症。

·自我护理

首先，用冰块敷在受累关节或肢体上，大约20分钟一次，次数不限，以减轻肿

健康小贴士

肌腱炎有以下症状：

·脚后跟、膝盖附近、手臂或者手腕疼痛。

·运动或者晚上的时候，疼痛加剧。

·疼痛的区域皮肤发红。

滑囊炎有以下症状：

·关节周围疼痛，尤其在运动或者受压时。

·受累关节肿胀。

·关节发热发红。

胀。其后，用热敷提高运动的幅度。让关节和肢体休息数天或者数星期以使其恢复健康；避免活动，因为这样会疼痛。悬带可以帮助手臂或者手腕得到休息，夹板或者绷带能固定脚踝或者膝盖以减轻肿胀。当疼痛停止之后，逐步恢复一般强度的活动和运动。

·药物疗法

布洛芬、阿司匹林和其他消炎药都能消除炎症，减轻疼痛。淋病必须使用抗生素。严重的肌腱炎和滑囊炎，医生会建议在疼痛的区域短期注射皮质类固醇药物。

·物理疗法

严重的非传染性的肌腱炎和滑囊炎可以使用诸如按摩、水疗法等手段恢复关节的活动度。一个精心制订的运动计划也能有所帮助。对于肌腱炎而言，物理疗法也有助于拉伸和增强肌肉以及肌腱。

·外科手术

为了消除滑囊中液体以缓解炎症就必须进行外科手术。为了修复受损的滑囊或者消除受肌腱炎影响的肌腱周围的发炎组织，医生也会建议进行其他类型的外科手术。但是手术仅仅适用于其他疗法对肌腱炎或者滑囊炎无效的少数情况。

·针灸

这种传统的中医治疗方法被证明对治疗肌腱炎是有效的，尤其是肘部（网球肘）和肩膀（回旋肌腱群炎）处的肌腱炎。

肌肉痉挛

当肌肉或者肌肉群突然收缩并且感觉到痛苦和疼痛时，就是肌肉痉挛。肌肉痉挛通常是一阵阵的出现，在一段时间内持续几秒钟，并且会重复出现。尤其出现在运动之中或者运动后。在月经和怀孕期间也会出现。肌肉痉挛通常是无害的，但是它会是机体出现营养不良或者其他健康状况的信号。

» 病因

肌肉痉挛能在没有任何明显原因的情况下发生。例如，脚部痉挛会出现在你躺着或者睡觉的时候。但是，导致痉挛的一个常见原因就是运动。在运动过程中，葡萄糖代谢的副产品乳酸浓度会增加，乳酸聚积到一定程度时就会导致肌肉痉挛。脱水，低钾、低钠以及其他电解质的缺乏，都会增加在运动中肌肉痉挛的风险。过度使用肌肉也会导致痉挛，这不仅仅出现在运动中，也会出现在一些简单的活动中，诸如写字。重压也会使某些肌肉紧张、痉挛。

腹部肌肉的痉挛通常出现在月经前或月

高危人群

危险因素包括：

·运动，尤其是在没有进行热身运动或者是突然停止运动时

·脱水

·钠、钾和其他电解质缺乏

·月经

·怀孕

·外周血管疾病

·动脉硬化

·药物，诸如利尿剂和兴奋剂

·情感压力

·焦虑

经期，以及怀孕末期。腿部肌肉痉挛可能是由于动脉硬化或外周血管病导致的血液循环障碍的症状。肌肉的抽搐会触发痉挛，导致抽搐的原因很多，包括甲状腺功能减退、酒精中毒、咖啡因、焦虑症、某些药物的副作用（如利尿剂）以及肾衰。

» 预防

运动之前进行伸展活动以使肌肉更加柔韧。不要立刻停止运动，这样会触发痉挛。相反，应该通过步行或者其他调整运动来逐步使身体平静下来。喝足够的水以防止脱水，但也不要喝得过多。含有电解质的运动型饮料不仅能防止痉挛，还能预防中枢神经系统综合征，比如由于电解质紊乱而导致的焦虑。

运用一些被证实有效的技术来控制情感压力，例如静思、瑜伽、引导意象。对于焦虑症，可以寻求专业的精神健康工作者的帮助。如果有经常性的肌肉痉挛但是没有任何明显的原因，那么应该避免摄入咖啡因、酒精，避免服用任何有刺激性的药物。

» 诊断

必须坚持由医生来对痉挛做出评价。因为医生会告诉你到底是酒精、运动还是其他的一些习惯导致了痉挛的发生。血液检查有助于医生了解患者体内的电解质水平、肾脏和甲状腺功能，以及妊娠情况。如果怀疑有痉挛或者神经功能紊乱，可以进行脊柱的 X 线、CT 检查或者其他专门的神经、肌肉测验来确诊。

» 治疗

肌肉痉挛通常会自行消失，不适感可以通过自我护理的手段来缓解。冷敷或者热敷能缓解疼痛。拉伸肌肉对制止痉挛有帮助作用，还能防止痉挛突然发生。按摩可通过放松肌肉达到缓解痉挛的目的。由月经而导致

的痉挛可以通过服用布洛芬或者对乙酰氨基酚（扑热息痛）来缓解。

骨折

骨头上的任何断裂或者裂缝都是骨折。断裂的骨头刺破皮肤就成为开放性或者复合性骨折。这种骨折比单纯或闭合性骨折严重得多，因为单纯或闭合性骨折的骨头没有与外界相通。所有的骨折都必须立刻进行医学处理。

» 病因

当骨受到的压力超过它所能承受的限度的时候，骨折就会发生。骨折的常见原因是在运动中摔倒、撞击，或者是车祸。在奔跑的过程中对足部的持续不断的重压也会导致轻微的骨折，称之为细线骨折。这种骨折通常发生在踝关节、足部、胫骨和髋骨。骨质疏松症（骨头虚弱变细）会增加骨折的危险。

» 预防

运动的时候穿戴一些防护用具。在家里的时候谨记一些小常识来预防突发事故的发生：保持地面的干净，上下楼的时候扶扶手，修理好损坏的台阶和地面。为了减少患骨质疏松症的风险，注意饮食或者补充剂中钙和维生素 D 的摄入，定期进行一些负重的锻炼，例如跑步和举重。

» 诊断

高危人群

危险因素包括：

· 涉及触碰、加速或重复性施压的运动或者活动

· 行走困难

· 攀登

· 骨质疏松症

在受伤或关节不能承重时肢体出现肿胀或畸形就可能意味着骨折了。医生常用 X 线来确诊。而关节骨折的细节以及对周围组织的损伤则必须用 CT 扫描或者 MRI 来观察。

» 治疗

如果怀疑有闭合性骨折，必须立即进行医学处理。医生对闭合性骨折的处理通常是进行外科手术。开放性骨折属于急证。阿司匹林和其他任何非类固醇类消炎药由于会促进溶血，不能应用于骨折的镇痛。应该用冰袋镇痛。

·固定

在大多数的闭合性骨折治疗中，固定是主要的治疗手段。固定骨折通常是用石膏或者夹板一直固定到新骨长起来。肘部或者肩部的骨折必须使用绷带。

·外科手术

开放性骨折需要进行外科手术以清理断裂的骨头以及周围的组织。有多处骨折点的开放性或者闭合性骨折需要进行外科手术，用金属杆、针、螺丝钉以及金属板将骨固定复位。

·牵引

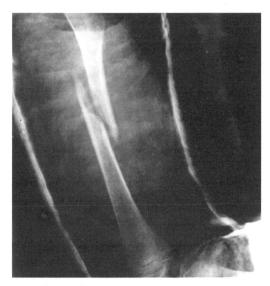

严重的骨折必须进行外科手术以尽可能地使其复位和固定，这样才能正确愈合。

肢体的骨折要用绳子和滑轮牵拉紧以使其尽可能地恢复原位。对于未成年人应尽量使用牵引术而不是外科手术，因为这样不会破坏长骨末端骨的生长组织。对于成年人，牵引应用于手术或者固定之前，以增加成功治愈的概率。

·抗生素

抗生素可以防止开放性骨折的感染。

·物理治疗

在骨愈合后，理疗能帮助其恢复活动和功能。

·磁疗

在北美和欧洲，脉冲电磁场被广泛运用于下肢骨折的康复。

骨质疏松症

骨质疏松是引起骨折的首要原因，它是骨组织结构损坏，导致骨变薄变脆的一类代谢性疾病。作为骨自然生命周期的一部分，老化的骨组织会不断地被吸收且新的骨组织不断形成。人的骨量会不断地增加直到 30 岁，这是因为新骨形成速度快于成骨被吸收的速度。30 岁以后，新骨形成逐渐下降，从而导致总骨量的降低。

骨质疏松是因骨质的加速丢失所致。尽管骨质疏松也影响男性及男女青年，但它在绝经后妇女中最为普遍。腕部、髋部、脊柱是最常受影响的。

» 病因

衰老是引起骨质疏松的主要原因。骨质疏松在女性中的发病率要高于男性，这是因为女性体内的性激素雌二醇能为新骨形成补充必需的钙元素，女性在绝经期及绝经后，雌二醇的分泌量下降，从而导致患骨质疏松的危险性也相应增加。无论是自然的或诱导的绝经期提前，均会特别增加患骨质疏松的危险性。

因为钙是新骨形成所必需的元素，因此钙的缺乏似乎是引起骨质疏松的主要且可预防的原因。维生素 D 协助钙吸收，因此维生素 D 的缺乏同样也能导致骨质疏松。吸烟可通过降低雌二醇水平及可能妨碍钙吸收而加速骨质丢失。每天饮白酒量大于 59 毫升时，可促使骨质丢失，导致骨折，这甚至在年轻人中也会发生。妇女过度锻炼可降低体内的雌二醇水平从而导致骨质疏松。

» 预防

吃含有足够量的钙剂和维生素 D 的均衡饮食，每天坚持锻炼，都能有助于预防骨质疏松。美国国家科学院推荐每日钙摄入量如下：9~13 岁儿童 1300 毫克，19~50 岁成人 1000 毫克，51 岁及以上的成人 1200 毫克。推荐维生素 D 每日摄入量为 400~800IU（国际单位）。富含钙的饮食来源有脱脂牛奶或低脂牛奶及酸奶、豆腐、绿色多叶蔬菜及绿色花椰菜、含骨沙丁鱼及鲑鱼、钙强化的柑橘汁等。维生素 D 可从强化乳及谷物中获得，除此之外晒太阳也能提高维生素 D 的含量。每天晒 15 分钟的太阳即可获得足量的维生素 D。

通过散步、打网球、骑脚踏车、越野滑

健康小贴士

骨质疏松是因骨质的加速丢失所致。通过检测骨内矿物质情况能了解骨密度，从而诊断骨质疏松情况。骨质疏松患者适宜多吃些虾皮、鸡蛋、奶制品、海藻、豆类食物，以及新鲜绿叶菜、花菜、动物肝脏、海带、虾米、牛奶、豆浆、芝麻等。除此之外，骨质疏松症患者最好还能吃一些钙片来加强补钙，因为当体内的钙丢失量多于摄入量时，骨骼就会脱钙，从而产生骨质疏松症。患者还可选择食用钙片，它含钙量高，还添加有维生素 D 促进钙的吸收，对骨质疏松症患者有明显的补钙效果。

雪及跳舞等承重锻炼可促进新骨形成。不抽烟，每天饮用酒类饮料不超过两次也可以预防骨质疏松（每次饮用量为：啤酒 335 毫升，葡萄酒 148 毫升，白酒 44 毫升）。

为避免骨折，采取以下常规的防止跌倒的措施，如穿舒适的鞋子，上下楼时用扶手，移除地板上的杂乱物。如果你正在服用引起骨质丢失的药物，医生将会给你一些能减少或逆转骨质丢失并增强骨密度的药物（见治疗项）。

» 诊断

双能量 X 线吸收法（DEXA）是骨质疏松最常用的诊断方法，该法通过测量骨内矿物质的含量来显示骨强度和骨密度。DEXA 可以提供一个骨密度的基值来证实对一些骨折患者的骨质疏松的诊断，并可显示骨密度随时间的变化情况。年龄大于 65 岁的妇女应定期检查骨密度，有骨质疏松家族遗传史者应更早进行。

» 治疗

治疗的目的是通过增加新骨生成速度、减慢骨质丢失或二者均用等方法来帮助维持骨密度。对于骨质疏松患者来说，单独补充钙和维生素 D 是不能增加骨密度的。很多医生推荐以下增加骨密度的方法。

· 激素治疗

雌激素替代疗法能补充绝经后妇女的雌激素水平，有药丸及皮肤贴片两种形式。它可减少骨质的丢失并使发生骨折的风险降低。然而，激素替代疗法有明显的副作用，能提高患者对乳腺癌、心脏病、阿尔茨海默病的患病风险。

降钙素是一种调节钙代谢的激素，可通过注射或鼻腔喷雾给药，它可增强脊柱的强度。当二磷酸盐、选择性雌激素受体调节剂（SERMs）及雌二醇治疗无效或不能用时，可选用降钙素。

特立帕肽是甲状旁腺激素的补充剂，而

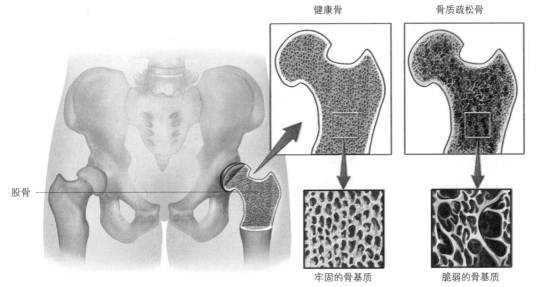

健康骨　　　　　骨质疏松骨

股骨

牢固的骨基质　　　脆弱的骨基质

在健康骨中，海绵状骨基质看上去规则坚硬，相比之下骨质疏松者的骨基质则很脆弱。骨量的减少导致骨骼变得薄而脆，易于骨折。

甲状旁腺激素则由机体自然产生的，可帮助机体维持血钙水平。特立帕肽可增加髋部和脊柱的新骨形成。男性和具有高度骨折危险的绝经后妇女可注射给药。

· 药物治疗

选择性雌激素受体调节剂是一类不含有雌二醇但在机体内具有雌激素样功能的药物。其副作用似乎小于雌激素替代疗法。雷洛昔芬就是一种选择性雌激素受体调节药，它可减少椎骨的骨折率，被认为可阻止脊柱、髋部及其他骨的骨质丢失。常应用于绝经后妇女。它也可以减少乳腺癌的发生风险。

不含雌激素或在体内有雌激素样作用的二磷酸盐可抑制骨质丢失。可用于增加髋部及脊柱的骨密度，并降低骨折的发生风险。这类药物包括阿仑磷酸盐、利塞磷酸盐等。

痛风

痛风是一种关节炎，它的典型症状是突然发作的关节肿胀、发红和剧痛，并持续大约1周。大脚趾是最易受累的地方，但痛风也可发生于踝关节、膝、腕及手部。有时痛风发作有发热和全身不适等症状。痛风好发于中老年男性，但也可发生于女性中。约1/5痛风患者会出现肾损伤。

» 病因

痛风是机体尿酸过剩的结果，尿酸是蛋白质和其他化合物分解后的副产品。无论是代谢（未知原因）产生过多的尿酸还是肾脏不能将尿酸随尿及时排出导致的尿酸过剩，最终多余的尿酸都会在关节处形成结晶。这些结晶引起的刺激导致疼痛和炎症。

高危人群

危险因素包括：

· 年长于50岁的女性
· 有骨质疏松家族遗传史
· 高加索人或亚洲人
· 钙和维生素D摄入量不足
· 吸烟
· 过量饮酒
· 体重过轻
· 小骨架
· 长期应用类固醇类药物、抗惊厥剂及高剂量的甲状腺药物
· 甲状腺功能亢进及甲状腺功能减退
· 库欣病

有几个导致痛风的高危因素。富含嘌呤（转化为尿酸的化合物）的食物可增加尿酸的生成，这些食物包括内脏、脑、沙丁鱼、蘑菇等。酒精可增加尿酸产量，并损伤肾功能。膳食中上述食物比例过多以及饮酒可触发痛风。其他疾病也能导致痛风，包括肥胖、甲状腺功能减退症、糖尿病、白血病及肾衰等。可降低肾功能的放疗及某些药物治疗同样增加了痛风的危险，例如高血压时应用利尿剂和中风时应用华法林。

» 预防

避免肥胖、少食用富含嘌呤的食物、不过量饮酒等措施有助于阻止痛风的发展及复发。每天饮水 6~8 杯能稀释尿酸，防止痛风发作。

» 诊断

医生可根据症状、关节肿胀及活动受限情况来诊断痛风。血检可查出尿酸是否增高，痛风患者中仅有 50% 的患者尿酸增高。血检同样也可查出白细胞数量是否有增高，并以此来判断是否有炎症，白细胞数量增高可由关节处的结晶引起。医生还可抽取关节液进行结晶化验，应用 X 线检查来了解目前关节的受损状况。

高危人群

危险因素包括：

· 中老年男性
· 肥胖症
· 大量饮酒
· 食用大量富含嘌呤的食物（包括动物内脏、脑、沙丁鱼、蘑菇等）
· 肾病
· 甲状腺功能减退
· 糖尿病
· 白血病
· 药物（利尿剂、华法林）
· 放疗

健康小贴士

以下的顺势疗法药物有助于减轻痛风的疼痛。剂量一般是每 1~4 小时服用 3~5 片，直到症状好转为止。

· 痛风突然发作伴有烧灼痛、焦虑、不安，或者是受伤或休克后发作，可应用乌头。

· 当有抽动性的剧痛，活动时疼痛加剧且按压时疼痛减轻，或者关节非常热时，可应用颠茄制剂。

· 任何活动疼痛都会增加，但按压及热敷时疼痛减轻时，可应用泻根。

· 当天气变化或活动时疼痛增加，尤其是痛风发作时伴有恶心，可应用秋水仙。

· 当关节出现花斑、变紫、肿胀，冷敷时疼痛减轻而受热后则疼痛增加，可应用杜春。

» 治疗

痛风不能治愈，但可以通过饮食控制及药物治疗来达到减少痛风发作的频次和缓解发作症状。

· 营养

避免饮酒及严格限制富含嘌呤的食物有助于降低痛风发作次数。若是肥胖患者则应逐渐减肥，不宜减得过快，因过度限制能量摄入可增加尿酸的生成。

· 药物治疗

非类固醇抗炎药及对乙酰氨基酚（扑热息痛）等镇痛药可减轻痛风的疼痛。秋水仙碱能减少关节的炎症反应，阻止痛风发作和减轻不适。还有一些药物能降低血液中的尿酸水平：丙磺舒、磺吡酮等增加尿酸排泄的尿酸排泄剂，别嘌醇（痛风宁）等减少尿酸形成的药物。若痛风发作症状严重，可用皮质激素来减轻肿胀。

· 针灸

在 2004 年出版的《中医杂志》（Journal of Traditional Chinese Medicine）上刊登的一个小型实验研究结果显示，和对照组相比针灸治疗痛风 1 个月可大大减少尿酸及其他痛

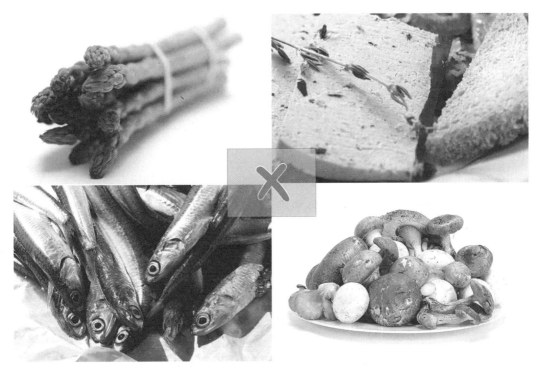

痛风是因尿酸结晶集中于关节处引起炎症的结果。食用芦笋、动物内脏、沙丁鱼、蘑菇等一些嘌呤含量高的食物，可导致尿酸在血液中累积而引起痛风。

风标志物的产生。作者还指出，针灸可阻止痛风发作所致肾损伤。

血检能检查出尿酸或白细胞计数是否增高，痛风患者这两项均可能会增高。

· **顺势疗法**

顺势疗法有助于减轻痛风中的疼痛。

跟骨骨刺

跟骨骨刺是指从跟骨底部长出的异常的钩型骨。这种病变比较常见，尤其在中年人中。尽管跟骨骨刺通常不痛，但却经常并发其他病变，如足底筋膜炎（连接脚趾与跟骨的韧带发生的炎症），它会导致跟骨受压时产生剧痛。跟骨骨刺有时也会引起伴有痛感的滑囊炎（滑囊囊液可减少关节摩擦）。

» 病因

当跖腱膜（跟骨和脚趾之间的结缔组织）过紧地牵拉于跟骨上，跟骨骨刺就会产生。有几种因素能够增加产生跟骨骨刺的风险，包括不合脚的鞋子、肥胖症和骨软化症、维生素 D 缺乏所导致的骨骼畸形等。

» 预防

以下几种方式可以减少跟骨骨刺的发生风险，穿合脚舒适的鞋子；保持正常的体重以防止给脚带来超负荷的压力；做脚部练习以伸展并增加跖腱膜的弹性。例如，站在圆筒上并用脚在上面滚动。另一个练习是，抓住脚的前端并用力向自己扳。

» 诊断

医生可以凭借患足的 X 线检查和鉴别其跟骨上明显的爪状突起等体征来加以诊断。

» 治疗

只有当跟骨骨刺导致疼痛时才需要治疗，这时通常伴有足底筋膜炎。此外，还有些简单的自助方法通常也有效。

·自助疗法

限制站立、行走或跑步的时间以减轻炎症和足底筋膜炎所导致的疼痛，使脚得以休息。将冰块放置于患处能进一步减轻症状。在预防中所提到的脚部的拉伸练习对治疗也同样有效。

·药物治疗

非类固醇类抗炎药可以暂时缓解疼痛和炎症，但保守治疗对更严重的疼痛无效，需要直接将类固醇注射于脚跟以缓解炎症。

·鞋垫

使用硅胶鞋垫能在站立，行走或练习时

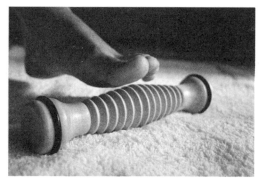

可以通过练习伸展和增加跖腱膜的弹性，以减少发生跟骨骨刺的危险。

减轻跖腱膜的疼痛和压力。目前尚不清楚定制的矫正鞋垫是否优于一般鞋垫。

·外科手术

由于结果很难预计，因此手术治疗很少用于治疗跟骨骨刺。但若是疼痛持久且不适用于其他治疗手段可以考虑作为最后的治疗手段。外科手术治疗需要将骨刺和跖腱膜切除。

骨髓炎

骨具有坚硬的外表，因此正常情况下很难感染。但血液循环差、创伤和其他问题却使之易于产生骨髓炎，即骨或骨髓感染。骨髓炎的症状包括：受感染的骨疼痛、肿胀、发热，有时在受累骨上方形成穿皮引流等。在患有慢性病的儿童或老人中，骨髓炎的发病率较高。

» 病因

细菌和真菌感染引起骨髓炎，它们常在骨手术或开放性骨折的情况下潜入骨内。人工关节也可成为细菌和真菌的港湾并将它们分散到与之毗邻的骨内。任何体内感染均可通过血流进入骨内。这种经血感染最常见于那些因为疾病和治疗导致身体虚弱者，包括癌症、放疗、糖尿病引起的血循环障碍和其他疾病。静脉注射毒品也是骨感染的途径。

» 预防

防止骨折能降低骨髓炎的发病率。开车时系好安全带，溜冰时戴好护腕和护胫，上下楼梯时应扶着栏杆。如果你体内有人工关节、金属柱或其他合成材料被植入时，以后再做其他外科手术时，你患骨髓炎的风险就会增加。在做包括牙科手术在内的一切手术之前应用抗生素，可以降低患骨髓炎的风险。

» 诊断

医生可根据骨痛、发热等症状做出骨髓炎的初步诊断。常需要做一些其他化验来确诊，包括白细胞计数及其他证明血液感染的化验、CT 等影像学检查、磁共振成像、感染骨本身或周围组织的活组织检查等。

» 治疗

治疗的目的是痊愈。

· 药物治疗

若为细菌感染，至少应该应用抗生素 1~2 个月。若为真菌性骨髓炎，需要应用抗真菌药物几个月。

· 手术

根据感染原因及感染部位的不同，需要采用不同的手术操作。如果有脓液（表明在骨周围组织存在脓肿），则需要手术引流。当骨髓炎发生于人工关节周围时，需置换新的人工关节。当受感染的骨周围存在坏死组织时（常见于糖尿病），需清除坏死组织并移植新组织。

· 高压氧疗法

高压氧与手术联合应用，有助于清除慢性骨髓炎和防止复发。

高危人群

危险因素包括：
- 骨折
- 骨手术
- 关节置换术
- 糖尿病
- 癌症
- 放疗

· 蝇蛆疗法

蝇蛆疗法为 16 世纪的治疗方法，是将蝇幼虫放置在伤口处进行治疗。它已经成为骨髓炎对药物及手术不敏感时的常规疗法。蝇蛆可清理伤口，吃掉细菌并分泌出治疗物质，从而促进愈合。

肌肉萎缩症

一些肌肉的逐渐虚弱和退化是肌肉萎缩症的主要症状。肌肉萎缩症有九种类型，每种类型损害的肌肉群不同，起始发病年龄不同，导致劳动能力丧失的程度也不同。Duchenne 型肌营养不良是最常见的肌肉萎缩症，只发生于男孩身上，而其他类型的肌肉萎缩症男女均可发生。

» 病因

各型肌肉萎缩症均有遗传性，但每型由不同的遗传缺陷所致并具有不同的遗传特性。

Duchenne 型和 Becker 型肌营养不良症是因一类负责调节抗肌萎缩蛋白（一种帮助维持肌纤维的蛋白）的基因缺失所致，这类调节蛋白水平的不足可引起肌纤维萎缩。这个基因存在于 X 染色体上，由母亲传给儿子。女性 X 染色体一个来自父亲，另一个来自母亲，而来自父亲的正常 X 染色体的此段遗传功能会取代来自母亲的异常染色体的功能，故此病只遗传给儿子。

其他类型肌肉萎缩症与 X 染色体没有关联，故男女患病概率相等。

» 预防

目前尚不知如何预防肌肉萎缩症。

» 诊断

医生可根据体格检查、血液化验及肌肉检查来诊断肌肉萎缩症，并进行临床分型。最常见的类型及其发病年龄和症状如下。

· 杜兴肌营养不良

患者 2~4 岁时出现症状。腿部肌肉无力，导致走路和跑步困难。腓肠肌群增大，常可导致脊柱侧凸。大多数患者到 12 岁时不能走路。

· 肌强直性萎缩

此型肌肉萎缩症可发生于婴幼儿到成年早期的任何时候。手、腕和面部表情肌出现长时间痉挛，并有眼睑下垂、脸部拉长等现象。其他症状包括异常步态、心脏病、白内障及内分泌障碍等。

· 面肩臂萎缩

常始发于青春期。起始症状是面部表情肌松弛。此型肌肉萎缩症病程进展缓慢，症状较轻，但也可引起残疾、手腿肌肉无力。

» 治疗

尽管肌肉萎缩症不可治愈，但整体治疗有助于减轻症状及并发症。目前尚无办法延缓肌肉萎缩症的病程进展。

· 药物治疗

泼尼松等皮质激素常用于暂时增强肌肉力量。对于肌强直性萎缩，可应用苯妥英钠和卡马西平（又称酰胺咪嗪）来降低肌收缩强度。

· 补充剂

几项研究结果表明，肌氨酸（在人类肌肉中发现的一种化合物）补充剂可增强肌肉力量。辅酶 Q10（由机体产生的一种酶）补充剂可增强肌肉萎缩症患者的运动能力。

· 理疗及锻炼

伸展四肢肌肉的锻炼有助于防止肌肉及肌腱收缩于关节处，从而避免疼痛和关节无力症状。

高危人群

危险因素包括：

· 有肌肉萎缩症家族史

· 手术

当肌肉收缩于关节处致使关节无法活动时，可进行手术松解肌肉。

骨癌

癌症常可自身体的其他部位扩散或转移到骨内。骨或软骨原发性癌症较少见。在原发性骨癌中，最常见的是骨肉瘤，它好发于膝、大腿和上臂。尤因肉瘤（Ewing's sarcoma）主要侵袭骨盆、大腿、肋骨和手臂。

软骨肉瘤是软骨发生的癌症，常发生于骨盆。骨癌症状包括疼痛、肿胀、患处肿块、疲劳、发热及消瘦等。骨肉瘤和尤因肉瘤易发于儿童和年轻人，软骨肉瘤多见于 50~60 岁人群。

» 病因

原发性骨癌的病因尚不清楚，但有几个危险因素。在儿童中，对其他肿瘤实行放疗和化疗增加了骨癌的发病概率。眼癌使儿童易患骨肉瘤。在成年人中，导致骨癌的危险因素是佩吉特病，一种促使骨骼生长过快的非癌性疾病。

» 预防

目前尚不知如何预防骨癌。

» 诊断

医生通过体格检查及辅助检查来诊断骨癌。X 线可检出是否有肿瘤存在，如果存在肿瘤可 CT 及磁共振成像（MRI）来进行更精细的检查。若这些检查提示有骨癌，则推荐骨活检，取出一小块骨组织进行显微镜检。骨活组织检查常由整形外科专家来进行。

» 治疗

常联合应用手术、化疗和放疗来治疗骨癌。

· 手术

许多原发性骨癌常用手术来去除。相对较小的骨癌与周边的正常组织一并取出。但是，当四肢上发生较大的骨癌时，则需要进

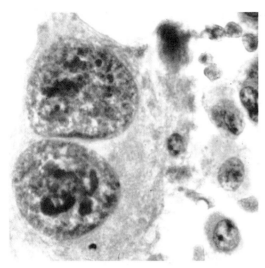

恶性骨肉瘤（骨癌）主要侵袭骨生长迅速的儿童和年轻人。

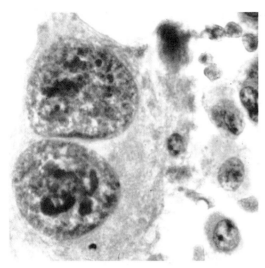

行肢体的部分或全部截除术。当骨癌已经扩散到身体其他部位时，也需进行手术切除。

·化疗

这种方法是通过全身用药来杀死癌细胞。药物可以是口服的片剂，也可直接注射到静脉或者癌病部位。骨癌手术后常用化疗来杀灭残存癌细胞。在骨肉瘤手术前即需进行化疗，以便缩小发生于四肢的癌症范围而利于手术切除。

高危人群

危险因素包括：

· 骨肉瘤和尤因肉瘤最常见于 10~25 岁人群，软骨肉瘤多见于 50~60 岁人群
· 曾做过放疗和化疗
· 眼癌
· 佩吉特（Paget）病

·放疗

可用 X 射线或其他射线来破坏骨癌区域的癌细胞。和化疗一样，手术前应用放疗可缩小发生于四肢的癌变范围，也可用于手术后杀灭残存的癌细胞。

冷冻肩

冷冻肩是指关节囊增厚、发炎以及瘢痕化。冷冻肩起初的表现通常是轻度的损伤或疾病如肌腱炎或滑囊炎，造成慢性疼痛及肩关节活动受限或不能动弹。关节活动的受限进一步导致僵直，从而加剧活动幅度的下降和肌肉萎缩、肩部功能的丧失。

》症状和诊断

冷冻肩首要的症状是关节难以活动，即使最轻微的活动也可导致疼痛。不适可能在夜间加重。疼痛可能自行缓解，但如果不经治疗肩关节将永久受损。医生通过活动患者上肢、评估肩关节运动范围来诊断冷冻肩。

》治疗

冷冻肩患者可以服用阿司匹林等非甾体抗炎药来缓解疼痛、减轻炎症。理疗师指导患者通过功能锻炼来改善关节活动度。（冷冻肩应当尽可能多活动。）超声波疗法即在患处以高频声波照射，与强力推拿相结合可以松解瘢痕组织、缓解疼痛和僵硬。如果症状持续，可以在局部注射糖皮质激素减轻炎症。对一些严重的病例，可能需要在全身麻醉下用手法或做手术来松解瘢痕。

第六节　脑和神经系统疾病

眩晕

眩晕是机体对空间定向平衡功能失调所产生的异常感觉。主要分为4个类型：眩晕，感觉机体或者周围的环境在移动（通常是旋转）；晕厥前兆，感觉轻微头晕；失衡，身体无法保持平衡的感觉；另一种类型被描述为茫然或飘荡，常伴有头痛、腹痛或者恶心。眩晕一般是良性的，发生时间短，但会频繁出现。随着年龄的增长，眩晕也越来越常见，在超过40岁的中年人中，近40%的人有眩晕的经历。

» 病因

眩晕一般由于疾病影响到内耳而引起，例如迷路炎或梅尼埃病。当头位改变时突然发生的眩晕，即为良性位置性眩晕，目前认为是由内耳道的钙离子水平异常引起。正常情况下，钙离子分布于三个耳道，当生病后钙离子聚集于一个耳道从而刺激神经诱发眩晕。

晕厥前兆常常因脑部暂时性供血不足而引起，多见于低血压、焦虑、心衰和冠状血管疾病。

失衡多由神经肌肉性疾病引起，如偏头疼和中风。

引起眩晕的其他原因有酒精过量、复视、白内障手术、贫血、晕动病、恶心、脱水和精神紊乱。眩晕也是许多药物的一种副作用。

» 预防

一天内饮酒不要超过两杯，如果少量也能引起轻微头晕则饮酒要更少。一天内饮用足量的水或非酒精性饮料，防止脱水。及时治疗上呼吸道感染和中耳炎，减少迷路炎发生。

» 诊断

若眩晕偶然发作，症状轻微，一般不需要诊治；如果症状严重，怀疑与最近服用一种新药物相关，或者在至少3周内眩晕频繁发作，或者意识丧失，或者有其他的症状，都需要看医生。为缩小病因范围，医生可能询问眩晕发作的频率，是否有头晕、失衡、旋转、听力减退、耳鸣，视觉障碍或者胸痛等其他的症状。

功能性平衡试验，即要求患者直线行走，用来测试平衡功能。通过其他检查来分析导致眩晕的原因，比如，检查血压发现是否患有低血压，多种心脏检查发现是否患有心脏病及异常的心脏节律。当怀疑患有中风时，应用磁共振血管造影、超声等脑部成像技术，检查进入脑部的血供是否充足。磁共振成像（MRI）检查脑部是否患有肿瘤。

» 治疗

轻微的眩晕一般不需要给予治疗，若频繁发作，要针对病因，及时进行治疗。如果

高危人群

危险因素包括：

· 年龄 >40 岁
· 饮酒
· 迷路炎（中内耳炎）
· 梅尼埃病（Meniere's disease）
· 晕动病
· 贫血
· 偏头痛
· 复视
· 低血压
· 心脏病和异常心脏跳动
· 中风
· 脑肿瘤

眩晕是由药物所引起，需改变药物或者降低服用剂量；如果是其他疾病所引起，比如心脏病、脑卒中，要对这些疾病给予治疗，有助于控制眩晕。

· Epley 复位法

这是治疗良性体位性眩晕的标准方法，一般由理疗师或者医生操作。患者平卧，操作者使患者头部来回摆动，以分散聚集在耳部的钙离子。超过90%的体位性眩晕患者，不需要药物治疗，单纯给予 Epley 复位法治疗，病情即可得到缓解。但眩晕会反复发作，需重复治疗。

· 锻炼

在家里做些简单的运动，可减轻良性体位性眩晕的症状。首先坐在床上，头向右扭转45°，然后左侧位平躺，并保持头部扭转角度不变；再次坐起，头向左侧扭转45°，右侧位平躺，并保持头部面向左侧，然后再坐起，这样循环进行。头在每一侧的时间要保持30秒，每次做6~10个循环，每天3次。

· 药物治疗

镇静剂、抗组胺剂、抗恶心药等多种药物可以减轻眩晕和其他的相关症状。

· 草药治疗

银杏可改善眩晕症状，目前已广泛应用于临床。在2005年《替补医学杂志》（Journal of Alternative and Complementary Medicine）上的一篇文章中，用银杏和 Vertigoheel（一种顺势疗法制剂）对170例心脏病人进行治疗，对比疗效。此研究结果证实：服用其中任何一种药6周后，近一半患者眩晕症状消失。

· 中医治疗

位于中国重庆的第三军医大学附属大坪医院在2004年对167例患者进行的研究发现，伴有眩晕、头疼和与动脉硬化相关耳鸣症状的病人，在常规药物和中药养血清脑颗粒剂的联合治疗后，症状显著减少，脑部血流得到改善，疗效明显优于单用常规药物者。

腕管综合征

通过腕管的正中神经受到挤压时所引起的症候，称为"腕管综合征"。表现为单侧或双侧腕部和手麻木、麻刺感、无力和疼痛。该病多见于女性患者。

» 病因

腕管综合征是由于液体潴留或者组织肿胀，挤压正中神经引起的，常见的触发原因有怀孕、经前期综合征、绝经期、肥胖、风湿性关节炎、糖尿病、高血压或甲状腺功能低下。与腕管综合征有关的其他疾病还有：肾衰竭、肢端肥大症、多发性骨髓瘤和近期患有肺结核。

腕部的反复活动会损伤或压迫腕管区。长时间在计算机前用键盘的人患腕管综合征的风险性最高。

» 预防

限制腕部活动次数，可以预防腕管综合征。在进行腕部活动时，要注意多休息。打字时要保持腕部和手处于一条直线，不要使腕部弯曲，使用护腕垫有益于防护腕部。

健康小贴士

眩晕多为良性、暂时性的，一般不需要治疗。在家中进行简单的锻炼，常常能够减轻眩晕的症状，给予草药治疗有助于控制症状。

在特定患者群中许多常用的药物可以引起眩晕，这些药主要包括：抗高血压药、其他心血管药物、抗精神病药、抗惊厥药、镇静剂和某些抗生素。药物引起的眩晕一般是轻微的，但如果症状严重，要及时告诉医生。

》诊断

拍打腕部，如果出现疼痛或麻刺感等症状，提示可能患有腕管综合征。医生也可以向前弯曲病人腕部，检查是否出现麻刺感、麻木或无力症状。腕部 X 线检查可以发现是否患有关节炎。神经冲动传导检查可以明确诊断，评价神经的功能。

》治疗

如果腕管综合征是由一些疾病引起的，比如风湿性关节炎，对这些疾病进行治疗后，腕管综合征一般可以治愈。如果腕管综合征是由反复压迫所引起，可以进行以下治疗。

·物理环境

调整工作环境，减少对正中神经的挤压。

·护腕

护腕可以保持腕部平直，避免正中神经受压。一般在晚间佩戴。

·热敷

局部热敷，一天数次，可以暂时缓解腕部疼痛，扩大运动范围。

·药物治疗

非甾体消炎药能够暂时性减轻疼痛和肿胀。如果药物治疗和护腕不能有效地缓解症状，可选择口服甾体类消炎药或者直接向腕管区注射皮质类固醇药物。

高危人群

危险因素包括：

- ·女性
- ·一天内长时间使用键盘
- ·一天内长时间用手
- ·打壁球和手球
- ·怀孕
- ·绝经
- ·肥胖、糖尿病、风湿性和类风湿性关节炎等疾病

·脊椎指压疗法

有研究表明脊椎指压疗法可以减轻症状，但对此结论尚没有足够的科学依据。

·手术治疗

对于一半的腕管综合征患者，如果希望长期缓解症状，唯一有效的方法就是通过手术切除压迫正中神经的韧带。

·其他治疗

超声治疗数周和瑜伽均能明显缓解症状，但有时症状会反复发作。服用维生素 B_6 目前尚无科学依据，而且高剂量服用有害健康，所有颇有争议。

坐骨神经痛

坐骨神经痛是一种源于腰部或臀部的放射性疼痛，表现为大腿麻木或无力。坐骨神经分布于大腿后侧，控制肌肉的运动和感觉，如果其受压或者受损，就会出现症状。通常突然发作，数周内可自行消失。

》病因

尽管引起坐骨神经痛的原因不明，但坐骨神经损伤肯定会引起坐骨神经痛。常见的损伤包括：机动车事故损伤和髋骨骨折。背部疾病（如椎间盘突出）和骨骼疾病（如骨质疏松症和骨关节炎）都可以挤压坐骨神经。其他原因包括由糖尿病或莱姆病引起的神经损伤，和脊骨周围的骨骼狭窄，又称椎管狭窄（随年龄增长，发生的概率增加）。坐骨神经痛也能由坐骨神经周围发生的肿瘤和血块引起，不过比较少见。

》预防

提取重物时屈膝能避免损伤腰部。补充足量的钙和维生素 D 来预防骨质疏松；保持正常体重，有规律的体育锻炼，可降低糖尿病的发病风险；在野外蜱流行区，注意要涂抹驱蜱剂；避免长时间坐着或躺着，以减少

对坐骨神经的压迫。

» 诊断

如果坐骨神经痛症状轻微，出现仅数天，一般不需要医生诊治。但是，如果出现持续性疼痛，症状较为严重或渐进性加重、同时伴有感知或者运动功能障碍，或者具有肿瘤家族史，年龄小于 20 岁或大于 55 岁，首次出现坐骨神经痛症状，应当及时看医生。根据患者的症状、身体检查和既往史，即可诊断。针对特殊的病因可以辅以其他的相关检查。

» 治疗

如果病因诊断明确，可针对具体病因给予治疗，减轻症状。一般来说，腰背痛的治疗可以缓解坐骨神经痛。

· 药物治疗

服用布洛芬等非甾体消炎药可以减轻疼痛，但如果疗效不佳，可给予皮质类固醇或麻醉剂（如可卡因、吗啡）进行治疗。对于长期的坐骨神经痛患者，注射肉毒杆菌毒素可能有效。

· 水疗

对于受损部位，先冷敷然后热敷能够减轻疼痛。

· 体育活动

尽管坐骨神经痛限制了体育活动，但卧床超过两天，会加重病情，所以在疼痛能够忍受的前提下，尽可能多地走一走或者参加

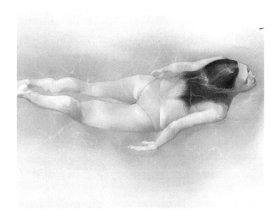

尽管坐骨神经痛限制了体育活动，但低强度的体育锻炼，比如游泳，一般不会加重症状。

体育锻炼。

头痛

根据头痛的发生部位、严重程度、发生方式，头痛可分为几种不同的类型。紧张性头痛是一种常见的类型，几乎每个人都经历过，疼痛的感觉犹如一条带子紧紧地固定在前额周围。另一种类型是偏头痛，一种发作性搏动性疼痛，头痛开始于一侧，可伴有其他症状，如恶心，对声、光敏感，无论何处，疼痛会持续 4 小时至 3 天。

其他的类型包括窦性和丛集性头痛。一些人可能同时患有两种以上类型的头痛。一般女性患者较为常见。

» 病因

目前认为紧张性头痛和偏头痛的发病机制相似，均与 5- 羟色胺有关。5- 羟色胺是疼痛通路中的神经递质，其分泌异常会过度刺激三叉神经，而三叉神经又负责释放通向面部的感觉和运动冲动。以上的异常变化引起血管收缩，进而出现相关症状。然而，每种类型的头痛都具有其特殊的诱发因素和潜在的危险因素。

头痛也常常是普通疾病（如流感），脑

部疾病(如动脉瘤、脑膜炎或脑肿瘤)的症状。如果头痛不寻常的突然发作,程度严重,提示可能出现了危及生命的疾病,比如中风或脑出血。

· **紧张性头痛**

如果头痛发作次数少于每月1次,那么其原因可能是由紧张、疲劳或者饥饿引起的。其他的原因还包括咖啡因戒断、头部和颈部长时间处于某种体位(例如在计算机前长时间工作)、睡觉时体位不佳以及睡眠不足。慢性紧张性头痛通常是由抑郁或者其他持续性的情感问题导致的,每天均可发作。

· **偏头痛**

如果父母双亲均患有偏头痛,其子女发病率达75%,而正常人的发病率仅为20%。尽管偏头痛的发病机理尚不清楚,但许多诱发因素已经明确,主要包括以下方面:

(1)身体或情感压力。

(2)紧张性头痛。

(3)光线明亮。

(4)过敏。

(5)酒精。

(6)咖啡。

(7)含有酪胺(一种氨基酸)的食物,包括放置时间较长的奶酪、熏鱼和红酒。

(8)其他食物,如巧克力、坚果、花生油、香蕉和腌制食品。

(9)吸烟者或者被动吸烟者。

(10)月经前的激素变化。

(11)口服避孕药。

· **窦性头痛**

在鼻窦腔上、眼睛下发生的头痛可能是由于鼻窦暂时性发炎或感染引起的,或者是由气压骤变引起,即为窦性头痛。目前窦性头痛常与偏头痛的某些类型混淆,而且可能还有其他的原因。

· **丛集性头痛**

丛集性头痛指疼痛常常聚集在一只眼睛的周围,一天内头痛发作频繁,表现为连续密集的头痛发作,故而得名。具体原因未知,但多发于春、秋季,常常因饮酒而诱发,即使是少量饮酒也有可能。与其他的头痛不同,丛集性头痛多见于男性。

》**预防**

瑜伽、静思、深呼吸等方法具有明显的放松功能,可减少紧张效应。禁止吸烟,避免被动吸烟。每天喝酒不要超过两杯(相当于340毫升啤酒,150毫升葡萄酒,50毫升白酒)。如果在计算机前长时间工作,要经常地伸展颈部和上半身。加强体育锻炼能够

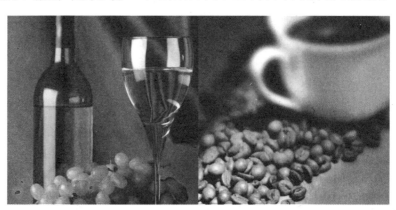

头痛有许多的诱发因素,包括酒精、咖啡、吸烟、紧张和过敏。控制可引起头痛的物质的摄入量,采取一些减压方法,可以大大减少头痛的发作次数。

提高睡眠质量，减少紧张情绪。

» 诊断

医生可根据患者的具体症状，对于不同类型的头痛给予诊断。可以询问患者头痛的具体感觉，发生部位、时间和频率，以便得到更多的诊断信息。同时，建议患者把数周内的头痛状况记下来，便于发现可能存在的诱发因素。如果怀疑窦腔炎或者动脉瘤等严重疾病，可应用影像学诊断，比如 CT 或 MRI 扫描脑部，X 线或 CT 检查窦腔。

» 治疗

轻度和中度头痛患者，可以在家中自行治疗，包括疼痛部位冷敷或者热敷，头颈部按摩、口服布洛芬、对乙酰氨基酚（扑热息）痛等止痛药和休息。

· 药物治疗

慢性紧张性头痛可给予低剂量的阿米替林等抗抑郁药进行治疗。偏头痛患者如果发作次数超过 2 次 / 月，可每天口服抗偏头痛药，减少发作次数。药物主要包括三环类抗忧郁药、β - 受体阻滞剂和抗癫痫药，它们同维生素 B_2、镁等营养物质一样可以达到相同的疗效。能够缓解偏头痛的药物主要有曲坦类药物（比如舒马曲坦和佐米曲坦）、酒石酸麦角胺、利多卡因滴鼻液和肌松药。锂盐、维拉帕米（异搏定）等药物可以预防丛集性头痛。

· 生物反馈治疗

生物反馈治疗是预防和缓解偏头痛的有效的辅助疗法。

· 脊椎指压疗法

由脊椎指压疗法师操作的一种按摩手法，有助于缓解慢性紧张性头痛。

· 补充剂

由干小白菊叶制成的小白菊制剂可预防偏头痛，其疗效好于其他的草药制剂。发表

在 2005 年《神经学》（Neurology）杂志上的一个临床实验，通过对 42 例偏头痛患者的研究，发现辅酶 Q10 与安慰剂相比，对预防偏头痛发作具有较好的疗效。

· 身心疗法

引导意象有益于控制偏头痛和慢性紧张性头痛的病情，而催眠术对于控制慢性紧张性头痛也有一定的作用。

脑卒中

正常情况下，血液给脑部提供源源不断的氧和营养物质。一旦供应脑部的血管受损，使血流变慢或者停止，即可引起脑卒中，它是一种临床急证。而脑细胞如果没有足够的血液供应，就会死亡，相应地失去说话、感觉、运动或者其他功能。每年全世界约有 1 500 万人发生脑卒中，而且有 500 万人导致终生残疾。

» 病因

至少有 80% 的脑卒中为缺血性的，其主要是血管阻塞引起的。如果胆固醇及其他的碎屑聚集在血管内，使管腔狭窄，血流停止，形成动脉粥样硬化，进而导致脑卒中。血流变慢易于血块的形成，进而完全堵塞血管。同时，血块可形成于身体的任何部位，并且可脱落到狭窄的血管内。

其余 15%~20% 的脑卒中为出血性的，主要原因是脑部血管破裂后，大量的血液涌入脑内，压迫血管，最终阻碍了脑部的正常

高危人群

危险因素包括:

- 年龄达到或超过 55 岁
- 高血压
- 高水平的低密度脂蛋白胆固醇
- 心律失常
- 肥胖
- 糖尿病
- 吸烟
- 每日饮酒超过 2 杯
- 高盐、高饱和脂肪酸的饮食
- 脑卒中家族遗传史
- 脑外伤
- 为绝经期或者避孕而采用激素疗法的妇女

血供。动脉瘤是血管壁上的薄弱部位,呈泡样突起,它是许多出血性脑卒中的常见病因。

高血压是上述两种类型脑卒中的共有危险因素。

» 预防

多吃一些水果、蔬菜、鱼类食物,减少富含饱和脂肪酸食物的摄入,有助于降低血压和低密度脂蛋白胆固醇的水平。金枪鱼、鲑鱼、鳕鱼等鱼类富含 ω-3 脂肪酸,经常食用可降低脑卒中的发病风险。食物(非营养品)与橘汁中的镁、钾和钙,能够减少缺血性脑卒中的发生。

禁止吸烟。如果饮酒,不管量有多少,均可增加出血性脑卒中发作风险,酗酒可以引起缺血性脑卒中的发生。然而,如果每天饮酒 1~2 杯,或许可以降低缺血性脑卒中发作风险。

有规律的体育锻炼,能够控制体重,降低血压和减少血块形成,进而降低了脑卒中发作风险。除此之外,体育锻炼可以减少心理上的紧张情绪,降低患高血压的风险。制订计划,保证每天有 1 小时进行散步或者其他适度的锻炼。

一些可引起脑卒中的疾病,如高血压、

高低密度脂蛋白胆固醇和心律失常,一定要用加强药物控制。服用阿司匹林等药物可以稀释血液,能降低一些人的脑卒中发作风险。

» 诊断

脑卒中发作突然,其症状包括以下方面:

(1)出现脸或上下肢体麻木或无力,特别是身体一侧。

(2)视物模糊。

(3)思维混乱,言语困难。

(4)头晕。

(5)身体失去平衡或者协调。

(6)突然发作不明原因的头痛,且程度严重。

出现上述症状者,要立即送往医院救治。医生可能要询问具体症状及其发作时间,作为病史资料记录下。血流在通过狭窄的颈动脉时,会出现异常的声音,所以物理检查患者是否有颈动脉杂音。神经系统检查脑的功能,比如记忆力、听力、视力和说话能力,以便发现脑的受损部位。CT、血管造影、MRI 和多普勒超声等影像学检查可以确定脑卒中是缺血性的还是出血性的。

» 治疗

缺血性和出血性脑卒中的治疗方法是不一样的。康复治疗有助于受损部位的功能恢复,对于治疗两种类型的脑卒中均具有重要作用。康复治疗包括语言疗法、身体疗法和作业疗法,以帮助患者进行一些日常活动,如吃饭、洗澡和穿衣服。

·缺血性脑卒中

1.药物治疗

在症状出现后的 3 个小时内,第一阶段的治疗是采用溶栓疗法,给予血栓溶解剂溶解静脉血液中的血块。主要的血栓溶

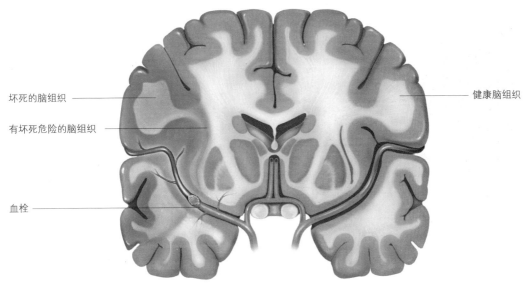

坏死的脑组织

有坏死危险的脑组织

血栓

健康脑组织

当血管阻塞后，供应脑部某一区域的氧和营养物质中断，导致缺血性脑卒中发作。该区域的脑细胞若没有及时给予血液补充，就开始死亡，进而影响行走、说话和视觉等功能。

解剂是组织型纤溶酶原激活剂（tPA）。随后，静脉注射抗凝血剂，避免新的血块形成。如果脑卒中发作后 1 天或更长，口服阿司匹林、华法林等药物数周，可以预防血块的形成。

2. 手术治疗

如果给脑部供血的颈动脉血管严重狭窄，可以通过颈动脉内膜剥脱术，切开阻塞的血管，清除其中的斑块和其他残留。此外，还可以行颈动脉支架植入术，把支架置于狭窄的血管，使血管扩张。

3. 磁疗

发表在 2005 年《神经学》（Neurology）杂志上的一项临床试验，对 26 例患者进行研究，观察磁疗与传统治疗的差别。该研究发现每天对患者脑部进行磁疗，连续 10 天，可有助于缺血性脑卒中的恢复。

· 出血性脑卒中

1. 弹簧圈疗法

一种治疗动脉瘤的疗法，可以防止再出血。操作时，固定在动脉导管末端的囊型弹簧圈随动脉导管经上肢或腹股沟的大动脉抵

达动脉瘤，然后将弹簧圈释放进入动脉瘤，使动脉瘤内的血液形成血凝块。

2. 手术

清除脑内多余的血液，夹住破裂的血管，防止再流血。

睡眠障碍

许多成年人每天需要有 6~8 小时的夜间睡眠，以保证白天的清醒和警觉状态。如果得不到足够的睡眠或者睡眠被中断，就会引发睡眠障碍。失眠症是一种很常见的睡眠障碍，表现为难以入睡或者不能持续睡眠，约有一半的成年人患有失眠症。此外，其他的

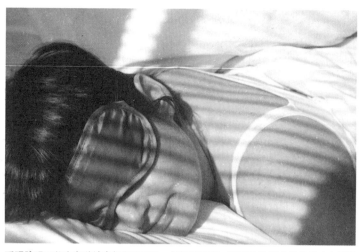

睡眠障碍可能由多种健康问题所导致，包括抑郁症、紧张和激素分泌紊乱（如甲状腺功能亢进）。女性在月经、怀孕、绝经时，体内的雌激素水平波动明显，也可以导致睡眠周期紊乱。

睡眠障碍包括异样睡眠障碍，或称睡眠中的异常行为，比如夜惊，多发生于儿童。

夜惊不同于梦魇，一般不会在梦中发生。睡眠中的儿童如果发生夜惊，就会表现为突然的坐起、尖叫和其他受到惊吓的行为。尽管夜惊使人感到惊恐，但没有危害性，且随着儿童的年龄增长，夜惊也会逐渐消失。

» 病因

导致睡眠障碍的原因有许多。

·环境因素

乘坐飞机到不同的时区，可引起失眠症，需用数天或数周来调整自身的生物钟，而生物钟位于下丘脑，具有控制睡眠、调整觉醒周期的功能。轮班工作制（晚上工作，白天休息）也会打乱生物钟节律。香烟中的尼古丁具有兴奋作用，所以吸烟也可以造成失眠症。其他的环境因素包括：卧室周围光线强烈，噪声太大，或者其他一些使人感到不舒服的因素。

·年龄

幼儿的睡眠、觉醒循环发育尚未成熟，容易发生夜惊。许多中年人患有失眠症，主要是因为睡眠结构发生改变。处于深睡眠状态中的时间过短，能增加惊醒的概率。它也使入睡时间延长，但原因不明。

·心理因素

紧张的情绪使思想难以完全放松，可引起急性失眠症，这种情况经常要持续一个月或者更短些。焦虑、悲伤和思考将发生的重大事情均可造成暂时性失眠症。此外，忧伤、疲劳和具有家族遗传史的儿童容易发生夜惊。

·行为因素

有许多习惯可以使人情绪紧张或者兴奋，导致失眠症的发生。这些习惯包括：卧室中工作，睡前不愉快的交谈和睡前3小时之内进行体育锻炼。为避免晚上困乏，一些人在下午小憩，但有可能使晚上难以入睡。

·营养

一些食物、饮料和营养品可影响睡眠。咖啡因是一种兴奋剂，主要存在于咖啡、茶、巧克力和可乐中，人们在下午或晚上摄入咖啡因后，可保持兴奋的状态。酒精本身是一种抑制剂，但其抑制效应消失后，能促使人们从睡眠中惊醒。

·疾病

慢性失眠症可能是一些疾病的临床表现，比如发作性睡病，是一种神经紊乱性疾病，表现为睡眠和觉醒周期异常，白天突然

健康小贴士

减轻乘坐飞机而引起的时差反应：到达目的地后，利用早晨和下午时间，尽可能到户外多走走，有助于重新调整生物钟，更好地适应时差反应。此外，睡前可口服褪黑素，不要摄入咖啡因，限制饮用酒精性饮料。

治愈的希望

我换了新工作后，由于经常出差，导致现在的睡眠很浅。每次到宾馆后，休息的时间已经很晚，而且还要承受乘坐飞机而引起的时差反应。参加会议时，我始终处于一种昏昏欲睡的状态，很难集中注意力。我知道如果自己不能找到一个有效的解决方法，将会失去这份工作。

一个同事建议我使用缬草根帮助睡眠。我尽管不喜欢缬草的气味，还是坚持治疗了数月，现在我明显感到睡眠好转了，醒后也不再感到昏沉无力。

不可遏制地想入睡，而夜间异常清醒。引起失眠症的其他病因还包括：抑郁症、胃食管反流、甲状腺功能亢进、心力衰竭、癌症、哮喘、肾脏疾病、阿尔茨海默病和睡眠呼吸暂停。女性在月经前或者月经期、怀孕期、绝经前后，体内雌激素水平波动较大易发生失眠症。

·药物

许多药物含有兴奋剂，可以影响睡眠，常见的药物包括：治疗抑郁症的选择性5-羟色胺再摄取抑制剂，甲状腺素类药物，口服避孕药物和减充血剂。如果一直服用安眠药，一旦减量就会引起失眠。

» 预防

保证儿童有足够的睡眠，且尽可能地减少应激，有助于防止夜惊发作。行为和饮食变化也有益于降低失眠症的发病率。

（1）每天按时睡觉和起床。坚持有规律的作息有助于生物钟的平稳运转。

（2）不要在卧室工作。

（3）下午或晚上不要饮用含有咖啡因的饮料。

（4）不要吸烟。

（5）喝酒每天不要超过2杯。避免睡前饮酒。

（6）每天锻炼。体育锻炼可减轻紧张的情绪，有助于睡眠。但是，若睡前3小时运动会使身体处于兴奋状态，造成睡眠障碍，所以要避免。

（7）睡觉时要保证卧室安静，光线暗一些。

（8）保证舒适，穿着宽松合适的睡衣，温度适合（不要太热或太冷），替换塌陷或者凹凸不平的床垫。

» 诊断

医生对于睡眠障碍的诊断主要是通过物理检查，以及询问患者在睡眠中存在的问题及其形式。物理检查有助于发现导致睡眠障碍的根本病因。

如果医生怀疑患者患有其他的疾病，可以做一些辅助检查，比如血液检查（检测血液中的甲状腺素）、心电图检查等，也可以向专家进行咨询。如果抑郁症是可能的病因，可向心理医生咨询。夜惊可根据患者所描述的症状来进行诊断。

» 治疗

目前，夜惊尚无明确的治疗方法。失眠症要根据病因进行治疗。呼吸睡眠暂停、发作性睡病等潜在的功能紊乱引起的失眠症，治疗紊乱的功能，可以缓解失眠症。此外，按照下面列出的策略进行一线治疗，建立良好的睡眠卫生习惯。多种综合性方法是有益于治疗的。

·药物治疗

镇静剂、抗焦虑药和轻度安定剂治疗失眠症患者数周。若长时间使用以上药物，多数的药物将会失去疗效，同时会引起一定的副作用，比如白天困乏。

·褪黑素

这种激素有助于调节生物钟。正常情况下，褪黑素产生于脑部的松果体，在黑暗的刺激下分泌增多，具有促进睡眠的作用，随着年龄的增加，体内的褪黑素水平会下降。服用褪黑素可减轻因乘坐飞机时差变化而引起的不适，使失眠者入睡加快，尤其对由西向东飞行，疗效更佳。

·缬草

缬草是一种源于北美、欧洲和亚洲的多年生草本植物，由缬草根制成的药片、茶叶和酊剂，具有镇静作用。缬草可以减短入睡时间，尤其对于治疗失眠症状出现超过了4个星期的患者，效果尤佳。

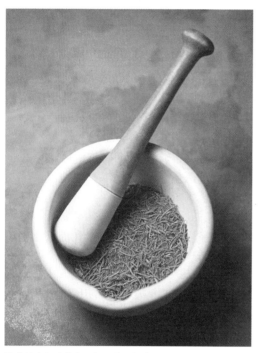

缬草是多年生草本植物，食用缬草根可缩短入睡时间，有助于缓解失眠症。

·营养

牛奶、火鸡和其他类型的肉、奶酪和南瓜子含有L-色氨酸，L-色氨酸可促进褪黑素的释放，有益于睡眠。

·认知行为疗法

这是一种心理治疗，根据2005年发表于《高级护理学杂志》（Journal of Advanced Nursing）上的一篇文献，这种疗法能通过改变失眠者的思维和行为方式，解决感情上的困扰，使其尽快入睡。该研究证实这种治疗方法比其他多种治疗方法更有效，包括放松治疗。

·其他治疗

还有其他几种方法可诱导睡眠，但是其科学依据目前尚不完善，主要包括：芳香疗法（利用甘菊、薰衣草精油进行治疗）、按压疗法、瑜伽、太极、催眠疗法、听音乐和静思疗法。

脑震荡

脑震荡是一种轻微的脑部损伤，可表现为精神错乱、眩晕和意识丧失，还包括其他的症状，如失忆、头痛和恶心。大多数人在数分钟至数小时内，意识可以完全恢复正常。但是，也有一部分人的头痛、眩晕、失眠等症状会持续数月。严重或者多次的脑震荡能够导致永久性的脑损伤，比如拳击痴呆，多见于拳击运动员。

» 病因

引起脑震荡的原因主要有：机动车事故、运动损伤、摔伤或其他能引起脑震荡的意外事故。

» 预防

采取预防措施防止头部受伤：驾驶机动车时要系好安全带，参加自行车运动、滑旱冰、滑雪、曲棍球等运动时，佩戴好防护帽。如果自己感到不舒服或者非常疲劳，不要参加任何体育运动。精神性药物增加了摔倒或其他意外伤害的危险性，要避免使用。

高危人群

危险因素包括：

· 机动车事故

· 碰撞性运动，如曲棍球、足球和拳击

· 高速运动，如滑雪、自行车运动、滑旱冰

· 摔倒

· 药物滥用或酗酒

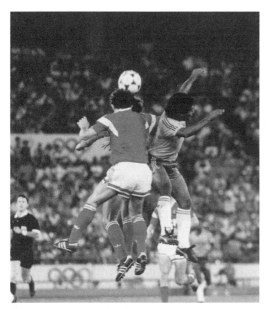

即使是轻微的脑震荡也一定要进行特殊的处理，因为如果头部再次受到损伤，常常能导致死亡。

» 诊断

如果头部受到外伤后出现以下症状，可能已发生脑震荡：

（1）意识丧失。

（2）精神错乱。

（3）头痛。

（4）眩晕。

（5）恶心或呕吐。

（6）短时间的失忆。

若头部受损，要及时看医生。医生会对患者进行全面的物理和神经功能检查，并且对出现的症状进行分析，判定是否患有脑震荡。检查的内容包括反射调节和记忆损害。

如果神经功能检测异常或者症状严重，医生可考虑做头部 CT 扫描，确认脑内是否有出血或其他的急需处理的损伤。

» 治疗

伴有脑出血的严重脑震荡患者，需要住院治疗，但多数经医生诊断为轻微脑震荡患者，可以在家中休息或者按照医生的建议，减少不必要的活动。保证患者的旁边 24 小时之内有人照料，以应对病情突然恶化。

因头外伤引起的头皮挫伤，在伤后 24 小时之内，每 2~4 小时进行 1 次冰敷处理，每次约 30 分钟，可减轻头皮的肿胀。

·药物治疗

头痛较重时，嘱其卧床休息，减少外界刺激，可给予罗通定 (颅痛定) 或其他止痛药。对于烦躁、忧虑、失眠者给予地西泮 (安定)、氯氮卓 (利眠宁) 等；另可给予改善自主神经功能药物，神经营养药物及钙离子拮抗药尼莫地平等。

第七节　呼吸系统疾病

肺炎

肺炎至少有 50 种以上，有些症状较轻，但在全世界范围内肺炎仍然是引起死亡的主因，特别是在那些病重者、年龄非常大或非常小的人群中。肺炎治愈后的一段时间内发展为反应性气道并有典型的哮喘症状的并不少见。

» 病因

引起肺炎的原因很多，包括细菌、病毒、支原体（一类小于细菌的有机体）以及吸入的霉菌甚至食物等。细菌性肺炎是成人中最常见的，也是最严重的一类肺炎。在所有年龄组人群中病毒性肺炎大概占一半，而学龄前儿童中该类肺炎占绝大多数。病毒性肺炎通常症状较轻。支原体引起的肺炎约占所有肺炎病例的 20%，但通常症状也较轻。肺炎也可能是因吸入食物、液体、气体、灰尘、真菌孢子等所致，还可由流感或普通咳嗽所致。

肺炎有时根据感染肺炎的场所或感染方式来进行分类。医院获得性肺炎是指在医院或护理室等类似环境中感染获得的肺炎。容易患上医院获得性肺炎的人群包括老人、小孩、慢性阻塞性肺疾病及 HIV/AIDS 患者。社区获得性肺炎经过学校、工厂及社区中的其他地方进行传播。吸入性肺炎由肺部吸入外源性物质所引起，常发生于呕吐之后。由机会致病性病原体所引起的肺炎严重危害免疫功能低下者、艾滋病患者、化疗及皮质激素应用者。

对于有慢性心脏病和肺病的老年人来说，患肺炎的 24 小时之内可能会有致命损害，能引起很多并发症。当感染从肺部扩散入血时，可引起菌血症，然后到达机体其他器官。胸膜或胸壁内可能会充满液体——胸膜渗出。在有炎症的相关肺区内可形成脓肿或脓液。需用抗生素治疗或外科手术治疗。

» 预防

肺炎球菌性肺炎疫苗可预防绝大多数链球菌性肺炎。年龄超过 65 岁及其他高危人群应接种疫苗。因流行性感冒能引起易感人群患上肺炎，故应该对其进行每年一次的流感疫苗接种，以防止流感。保护小孩的 B 型流感嗜血杆菌疫苗能防止 B 型流感嗜血杆菌引起的肺炎。

避免吸烟及避开吸烟者有助于保护肺部避免感染。经常洗手也有助于减少接触可引起肺炎的病原菌。健康的饮食和适当的休息能帮助免疫系统对抗感染。清扫任何脏的或发霉的地方时戴上防毒面具，可有效防止吸入性肺炎。

住院手术治疗的患者，特别是腹部手术或损伤者，是肺炎的高危人群，因为感到疼痛而不便于咳嗽及深呼吸。呼吸治疗有利于该类人群清除分泌物。

» 诊断

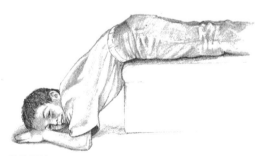

体位引流

体位引流技术能够帮助病人将肺内的痰液引流出来。操作时，面向下趴在床上，头和胸部悬挂在床边 5~10 分钟，每天 2 次以帮助肺内痰液引流。让别人轻轻地拍击背部及胸部侧面以帮助痰液排出（可向呼吸治疗师学习如何正确使用此种方法）。

不同类型肺炎具有不同症状。细菌性肺炎可表现为：寒战、发热、胸痛、排痰性咳嗽（绿色或黄色痰），老年性或慢性肺炎症状轻，体温有时甚至低于正常水平。病毒性肺炎的典型症状是干咳、头痛、发热、肌肉痛、疲劳、呼吸障碍、咳少量白痰。支原体肺炎产生的症状可能与细菌性肺炎或病毒性肺炎的症状类似，但这些症状通常更为轻微，与流感的症状类似。

医师用听诊器对肺部进行诊断时，可听到异常的湿啰音（水泡音、爆裂声）和干啰音（隆隆声）。X 线检查常可显示肺炎的肺部感染区域，部分患者需做 CT 检查。血检可知白细胞是否增高，以提示是否存在细菌感染。进行血氧含量检测，了解是否有充足的血氧。通过痰培养或血培养可诊断出引起肺炎的病原体，可用支气管镜收集标本。

》治疗

警告 ⚠

如果你在感冒或流感后感觉更糟，或有 39℃ 及以上的高热，同时伴有咳嗽、呼吸急促、胸痛、寒战、出汗等症状，请去看医生。

不同病因引起的肺炎采用不同的治疗方法。治疗的成功与否主要取决于患者的年龄与健康状况。

· **药物治疗**

抗生素是治疗细菌或支原体感染引起的肺炎的唯一有效方法。许多患者可在家中口服抗生素治疗，但是部分患者需要住院进行静脉给药治疗，并辅助给氧。抗生素耐药株引起的肺炎因能降低目前所用抗生素的有效性，故在治疗上更加困难。严重的病毒性肺炎可进行抗病毒治疗。然而，许多病毒性肺炎患者即使没有进行药物治疗也能在感染后 1~3 周内自愈。

· **自我治疗**

喝大量的水有利于化痰。对乙酰氨基酚(扑热息痛)或阿司匹林有助于降低体温，但儿童勿用阿司匹林。

胸膜炎

位于胸壁内包绕着肺部的双层薄膜称为胸膜。当胸膜处于感染状态时，称为胸膜炎。胸部锐痛是胸膜炎的特征表现，常在深呼吸时尤为明显。

》病因

正常情况下，两层胸膜是光滑的，并且相互之间的摩擦阻力很小。但是各种疾病或不利条件可刺激胸膜，使之感染。继之在呼吸时，胸膜移动便会感到疼痛。这些刺激胸膜的因素包括：肺炎或肺结核等呼吸系统感染、流感等病毒性感染、系统性红斑狼疮及类风湿性关节炎等自身免疫性疾病、胸部损伤、癌症、暴露于石棉、肺栓塞等。

》预防

呼吸系统感染时应立即采取相应治疗措施，可有效预防某些疾病。进行流感和肺炎常规免疫接种有助于预防胸膜炎。养成勤洗手等健康的生活习惯有助于预防感染。

» 诊断

如果你呼吸时胸痛、深呼吸或咳嗽时疼痛加重请去看医生。这种疼痛也可扩展到肩部。其他症状包括：发热、寒战、呼吸急促、干咳及浑身不舒服等。若病情严重的话，可出现缺氧所致的发绀（皮肤呈蓝色）。

有时即使病情恶化，胸痛却会消失。当胸膜渗漏出的大量液体积聚于胸膜间时，则会出现此种情况。这些液体垫于胸膜间，可减少疼痛，但能导致肺塌陷及再感染。根据听诊到的特征性的胸膜摩擦声，胸膜炎比较容易诊断。为确诊引起胸膜炎的可能病因，可做 X 线、CT 扫描、超声、血检、胸腔穿刺（用穿刺针自胸膜内抽出液体）、胸膜活检（用针取出一小块胸膜组织用以确定病因）。

» 治疗

胸膜炎应根据特定的病因来治疗。

· 药物治疗

细菌感染引起的胸膜炎应用抗生素治疗。抗生素对病毒感染无效，部分抗生素对 A 型流感病毒有效。非类固醇类消炎药（NSAID）可控制疼痛。因自身免疫性疾病引起的胸膜炎可应用皮质激素。

· 呼吸技术

深呼吸和咳嗽有助于防止肺塌陷及肺炎等并发症。咳嗽时在胸部疼痛区域垫个枕头有助于减少伤害。另一个措施是用宽的不粘连的绷带缠绕胸部，只要绷带不影响呼吸时胸廓扩张即可。

· 胸腔穿刺术

该操作用于取胸水做病因检查。在医院里可用胸导管抽大量的胸水。

哮喘

喘鸣、呼吸急促、胸部紧迫感、夜间发作、清晨咳嗽等全都是哮喘的体征，该病是儿童中最常见的慢性病。同时，哮喘也对许多成人造成威胁。尽管有些孩子的确能战胜哮喘，但它是不能被治愈的。哮喘也是能致命的，每年全球有至少 18 万人死于哮喘，但是它是可控制的，以便不对工作、学习及体力活动造成影响。

» 病因

肺部的呼吸道呈树样分支，有时也称之为支气管树，周边分支则越分越细。哮喘患者呼吸道内壁的炎症及肿胀使之对尘螨及动物毛发等正常人不会出问题的物质特别敏感。当接触到这些刺激物时，哮喘发作，结果使空气进出呼吸道变得困难。呼吸道周围的肌肉痉挛、收缩。呼吸道内面炎症恶化，

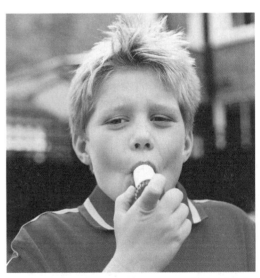

偶发或轻症哮喘患者，只需应用吸入剂。对于慢性哮喘患者，吸入剂可快速减轻症状，但不能代替长期服药来控制哮喘。

高危人群

危险因素包括：

- 儿童
- 有哮喘或变态反应家族史

呼吸道狭窄，产生黏液并进一步阻塞已经肿胀的呼吸道。

根据病情的严重程度，哮喘一天可只发作一次，也可一天发作数次。发作持续时间几分钟至数天不等。有些患者哮喘发作时只是感觉不舒服，而有些则是致命的。

与 COPD 不同的是，哮喘发作时的呼吸受限是暂时的，发作后可恢复至正常。如果未予治疗的话，严重的哮喘可导致永久性呼吸道狭窄。

引起哮喘发生的具体机制尚不清楚，但触发哮喘的刺激因子却可列出很多。很多时候是因吸入尘螨、宠物毛、蟑螂变应原、花粉以及霉菌（室内外各种类型）等。锻炼是常见的刺激因素，活动之前进行吸入治疗，很容易控制哮喘的发生。

其他触发哮喘的因素包括：感冒等呼吸系统感染、冷空气、吸烟、空气污染、有气味的物品、酒或干果中的亚硫酸盐、紧张状态、阿司匹林和非甾体消炎药（NSAIDS）、燃烧木材及燃气释出的烟雾、食物或药物过敏等。

胃食管反流（GORD）有时并发哮喘，但是究竟是胃食管反流触发哮喘，还是因哮喘促使胃食管反流尚不清楚，也许个体之间也有差异。

警告 ⚠

严重的哮喘发作能致命。存在以下发作症状者，应立即寻找紧急治疗：

- 皮肤发紫
- 呼吸非常困难
- 昏迷
- 失去意识
- 疾脉

》预防

哮喘状态不能被预防，但其发作常可以预防。首先要找到引起哮喘发作的触发因素，然后消除这些因素。有时则会出现难以决定的情况：例如，是家里养的宠物引起哮喘时。

患有哮喘的人请勿吸烟，哮喘患者周围的人也不能吸烟。也就是说，别在哮喘患者室内或私家车内吸烟。

为避免其他触发因素，可将床垫、枕套放入防尘螨抗原套内。保持整洁并避免将毛绒玩具置于卧室内。勿用含有羽绒或羽毛的枕头、羽绒被、羊毛围巾等。家里勿用有香味的去污剂、织物柔软剂及有关清洁产品。修复室内渗漏水，保持室内低湿度（相对湿度保持在 35% ~50%）以抑制霉菌的生长。如果宠物是引起哮喘的触发因素，让它们远离哮喘患者卧室，并尽可能让宠物多处于室外。每周给宠物洗一次澡，经常用吸尘器清扫。保持厨房清洁，及时清除食物碎屑以减少蟑螂侵扰。如果可能的话，应用捕蟑装置或毒胶来消灭害虫。

类固醇吸入等长效给药方法的目的是预防哮喘发作而非治疗，因此即使没有出现哮喘症状时也应该定期使用。

免疫治疗是经注射一系列变应原来减少机体对特定物质免疫反应的方法，它可有效减少患者被那些变应原触发哮喘，进而减少药物治疗。

》诊断

虽然哮鸣(呼吸时的吱吱响音或哨鸣音)是哮喘的一种典型特征，但并不是所有患者发作时均会出现此症状。有些患者的主要症状是持续干咳，常常此种干咳症状在夜间或早晨更加严重，并影响睡眠。部分哮喘患者的唯一症状是这种夜间咳嗽，特别是儿童更

治愈的希望

我从小就患有哮喘，但越来越重。医生将之归罪于我的工作压力。我好像总是拿出沙丁胺醇吸入剂。后来我参加了瑜伽练习班，心想或许它能帮助我放松。令人惊喜的是，练瑜伽有助于我的哮喘。我仍然应用类固醇吸入剂及长期应用支气管扩张剂。但是我因哮喘发作而应用沙丁胺醇的机会少多了。

为典型。其余患者可同时出现胸部紧迫感、呼吸急促、快速或有噪声的呼吸、不能获得足量空气感。

医生会用听诊器听诊肺部，但很可能会听不到任何异常声音，除非该患者正处于哮喘发作期。因此要检测患者肺活量来做出哮喘诊断。患者只需深吸一口气然后快速而尽可能多地吹入肺活量接嘴器内即可。该装置检测诊断哮喘所需的三种重要体积参数：肺活量、最大吸入量、最大呼出量。最大呼气流速或高峰流速，即肺内气体被呼出的最大速度；用力呼气量，即一秒内能被呼出的最大气量。哮喘患者呼出量不如正常人多，也不如正常人快。做完该项检查后，给予患者短效支气管扩张药后重复上面检查，观察用药是否会提高以上参数。如果这些参数提高了，那么很可能就患有哮喘。

如果哮喘患者呼吸量测定法参数正常的话，可做支气管激发试验。在进行呼吸量测定之前应用一些缩小呼吸道的药物。

有些人（尤其是 5 岁以下儿童）不能应用肺活量器检测，可试试哮喘药物能否改善症状。

为排除其他具有相同肺部症状的情况，需进行的其他检测包括：胸部 X 线、全血计数、CT 扫描、胃食管反流检查及痰检等。为确保血液中有充足的氧气，应做动脉血气分析。

过敏试验能确定何种物质导致过敏。

» 治疗

哮喘不可治愈但可控制，以达到减少发作次数及降低发作时的严重程度。哮喘的药物治疗通过两种途径发挥作用，即通过长期用药来减少炎症及扩张呼吸道。即使在没有症状时，也必须进行规则用药。当哮喘发作时，可用短效支气管扩张剂。许多支气管扩张剂均与吸入剂配合使用，以便能直接呼吸入肺。当患者不能直接应用吸入剂时，可用一种喷雾器将药物雾化成小微滴，进行雾化吸入。

制订一个总体的哮喘治疗计划也很重要，并建立哮喘发作时的应急处理措施，特别是儿童哮喘患者应尤为重视。

· 短效药物

支气管扩张剂作为 β2 受体激动剂可在哮喘发作时使用。它可迅速而短期地扩张呼吸道。沙丁胺醇就是此类药物。对于那些轻微的偶发的哮喘来说，唯一所需的治疗便是使用短效支气管扩张剂。

· 长效药物

这些药物必须长期规则服用以控制哮喘发作，它们通过减少炎症及扩张呼吸道来起作用，但是不能用于治疗正在发作的哮喘。吸入皮质激素可降低炎症反应并很少有副作用，药物直接进入肺部起效。长

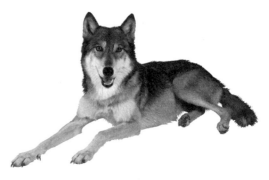

尽管引起哮喘的具体原因目前仍未充分了解，但诸如宠物毛发（如狗、猫）等在内的许多触发因素已被确定。给宠物洗澡并让之远离床铺能帮助降低因吸入宠物毛发而触发哮喘的概率。

效药物 β2 显效剂为支气管扩张剂，有时可与皮质激素联用。长效药物治疗可有效防止夜间症状。其他长效药物包括：孟鲁司特、扎鲁司特等白三烯修饰剂，剂型为片剂。它们通过减少引起气道痰症反应的白三烯类而起治疗作用。可单独应用，也可与类固醇吸入剂联合应用，但孟鲁司特未做应用超过 6 个月的安全试验。色甘酸钠和萘多罗米是另一类长效药物，一般用于慢性轻症哮喘的治疗。

·口服及静脉皮质激素治疗

可短期应用泼尼松来控制哮喘，对病情较严重者也可长期应用。但长期应用可能会出现以下副作用：白内障、骨质疏松、肌无力、易发感染、高血压、皮肤变薄、生长抑制等。

·最大流量计

可在家中使用这种简单的装置检测日空气流速，用以与未发哮喘的正常状态相比较。深呼吸，然后尽可能地将气体吹入最大流量计的接嘴处。通常每天早晨检测最大流量。通过记录每天的流量资料，患者可知哮喘的实时控制状态。此外，最大流量的改变提示即将出现症状之前的哮喘发作。

·瑜伽

瑜伽注重呼吸方法及放松技巧，可提升肺功能并降低体内的应激激素水平，因此每周至少一次瑜伽练习是有效的补充疗法。

·草药治疗

乳香（Boswellia serrata），一种阿育吠

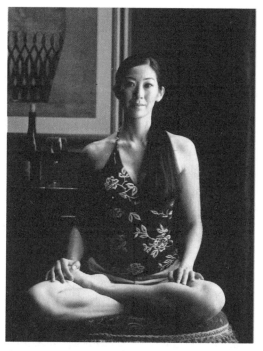

瑜伽可作为一种控制哮喘的有效治疗方法。通过练习呼吸方法及放松技巧，患者能够更好地控制和减轻压力，而压力恰是一种常见的哮喘触发因素。

陀学中的草药，每天应用 300~400 毫克有助于治疗哮喘。

·补充剂

每天最多补充 100 微克硒（用量根据年龄，儿童一般每天用量为 10~50 微克），对慢性哮喘患者有益。它是一种存在于土壤、水、食物中的微量元素，ω-3 脂肪酸也能降低儿童中因运动所致哮喘的发病率。白三烯调节剂也有助于抑制呼吸道的炎症反应。

肺栓塞

机体受到损伤时，血液中的血小板能够聚集成块。但有时机体并未受损，血小板也可以和红细胞、纤维蛋白形成血块（又称为"血栓"）。这些血块破裂后分解的许多小团块，可通过心脏达到肺部的动脉血管，最终阻塞肺动脉血管，引起肺栓塞。

约有10%的肺栓塞患者会在短短的1小时之内猝死，所以一旦有人突然出现呼吸急促、胸痛和咯血等症状，应当立即给予医疗救治。

» 病因

血块可形成于体内任何静脉血管中，但是可导致疾病的血块中，约有90%形成于下肢和骨盆深部静脉（深部静脉血栓症，DVT）。但也有一些血块形成于上肢静脉、心脏右侧或者静脉导管的上端。

滞留在肺部的血块会阻塞血管，损伤心脏，继发肺动脉高压（肺血管承受很大的压力），甚至导致死亡。

目前已证实约有一半的肺栓塞患者具有血块形成的家族遗传倾向。血块在机体静止或者休息时，很容易形成；如果一些人乘坐汽车、火车或者飞机进行长期旅行时，由于机体长时间处于一种静止状态，使血液流动受限，此时很可能诱发肺栓塞。此外，手术或创伤引起的静脉损伤，也会促使血块形成。

也有一些罕见的病例，肺栓塞的形成不是因为形成的血块，而是脂肪气泡、肿瘤组织块或其他组织，破损松动后进入血流。

高危人群

危险因素包括：

· 具有血块家族遗传史
· 年龄超过60岁
· 长期的静止状态或者休息
· 超重或肥胖
· 长时间的坐姿，比如乘坐飞机或者汽车旅行
· 怀孕期间、刚分娩的和出生后6周的小孩
· 节育或者激素药物避孕
· 肿瘤治疗，比如治疗绝经期妇女乳腺癌的他莫昔芬、雷洛西芬
· 高血压
· 静脉曲张
· 吸烟

警告 ⚠

肺栓塞发生后1小时内即可导致死亡，所以如果你有如下症状，要迅速进行医疗救治：

· 突然气短
· 胸部任何部位感到疼痛，针刺样痛或者钝痛，疼痛可以放射到肩部、手臂、颈部或者颌部
· 咳血痰
· 心动过速
· 头晕目眩或者晕厥
· 出汗过多
· 哮喘
· 湿冷或者皮肤发青
· 脉搏微弱

» 预防

避免长时间的休息或静止，对预防肺栓塞具有重要意义，这也是鼓励术后患者或长期卧床患者尽早行走的原因。目前，肺栓塞死亡率在院内患者死亡率中位居第三位。穿弹力袜有益于提高血液循环。应用一种空气压缩装置可以按摩腿部的血管，有助于预防手术患者尤其是髋关节置换术后血栓的形成。低剂量的抗凝剂或者血液稀释剂，如肝素、华法林，可以防止高危患者的血栓形成。

减肥有益于预防深部静脉血栓症和肺栓塞。位于美国密歇根州庞蒂亚克市的圣约瑟夫医院，在2005年对全世界7亿多病例记录进行了研究分析后，证实肥胖症尤其对年龄低于40岁的人而言容易诱发血栓。

人们乘坐气车或者飞机旅行时，应当每隔1~2小时进行适当的走动，除此之外，戒烟也可以减少血块的形成。

» 诊断

医生在诊断时首先要询问病史和症状。胸部X线检查可以排除具有相似症状的疾病。心电图检测脉搏和心脏的电生理活动情况。特殊的血液检查测定机体内D-二

聚体的含量。D-二聚体是血块形成的产物。当血块形成时，血浆中的D-二聚体的水平就会升高。血液检测也能够发现可引起血液凝集的一些遗传性疾病，也可以检测血液中氧气和二氧化碳的含量。肺通气/灌注显像，通过吸入和注射放射性物质来检测肺内空气和血流的含量。目前有一种更敏感、快速的检测方法——螺旋CT，它能在不到20秒的时间内对肺血管做出三维图画。

也有一些方法可检测深部的静脉血栓。腿深部的静脉血块可以引起红斑、肿胀或者压痛。静脉多普勒超声方法采用超声的原理，检测静脉中的血流，证实是否有血块的出现。静脉造影术通过向导管内注射一种造影剂，发现腿深部静脉血栓，但是现在已很少用。磁共振由于费用昂贵，一般仅检测孕妇以及不能使用造影剂的患者。

» 治疗

具体的治疗方法要根据肺栓塞的严重程度而定。

·溶栓治疗

血栓疏通药物，如链激酶或者组织型纤溶酶原激活物（TPA），可以分解、溶解血块，治疗病危患者或者血栓引起的严重并发症患者。但以下人群禁止使用：两周前刚做过手术者、最近有脑卒中发作者、孕妇和有出血倾向者。

·药物治疗

抗凝剂或者血液稀释剂可服用几个月。在家中不需要检测血液黏度，可直接用肝素

健康小贴士

长期保持静止状态将促使血块的形成，进而导致肺栓塞的发生。所以当工作、乘汽车或者飞机旅行时，一定要有休息时间伸展一下身体或者每隔1~2小时走动一下，避免腿部深静脉血管内的血液聚集。

皮下注射治疗。

·预防措施

充气加压装置或者加压弹力袜有利于提高血流速度，防止新血块的形成。如果腿部有血栓形成，使用弹力袜有益于预防并发症。

·活动

避免长期卧床休息和处于静止状态，可起到促进血液循环和预防血块形成的作用。

肺结核

目前全球每年有近200万人死于结核病（TB），此外，每年有近1000万结核病的新发病例，而且越来越多的结核菌株对治疗药物产生了抗药性。尽管感染的结核菌多数处于一种非活动状态，但是全球仍有超过1/3的人群会被感染。

» 病因

结核病由一种特殊的病菌（结核杆菌）感染肺部所引起。结核杆菌可以长期暴露在空气中，引发感染。当处于活动期的结核病人咳嗽、喷嚏或者讲话时，病菌释放到空气中，并且可存活数小时。其他人吸入这些病菌后，由于本身免疫系统的保护作用，多数人不会发病。当衰老、生病或其他原因导致机体的免疫功能下降时，在结核菌隐性感染者中，有10%或者更少的一些人可发展到结核病活动期，这个阶段具有感染性。某些人，如艾滋病患者，由于免疫系统缺陷，不能抵抗病菌，病情迅速恶化。

» 预防

在一些医院、诊所等人群拥挤的公共场所，足够的通风和紫外线消毒可防止结核病的扩散。对结核杆菌感染的人群进行异烟肼等化学治疗，可防止结核病发展到活动期。在一些不发达地区，可以给高危人

群注射结核疫苗卡介苗（BCG），但其使用的有效性，目前仍存在很大争议。

若诊断为结核病，患者应当隔离治疗1~2周，直到咳嗽停止，传染性明显降低。

» 诊断

接触了结核杆菌的人应当立即给予治疗。一些感染者的免疫系统能够隔离病菌，可不表现任何症状。而处于活动期的人，有些可能没有感觉，而有些可出现持续的咳嗽、体重下降、食欲减退、发热、做噩梦、盗汗、乏力和咯血。

皮试可以发现是否被感染，但胸透、痰液的培养和镜检等方法可检测患者是否处于活动期。

» 治疗

当今，抗生素的使用，有效地治疗了多数结核病患者。但由于多药耐药病菌的出现，常用的治疗药物不足以将其杀死，使结核病难以治疗，而且这种耐药菌株异常危险，容易传播，主要源于亚洲和非洲的菌株。

· 药物治疗

由于结核菌对单一药物产生了抗药性，所以需要抗生素的联合使用来治疗结核病。一般治疗的时间为6~9周，甚至更长时间。有些患者在经过数周治疗后，会有所好转，

但为了彻底根除疾病，一定要持续治疗，这一点很重要。直接观察治疗，即专职人员直接监督服药，这样在确保维持的情况下将大大减短疗程。

支气管扩张

支气管扩张是感染或者损伤破坏了肺部气管壁而引起的，表现为肺部有大量黏液聚集、增厚，而难以清除。气管发生扩张和瘢痕化，导致越来越多的黏液聚集，造成一种恶性循环，引发支气管扩张。

» 病因

囊性纤维性病变是一个主要原因，此外，肺炎、结核、真菌感染、艾滋病等免疫功能缺陷疾病，纤毛运动功能障碍疾病以及肿瘤均可引起支气管扩张。有时误吸入食物、异物，在多年之后也会引起支气管扩张。部分患者具有先天遗传倾向。

» 预防

做好一线预防，及时治疗肺部感染。接种麻疹、流感、肺炎、百日咳和其他感染性疾病疫苗，有助于减少支气管扩张发生。防止误吸入小的异物可避免支气管扩张发展。避免吸烟，并且要远离吸烟人群。

» 诊断

症状与其他肺部疾病相似，多表现为慢性咳嗽（侧卧可加重），咳血痰或者恶臭黏液痰。此外，也会出现气短、胸痛或胸膜炎、

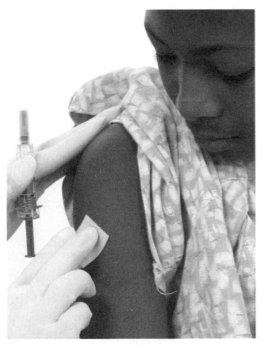

免疫注射能帮助预防肺感染并发展成支气管扩张，而支气管扩张是由肺部受损引起的。

哮喘、皮肤黏膜变蓝、消瘦、乏力、肤色苍白和呼吸困难。

对支气管扩张的诊断目前尚没有特异的方法，所以医生可以通过其他的功能障碍表现进行诊断。胸部 X 线检查可以发现气道瘢痕或者感染情况，肺部 CT 扫描可更详细检查肺部状况，血液检查发现机体是否感染，痰液培养验证感染的菌株是细菌、真菌还是结核杆菌。

肺功能试验常用来检测肺功能的状况及其受损程度。其他检查，如汗液测试检查囊性纤维化病，皮试验证结核病，会查出可能的潜在原因。此外，一些患者可以局部麻醉后，用纤维支气管镜检查气道及收集痰液。

》治疗

具体的治疗方法要根据疾病的根本原因。虽然不能从根本上治愈支气管扩张，但可以控制病情的继续发展。

· 药物疗法

抗生素治疗呼吸系统的感染。利用吸入器或者雾化器来调节支气管扩张剂，打开气道。皮质类激素可以减轻炎症。黏液稀释剂和祛痰药使黏液松动，容易被咳出。此外，需注意镇咳药不利于驱除痰液，要避免服用。

· 物理疗法

"背部叩击疗法"可以化解黏液，易于痰液咳出，常用来治疗囊性纤维病变，具体的方法是用手或者特殊的装置"机械叩击器"重重地敲打背部或者胸部。

睡眠呼吸暂停

睡眠呼吸暂停（sleep apnoea）中的希腊单词"apnoea"意思为"呼吸暂停"。睡眠中呼吸反复停顿，且每次停顿时间至少 10 秒，即为睡眠呼吸暂停，通常呼吸每小时停顿 20~30 次。呼吸的停顿干扰了正常的睡眠模式，使血液中的氧气含量降低，低氧条件刺激大脑发出觉醒的信号，此时再进行呼吸。

如果患者不予治疗，中等程度或者严重者会引发心血管疾病、脑卒中、高血压，加重术后和药物的并发症，提高心脏病突发和脑卒中的死亡率。睡眠呼吸暂停患者发生交通事故的概率是正常人的 2~5 倍。

》病因

最常见的病因是气道阻塞，这种类型又称为"阻塞性睡眠呼吸暂停"，位于喉咙背部支配软腭、悬雍垂、扁桃体、舌头的肌肉组织过于松弛，导致喉咙难以张开。在其他病例中，由于气道的本身狭窄，扁桃体肿大，鼻腔堵塞或者腭、舌畸形，致使通往肺部的气流阻塞。尽管 40% 的患者并没有超重、肥胖，但如果颈部和喉咙周围组织有增生，同样也会阻塞气道。

另外一种类型是"中枢性睡眠呼吸暂停"，相对比较少见，其原因主要是大脑不能对膈肌发出呼吸信号或者膈肌不能接受来自大脑的呼吸信号，多见于脑卒中、脑肿瘤、脊椎损伤或者神经肌肉功能障碍，比如 ALS（肌萎缩性侧索硬化症）。而有些患者可能具有信号传递和接受双重障碍。

» 预防

减少风险因素可以帮助预防睡眠呼吸暂停的发生，甚至治疗轻度患者。如果体重减少10%，睡眠呼吸暂停的严重程度将降低50%。

睡觉之前避免饮酒，禁止服用镇静剂，如安眠药、肌肉松弛剂和抗组胺药等，这些对预防呼吸睡眠暂停具有关键作用。一些具有镇静作用的非处方药和草药，可能会加重呼吸睡眠暂停。

睡觉时采取侧卧位有利于气道的通畅，避免仰卧。为阻止身体翻滚，可把网球一半缝在 T 恤的背面或者接近颈部的睡衣领口处，另一半在中背部，或者把网球放入一个袋子中，然后再固定在睡衣的背部。

» 诊断

常见的症状包括睡醒后头痛、夜尿频繁、注意力不集中、记忆力减退、判断力下降、易激怒、心理或行为异常、焦虑和抑郁。小

高危人群

危险因素包括：
- 超重或者肥胖
- 鼻、喉和上呼吸道生理异常
- 男性
- 高血压
- 颈围过大（男性超过43厘米；女性超过41厘米）
- 扁桃体或者腺体肿大
- 家族史
- 饮酒，服用安定或其他镇静剂

儿患者多表现为活动增多，可能误诊为"儿童多动症"。

如果已明确诊断患有呼吸暂停或者其他睡眠障碍疾病，比如失眠、发作性睡病，患者可在医院或者专门的治疗中心进行夜间多项睡眠检查，观察心率、呼吸方式、脑电波。如果在家中，可用血氧计检测睡眠时血液中的氧气含量。除此之外，还有其他的检测方法，比如超声心动图检查心脏功能，甲状腺激素检测，X线或者CT扫描发现气道的堵塞部位。

» 治疗

目前无法治愈呼吸睡眠暂停，不过可以控制其症状，避免心脏病、高血压等并发症出现。具体治疗方法根据睡眠呼吸暂停类型及其严重程度，必要时采用联合治疗。以下措施对于治疗中枢性睡眠呼吸暂停的根本原因是必要的。

·药物治疗

服用乙酰唑胺和茶碱有助于睡眠中刺激呼吸。

·口腔矫正器

适合牙科医生操作。这个装置可以改变腭、舌头的位置，以便于打开气道。但是该方法与持续正压通气（CPAP）相比，疗效较差。

·手术治疗

悬雍垂腭咽成形术（UPPP），就是切除喉背部堵塞气道的肌肉；激光悬雍垂腭咽成形术用激光剪除腭部肌肉，减轻打鼾症状，但是目前没有研究证实有助于睡眠呼吸暂停。扁桃体切除术和腺样体切除术，就是把增大的扁桃体和腺体（鼻子背部的淋巴组织）切除，对于治疗睡眠呼吸暂停的儿童患者，达到了90%的成功率，此外，要清除鼻子背部和喉上部的阻塞物。对于严重的呼吸暂停患者，若以上的方法治疗无效，可以采用气管切开术，打开气管，使空气能够避开堵塞的气道，恢复呼吸。

第八节　心血管疾病

心律失常

以正常心跳每分钟 60~100 次计算，心脏每天跳动大约 10 万次，在 80 年的生命历程中达到 25 亿次以上。拳头大小的心脏靠电脉冲激发和控制节律，这套生物电系统出了问题会导致心律失常——心动过速、过缓或是不规律，这些心律失常带来的后果很广泛，从没什么影响到足以致命。当心律失常引起患者心脏剧烈跳动、心动过速或者有时候漏跳时就会发生心悸。

» 病因

心脏每跳动一下大约耗时 1 秒钟，但仍然分为两部分进行：心脏上部（或说是心房）收缩，将血液挤压通过三尖瓣和二尖瓣进入下面的心腔（或者说是心室）；然后心室收缩，将血液通过肺动脉运往肺以获取氧气，或者通过主动脉运往全身以释放氧气。

启动心跳的电脉冲是通过窦房结这个心脏自然节律发生器发出的，和其他的心脏结节有着不同的作用。当心脏血供不足或是心肌组织由于冠心病、心肌炎或者心瓣膜病等情况受到损伤后，就会发生心律失常。

不同类型的心律失常可按照其发生的部位（心房或是心室）或其速度的变化进行分类。心动过速指心率超过 100 次 / 分钟，而心动过缓指心率低于 60 次 / 分钟。然而，在运动时心率超过 100 次 / 分钟是正常的，运动员们由于心脏非常强壮有力，休息时他们的心率可能就慢一些。

· 心房异位搏动

心房异位搏动是心房电脉冲引起的异常心跳，多发生于肺病患者和老人，可因咖啡、茶、酒精、过度吸烟和一些治疗感冒、过敏和哮喘的药物诱发或加重，通常不产生任何症状，健康人身上也会发生。如果它是由于血液电解质异常或是局部缺血引起的，那么需要治疗潜在的病因。

· 心房纤颤

心房纤颤是一种非常多见的心跳异常，意味着心动过速而不规律，通常会达到 150~180 次 / 分钟。这种异常可能不会立即引起生命危险，但是可以发展成其他心律失常、慢性疲劳和充血性心脏衰竭，可增加 500% 的中风的危险性。

· 心室异位搏动

心室电脉冲引起的异常心跳称为心室异位搏动，可由应激、咖啡因、酒精、伪麻黄碱等刺激心脏的药物、冠心病、心脏病发作、心衰和心瓣膜病等引起，发生时可能感觉到心猛地一跳或是漏跳。心室异位搏动可能不算危险，除非出现了心脏病，引起了室性心动过速或是心室纤颤。

· 室性心动过速

指一类特别快的心跳状况，尽管也会发生在健康人身上，通常还是由其他类型的心

高危人群

危险因素包括：
- 遗传性心脏疾病
- 冠状动脉疾病
- 甲状腺功能紊乱
- 某些能加快心率的药物和补品
- 高血压
- 肥胖
- 糖尿病
- 梗阻性睡眠呼吸暂停
- 电解质紊乱
- 酗酒
- 吸烟

脏病引起的。需要立即进行治疗，因为它会演变为危及生命的心室纤颤。

·心室纤颤

这是心律失常中最致命的类型，易引起心源性猝死或心脏停搏，心脏问题引起的死亡大约有一半要归于心室纤颤。纤颤时心跳快而乱，导致心肌痉挛和心脏无法有效泵血。

心室纤颤可因心脏病发作而出现，但它们不是一回事，它可能会无前兆的发生，需要马上紧急抢救，否则就会因为身体无法进行有效的血液循环而导致死亡。

·心脏传导阻滞

这种情况下，电脉冲无法从上面的结节正确传导到下面的结节，导致心动过缓，氧气无法有效地运往全身，引起身体内缺氧。

» 预防

尽管无法预防所有的心律异常，减少

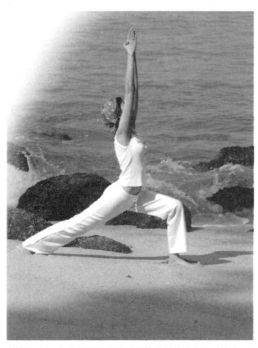

健康的生活方式包括有规律的身体锻炼和可以控制体重的低盐低脂饮食，这样可以预防心律失常。瑜伽或者太极之类的放松方法可以减轻压力，而压力是导致某种心律失常的危险因素之一。

那些引起心脏病的危险因素却是可能的：规律运动；低糖、低盐并有足够水果蔬菜的饮食；保持健康体重；不吸烟以及拒吸二手烟等；ω-3脂肪酸的供给可以降低心脏病发病危险性；限制咖啡每天4杯以下，饮酒2次以下，或者完全戒掉；学习如何避免或者减少应激，或使用放松技巧来对待应激；严格遵循针对动脉硬化、高血压、心瓣膜病、高胆固醇、糖尿病、甲状腺疾病等的治疗计划；避免使用可以增加心率的药物、补品、草药等，比如治疗感冒时用的伪麻黄碱等。

» 诊断

多数人感受过上心脏漏跳或是胸腔扑动，这些可能不严重，但是当有呼吸急促、喘息、乏力、眩晕、轻微头痛、昏厥、胸部疼痛或不适时，就要马上就医。

很多种方法可以监测心跳节律，心电图用电极或传感器测量心跳各期的时间和幅度。动态监测仪是可以携带的心电图仪，可佩戴24小时或更长时间来测量日常活动时的心率。信号记录仪是一个类似的仪器，但是它只记录患者有症状时的心跳，患者有心悸感觉时要开启它。

超声心动图用超声波来形成心脏结构和搏动的图像。活动平板试验用一个可活动的平板来测量机体对体位变化的反应。在一个电生理研究中，电极导管被插入静脉中穿行在心脏里以测量电脉冲。心脏泵血能力的大小可以用核素造影术或者多极采集扫描来测量。心脏导管和冠脉造影技术是用一根导管穿入静脉血管中，采集心脏组织样本，量血压，诊断心脏疾病的类型。

平板运动试验是用一种运动负荷试验方法，让一个患者运动，比如在活动平板上走，用心电图来纪录运动之前、运动过程中以及运动之后的心脏情况。同样还要化验血，检

警告 ⚠

　　如果你有晕厥或者呼吸短促、胸痛、异常的出汗，眩晕或者头晕的话要立即求助。如果出现以下情况就要去看医生，如心悸或者经常性地心动过速和有患心脏病的危险因素，或者在没有运动的情况下脉搏超过100次/分钟，焦虑或者发热。

查血氧和血液中相关酶的水平。

》 治疗

　　严重的心律失常比如心室纤颤，可能在几分钟内就会要了病人的命，需要马上进行紧急处理。可以实施心肺复苏术来抢救，但是最好的方法是用体外除颤器通过胸壁来一次电击除颤，同时静脉给药治疗心律失常。

　　对于其他的心律失常，或者当严重心律失常急救过后，明确引起心脏节律失常的病因是非常重要的，比如甲状腺疾病或者动脉硬化等，然后要及时予以治疗。

· 生活方式的改变

　　遵守预防部分列出的要点可以预防导致心律失常的心脏疾病。

· 放松技巧

　　如果可以明确患者的心悸不是由于严重的心律失常引起的，那么减少心理应激和

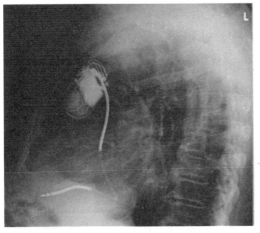

引起心律失常的情况有时可以危害心脏产生电冲动的能力。一个人工心脏起搏器，如上图所示，是一种可植入的用来使心脏产生电活动的电子器械。

焦虑有一定的好处。做呼吸运动、深度放松、瑜伽、太极和其他一些可以控制应激不会过度的技巧。

· 药物

　　有一些药物，包括急救过后 β 受体阻滞剂、钙离子通道阻滞剂等，可以控制心房纤颤时过快的心率。抗凝血药有预防患者发作心房纤颤的作用。因为副作用大，现在抗心律失常药物比以前用的少了，但它们对于帮助回复规律心跳的确有作用。

· 电学治疗

　　一种被称为起搏器的小装置可以植入患者胸壁，当心率降到太慢的时候，它发出电脉冲来控制心脏跳动。另外一种小装置，一种植入性复律除颤器可以用来治疗可能对生命威胁性更大的过快的心率。这种除颤器通过外科手术植入患者胸壁，监测心率，当心律变化时则释放小的电冲动来控制心跳。

· 射频消融术

　　在这种治疗方法中，医生将一根导管经静脉插入心脏，导入射频热能消融引起心律失常的异常心肌细胞。在某些患者，接受了这种消融治疗后还需要安装永久起搏器。

动脉瘤

　　动脉瘤指动脉壁局部薄弱、球样膨出，有破裂的潜在威胁性。一旦破裂没有立即得到救治，就会导致死亡。动脉瘤可以发生在任何动脉，但一般发生在主动脉——心脏通往如大脑、腿、肠和脾脏等身体各部的大动脉，3/4 的动脉瘤发生在腹部的大血管，1/4发生在胸部或是胸腔。

》 病因

　　动脉粥样硬化（动脉壁脂肪的沉淀和积聚）是动脉瘤最常见的原因，在老年人群中

高危人群

危险因素包括：

主动脉瘤
- 男性
- 50~80 岁
- 高血压
- 动脉粥样硬化
- 有动脉瘤家族史
- 吸烟

脾动脉瘤
- 怀孕

是罪魁祸首。高血压和吸烟增加了发生动脉瘤的易患风险性。然而，一些动脉瘤是先天性的。

比较少见的是，外伤（多由于摔伤或是车祸）、动脉炎、遗传性结缔组织异常（比如马方综合征），甚至一些感染性疾病，比如梅毒，均可引起动脉瘤。怀孕可能是发生脾动脉瘤的原因。

» 预防

通过控制高血压和冠心病的致病因素，可以预防部分动脉瘤的发病：低脂低胆固醇饮食，避免吃得过油和过甜，保持健康体重，规律运动，不吸烟等。

» 诊断

如果动脉瘤靠近皮肤表面，可以从外边看到一个搏动的包块，否则的话，除非它们破裂引起极为难忍的剧痛，动脉瘤常常是没有什么体征的。有腹主动脉瘤的人可能会感到背部或下腹部深处的贯穿的疼痛。胸主动脉瘤的疼痛可能从上背部开始，向下和腹部放射，甚至会放射到胸腔和胳膊。腹部和胸部的动脉瘤对生命是一种潜在威胁，如果它们破裂的话，会引起大出血和死亡。

大部分动脉瘤是例行体检或是因为其他原因做影像检查时偶然发现的。用超声波形成图像的超声检查，用硫酸钡造影的 CT 检查，X 线透视、拍片或者磁共振可以看到动脉瘤。

» 治疗

直径小于 5 厘米的小动脉瘤很少破裂，一般不需要治疗。可能需要按时接受检查以发现其变化。直径大有 6 厘米的动脉瘤就需要准备接受外科手术治疗了。

· 外科治疗

对一个破裂的动脉瘤行手术治疗，通常要包括一个用来替换被破坏的动脉血管的人工替代物。在较先进的介入外科手术中，从腿的动脉中插入一根导管，导管头上附有一个支架（一个金属圆筒），里面中有一个人工替代物。修补破裂的动脉瘤的急诊手术，或者濒临破裂的大动脉瘤，有 50% 的死亡危险性，但如果不做手术，破裂的动脉瘤一般都是致命的。

冠心病

全世界范围内每年死于心脏病的人多达 700 万以上，心脏病是很多西方国家的首位死因，同样也正在成为发展中国家的一个大问题。吸烟、高脂饮食、缺少运动的生活方式是致病的主要因素。

» 病因

冠心病始于可以导致心脏病发作的血管的病变，下面将分别予以介绍。

· 动脉硬化

众所周知，动脉硬化是指动脉变硬，这是一种有关血管的改变，一般发生在老年人身上。动脉变厚变脆，失去弹性，最后就会限制血液在全身的流动。

动脉硬化这个词有时候会和动脉粥样硬化混用，但动脉粥样硬化只是动脉硬化的一

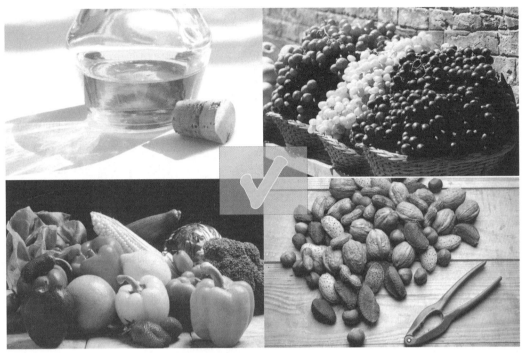

地中海饮食，包括大量的水果、蔬菜、坚果、橄榄油和低量的精炼糖，可能减少动脉粥样硬化的风险。因为这些食物中所含有的抗氧化剂可以阻止脂肪在血管壁的沉着。

种。当动脉由于脂肪或是血小板、钙质等其他物质沉积而变硬时，就发生了动脉粥样硬化。这些沉积可以阻塞动脉，引起心脏病发作。一般情况下，当动脉管腔被堵塞70%后，就会出现症状。

·心肌缺血

当像心脏这样的器官没有足够的血供而发生缺血缺氧时，就会发生心肌缺血，最常见的病因是动脉硬化。

·心绞痛

心绞痛是指由于心脏血管供血不足而引起心前区的一种特定的疼痛或不适感。心绞痛最常见的病因是动脉粥样硬化。其他一些情况，比如冠状动脉痉挛，同样可以引起心绞痛。

·心脏病发作

心脏病发作，通常是一条或多条供给心脏血和氧气的冠状动脉，因硬化而变得狭窄，

慢慢被血块堵塞住了。当斑块破裂，血块或是血栓开始形成。当心肌缺少血液和氧气达到一定程度时，那里的心肌细胞就会坏死。坏死使得心脏变得衰弱，导致充血性心力衰竭、心律失常，甚至是死亡。

》预防

按照世界卫生组织的说法，如果人们采用健康的饮食方式，多运动，戒烟，高达80%的冠心病例是可以预防的。

·吸烟

吸烟使得患冠心病的风险性增加了一倍以上，死亡危险性达到2倍甚至是3倍。一般认为这个最大的危险因素是可以改变的。即便是二手烟也会增加患心脏病的危险度。

·营养

一些简单的营养方法可以降低发生冠心病的危险性。限制钠的摄入量至每天2000毫

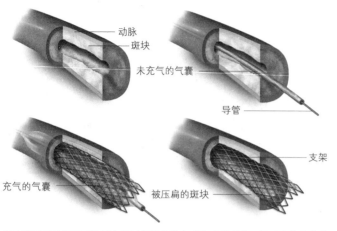

动脉
斑块
未充气的气囊
导管
支架
充气的气囊
被压扁的斑块

当动脉因脂肪沉积而被堵塞的时候就会发生动脉粥样硬化，阻碍血流的自由通过。血管成形术是一种可以通畅堵塞血管的方法，是将一个小气囊塞进动脉里，然后充气，压扁斑块使血流恢复。

克或者以下，进食足量的水果和蔬菜来降低患高血压的危险，限制精制糖的摄入。减少饮食中脂肪的摄入量：不高于每天总能量的 25%~35%。胆固醇和饱和脂肪酸可能是对心脏健康最有害的脂肪了，它们含在肉、奶制品和人工氢化植物油里面。健康脂肪，比如单不饱和脂肪酸，含在橄榄和油菜籽里面。在鲑鱼、鲔鱼等深海鱼的 ω−3 脂肪酸中，含有多不饱和脂肪酸。葵花子油、红花油、玉米和大豆油中含有 ω−6 脂肪酸。每天五份水果和蔬菜能保证足够的膳食纤维、维生素 C 和维生素 E 和生物活性物质的供给。地中海式的膳食，包括大量的水果、蔬菜、壳果和橄榄油，降低了发生动脉硬化的危险性，因为这些食物中的抗氧化物质防止了脂肪在血管壁的沉淀和积聚。

健康小贴士

一般的法国饮食中饱和脂肪含量要比其他欧洲国家的传统饮食要高，然而，法国人心脏病的死亡率却较低，这被称为"法国谬论"。有推测说红酒中的抗氧化物，或者饮食中包括大量水果和蔬菜，起到了保护作用。

· **酒精**

每天饮酒 1~2 次（不要多）可以降低 40 岁以上男子和绝经期后的妇女发生心脏病的概率。

· **运动**

每天只要 30 分钟的运动，比如散步等，每周坚持 5 天，就可以降低胆固醇的水平，控制血压，降低心脏病的发病率。制订运动计划时要征求医生的意见。

· **控制体重**

腰臀比可能是判断因超重和肥胖导致的心脏病发作风险的最准确的方法，此值越大，心脏病发作的风险就越高。

· **控制血压**

一项研究表明，血压相对小幅度的增高就会导致 40~69 年龄组的人群发生冠心病的风险增加一倍。该研究是由英国心脏基金会和医学研究理事会提供经费，根据 61 家观察点收集了世界范围内总人数达 100 万人的血压和死亡率资料，进行资料分析得来的。该结果发表在 2002 年的《柳叶刀》(The Lancet) 杂志上。

· **控制糖尿病**

控制血糖水平，以免血糖过高引起血管损伤而导致心脏病。

» 诊断

从风险因素，家族史和症状可以判断出每个病人需要做的特定诊断检查。化验血可以检查血糖和胆固醇水平，心电图可以显示心率和心跳的节律性，表明心脏旧的损伤，新的问题等。超声心电图检查用声波来对心脏造影，比胸部 X 射线检查更能看清楚病变的细节。当然，胸部 X 射线检查也有它的适用范围。运动负荷试验能显示心脏承受运动负荷的能力如何，做某项体力活动，比如在活动平板上走路，在活动以前以及活动过程中和活动刚结束时，做心电图和测量血压，前后对照观察心脏能力。

心脏导管和冠脉造影术是用一根有弹性的细管子，通过腹股沟或者胳膊上的动脉进入心脏，管子末端装有一些设备，可以测得心脏里的血压和血流信息，采集心脏内血液样本，并且可以通过 X 射线查看心脏血管的情况。在冠脉造影术时，一种特殊的染料被注射进入冠状动脉中，随血流扩散开来，在 X 线显示屏上可以看到其扩散状况。心脏核磁扫描用放射性扫描仪来显示心脏和血管所受到的任何损伤。电子束发射计算机体层扫描术用来检查冠状动脉中的钙结构情况。

» 治疗

对于动脉硬化、心绞痛和心肌缺血的患者，治疗以对症治疗为主，同时要兼顾预防心脏病发作。

·动脉硬化

预防要点里面列举的那些要点，同样也是治疗要点。

1. 药物治疗

降低胆固醇的药物会有助于预防血管壁脂块的形成。抗凝血药物可以防止血管中血块的形成，从而预防心脏病发作。阿司匹林和其他抗血小板药物同样可以通过阻止血小板在血管中聚合来减少血块的形成。ACE 阻滞剂可以控制血压和降低心脏负荷，β 受体阻滞剂通过降低心率和血压能达到同样的效果。钙离子通道阻滞剂通过扩张血管来控制血压。硝酸甘油片可以预防或者减少心绞痛。长效硝酸酯类是进一步治疗时的必用药物，以扩张心脏的血管。

2. 补充剂

鱼油里面发现的 ω-3 脂肪酸对降低胆固醇和预防动脉硬化有一定帮助。这种脂肪的最好来源就是每周吃 2~3 次含有这种油的鱼，比如鲑鱼、鲔鱼或者沙丁鱼。关于应摄取多少 ω-3 脂肪酸来预防心脏病的建议并没有统一，美国的卫生官员要求男子每天摄入 1.6 克，女子摄入 1.1 克；加拿大卫生部和英国营养学会要求摄入每日总能量 0.5% 的 ω-3 脂肪酸。

每日叶酸的供给，一般是每天 1 毫克，可以降低过高的半胱氨酸水平，这是一种可能和心脏病有关的氨基酸。富含叶酸的食物，包括柑橘类、西红柿、蔬菜和谷类等。

每天摄入 25~50 克的大豆蛋白可以降低高胆固醇血症，在绝经后的妇女，每天 400 克豆奶可以降低高胆固醇血症。

麦片里的纤维，所谓 β-葡聚糖的，早就被发现有降低胆固醇的作用，但是要每天吃几次才有效。

每天摄入 1~3 克烟酸可以治疗动脉硬化

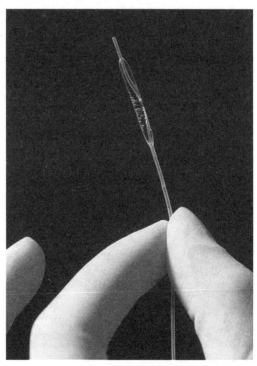

做血管成形术的时候，用一根纤细的、雪茄样的气囊扩开血管使血流通过。

293

和降低胆固醇血症，但是因为其有引起肝脏酶活性异常、面部潮红和潜在药物协同作用等风险，尤其是增大剂量的时候，所以使用前要咨询职业保健医生。

每天摄入 2~3 次车前草，总剂量达到 10~20 克后，可以降低高胆固醇血症，还可以降低血糖水平，增强各种泻药的功效。

3. 瑜伽

这种形式的运动可以降低高血压、高胆固醇血症和高血糖的致病危险因素，同时还有助于提高心脏的功能，减少胸部疼痛。现在还不能确定瑜伽是不是比其他运动更好，但是和药物联合使用的确有利于降低血压和胆固醇。切记开始运动项目前要去做健康体检。

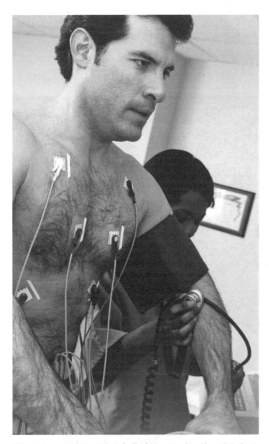

测量血压和心脏电活动的负荷试验，通过评估心脏如何支持运动来帮助医生诊断心脏病。

4. 心脏病发作

都知道心脏病发作是急证，半数心脏病发作死亡是在头 3~4 小时内发生的。早期治疗能提高存活的概率。对心脏病发作的治疗以减少心脏的损伤和预防后续发作为核心。

5. 阿司匹林

任何人疑似心脏病发作的人，只要对阿司匹林不过敏，都应该吞一片阿司匹林，这有助于预防血块的形成。

6. 氧气

吸氧对预防心肌的进一步损伤很有效。

7. 溶栓药物治疗

发病 6 小时内给予这些使血块崩解的药物有助于解决血块堵塞的问题。它们会增加出血的危险性，所以对于特定的患者不能使用，比如有消化道出血的，严重的高血压患者，近期发生过中风或是心脏病发作前的一个月内做过外科手术等。

8. 血管成形术

首先要立即清除动脉血管中的栓塞。把一根细长的头上粘有一个球囊的弹性导管插入一根动脉，一直插到血栓处，然后把小球鼓起，清除血栓。

在多数情况下，还要在动脉里面放上一个支架以防止血栓在这个部位再次形成。血管成形术还可以在心脏病发作前用来治疗动脉硬化。

9. 外科手术

冠脉旁路移植术使用身体别处的动脉或者静脉，绕过堵塞的动脉建立一个旁路，或者侧友。

10. 心脏功能恢复

这是一种团队治疗法，针对心脏病发作或者心脏手术、其他心脏病治疗后的患者，由医生、护士、康复医生、运动专家、营养师和心理学家一起来工作，给患者提

警告 ⚠

　　心脏病发作的症状可以不被察觉——称为心脏病静息发作。一些人会有不明原因的持续几小时的轻微疼痛而耽误了求助。这里有一些需要注意的地方：

- 胸痛，从轻微不适到有挤压感
- 上身疼痛或不适，比如一只或两只胳膊、后背、颈部、下巴或者胃部
- 呼吸短促，伴有或不伴有胸痛
- 冷汗或者流汗过多
- 恶心或者呕吐（可能会被怀疑是消化不良）
- 头痛，眩晕或者晕厥
- 焦虑或者有恐惧感

供健康教育和个别辅导以及训练，帮助他们了解心脏病知识以及如何降低将来发生心脏危险的问题，掌握对付生活方式改变的技巧和伴随心脏病发作的抑郁问题。单独进行运动训练，帮助患者安全地活动，提高肌肉张力和耐力。

11. 螯合治疗

　　这是一种用金属离子螯合药物来去除血液中的毒素的疗法，已经证明对铅中毒有一定效果。现在美国正在进行大样本的临床实验以评估螯合疗法对去除血管斑块是否有效。

充血性心力衰竭

　　尽管充血性心力衰竭让人想到的是心脏停搏，实际上它意味着心脏失去了有效泵血的能力，结果导致血液滞留在身体各器官里。心力衰竭会影响心脏左侧，或者右侧，或者两侧都受影响。

　　当右心衰竭时，会发生肺心病。身体里液体积聚，尤其是在脚、踝部和腿等低位肢体末端，导致周围水肿。

　　左心室衰竭会导致液体在肺内积聚，引起肺部充血和水肿。

» 病因

　　任何类型的心脏病、心脏组织的缺陷和损伤都可以导致充血性心力衰竭，但是，冠心病，包括心绞痛和心脏病发作是导致衰竭的首要原因，高血压和糖尿病也是主要的病因。其他的会引起充血性心力衰竭的疾病和情况还包括心肌病、心瓣膜病、心律失常、先天性心脏病、肿瘤放疗和化疗、甲状腺功能异常、酗酒、艾滋病、吸毒或其他违禁药物等。

» 预防

　　避免充血性心力衰竭的最好方法是预防它的引发原因。已经确诊的冠心病、高血压、其他心脏病或者糖尿病患者需要遵守医生给予的治疗计划。

　　生活方式的改变也会有帮助。不要吸烟；超重或者过胖的人应该减肥；遵守膳食指南：推荐的有减少脂肪和糖和（或）碳水化合物的摄入，坚持低盐饮食等；运动，或者说变得活动起来；按照医生开的处方吃药。

» 诊断

　　即使休息时也气短，伴随疲倦和水肿，是心力衰竭的典型症状。通过病史、体格检查和各种化验可以把心力衰竭和其他有同样症状的疾病鉴别开来。用听诊器可以听到心

高危人群

危险因素包括：

- 超过65岁
- 高血压
- 心脏病发作史
- 心脏杂音史
- 心脏瓣膜损伤
- 心脏扩大
- 心脏扩大家族史
- 糖尿病

警告⚠️

　　如果你有充血性心力衰竭，要保证每天称体重。如果突然体重增加，提示液体在体内积聚，需要立即就诊。

脏和肺的异常声音。

　　诊断心力衰竭的最重要的检查是超声心电图，用声波来测量心脏泵血能力的情况如何，也就是射血分数如何；一个健康的心脏的射血分数应该有 50%~60% 或者更高一些，心力衰竭的人的射血分数通常是 40% 或者更低。有舒张功能障碍的人尽管有心脏瘀血的问题，但可能心脏射血分数正常（当心室变得相对韧硬的时候，就会引起两次心跳间心脏充血困难，发生舒张功能障碍）。

　　心脏导管插入术即用一根细长的弹性管子穿入动脉中，注入一种在 X 线下可见的特殊染料。整个操作过程，称为冠脉造影，医生可以看见冠状动脉和心肌里流动的血液。

　　心电图能测量心率和心跳的节律性。X 线胸透能显示心脏是否扩大以及肺里是否有积液。瓣膜监视器的功能类似于便携式心电图机，往往需要携带 24 小时，它有助于诊断出那些能导致心力衰竭的心脏节律问题。心脏血流扫描将放射活性的染料注

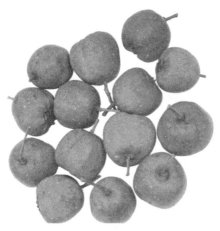

山楂是一种历史悠久的治疗轻度或中度充血性心力衰竭的草药。这种方法只有在医生监护下才可以使用，以避免与其他治疗药物发生危险的相互作用。

射进入静脉，以显示心脏泵血能力的强弱。运动应激检查可以显示心脏在体力活动时是如何工作的。

　　最新的血液检查测量一种叫作尿钠肽（BNP）的激素的水平，它在心力衰竭时会升高。血液检查同样做来判断甲状腺疾病，甲状腺疾病也是心力衰竭的一个病因。

》 治疗

　　除非是由可治愈（如甲状腺疾病等）导致的，否则充血性心力衰竭是不能治愈的。治疗以减轻症状和防止损伤加重为目的。

·饮食

　　低盐饮食对控制血压和预防身体水肿非常必要。低脂饮食对于防止动脉栓塞有一定好处。液体和钾的摄入同样需要限制。

·药物

　　很多药物都有助于改善心脏功能和减轻症状。利尿药有助于去除肺、脚和腿部积聚的过多的液体，减轻症状。血管紧张素转换酶（ACE）抑制剂和 β 受体抑制剂都可以降低血压。它们作用机制不同，但都可以减少心脏的劳损，延长生存期。地高辛可以使心脏跳动得有力一些，但它不能延长患者寿命，所以用的越来越少了。

·中药治疗

　　山楂，一种蔷薇科植物，数千年前就被用来治疗轻中度的充血性心力衰竭。每天的用量是 160~900 毫克（根据制剂的效力），分 2~3 次服用。在服用和调整剂量前一定要咨询医生，因为山楂可以增强地高辛和一些高血压药物的效力，达到危险水平。

·运动

　　因为劳累常会使伴随充血性心力衰竭的气短症状加重，所以患者需要限制活动，这会导致他们的运动适应水平下降，形成恶性循环。对轻度到中度的心力衰竭患者而言，医生监控下的运动方案可以增进改善

健康。

· 吸氧

如果患者血氧水平下降,应给予吸氧治疗。

· 咨询

心理干预,比如认知行为疗法或者其他形式的咨询辅导对于减轻心力衰竭患者常见的抑郁情绪很有帮助。

· 外科治疗

如果心衰已经很严重,就需要一个人工心脏起搏器帮助心脏跳动。在一些患者中,心脏移植是唯一的选择。

高血压和低血压

心脏每天要泵出相当于7570升的血液,在96569千米长的动脉、静脉和毛细血管中流动。心脏泵血的力量相当于一个人手挤压一个网球的力量。这种力称为血压,可以有很大变异。有的变化是正常的,比如说,在晚上睡觉时血压会低一些,而在早晨是最高的;在休息时会低一些,而在运动时会高一些。

超出正常范围的血压变化是危险的。高血压,已成为全世界工业国家越来越常见的一种疾病,它的并发症有的是很严重的:心脏病发作、心脏衰竭、中风、血管损害、动脉瘤、肾功能衰竭、脑损伤和失明等。低血压时,当血压低到一定程度,脑部供氧不足,也会伤害身体。

» 病因

在很多病例中,引起血压过高或是过低的原因还不清楚。

· 高血压

高血压有两类:原发性高血压和继发性高血压。原发性高血压是最常见的类型,一般当高血压的病因无法确定时可诊断为原发性高血压。

原发性高血压可能和遗传有关,其他的影响因素包括肥胖、久坐少动的生活方式、吸烟、高盐饮食、过量饮酒等。情绪因素,包括应激、紧张、抑郁等,和环境因素,比如寒冷的天气等,都可能和高血压有一定关系。

高血压患者的配偶患高血压的风险比一般人高很多,也许是由于他们有同样的饮食和生活方式。

继发性高血压是有明确病因的高血压类型。一种最常见的病因是肾脏疾病或是损伤。肾脏调节身体水盐排出,对于控制血压有一定作用。其他引发继发性高血压的情况还有激素紊乱,比如库欣综合征和甲亢,一些避

高危人群

危险因素包括:

高血压
· 高血压家族史
· 年龄增长
· 高盐饮食
· 环境因素,例如寒冷天气
· 吸烟
· 肾脏疾病
· 内分泌疾病
· 避孕药
· 某些药物,比如食欲抑制剂
· 动脉硬化
· 肥胖
· 久坐的生活方式
· 酗酒
· 紧张
· 糖尿病
低血压
· 出血
· 严重的过敏反应
· 严重的感染
· 心脏问题
· 内分泌疾病
· 怀孕
· 某些药物,比如三环抗抑郁药和 β 受体阻滞剂
· 脱水

孕药、食欲抑制剂等特定药物。动脉硬化时由于变硬的动脉不再具有良好的扩张性，也会导致血压升高。

应激常被认为能引起高血压，但是它引起的血压升高通常是暂时的，当人平静下来后，血压就会恢复正常。例如，在诊所里血压往往会因为紧张而升高。

·低血压

无法控制的失血、严重的感染、致命的过敏反应等，可以引起血压骤然下降，导致眩晕和昏厥。一些药物，比如三环类抗抑郁药、β受体抑制剂、麻醉药和帕金森病治疗药物，可引起血压下降。其他的病因还包括怀孕、心律失常、心脏病、内分泌失调和脱水。服用降压药物有时会导致血压降得过多，也会发生低血压。

当一个人从坐位或是俯位站立起来时，出现收缩期血压下降的情况，称为体位性或直立性低血压。餐后低血压多见于老年人群，指吃过饭后血压下降。

» 预防

改变生活方式可以预防血压的疾患。在肥胖的人群中高血压的患病率是普通人的2倍，想降低血压到安全范围内，只要减肥就行了。减肥只要达到4.5千克以上就能有效果。运动能在帮助减肥的同时起到强心的功效。减少食盐的摄入到每天2000毫克以下，还要当心一些潜在的含钠食物，比如谷氨酸钠、苏打饼干等。减少饮酒量到每天2杯或者更少一点儿，戒烟，多吃水果蔬菜和膳食纤维，戒掉咖啡瘾——每天最多喝四杯或者更少。

每天喝适量的水对于预防低血压很重要。

» 诊断

通常使用血压计测量血压，血压计由一个可充气的软橡胶球囊和一个量表组成。用来量血压的胳膊要放松，放在心脏的同一高度，这一点非常重要。其他一些仪器也可以量血压，家庭血压计也可以。在一些时候，便携式的用电池的24小时血压监测仪被用来提供较长时间的血压读数。80~120毫米汞柱之间的血压被认为是最健康的血压。

高血压有时被称为"无声的杀手"，因为它很少引起明显的症状，但是会严重地损伤心脏、肾脏、大脑等器官，还会引起视力损伤，还是心脏病发作和中风的危险因素。高血压常常是在医生诊所里进行常规血压检查时发现的，当然还有很多人仍处于未知状态。

为了准确诊断高血压，读数需要多次重复测量。收缩压140毫米汞柱或以上，或者舒张压90毫米汞柱以上可认定是高血压。有一种情况称为前期高血压，指收缩压在130~139毫米汞柱，或者舒张压在80~89毫

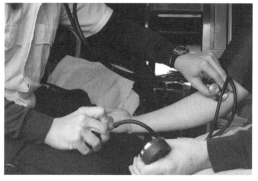

测量血压需要读两个数值，这两个数值代表了心脏搏动和休息时血管内的压力。测量血压时，上臂绑上充气套囊。当套囊缓慢放气的时候，医生用听诊器听上臂血管搏动的声音。

米汞柱之间。由于前期高血压经常会进展成为高血压，所以这部分人需要改变生活方式。

如果怀疑是继发性高血压，那么需要做进一步的检查来寻找潜在的病因。这些检查包括血液测试、尿液分析、肾脏透视、心电图或者超声心动图等，还经常要用眼底镜检查高血压对视网膜血管带来的任何改变。

有时认为收缩压低于 90 毫米汞柱，舒张压低于 60 毫米汞柱就是低血压了，但是，很多医生并不担心低血压的危害，除非引起症状。

特定的检查有助于明确低血压。用瓦耳萨耳瓦手法（在闭嘴时进行几次深吸气和用力呼气），检查血压如何变化。平板实验用一个活动的平板测量身体对体位变化的反应。

》治疗

减肥、运动、改变饮食习惯对于治疗血压异常非常非常必要。

·高血压

对高血压的治疗必须要终身持续，伴以规律地监测和不断地调整。

1. 药物治疗

很多药物，总称抗高血压药物，通过各种方式降低血压，有时候还需要联合用药来有效控制血压。利尿药引起血管扩张，有助于肾脏排出过多的水分和盐分，降低体内液体含量。β 受体阻滞剂和其他肾上腺素能神经阻滞剂阻止血管收缩，血管紧张素转换酶抑制剂、钙信道阻滞剂和直接血管扩张剂。

2. 饮食

为血压异常而开列的利尿药物会排出体内的钾，所以身体需要补充钾盐，或是在饮食中增加富含钾的食物，包括香蕉、甜瓜、葡萄柚、橘子、西红柿或者西梅、甜瓜、糖蜜和土豆等。

3. 补充剂

鱼和鱼油里含有的 ω-3 脂肪酸可以略

警告 ⚠

急进型高血压是一种医学急证，在收缩压超过 210 毫米汞柱、舒张压超过 120 毫米汞柱的时候发生。如果你有高血压而发生严重头疼的时候，就要立即服药控制血压。如果你在家时测量血压发现血压偏高，而且并发过度疲劳、意识错乱、视觉变化、胸部挤压性疼痛、恶心和呕吐、呼吸急促、大量出汗、血尿、出鼻血、心跳紊乱或者耳鸣时请立即呼叫医生。

微降低血压，但是同时会增加出血的危险。要多吃鱼，比如鲭鱼、鳟鱼、鲱鱼、沙丁鱼、鲔鱼、鲑鱼等每周至少 1 次。

4. 瑜伽

瑜伽可以有助于控制高血压，尽管它可能并没有比其他形式的运动更有效。所有高血压患者都要避免倒立的瑜伽姿势，比如头顶倒立或者肩膀倒立。

5. 气功

这是一种中医传统疗法，与药物联合使用对高血压患者有帮助。气功的一种形式是每天静思，结合声音和运动治疗。

6. 针灸

尽管还需要进一步研究，但针灸这一传统中医疗法确实有助于降低血压。

7. 静思

2005 年发表在《美国高血压杂志》（American Journal of Hypertension）上的一项对 200 美国黑人的研究表明，冥想放松肌肉的作用是渐进性肌肉放松练习的两倍。在冥想受试人群中，收缩期血压平均降低 10.7%，舒张期降低 6.4%。

·低血压

在很多情况下，低血压不需要治疗。

1. 药物

有时候会给患者开处方药吡斯的明以升高血压，而不降低坐位或者卧位时血压。

2. 饮食

增加盐和咖啡因的摄入可以升高血压，

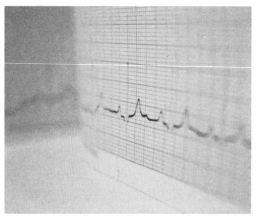

被诊断为高血压的病人需要检查是否有器官损害。心电图（如上）或者超声心动图可以通过测量心律和心肌电活动来检测心肌损伤。

但在改变前要先去医院检查。戒酒，因为酒有脱水作用。每天要多喝水来防止脱水，增加血容量，从而升高血压。为抵抗体位性低血压，每天要少食多餐，限制高碳水化合物食物的摄入。同样，吃饭时喝咖啡或是茶会刺激血压。

3. 补充剂

由于维生素 B_{12} 和叶酸缺乏导致的贫血，会引起低血压，所以需要增加这些营养物质的供给。

治愈的希望

我的血压这些年来逐渐上升，最后达到了140/90毫米汞柱，但我痛恨因为高血压必须服药的念头。直到我的医生开给我最后通牒：降低血压，否则就要吃药。

我妻子和我开始每天散步30分钟，我也观察了一下每天食盐量。我们从桌上拿走了盐罐子，找了用其他种类调料的食谱。我们还开始每周至少吃两次鱼，吃足够多的蔬菜和水果。我学会了用胡萝卜条代替薯片——真不容易！但是最难的可能还是参加冥想培训班。开始我觉得真傻，但是后来我发现我喜欢这种让我觉得去除了所有压力和感到放松的疗法。

在几个月后，我减掉了7千克体重，血压降到了125/80mmHg，虽然据医生说，仍然接近上限，但我在努力保持它在正常范围里。

---

4. 弹力长袜

有弹性的袜子被用来治疗各种血管和慢性静脉功能不良，它可以辅助腿部的血液循环，帮助血压恢复正常。

5. 生活方式的改变

晚上睡觉时用几个枕头抬高头部，可以降低起床时发生眩晕的危险性。有体位性低血压的病人，切记要慢慢站起来，如果站起来时感到头晕，交叉双腿成剪刀型并用力挤压，或者将一只脚放到椅子上，身体前倾以促进血液从腿部回流到心脏。

静脉疾病

动脉把富含氧气的血液从左心室输往全身，而静脉则把释放了氧气的血液带回右心房。静脉必须对抗地心引力，在脚和腿部肌肉的挤压帮助下，让血液向上流动。静脉里有单向性的瓣膜可以防止血液倒流。

这些静脉也会发生问题，比如慢性静脉功能不全和深部静脉血栓症。首先是静脉推动血液向上回流功能不良，引起下肢血液淤积，这种情况鲜有生命威胁。但是远离皮肤表面的深部静脉里面的血块，会发展成为深部静脉血栓症。这些血块还会破碎，游走到身体其他部位，甚至通过心脏，到达肺部，引起一种被称为肺血栓的潜在致命疾病。

» 病因

当有血块引起静脉拉伸，导致静脉脉功能不全，可引起深部静脉血栓。

·慢性静脉功能不良

散步使得腿部肌肉不停地挤压静脉和血流，但是过久着坐或是站立让血液淤积，增加静脉内血压，长此以往，静脉发生变形，失去弹性，直到静脉瓣不能再正常起作用。皮肤表面的静脉膨大和肿胀被称为静脉曲张，透过皮肤可以看得到。

· 深部静脉血栓症

当一个人不活动时体内比较容易形成小血块，这也是为什么多数病例发生在住院患者身上的原因。久坐或是卧床使得血液积聚在静脉里，增加了血块形成的概率。外科手术，尤其是臀部、膝盖和妇科手术，会因为外伤和对血管的损伤以及血液循环的放慢而增加引起静脉血栓症的风险。对于骨折患者和6个月内的新生儿，风险也是同样的。口服雌激素和避孕药同样能增加血栓风险，因为雌激素增加了血液凝聚的倾向性。这些小血块通常会在盆腔、大腿或小腿里面形成，尽管有时会在胳膊、胸腔或者身体其他部位找到。

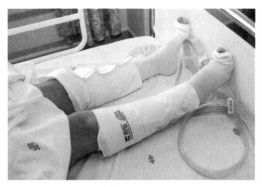

住院的患者或者长期卧床的患者有患深静脉血栓的危险。四肢间歇气动压迫装置可以帮助血液循环。

» 预防

运动是对所有静脉疾病最好的预防方法。要避免久坐、久站或是长时间卧床。坐车长途旅行时至少每2小时要停下来下车伸伸腿，走动几分钟。在长时间的飞机旅行时，也要在可能的时候站起来活动一下，或者每30分钟扭几下脚踝。在长时间站立的时候，要弯弯腿帮助静脉有效回流。当坐或者躺时，要把脚抬高到心脏水平上。

对于住院患者或长期待在护理病房的患者，要穿上充气长袜以保持腿部正常的血液循环，它是个用电动泵带动的充气装置，模仿小腿肌肉的活动，以一定节律模式挤压可塑的袜子，来帮助血液循环。医生会给手术患者开抗凝血药物，以减慢血液凝集时间，防止发生血栓的危险。同时鼓励手术患者和住院患者尽可能起床和散步。

» 诊断

慢性静脉功能不良主要的症状是腿和脚踝的水肿。散步可能会引起疼痛，腿有沉重感、疲劳感，小腿有收紧感。因为血浆从静脉中漏出来，所有皮肤发黑。腿上还会有静脉曲张，一种叫瘀滞性皮炎的皮疹，溃疡等。

深部静脉血栓症的特点是只有一条腿受影响。症状包括疼痛、过敏、肿胀、温度升高等，患腿常会有发红现象。大约半数的深部静脉血栓症患者完全没有任何症状。

高危人群

危险因素包括：

慢性静脉功能不全
- 静脉曲张家族史
- 超重
- 缺乏运动
- 吸烟
- 怀孕
- 年龄超过50岁
- 久站或久坐

深部静脉血栓症
- 年龄超过60岁
- 长久不活动，比如久坐或长时间卧床休息
- 近期做过手术或受伤
- 骨折
- 早产儿
- 服用雌二醇或避孕药
- 红细胞增多症病史
- 癌症
- 遗传性或获得性血液凝固问题
- 肥胖
- 心脏病发作史，休克病史或充血性心力衰竭病史
- 肠炎

很多检查同时用来检查这两种问题。腿部的血压要量一下，多普勒超声检查可显示静脉内的图像情况以及血流速度和血块。在静脉造影时，注入一种特殊染料，以便静脉，有时候血块可以在 X 线下显示出来。血液检查可以发现先天或后天的高血凝病，或者血凝倾向性增高。

如果一个人患有深部静脉血栓症或者有此病史，感觉到胸痛、气短、晕厥或者意识丧失，应该马上去医院或者急诊。

» 治疗

尽管对慢性静脉功能不良和深部血栓症的预防有很多相同点，但治疗却是大不相同的。

· 慢性静脉功能不良

运动是任何治疗方案中的重要组成部分。

1. 弹力长袜

这种有弹性的长袜挤压静脉，阻止血液反流。如果慢性静脉功能不良病程较长，需要每天穿这种袜子。

2. 非手术疗法

采用硬化疗法，将化学药物注射到受累静脉，使其从血管内部形成瘢痕组织，从而导致该处血管内不会再充血。结果是，血液注入其他功能更有效的血管进行循环。

3. 手术治疗

在静脉剥离手术中，接近皮肤表面的表浅的原发静脉，即隐静脉会被切除掉。另一个手术是一个小切口剥离手术，从小的切口里切掉曲张的静脉。

健康小贴士

确保你的弹力长袜保持舒适并且没有磨损。如果它们聚成一团或感觉上端靠近膝盖处的那一部分比脚踝处更紧，那意味着这个弹力长袜已经失效了，而且在这种情况下，它还会引起更多的损伤。有些医生建议患者准备 7 双袜子，即一周内每天一双，这样可以让袜子的使用寿命更持久。

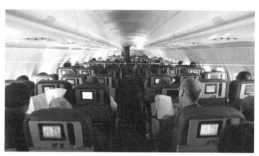

深部静脉血栓症是一个具有潜在危险性并发症的疾病，当腿部的深部静脉血管中有血栓因子形成时就会发生。为了减少血栓的形成，应避免长时间不活动以保持正常的血液循环。例如在长时间的飞行过程中，应时常站立，并在机舱内走动。

· 深部静脉血栓症

治疗深部静脉血栓的重点是预防比如肺血栓之类的并发症。

1. 药物治疗

最常用的治疗深部静脉血栓的方法是使用血液稀释剂，它并不是真的使血液变稀薄，但是能延长血块形成所需要的时间。肝素是静脉给药的，患者住院使用。新的医学突破是低分子肝素，可以通过每天注射使用 1~2 次，不需要住院就能进行。华法林是口服的抗凝血药物，以胶囊形式服用。患者使用血液稀释剂时需要经常做血液检查，监测凝血时间，这个测量值被称为 INR（国际标准化比值），它的检测值应该在 2~3 之间。

2. 非手术疗法

介入治疗是将导管插入血块，使用溶栓药物来治疗血栓，这种疗法可以用来治疗较大的血栓。但是此法应用的比较少，因为它会引起出血并发症和中风的风险性比使用血液稀释剂和抗凝剂要高一些。

3. 手术治疗

尽管用得很少，但称为静脉血栓切除术的外科手术治疗静脉血栓可以去除深部的血凝块。其他的方法包括静脉滤器插入法，将静脉滤器插入腔静脉，就是从腹部返回的大静脉，滤器可以防止血块进入肺和心脏。

第九节　消化系统疾病

便秘

当一个人排便变得又硬又干，而且量少，这就意味着得了便秘。一般说来，每周排便少于 3 次就意味着便秘。便秘让肠运动变得困难和痛苦，并能导致肠蠕动缓慢和腹胀。

》病因

食物中缺乏膳食纤维或者水分能导致便秘。缺乏锻炼、肠易激综合征、怀孕、衰老、旅行、过度使用泻药、抑制肠蠕动等都可导致便秘。一些镇痛药、抗酸剂、补铁剂、血压调节药物、抗抑郁药物、抗惊厥药物、解痉药以及治疗帕金森病的药物可导致便秘，还可导致结肠、直肠以及肠道刺激等问题。

》预防

每天吃高纤维的饮食，喝 8 杯水。有规律地锻炼，不要忽视对排便的刺激，否则会导致对一些物理信号的不识别。避免过度使用泻药和灌肠剂，这些药物会上瘾，并妨碍

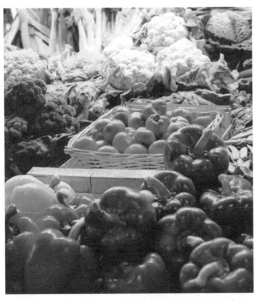

高纤维饮食包括水果、蔬菜和全麦，可以刺激肠道防止便秘。

肠道的正常功能。

》诊断

如果便秘比较严重或者持续很长时间，或者直肠检查发现疼痛、出血或梗阻，就需要进一步的检查。检查包括血液检查或肠道运输功能检查。肠道运输功能检查是用 X 线显示一个特制的胶囊通过肠道的过程。为了排除肠癌，可以进行钡灌肠试验，即喝下一种可用 X 线观察到的液体。也可用一种有弹性的、发光的软管检查直肠和结肠下端（乙状结肠镜检查），或整个结肠（结肠镜检查）。

》治疗

健康的饮食，包括足够的新鲜水果、蔬菜和全麦，结合每日规律的运动（能刺激有规律的排便），可能是治疗的全部。

·营养

每天摄入 20~35 克食物纤维，尤其是来自于豆类、全麦、糠麸、新鲜或脱水的水果和蔬菜的纤维。限制低纤维食物如冰激凌、奶酪和肉类等的摄入量。每天喝 8 杯水、果汁或蔬菜汁，或者是清汤。

·泻药

医生会建议短期使用纤维补充剂、刺激剂、粪便柔软剂、润滑剂或者保护性的溶液来改善便秘的情况。泻药也是一种药物治疗的方法，但是延长使用会让便秘变得更严重。

高危人群

危险因素包括：

· 久坐的生活方式
· 低纤维、高脂肪的饮食
· 病后或手术后的康复阶段
· 脱水

・补充剂

车前子榨取的汁或蛋白饮品可以刺激肠道运动。碾碎的亚麻子也是一种极好的纤维来源。

・针灸

这种中医疗法可以缓解慢性便秘。

・藏药

一种藏药制剂 padmalax 可以治疗由肠道应激综合征引起的便秘。

・腹部按摩

这种传统的治疗方法可以有效地替代药品。

胃食管反流

持续的胃灼热或酸性胃液回流是胃食管反流（GORD）的症状。当食道下端的括约肌（位于胃和食道之间的环状肌肉，作用类似阀门）不能正常工作，胃酸就会漏出或者反流进入食道，这导致那种火烧火燎的胃灼热感觉，在夜间发生的胃灼热症状会影响睡眠。

一些人患有胃食管反流但没有出现胃灼热感。胃食管反流可能引起胸痛、早晨声音嘶哑、吞咽困难或者干咳。胃食管反流如果不经过治疗可引起食道炎症或食道瘢痕，或导致巴雷特食管（Barrett's oesophagus），这是一种食道细胞发生的不正常变化，这种变化增加了患食道癌的风险。

高危人群

危险因素包括：

- 家族史
- 肥胖
- 吸烟
- 饮酒
- 抗拟胆碱支气管扩张药（用于扩张支气管）
- 吸烟
- 食物过敏
- 哮喘

» 病因

几种疾病能增加食道下部括约肌的压力，阻止它有效地阻隔冲洗食道的胃液。食管裂孔疝便是其中一种，这种病导致胃的上部突出到膈膜（位于胃和胸部之间的肌肉）上面。然而，也有不少人患有食管裂孔疝却没有患胃食管反流。

还有一个重要的因素是体重增加，它增加了腹部的压力。同样的原因，因为激素的作用，怀孕也会造成胃食管反流。

一些食物也会刺激食道或者放松括约肌而导致胃食管反流。柑橘类的水果、巧克力、含咖啡因的饮料、油腻或油炸的食物、大蒜、洋葱、薄荷、以西红柿为主的食物如调味酱以及辣椒都可导致胃灼热感。饮酒和抽烟也是会有影响。胃食管反流会在家族内流行，提示会有遗传因素。哮喘病人常常得胃食管反流，但是科学家还不清楚二者之间的联系。

» 预防

至少在餐后 3~4 小时通过直立方式，或者将床头升高或垫高 15 厘米保持胃内容物在合适的位置上。不要使用太大的枕头，因为它们使身体弯曲，增加了腹腔内的压力。将皮带系松一点儿，穿宽松的衣服同样可减轻导致胃灼热感的压力。

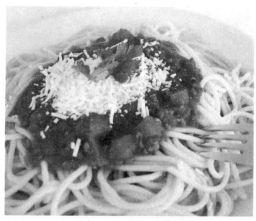

不要吃番茄酱、辣椒以及油炸、油腻的食物，它们可引起胃酸反流。

警告 ⚠️

虽然胃食管反流可引起胸痛，但是对不明原因的胸痛要进行检查评估以排除心脏病是非常重要的。

避免食用那些引起胃灼热感的食物和饮料，别吃得太多，适量饮食和少吃多餐。抽烟者最好能戒烟。

达到并保持一个健康的体重也很重要，体重指数（BMI）超过推荐范围时很可能导致胃食管反流。BMI 是身高和体重之间的一个比率，用来评估一个人的体重是否处于健康状态。

» 诊断

一个人使用抗酸药物超过 2 周就应该去看医生。医生可以通过患者胃灼热或者胃酸反流（胃酸可以上升到口腔里）的频繁程度来诊断胃食管反流。胃灼热或胃酸反流 1 周发生 2 次或 2 次以上就被认为是患了胃食管反流。

哮喘患者夜间的咳嗽也可能是胃食管反流的信号。还有一些症状如声音嘶哑、喉炎、鼻窦炎也可能是患病的信号。牙科医生观察到的反酸液对牙釉质、牙齿腐蚀现象也是患病的信号。儿童或婴儿的耳痛有时也提示胃食管反流。

如果上述的症状存在，一个胃肠病专家应该可以估计出食道的损伤程度。医生会进行一些检查来证实是否存在食道炎症、食管裂孔疝、食道狭窄、癌变前期细胞变化。检查可包括钡灌肠试验，患者在进行 X 射线检查前吃下一些钡盐流质。使用内窥镜检查可以得到更详细的图像。使用喷雾药剂降低咽喉敏感性后，用一个带有一个微小照相机的有弹性的细管插入咽喉进行检查。使用移动的 pH 计可以监测酸液进入食道的频率和数量，试验时，医生将一根微小的测试管插入

患者的食道 24 小时，而患者可以正常进行日常工作。

» 治疗

上述的生活方式的转变，以及非处方抗酸剂的使用是对胃食管反流首先的治疗方式。

· 药物治疗

许多非处方抗酸剂辅以镁、钙、铝的盐类可中和胃酸。泡沫剂可包裹胃内容物从而防止分流。处方或非处方的酸阻断药物能干扰胃酸的产生；这些药物如果没有专业保健人员的指导，只能一次服用几周。处方药质子泵阻断剂治疗胃灼热非常有效，有时与酸阻断药物联合使用。胃动力药是一种加强食道下端括约肌，帮助胃迅速排空的药物，医生会建议联合使用这些要药物。

一种草药制剂的疗效可能与西药西沙比利（治疗胃灼热）相当。这个制剂包括当归提取物、甘菊、香蜂草、甘草、水飞蓟和胡椒薄荷。

· 手术治疗

如果症状长时间没有改善，手术治疗也许是最好的选择。大部分控制胃灼热的手术都可通过腹腔镜来进行。外科医生通过一根插入腹部的管子把微小的手术器械送入腹内。腹腔镜还可用于取样进行组织活检。腹腔镜还可用来做胃底折叠术，即将胃上部围绕食道下部括约肌卷起，以加强括约肌的力量，胃底折叠术也可修复食管裂孔疝。

有两种新的内窥镜装置被用来治疗胃食管反流。一种是缝合食道下端括约肌来加强它的力量，一种是使用电极在括约肌上造成小的切割口，当这些小的切割口愈合后就产生了牢固的瘢痕组织。还有一种通过植入物来加强食道下端括约肌的新疗法，医生通过内镜注射一种溶液，使海绵组织变厚，帮助肌肉阻碍胃酸反流。

· 针灸

虽然还有许多研究要进行，但通过针灸刺激腕部的一个穴位可以抑制食管下部括约肌的松弛状态，从而防止胃酸上升到食管内。

肠炎

肠炎是各种肠道炎症疾病的一个总称。肠炎最主要的两种形式是结肠炎和克罗恩病，结肠炎意味着大肠、结肠受到了刺激。当对结肠内膜表层的刺激足够严重以致产生溃疡时就会出现溃疡性结肠炎。患有克罗恩病的患者，炎症和有时候出现的溃疡会发展并深入到感染器官的内层，虽然影响可能出现在消化道内的任何一个地方，但通常是在小肠的下端。

» 病因

关于肠炎最普通的理论是病毒或细菌导致肠炎。患有肠炎的人的免疫系统工作不正常，但不知道这是肠炎的原因还是结果。家族史也是一个原因。食物过敏可能加重肠炎的症状或者使病情恶化，但并不是疾病的起因。精神压力或者抑郁将加重症状，但不知道它会对肠炎的发展起什么样的作用。这些状况在 15~30 岁或 50~70 岁的人中很常见。

» 预防

虽然肠炎可能不能预防，但是一些措施可以预防某些肠炎的症状恶化。各类肠炎缓解的时间大致相同。

正在吸烟或以前曾经吸过烟的人有患克罗恩病的高风险，吸烟者面临更加严重的情况。降低压力或放松有助于防止曾经被诊断得过肠炎的病人再次患上肠炎。

» 诊断

每个肠炎病例在症状的严重程度上和肠道的损害上都有独特性。溃疡性结肠炎的症状可以表现为从轻微的痉挛到严重的腹痛和血便。疲劳、食欲不振和消瘦都可能发生。结肠的炎症可能引起身体其他部位的问题，在一些病例中，可导致关节炎、眼部炎症、肝病、骨质疏松、皮疹或者贫血。

克罗恩病通常导致右下腹腹痛和腹泻。也可能发生直肠出血、体重减轻和发热。出血会持续并且严重到引发贫血，甚至要入院治疗。患克罗恩病的儿童因为肠炎影响了营养和蛋白质的吸收，可能会阻碍生长和发育延迟。克罗恩病最常见的并发症是由于肠壁变厚引起的肠道阻塞，在此过程中形成的不

健康小贴士

脱水症状：口渴、小便次数减少、皮肤干燥、疲劳、轻度头痛和小便颜色变深。

在儿童身上发生下列情况需要立即就医：口干舌燥、哭时不流眼泪、尿布 3 小时以上保持干燥、高体温、无精打采或过于兴奋、把皮肤拉起来又放下后皮肤没有变平。

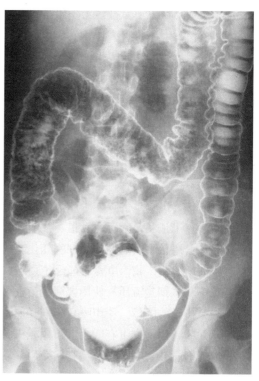

溃疡性结肠炎是溃疡损伤结肠内层的一种情况，可以通过 X 线进行诊断，升结肠（左）出现了不正常的补丁状的黏液，提示溃疡性结肠炎。

正常的管道称之为瘘管。其他并发症包括关节炎、皮肤问题、眼部或口腔炎症、肾结石、膀胱结石和肝病。

因为克罗恩病和结肠炎的症状非常相似，需要一个彻底全面的身体检查和一系列的实验来确诊。通过血液检查来判断是否贫血，贫血提示存在肠道出血；血液中白细胞升高提示存在炎症。粪便检查也能检测出血或感染。医生还可以做结肠镜或乙状结肠镜检查，这样的检查提供了一个结肠和小肠的直接的图像。结肠钡餐 X 线检查也能出现溃疡和其他异常情况。

» 治疗

饮食改变、增加营养和进行治疗，或者这些方式相结合都能帮助治疗肠炎。

·营养

因为产生炎症的肠道使身体对食物中营养物质的消化和吸收能力受到阻碍，补充和保持机体需要的营养物质摄入就变得非常关键。防止营养不良很重要，防止因腹泻引起的脱水也同样重要。虽然没有一样饮食会对所有人有效，但是营养师的指导对帮助一个人选择合适的饮食计划非常重要。这意味着患者会食用更多的食物和更多品种的食物。在特别严重的病例中，胃肠外营养法或者在住院期间通过静脉补充短期的额外营养来让肠道得到休息是需要的。

·补充剂

医生或营养师会建议吃一些营养补充剂，如鱼油，它能起消炎作用；或者是含有益生菌（生活在肠道中）的食品。烟碱对缓解溃疡性结肠炎中较轻微的病例有效，有贴片或咀嚼片两种剂型。

·药物治疗

药物治疗的目的是帮助肠炎患者减轻病痛，改善生活质量。一种叫 5-ASAs 的药物常常是首选的处方药，服用方法为口服、栓剂或者灌肠。对 5-ASAs 不敏感的患者，医生常用皮质激素来控制炎症。三线药物治疗使用的是免疫抑制剂，该类药物在控制炎症同时也使患者易于发生感染。其他的药物可以缓解疼痛，治疗腹泻或者感染。

·手术

大多数溃疡性结肠炎患者不需要手术，但是一些严重的病例需要进行结肠切除术摘除结肠来治疗疾病。在结肠切除术中，要做一个腹壁的切口，通过这个小口身体的废物可以送入一个体外的小口袋中。大部分做过结肠切除术的患者生活健康，行动自如。克罗恩病人可以通过手术切除一部分肠道或者全部肠道来止住无法控制的出血。

·针灸

已经显示，这种中医疗法能够对轻微到中等活动性的克罗恩病提供额外的疗效。

腹泻

这是一种常见病，特征是频繁地排出稀薄的粪便，可能伴有腹部疼痛、恶心，有时候还会发热。一般会在 1~2 天内痊愈，大多数不超过 4 周，但是一些严重的病例会持续并会危及生命。持续的腹泻会导致脱水和关键电解质紊乱（电解质指在血液中的矿物质循环以调整钾、钠水平），这对儿童和老人尤其危险。

高危人群

危险因素包括：

·食源性或水源性的细菌感染
·病毒感染
·抗生素、治疗血压药物和抗酸药物
·肠炎
·肠易激综合征
·乳糜泻
·甲状腺、肾上腺和胰腺功能紊乱

» 病因

被污染的食物和饮用水中的细菌、寄生虫和病毒都可造成腹泻。其他原因包括食物不耐症以及某些药物的作用，特别是抗生素和抗酸药物。慢性腹泻可能是肠炎、肠易激综合征或者乳糜泻的信号。

» 预防

购买食物后应进行清洗、冷藏并且尽快吃掉以防细菌生长，污染食物。要对加工肉食的工具表面进行消毒。到达一个缺乏良好卫生条件的地区时，不要喝水龙头里的水或者吃冰块，不从街上的小贩那里购买食物，不吃生的瓜果蔬菜和未经巴氏消毒的奶制品、生的或者室温下的肉类、鱼类。益生菌补充剂可以帮助预防抗生素相关的腹泻。

» 诊断

因为腹泻可由多种原因引起，所以需要做一系列的实验来确定，包括血、激素和粪便分析。可能要用内镜检查直肠和结肠（乙状结肠镜检查术和结肠镜检查术），胃和小肠上部也可能需要检查。影像检查（如钡餐X射线检查和CT扫描）也可能需要。

» 治疗

流质和易消化的饮食可以治愈大部分腹泻。对成年人来说，可能需要抗腹泻的药物治疗，但除非是诊断认为必要，否则不要使用减低肠动力的药物（减缓肠道蠕动的药物）。

· 流体

水是人体所必需的，但是水不含电解质，所以要喝咸肉汤和果汁以及运动饮料。给儿童饮用含电解质的儿童饮料。

· 营养

从BRAT饮食（香蕉、米饭、苹果酱和吐司，BRAT为上述四种食物的英文单词第一个字母）开始，然后逐步增加易消化的食物比如煮熟的土豆、饼干、胡萝卜和去皮烤鸡。避免在1周时间内食用奶制品，因为肠道在腹泻期间会失去部分消化乳糖的能力。

对于婴儿，以大豆为主的饮食而非以牛奶为主的饮食所引起的腹泻更少。

· 药物治疗

非处方药物可以减轻病毒性腹泻的症状但是会通过抑制肠道菌群加重细菌性腹泻的症状。医生可以开抗生素处方药物进行治疗。

· 补充剂

车前子湿润后能变成凝胶状，它是很多松弛剂中的常用成分。它能增大粪便的体积、减少大便的次数。

· 中医药

针灸和艾灸疗法在治疗慢性腹泻中有确切的疗效。

肝炎

肝炎病毒实际上是一个病毒的大家庭，有些导致慢性疾病，有些导致急性疾病，但是所有病毒都能导致恶心、呕吐、没有胃口、腹痛、黄疸、疲劳和腹泻。其他症状还有暗茶色尿和关节痛。甲肝（HAV）是一种急性发作的、流感样的疾病，会持续几周到几个月。一旦痊愈后，就不会再感染。虽然大多数成年人可以抵抗乙肝（HBV），但在有些病例中会变成慢性的疾病，可能导致肝硬化、肝癌和肝衰竭。还有不少丙肝（HCV）病例，肝脏的损害会在感染几年后才出现。

丙肝和丁肝（HDV）与其他慢性肝炎感染一样会对生命产生威胁。丁肝只与乙肝一起发生，或是在得过乙肝后一段时间才患丁肝。戊肝病毒（GBV-C）是一种丙肝相关的病毒，戊肝病毒能导致15%~30%成年人的慢性感染，感染的长期结果还不清楚。

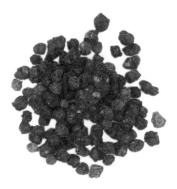

在肝功能测试中，慢性肝炎患者服用五味子后显示出肝脏功能改善的效果。

» 病因

甲肝通过物理接触传播。一个感染者上完厕所或换完尿布后未洗手后，污染了食物或其他物体，而其他人接触了这些物体从而感染了甲肝病毒。甲肝还可以通过口腔或性途径进行传播，甲肝在那些卫生条件很差的地区比较普遍。

乙肝通过与感染者发生未保护的性关系，共享剃须刀或者牙刷，静脉药物使用，接触到感染的体液等进行传播。感染后的母亲还可以将病毒传播给她的婴儿。

丙肝通过被污染的针头或其他尖锐的物体进行传播。1992 年 7 月以前（那时候一种可靠的检测方法建立），接受输血或者器官移植的人可能被感染。

丁肝病毒通过与感染者发生性关系、共享针头、卫生保健装置中注射器等进行传播。也可以通过感染后的母亲在孩子出生时传给孩子。

高危人群

危险因素包括：

- 接触被污染的食物、水或者物品（甲肝）
- 感染者通过性途径传播给他人（甲肝、乙肝、丙肝和丁肝）
- 共用针头或者注射器（乙肝、丙肝和丁肝）
- 受到感染的母亲传给孩子（丙肝和丁肝）

» 治疗

通过休息、补充营养和水分可以治疗甲肝。

·药物治疗

慢性乙型和丙型肝炎都可用药物治疗，特别是干扰素。干扰素是一种引导健康细胞抗击感染的基因工程蛋白质。

·草药治疗

在肝脏实验中慢性肝炎患者服用水飞蓟（Silybum marianus）后显示，肝脏改善的效果。

·中医药

在中国，抗病毒草药广泛用来治疗肝脏疾病，它们可以有效治疗乙型肝炎。

·接种疫苗

为所有的婴儿接种乙肝疫苗，用免疫球蛋白治疗那些在子宫中就可能遇到的感染的新生儿，这将大大减少新生儿感染乙肝的风险。

·肝移植

当重症肝炎导致肝衰竭，肝移植可能是患者唯一的生存机会。

胃肠炎

胃肠炎通常是在胃或肠道受到感染或者刺激后发生。胃肠炎常导致腹泻、恶心、呕吐、胃胀气和腹部痉挛。引起胃肠炎有两个主要因素：病毒和细菌。病毒性胃肠炎或者急性肠胃炎是最常见的。病症会持续 1 周并伴有发热、虚弱和肌肉痛，细菌型胃肠炎能持续 24 小时，直到通过呕吐或者腹泻将病原体清除掉。肠道寄生虫导致的胃肠炎会持续很长时间。

» 病因

病毒性胃肠炎通过被排泄物污染的水或者食物进行传播。很多病毒，最主要的是轮状病毒和诺沃克病毒，都能导致肠流感。轮状病毒很常见，并在日常护理中心或其他团体机构中传播。在生的贝类和沙拉中可能发现诺沃克病毒，它在湖水或者游泳池中也比较常见。细菌型胃肠炎最常见的起因是水或者食物受到了大肠杆菌、葡萄球菌，或者沙门菌的污染。如果食物烹调后不正确地冷却，葡萄球菌等病菌还可能在食物中产生毒素，如在自助的沙拉酒吧中牛奶蛋糊或者其他类似的东西中就含有这些毒素可能。这些毒素可导致食物中毒。

» 预防

为防止胃肠炎，要经常洗手，特别是上过厕所或更换过尿布。对共同使用的玩具进行消毒。避免食用生的贝类，要卫生地烹饪食物。对处理肉类和鱼类的案板表面进行消毒，清洗做沙拉的绿叶菜和蔬菜。为阻止细菌性胃肠炎，当在公共卫生比较差的地区时，避免吃未煮熟的食物和街头小贩烹饪的食物，饮用纯净水。徒步旅行者和露营者应该携带净化药物去除饮用水中的寄生虫。益生菌补充剂可以帮助防止急性病毒性胃肠炎和部分细菌性感染。

» 诊断

大多数病毒性胃肠炎没有特异的检测方法来诊断。在一些病例中，医生会推荐粪便轮状病毒检测。

» 治疗

胃肠炎一般经过一段时间会自愈，而无需特殊治疗。安抚消化系统，补充水分是必要的。

·营养

在急性证状发生时，要避免吃东西。如果呕吐了，可以吃点流质食物或者含点冰片食物碎片。当症状减轻后，逐步食用一些不刺激的食物，比如香蕉、米饭。避免奶制品、咖啡和酒精。

·补水

尤其是对于婴儿、儿童，老人以及免疫力低下的人，补充被腹泻或呕吐丢失的体液是很重要的。小心脱水的各种症状（见肠炎中的临床咨询项）。给儿童补充口服的电解质溶液。在严重的病例中，需要静脉输液和住院治疗。脱水而不进行治疗是有生命危险的。

·补充剂

使用益生菌补充剂能促进肠道有益菌群的生长，可以帮助缓解急性病毒性胃肠炎和一些类型的细菌性胃肠炎。

溃疡

在胃壁上发生的溃疡被称为胃溃疡，那些在小肠上部发生的溃疡是十二指肠溃疡。胃溃疡在吃饭或者喝水后会让人很不舒服，而吃饭或者喝水会让十二指肠溃疡疼痛缓解，但随后会疼得更厉害。溃疡导致的疼痛可能让一个熟睡的人疼醒过来。其他症状包括在吃饭易饱、腹部胀气、胃痛、恶心和体重减轻。

» 病因

许多溃疡是因为幽门螺杆菌感染引起的。其他原因包括长期使用非甾体类消炎药物（NSAIDs），如阿司匹林、布洛芬、萘普生、酮洛芬，以及一些治疗关节炎的处方药。

» 预防

幽门螺杆菌不容易预防，因为它非常普遍，尤其是在卫生条件不好的地区。大多数预防策略是防止已经存在的溃疡进一步发展。戒烟会有帮助。不喝酒减少得溃疡的风险并减轻已有溃疡的疼痛。虽然大多数人能安全地服用非甾体类消炎药物，但医生会推荐一些其他药物以减少长期吃药带来的刺激。

» 诊断

内镜检查是最常使用的溃疡检查方法。用一根有弹性的，轻的管子通过喉咙进入胃和十二指肠以传送图像到计算机监视器上。上面还有一些细小的装置用来取样进行组织活检或者样品培养。作为替代的检查，患者喝下一种溶液能使 X 线检查拍摄的 X 线片上，胃部和十二指肠显示高亮的图像。

溃疡发生会出血并形成消化道穿孔，或者妨碍食物离开胃部。以下几种情况需要立即就医：发生出血，吃进食物数小时或者数天内发生呕吐，如果发生头晕眼花或者虚弱，如果粪便中带血，如果体重减轻并不能自行停止，或者疼痛放射到背部。

» 治疗

治疗的关键是消除幽门螺杆菌感染，治疗溃疡和避免消化道刺激。

治愈的希望

我是一个多愁善感的人，我的朋友总是对我说："如果你老是这样，你会得溃疡的。"他们说对了，我的确需要减少压力，我也的确得了溃疡。我想这意味着在我的余生不得不吃一些令人讨厌的食物。但是当我告诉我的医生这些情况后，她建议我去做几个检查。这些检查证明我感染了一种细菌，需要抗生素加一点儿时间来治疗。我很高兴我去看了医生，尤其高兴的是我能继续吃我奶奶做的辣肉丸。

· 药物治疗

使用抗生素治疗幽门螺杆菌感染需要 2~3 周时间。医生通常会给予减少胃酸的处方药，有时会用覆盖剂来保护溃疡表面直至愈合。

· 营养

一些食物可能让一些人的溃疡变得更糟。建议溃疡患者避免食用辛辣食物、咖啡、茶、巧克力、肉类、黑胡椒、辣椒粉、芥菜籽和肉豆蔻。

胃炎

胃炎是发生在胃表面的慢性或者急性的炎症。一般情况下，胃炎引起的症状较轻。胃炎程度是不同的，取决于刺激的原因不同。一些胃炎导致溃疡，这会导致更加严重的症状。腹部不适和疼痛是最常见的信号。

胃炎可以导致打嗝、腹部胀气、恶心和呕吐、饱胀的感觉以及上腹部的烧灼感。在严重的病例中，胃炎会导致严重的出血，会在粪便或者呕吐物中出现血液。

» 病因

导致慢性胃炎最常见的原因是感染了幽门螺杆菌，它也是引起溃疡的首要原因。其他导致胃炎的主要原因有酗酒、吸烟以及长期使用非甾体类的抗炎药物（NSAIDs），比如阿司匹林、布洛芬。胃炎也可能在严重的紧张状况后发生，如大手术和创伤、烧伤或者严重的感染。其他可能导致胃炎的疾病有：克罗恩病、贫血、自身免疫紊乱以及慢性胆汁反流病。胃炎也可能是癌症放射治疗的副作用。

» 预防

不吸烟、不喝酒可以预防胃炎。当长时间服用抗炎药物或者皮质类固醇类药物时，咨询医生采取措施观察药物对胃的损害非常重要。推荐改变药物治疗方式或者增加药物

高危人群

危险因素包括：

· 超过 60 岁

· 酗酒

· 吸烟

· 贫血

· 淋巴系统疾病

· 放射治疗

· 长时间使用非甾体类抗炎药物

· 消化紊乱

· 严重损伤（手术、头部受伤，呼吸或器官衰竭）

治疗来保护胃表层。不要吃已经证明能刺激胃的食物，这些食物包括：油腻的食物、辛辣食物，或者很酸的食物和饮料。

» 诊断

大便试验将检查粪便中是否有血。通过一系列不同的检测包括呼吸检测、组织活检和微生物培养来检测消化道是否感染了幽门螺杆菌。血常规试验如果发现红细胞计数低，可能提示由出血导致的贫血。上消化道的 X 线和胃部内窥镜检查有时候也需要。内镜是一根顶部带有灯和照相机的纤细、有弹性的软管通过咽喉进入胃部，并把胃部的图像传送到监视器上。内镜还可以用来取样进行组织培养和活检。

» 治疗

生活方式和饮食习惯的改变可以缓解胃炎，药物治疗可以治愈胃炎。戒烟、戒酒是控制胃炎的重要步骤，因为二者都会刺激胃部并导致炎症的进一步发展。

· **营养**

避免脂肪类、辛辣类和酸性食物直到痊愈。

· **药物治疗**

医生会开出能减少胃酸和阻碍胃酸产生的处方药。这些药物包括抗酸剂，H_2 阻断剂和质子泵抑制剂。如果非处方药物一周要服用 2 次以上，就需要咨询医生，他会开出抗生素来治疗幽门螺杆菌感染。如果幽门螺杆菌感染是主要原因，需要尽快治疗。

· **针灸**

针灸能帮助缓解胃炎。

痔疮

直肠内扩张变宽的静脉血管区有时受到刺激或者发炎就会形成痔疮或者是痔。痔分内痔、外痔和混合痔。内痔位于直肠下端；外痔位于肛门口的皮肤下；混合痔是二者都有。痔疮会发痒并导致出血。排便时出血覆盖在粪便表面，黏在排便器上或者流到排便器里。有时内痔会通过肛门突起或者下垂。这会导致直肠内容物漏出。

痔疮一般只会引起小的不舒适，但是凝血型痔除外，凝血型痔导致痔疮内出现凝血块，发生剧痛、痔疮胀大和炎症。

» 病因

只要直肠内静脉血管血压增高，痔疮就可能出现并导致症状发生。慢性便秘可导致痔疮，因为小而硬的粪便很难排出。反复的过度紧张使肠道运动增加了痔疮的压力，造成刺激。持续的腹泻也能刺激已有的痔疮并导致不舒服和出血，因为稀便反复通过肛门易造成刺激。反复的揩擦和清洁肛门区域也

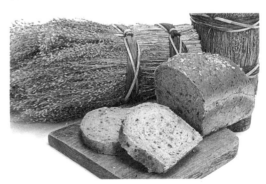

高纤维的饮食，包括全麦食物，能通过增加肠道蠕动防止大便硬结减少痔疮复发的机会。用力排出发硬的粪便增加了直肠血管的压力从而刺激了痔疮。

高危人群

危险因素包括：

· 低纤维，高脂肪饮食
· 便秘
· 肥胖
· 血管硬化
· 久坐不起
· 肛交

是一种刺激。

随着年龄的增长，当那些支持静脉血管的组织变得越来越薄而且脆弱，久坐、怀孕和肛交产生的压力也与痔疮症状有关。任何能增加静脉系统压力的情况，如静脉硬化症，也能导致痔疮。

» 预防

坚硬的粪便是导致痔疮的主要原因，所以预防主要是防止便秘。肠道蠕动过程中的紧张和推动困难增加了直肠静脉的压力并刺激了痔疮。保持粪便柔软和易于排出的方法包括吃高膳食纤维的食物、多喝水和其他非脱水性的流体（酒精性或者咖啡因性饮料具有脱水效果）。如果产生便意，立即去厕所非常重要。压抑便意可能使粪便干燥发硬。

进行有规律的锻炼保持肠道的正常蠕动也很重要，锻炼能通过两个途径减轻静脉压力预防痔疮，一是更多的活动时间减少了久坐的时间；二是对形体的锻炼减轻了多余的体重，这减少了直肠静脉的压力。

» 诊断

大多数患痔疮的人没有去看医生。一些痔疮会感觉很痒，还有一些痔疮导致出血。痔疮导致的可见出血是鲜红的，因为是新鲜血液。出血是由于粪便或者其他东西的对发炎处的摩擦。痔疮也可能导致潜血，即血液隐藏在粪便中。因为直肠出血也是其他严重疾病的信号，比如可能是结肠癌，所以发现出血后去看医生很重要。

医生可以容易的通过观察直肠有关部位来检查外痔。内痔常常通过带润滑过的手套进行直肠检查而发现，但是这也不是十分简单的，因为很多内痔太柔软而不能够触到。在直肠检查时还可以取一点儿粪便进行化学检查，看看是否存在潜血。

为了明确痔疮和排除其他导致直肠出血的病因，需要做一个更加彻底的直肠检查。医生会使用一根纤细的，有弹性的，顶部带照相机和光源的，名为内窥镜的检查装置。医生用内窥镜检查肛门表层、肠道下端或者同时检查两处地方，看看是否有伤害或者异常，这个检查程序称之为乙状结肠镜检查术。年龄较大的患者患结肠癌的风险也较大，可以通过结肠镜检查术来检查整个结肠。

» 治疗

饮食措施和抚慰措施可以帮助缓解大多数痔疮，但是严重的情况还是需要手术治疗。

· 营养

高膳食纤维的饮食可以帮助减少痔疮复发的机会。推荐用量为每天大概 25 克膳食纤维。

· 补充剂

由车前子或者甲基纤维素制成的非处方药膳食纤维补充剂，可以减少出血的发生。当服用上述药物的时候，一定要多喝水，否则会发生便秘。

· 药物治疗

止痛药膏、乳液、衬垫、药栓以及粪便柔软剂不需要处方就可以得到。医生会开氢化可的松栓剂，但是这些药物除非在医生指导下使用，否则使用不要超过 1 周，因为它们存在潜在的副作用，如皮疹、炎症等。

· 坐浴

因为痔疮有凝血或者产生血液凝块，在

坐浴盆中进行温水浴可以缓解疼痛。一般使用的浴盆比较浅，可以把骨盆和下腹部浸入即可。

· 卫生措施

温水浴以及淋浴是痔疮确诊后最好的日常卫生措施，避免在肛门区域使用肥皂，因为肥皂会产生刺激。在大便后用湿纸巾或者潮湿的卫生纸而不要用干燥的卫生纸。

· 冷敷

用冰袋或者冷的敷布放到肛门部位可以帮助缓解血管扩张。

对于持续时间较长，更为痛苦的痔疮，还有以下措施可以采用：

· 捆扎

医生用一根小橡皮带捆扎在内痔周围，这样会切断痔疮的血液循环，在几天时间内痔疮就会萎缩脱落。

· 硬化疗法

医生将一种药物注射到痔疮周围的血管中，使痔疮萎缩。

· 烧结

使用不同的仪器来切除内痔。使用激光或者电流来破坏多余的组织。烧结疗法已经取代了冷冻手术（应用超低温物质）来治疗痔疮。

· 手术

手术的对象是严重的痔疮患者，或者其他的治疗手段都不见效果。虽然激光手术因为比手术刀手术痛苦较少而得到提倡，但是还没有证据支持这种说法。

肝硬化

肝脏主要执行消化功能，分泌上千种酶，以及帮助消化脂肪的胆汁。如果供应肝脏的血液受阻，受损的肝脏功能就会出现减弱甚至丧失。肝硬化就是引起的疾病之一。一般

肝硬化被认为是饮酒引起的，但是肝硬化只是肝脏出现的病理性瘢痕，其致病原因不只是饮酒一种。

肝脏和肾脏都是主要的代谢和排出进入体内有毒物质的脏器。肝脏通过合成增强免疫力的物质来抵抗感染，维持血糖水平，调节激素分泌，分泌促凝血因子。

肝硬化会导致致命的肝脏功能的完全丧失。早期往往很难诊断，在某些人群中，会出现一种或多种并发症，包括下肢浮肿、腹水、非正常瘀青或出血、呕血、黄疸（皮肤和巩膜黄染）、皮肤瘙痒、胆结石、对药物治疗的敏感性异常、胰岛素抗性和 2 型糖尿病、阳痿、肾脏疾病、骨质疏松、肝癌、精神错乱和昏迷。

» 病因

肝硬化是肝脏的大范围慢性疾病引起的。最常见的致病原因是酗酒，尽管有的病人饮酒并不算多但是仍然容易患病，女性也比男性对此疾病更易感。慢性病毒性肝炎、

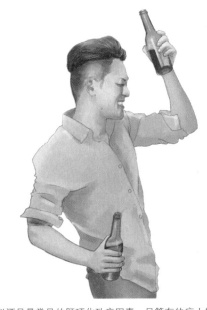

酗酒是最常见的肝硬化致病因素，尽管有的病人饮酒并不算多但是仍然容易患病。肝硬化导致的肝脏损伤不可逆，但是合适的治疗能阻止疾病进一步发展。

高危人群

危险因素包括：

- 酗酒
- 女性
- 乙型、丙型、丁型、戊型肝炎
- 未治疗的血色病
- 长期接触有毒化学物质
- 药物，包括类固醇
- 原发胆汁性肝硬化家族史

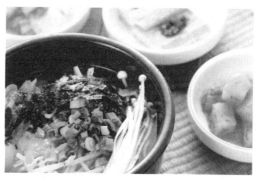

除戒酒之外，有益健康的均衡饮食是肝硬化治疗的基本。营养不良是肝脏疾病的结果而不是病因。

自体免疫性肝脏疾病或胆管病变也都会引起肝硬化。

某些人群会遗传肝硬化。肝豆状核变（又名 Wilson 病）损伤了肝脏处理铜离子的能力。某些疾病可以诱发瘢痕形成，例如原发性胆汁性肝硬化，属于遗传性疾病，女性更多见。原发硬化性胆管炎（一种伴发大肠炎的胆道疾病）、血色病、有毒化学物质的长期慢性接触、心脏疾病导致肝脏充血以及某些胰腺感染都有可能导致肝硬化。尽管局部受损的肝脏能够执行部分功能，肝硬化仍然需要治疗，即使还没严重到致命的程度。

» 预防

肝硬化的首要抵抗因素就是少饮酒，即女性每天不超过 1 杯，男性不超过 2 杯（1杯等于 340 毫升啤酒，或 150 毫升葡萄酒，或 50 毫升白酒）。女性每天饮 2~3 杯酒，男性每天饮 3~4 杯酒，持续 10 年，肝硬化患病危险显著增高。

预防肝炎病毒的感染对保护肝脏是重要的举措。接触毒性物质前，准备合适的预防措施是至关重要的：足够的通风，穿防护衣，仔细阅读操作说明并遵循。这样会降低肝脏受损的危险。某些药物也是肝脏毒性的，因此严格遵守实验室和临床的

指导说明是必须的，同时要按时体检，及时诊断早期肝硬化。

» 诊断

身体检查可以发现肝硬化的体征，例如触诊到变硬的肝脏。也可选 CT、磁共振或 X 线造影检查。也可选腹腔镜检查，即将一条带微型摄像头的软管插入腹腔，将肝脏表面的图像穿输入计算机处理。用长针进行肝穿刺也可确诊肝硬化

» 治疗

尽管大多数肝硬化不能明显被逆转，但是治疗可以停止或延缓肝硬化的进程，并减少并发症。

· 药物治疗

从导致肝硬化的原因入手，多种药物能延缓其进程。病毒为病因的，激素治疗是有效的。有黄疸的病人，补充脂溶性维生素是必须的。肝豆状核变的病人，排铜药物是对症良药。

· 肝脏移植

当肝硬化进展到肝脏功能丧失的程度，肝脏移植是病人存活下来的唯一机会。肝脏移植的成功与否取决于病人的健康程度、耐受手术的能力以及得到一个配型合适的捐赠肝脏。

第十节 肾脏和泌尿系统疾病

尿失禁

尿失禁是一种无意识的排尿现象。它本身不是一种疾病，而是由于其他一些情况如分娩、糖尿病、休克、硬化症、帕金森病和某些外伤所致。尿失禁多见于 50 岁以上的妇女，尿失禁也能影响到男性和年轻女性。

不幸的是，许多人因为羞涩或认为尿失禁是衰老的正常现象而不进行治疗。然而，尿失禁是必须要治疗并且是能够治愈的。

» 病因

随着衰老，部分器官发生变化并影响人们控制排尿的能力。膀胱容量下降、尿液流经尿道和流出膀胱的速度变慢、排尿能力降低，所有这些改变均增加了尿失禁的危险。

然而，尿失禁是在有其他诱因存在时才出现的。对于女性，绝经后阴道和尿道皮肤和黏膜变薄变干是最常见诱因；对于男性，前列腺手术或前列腺增大可能是主要的诱因。骨盆肌肌力变弱、尿道感染、糖尿病、高钙、便秘和使用一些处方与非处方药也可以增加尿失禁的危险。

怀孕妇女也存在尿失禁的危险，因为胎儿增加了对膀胱的压力。

高危人群

危险因素包括：

- 膀胱炎
- 年龄超过 50 岁的妇女
- 尿道结构改变
- 糖尿病
- 焦虑
- 便秘
- 药物
- 怀孕
- 生产时导致外伤或难产

» 预防

保持肌肉张力和进行骨盆底部肌肉（也叫 Kegel）锻炼，即反复的收缩和放松骨盆肌肉，特别是产后妇女存在尿失禁的危险，更应加强锻炼。其他预防尿失禁的方法包括保持肠道有规律的运动、控制应激以排空膀胱和肠道，大量饮水但不能超量（1 天 1000~2000 毫升水是足够的）。

不要连续使用某些药物和同时要取消其他刺激膀胱的物质对预防尿失禁也是有帮助的。最常见的物质是酒、咖啡、一些鼻腔止血剂、乙酰胆碱抑制剂（一类降压药）、抗抑郁药和抗精神病药物、钙离子通道阻滞剂、利尿剂、止痛药和镇静剂。

» 诊断

确诊尿失禁要依靠病史和必要的内科检查。除此之外，患者必须要做一个纪录，观察尿失禁何时出现、能不能控制、每次大约排尿多少。

男性

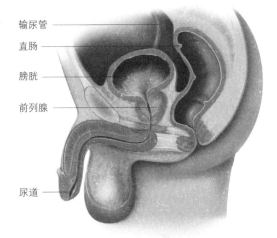

输尿管
直肠
膀胱
前列腺
尿道

男性泌尿系统解剖图。男性前列腺手术或前列腺肥大可以导致尿失禁。神经系统疾病、帕金森病、糖尿病和多发性硬化病等疾病也是尿失禁的主要因素。

许多检查可以用来确诊引起尿失禁的病因。这些检查包括尿液化验确定是否有感染、剩余尿量检查测量排尿后膀胱中剩余的尿量。尿压试验：试验中，患者要求在膀胱充盈的情况下站立，然后咳嗽，医生测量尿液渗出量。其他检查，如骨盆或腹部超声、X线、膀胱镜检查（一种导管设备经尿道插入膀胱进行的检查）

» 治疗

尿失禁的治疗取决于病因。

·锻炼

凯格尔（Kegel）练习（即盆骨底部肌肉练习）对治愈尿失禁非常有益。它可以和生物反馈技术联合使用来阻止尿失禁。辅助性生物反馈凯格尔技术利用电子或机械设备去传递视觉或听觉来改变骨盆肌肉张力进而帮助病人正确地进行锻炼。

·身心联合

制订详尽的排尿计划，定时进行有意识的排尿。并随着时间推移逐渐延长排尿的间隔时间。这个方法在某种意义上讲就像调节时钟一样来调节膀胱。

·针灸

针灸可以改善许多患者尿失禁的症状，包括尿急和尿频。

·药物

药物可以增加尿道括约肌的张力，包括雌二醇、α肾上腺素阻断剂、β肾上腺素阻断剂。其他有潜在作用的药物包括那些缓解肌肉张力和阻止膀胱痉挛的药物，如盐酸羟丁宁、托特罗定。盐酸丙咪嗪（一种抗抑郁药）可以减缓膀胱肌肉张力和增加尿道括约肌的张力，也可以用于治疗尿失禁。雌二醇替代治疗，曾经被运用过，但最近研究显示，它会增加尿失禁的危险而不是减少。

健康小贴士

尿失禁的类型：

1.应力性尿失禁：是当咳嗽、打喷嚏、举重物、跳跃或做其他事时突然增加了腹部压力不能控制排尿，导致尿液排出。常见于年轻人和中年妇女，主要是产后或盆腔手术引起的尿道括约肌松弛导致的。

2.急迫性尿失禁：突然出现强烈的快速排尿的欲望，随后就会引起尿失禁。也被叫作膀胱过急，急迫性尿失禁在老年人中非常普遍，可能是肾脏或膀胱感染的一个信号。

3.溢出性尿失禁：持续性尿液排出，是由于膀胱过度充盈造成。多出现在男性。是由于某些因素控制尿液排出造成，如前列腺增大或肿瘤。糖尿病或某些药物也可以导致溢出性尿失禁。

4.功能性尿失禁：无力去卫生间排尿导致尿失禁，主要原因是不能活动，如休克、严重关节炎、痴呆和严重的压抑和其他情绪失调。

5.混合性尿失禁：是多于一种类型以上的尿失禁。最常见的混合性尿失禁见于老年妇女，她们经常有急迫性和应力性尿失禁。

·注射

胶原可以被注射到膀胱颈和尿道的周围组织中，增加膀胱的容积和抑制膀胱开放。

·手术

严重的尿失禁患者有时可以通过不同的外科手术来治疗。

血尿症

尿中带血被称为血尿症。尿中血液较少时，尿液呈混浊的、烟雾状，严重时呈粉红色、红色、褐色（像茶色或可乐色）。有些病例中，血尿常伴有疼痛、发热、尿频、口渴、恶心、呕吐和腹泻。这些症状有助于查明病因。

» 病因

血尿症有多种病因，有些比较严重，有些并不严重。常见的病因包括尿道感染、肾结石、外伤、由于前列腺增大和过量锻炼导

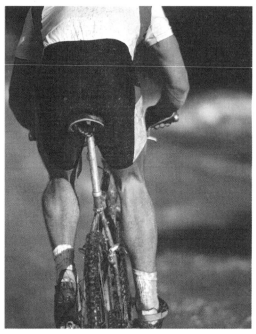

骑自行车时，选用舒适的车座以缓解对腹股沟压力可以预防血尿。

致的血管破裂，病因也可以是药物性的，如血液稀释剂、阿司匹林类药物和青霉素等均可以导致血尿。

医生可以对血尿的病因进行检测，包括使用血液稀释剂的血尿患者。除此之外，肿瘤，肾小球性肾炎——一类以肾小球炎症为特征的疾病，血液失调症（如血友病）均可能导致血尿。

尿液成红色也可能是由于吃了红色食品如甜菜根、大黄和其他包含红色的食品和饮料。这些被称为假性血尿，一定条件下尿液呈粉红色、红色但没有血液（血细胞）。

高危人群

危险因素包括：
- 过度锻炼
- 前列腺增大
- 外伤
- 疾病
- 某些药物

» 预防

跑步者应多饮水和在软土地上锻炼，预防与损伤相关的血尿；骑自行车者应使用软坐垫，在过坎时应离开车座；通过调节饮食和服用药物能帮助有肾结石形成倾向人最小化结石的形成的危险。

» 诊断

通常，血尿检查不能确定病因，但可排除严重的问题。除内科检查外，应进行多项实验室检查，包括尿液分析和血压测定。医生同时要进行膀胱、肾脏和腹部的X线检查，膀胱镜检查（通过一个管道经尿道插入膀胱和泌尿系统的可视检查）。有时可能要进行病理检查。

» 治疗

血尿的治疗取决于病因，但常常找不到病因，这提示可能没有什么严重的疾病。

· 休息

锻炼导致的血尿可以通过休息或合理的饮食得到恢复。

· 药物

抗生素可以治愈感染。

· 碎石术

导致血尿的结石，可通过排石和超声波治疗（打碎结石）将其排出体外来治疗。

· 手术

肿瘤或大的结石可能要通过手术来摘除，采取的方法主要取决于它们的大小和位置。

肾炎和肾病

一侧或两侧肾脏炎症称为肾炎。多见于儿童和青少年。肾炎经常影响肾小球和过滤血液的微血管丛。少部分肾炎影响围绕肾小球或肾脏内血管的肾小管。肾炎可以是急性的也可以是慢性的。急性肾炎通常可以恢复。肾病是一种影响肾小球的非炎症性疾病。

慢性肾炎可以导致严重的高血压，许多患者由于肾脏或心脏衰竭而死亡。

肾病是由于肾小球破坏所致，导致肾脏除了滤过废物和水以外，肾小球也滤出蛋白。大量的蛋白质丧失后，患者脚、踝关节、腹部和眼睛周围可能出现水肿。肾病在不同年龄段都可以出现，但以儿童最为多见。

» 病因

急性肾炎可以由药物过敏引起，特别是止痛剂如阿司匹林、对乙酰氨基酚，免疫抑制剂药物如环孢霉素，抗癌药物如顺铂、卡铂，以及由用来治疗双相性精神障碍的锂制剂引起。其他致病原因包括细菌和病毒感染、代谢失调、毒物和高钙血（特发性）综合征均可导致肾炎。

慢性肾炎发展很慢，有许多病因，包括异常免疫反应，肾脏细菌感染，药物过敏或毒素引起的肾炎。也可以是由放射、泌尿系统障碍、高血压、镰刀细胞性贫血、多囊肾病（PKD）和其他原因所致。

肾病是由于肾脏疾病所致，或者它可能是其他疾病特别是糖尿病的并发症。

» 预防

保持健康状态和按照医生治疗计划进行治疗对于治愈各种肾脏疾病是非常重要的。

高危人群

危险因素包括：
- 有多囊肾病史
- 肾病和感染
- 药物过敏
- 高血压
- 糖尿病
- 镰刀细胞性贫血
- 长期透析

另外，要及时观察病情的变化，同时要和医生及时沟通。肾炎的症状包括食欲减退、疲惫、面部水肿、腹痛和夜间排尿。肾病的主要症状是水肿。

» 诊断

常见的肾炎和肾病诊断包括尿液分析、肾功能检查和超声检查以明确肾脏的大小和形状，同时检查尿路是否有阻塞。通过肾脏扫描测量肾脏血流。也可以进行肾脏病理检查。

» 治疗

所有治疗的目的是减少炎症、限制对肾脏的破坏和恢复体质直到肾功能恢复。

·药物

感染导致的肾炎可以通过抗生素治愈。肾炎和肾病均可以用抗生素药物治疗，也可以使用利尿剂，同时要注意饮食。肾病有时可以通过皮质类固醇得到抑制，包括泼尼松（强的松）和可的松等药物。

·透析

假如患者发展成肾衰，必须要进行透析，它是一种过滤血中废物的治疗方法。

·手术

对于肾衰，可以进行肾移植来治疗。

肾脏和泌尿系统感染

肾脏感染是泌尿系统感染的一种。泌尿系统感染是由于细菌进入开放的尿道和其他的泌尿系统（包括尿道、膀胱、输尿管和肾脏）所致。通常，泌尿系统感染首先是在尿路的下端（尿道和膀胱）。假如它们没有被治愈，可能向上发展感染上部尿路（输尿管和肾脏）。急性肾脏感染最初会突然出现明显的症状。

泌尿系统感染常见于成年妇女，男性和儿童较少见。有性行为的女性泌尿系统

女性

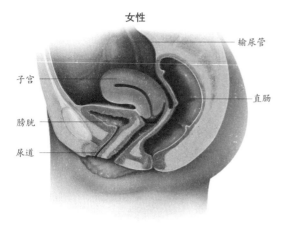

输尿管

子宫

直肠

膀胱

尿道

许多医生认为女性由于尿路相对较短更容易产生泌尿系统感染，这是由于生理结构上的差异，使细菌更容易进入女性的膀胱所致。

感染高于没有性行为的妇女，因为性交可以传播细菌进而导致尿路感染，细菌进一步可以传播到膀胱。没有做包皮环切的小孩和男性比做过包皮环切的更容易导致泌尿系统感染。

» 病因

成人泌尿系统感染中 80% 是由大肠杆菌所致。这些细菌是结肠中的正常菌群，可以通过肛门和生殖器周围的皮肤进入尿道。女孩和妇女特别容易导致尿路下部感染的原因是因为她们的尿道口非常接近肛门，容易导致细菌感染。除此之外，女性尿道比男性短，细菌容易进入膀胱。引起泌尿系统感染的其他微生物还有腐生性葡萄球菌、衣原体、支原体。

泌尿系统感染可以有多种原因，包括性生活，特别是使用避孕膜和避孕套，同时又用杀精药物时；在膀胱导管插入时，先天性尿路畸形、膀胱异常如男性的前列腺增大或肾结石都可以导致尿路感染。另一方面泌尿系统感染也可出现于免疫系统受损、糖尿病和其他慢性病。也可见于药物导致的免疫力低下的人群，如使用大剂量的可的松。有泌尿系统感染史和膀胱不能完全排空的病人

（如脊柱损伤）更易导致泌尿系统感染。

» 预防

有许多种预防泌尿系统感染的方法，特别是针对妇女的：

·便后使用卫生纸时要从前向后，以减少细菌进入尿道的概率。

·避免在生殖器周围使用有刺激性的用品（如除臭剂、灌洗液、粉剂），因为它们可以导致尿道感染。

·多喝水以便排出细菌。

·饮用酸果蔓汁和维生素 C，二者均可提高尿路的酸性，抑制细菌增殖，酸果蔓类产品也有预防细菌沉积于膀胱壁的作用。

·饮用含有益生素（有益菌和酵母）的经过发酵的乳制品，可以减少泌尿系统感染概率。这些食品包括酸奶、由牛奶发酵而成的酸乳酒。益生素也被做成胶囊或粉剂进行销售。

·有尿感时及时排尿，因为尿液在膀胱停留时间长时也容易导致细菌生长。

·性生活后尽量排尿，以冲走在性交时进入尿道的细菌。使用不含杀精子药物的避孕套。

·穿棉质内衣和宽松的衣服，抑制细菌生长。

健康小贴士

反复患尿路感染，如何治愈？

目前，对于反复患尿路感染的控制主要是长期使用抑制剂量的抗生素。研究者正在开发一种用于治疗尿路反复感染的疫苗。研究者发现，反复尿路感染的儿童和妇女可能体内缺乏一种针对感染的免疫球蛋白。早期的试验显示，疫苗可以帮助患者建立他们自身天然的免疫功能。疫苗中的死菌可以促进体内产生抗体，进而杀死体内活的致病菌。研究者目前正在测试口服或注射哪个效果好。阴道栓剂是治疗泌尿系统感染的另一种方法。

» 诊断

每一种泌尿系统感染都有不同的名称，并都能引起特殊的症状和特征，这些均取决于感染的部位。

·尿道炎

尿道发生的炎症或感染，排尿时有烧灼感，有时有尿急。对于男性，尿道炎可以引起阴茎分泌物。

·膀胱炎

膀胱发生的炎症或感染，症状是导致骨盆和下腹部出现下坠感和尿涨。有时会伴有血尿，但它并不意味着感染较为严重。

·急性肾盂肾炎

可能是由于膀胱感染传播到肾脏，或者偶尔其他原因的感染导致细菌进入血液导致肾脏感染。肾脏感染常出现一侧肾区疼痛、高热、震颤、寒战、恶心或呕吐。

如果有尿路和肾脏感染的症状，要及时去看医生。一旦有尿道炎，就要进行尿培养，检查是否有感染的存在。尽管试验不能区分是泌尿系统上端还是下端感染，但体温的变化、一侧肾区疼痛、恶心、呕吐等症状显示肾脏可能有感染。CT 扫描有助于诊断尿路的部位。其他检查，如膀胱镜，使医生更方便地观察和了解膀胱和尿道的情况。

» 治疗

任何细菌感染都可以用抗生素来治疗。一般说来，对于膀胱感染，使用抗生素在 3 天之内就可以治愈。

当肾脏有感染时，最重要的治疗措施是口服和静脉注射抗生素来清除细菌，同时要清除任何障碍物如肾结石。治疗有时要进行 1~2 周，直到化验显示肾脏功能恢复正常。当障碍物不能清除，感染反复发作，就需要进行长期的抗生素治疗。

肾结石

这些"石块"是由蛋白质和矿物质组成的坚硬的块状物，分散在尿液中或定居在肾脏的内表面。小的石块如米粒大小，大的有高尔夫球大小。有的粗糙，有的光滑。肾结石的发生率随种族及地理位置的不同而异。全世界大约 10% 的人在他们一生中的某个阶段患有肾结石。

» 病因

肾结石是由于尿中矿物质的沉积所致。反复的尿路感染、肾脏和某些代谢失调性疾病如甲状旁腺功能亢进症和某些少见的遗传因素如多囊肾病，都和肾结石的形成有关。

有些利尿剂，含钙抗酸剂和其他药物均能增加肾结石形成的危险。尽管有些食品如肉、鱼和家禽，可以促进敏感人群肾结石的形成；但对于不敏感的人群来讲，没有特定的食品可以诱使肾结石形成。

健康小贴士

肾结石有四种类型：

1.钙结石：肾结石中大约 80% 是由磷酸钙或草酸钙组成，钙不能被骨骼和肌肉利用，就会流入肾脏进而形成结石。大约 60% 的患者只要形成一个结石，就会继续出现更多的结石。

2.鸟粪石：大约 10% 的肾结石是鸟粪石。这种结石通常是在细菌造成反复尿路感染后形成，造成反复尿路感染的细菌能产生一种叫尿素酶的物质，它可使尿酸减少。鸟粪石由镁和氨组成，因为它们可以长得很大，所以特别危险。

3.尿酸结石：大约由 5% 的肾结石是尿酸结石，主要的形成原因是尿酸水平过高以致尿酸的固体微粒聚集形成结石。

4.胱氨酸结石：2% 的肾结石是胱氨酸结石，它是由胱氨酸（一种氨基酸）聚集而成。当人们不能处理饮食中氨基酸时，就会产生胱氨酸结石。胱氨酸结石趋向于家族性的盛行。

高危人群

危险因素包括：

- 高加索人
- 男性
- 年龄超过 30 岁
- 个人或家族有肾结石病史
- 频繁的尿路感染
- 肾病
- 如甲状旁腺功能亢进症之类的代谢性疾病
- 多囊肾病
- 药物，如利尿剂和含钙抗酸药

》预防

目前，对肾结石形成的预防措施还不清楚。一旦人们形成一个肾结石，预防更多肾结石的形成取决于所形成的是哪种肾结石，和是否有潜在的疾病导致肾结石的形成。治疗潜在的疾病可以减少更多肾结石的形成。在所有病例中，增加液体的摄入，特别是饮水，可以帮助预防更多结石的形成。

过去，患有钙磷酸盐结石患者经常被告知要避免奶制品和其他富含钙的食品。现在，医生已经了解到，吃富含钙的食品通常不会促进结石的形成，并且有的可以预防磷酸钙盐结石的形成。摄取大量的钙类补品，则可能增加钙结石形成的危险。

患有草酸钙结石时可能被建议限制动物蛋白如肉食、鱼和鸡的摄入量，其他食品和饮料也可以增加这些结石形成的危险，如啤酒、黑胡椒、甜菜、根浆果、巧克力、花茎甘蓝、大黄、菠菜、茶和麦麸等食品。

》诊断

首先出现的症状是血尿或突然疼痛。其他症状包括剧痛、呈绞痛和间歇性，同样也可以出现排尿痛、恶心、呕吐和发热。为进一步证实有结石存在，医生经常会进行超声波和 X 线检查。在行静脉肾盂造影术（IVP）或做 CT 时，碘染料在 X 线照射前被预先注入静脉内。这种染料在肾脏、输尿管中移行时在 X 线下是可见的。当有结石时，染料会停滞或绕过结石，从而使颜料流动变细。

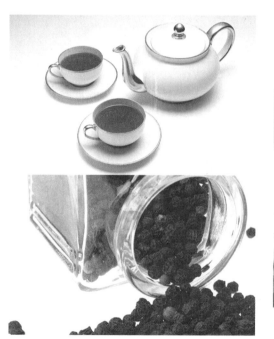
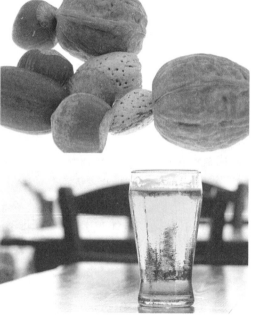

限制啤酒、黑胡椒、坚果和茶的摄入，可以减少草酸钙肾结石形成的风险。

当怀疑有结石时，收集 24 小时尿液，用特殊的筛子过滤尿液以收集结石，并将收集到的结石送到实验室检查是哪一类结石，分析其化学组成，进一步鉴定结石形成的原因。

» 治疗

最初的治疗包括使用镇痛药和大量的液体帮助结石通过泌尿系统。通常，在这个过程中患者可以待在家中。如果由于疼痛而出现呕吐或不能饮水，可以通过静脉注射补充液体。假如疼痛加剧，可以使用镇静剂如吗啡等药品。如症状和尿液分析显示有感染存在时，必须使用抗生素。当结石不能自身排出时，有几种方法可以使用。

·体外震波碎石术

冲击波可以穿过皮肤和组织直到结石，它可以破坏结石使其成为小颗粒，然后通过尿道排出。处理的费用取决于结石的大小和位置。

·手术

用输尿管镜的光导纤维通过尿道和膀胱到达输尿管中结石的位置。通过输尿管镜的成像设备，医生可以看到结石。也可以用专用设备或振荡波将结石取出。碎石通过自身或小的切口排出。经皮的肾石切除术是当结石较大时或结石的位置特殊不易用体外震波粉碎（肾）结石术时使用。外科医生在病人背部开一个小口直接到达肾脏。用一种叫作肾镜的仪器定位和移去结石。

·药物治疗

如果是草酸钙结石，可以通过服药治疗，控制尿液酸碱度，它们是该型结石形成的关键。

·针灸

针灸可以有效缓解肾结石引起的疼痛。

膀胱结石

已经通过输尿管（连接肾脏和膀胱的管道）到达膀胱的肾结石，通常相对较小，并且容易通过尿道排出体外。在膀胱内形成的结石，一般较肾结石大，且停留在膀胱而不易排出。当尿道出口因前列腺增大而导致梗阻时，膀胱内的尿液不能完全排空，这是膀胱结石形成的原因之一。

» 症状

膀胱结石可以引起尿频、尿急、尿痛、血尿等。血常出现在排尿终末挤出的最后几滴尿液中。

» 诊断

如果你有膀胱结石的症状，医生会对你进行检查，并且检查尿液以明确其是否含有细菌及白细胞，这可以提示尿液中是否存在感染。也可能行腹部 X 线片、CT 扫描、超声等检查以确认膀胱的情况。

» 治疗

如果膀胱结石太大而不能自然通过尿道，医生必须通过其他方法清除。通常将膀胱镜（观察镜筒）插入尿道至膀胱，医生通过膀胱镜的操作通道利用激光（高度集中的光束）将结石击碎，也可以利用超声探头或体外冲击波碎石术击碎结石。一些病例，很大的结石可能需要外科开放手术来治疗。清除结石后，医生会进一步寻找结石形成的原因并予以解除，以预防结石的再次形成。

第十一节　血液和免疫系统疾病

贫血

氧气随着每一次的呼吸被吸入肺部。我们需要氧气来营养构成我们身体的器官和组织。在血色素的帮助下，红细胞携带氧分子穿过全血。当整个身体中只有很少的血红细胞运输氧气时，就会发生贫血。

贫血患者没有最佳的携氧能力。患者临床表现为疲劳、脸色苍白、呼吸急促和心动过速。

» 病因

下列几种情况都会造成贫血的发生：现存红细胞的损伤，缺血，或者骨髓中的红细胞生成不足。以下是几种最常见的形成贫血的原因：

· 缺铁性贫血

这是贫血中最常见的一种类型，当身体没有足够的铁来生成血色素时，就会产生缺铁性贫血。身体再循环血细胞需要铁作为原料，并且月经出血过多或出血性溃疡等原因造成的缺血都会引发缺铁性贫血。其他病因有营养不良、妊娠。在怀孕期间，孕妇要消耗体内的铁来维持婴儿生长所需。

· 维生素缺乏性贫血

维生素 B_{12} 和叶酸都是产生健康红细胞所必需的。饮食上缺乏叶酸和维生素 B_{12} 都可能引发该病。如果一个人的身体不能吸收维生素 B_{12}，一种叫作恶性贫血的病就会发生，这种病会损伤神经系统。

· 再生障碍性贫血

当骨髓不能生成血细胞时，一种严重的疾病——再生障碍性贫血就会发生。因为身体错误的攻击体内健康的细胞，这种病被完全的当作是一种自身免疫性疾病。再生障碍

性贫血也与接触毒性化学药品、放射治疗、化疗以及其他特定的药物治疗有关。

· 溶血性贫血

当红细胞被破坏的速度远远快于骨髓代偿的速度时，会损害健康红细胞的功能障碍性免疫系统或者由于如抗生素或血压药物治疗都会引起该病。

· 镰状细胞性贫血

该遗传性疾病通常发生在非洲和阿拉伯后裔的身上。该病经常伴随着疼痛并且有时候相当疼痛。在镰状细胞性贫血患者中，变异的血色素能使红细胞变成新月状。这些变异的红细胞很快在体内遭破坏，并且由于不能通过血流而引发患者剧烈疼痛。

· 地中海性贫血

由于变异，该病使红细胞不能长期存活。重型地中海贫血出现时，铁往往沉积于皮肤和重要器官中。

· 葡萄糖 –6– 磷酸脱氢酶（G6PD）缺乏症

葡萄糖 –6– 磷酸脱氢酶保护着红细胞在成熟前免遭破坏。那些先天性 G6PD 缺乏症患者不能维持红细胞的正常水平。某些食物，如蚕豆，在一段时间可以沉淀血色素而引发溶血。

高危人群

危险因素包括：

- 饮食中缺铁和缺维生素 B_{12}
- 贫血家族史
- 肠道疾病
- 慢性病
- 非洲裔美国人患镰状细胞性贫血危险性较大
- 妇女患缺铁性贫血的危险性大

·慢性疾病引发贫血

有些慢性病抑制生成健康红细胞，包括慢性感染和肾疾病。在肾衰竭中，由于红细胞生成素的降低和刺激骨髓中红细胞生成的肾分泌激素的减少，这些最终使身体不能生成足够的红细胞。

» 预防

最有效的防止缺铁性贫血和维生素缺乏性贫血的方法就是要食用富含铁、维生素 B_{12}、叶酸的营养平衡的饮食。该类型的食物包括牛肉，绿叶蔬菜，强化早餐谷物和坚果。维生素 C 可以增强体内铁的吸收，钙则可以降低其吸收。某些疾病如克罗恩病，即使有充足的摄入量但因为很难吸收足够营养物，这时就会发生贫血。所以许多类型的贫血是无法预防的。

» 诊断

贫血常见的症状包括疲劳、呼吸短促、心率加快、胸痛、头晕、头疼、注意力不集中、肩膀和腿部有冰冷的感觉。如果贫血是轻微的，也许根本就没有任何症状。血液测试常用于诊断贫血，全血细胞计数（CBC）显示血流中红细胞和循环的血色素的水平。血涂片标本分析也可以使用，在该检测中，通过显微镜检查血液以确认红细胞的颜色、大小以及形状，为确诊是哪类贫血病症提供线索。

可能需要额外的测试准确地找到病人贫血的原因。如通过血红蛋白电泳测定病人的血红蛋白分子是否发生了突变。骨髓活体组织检查能显示骨髓是否能产生足够量的健康血红细胞。

» 治疗

不同类型贫血的治疗方式各不相同。根据贫血类型，医生推荐方法如下：

·改变饮食

食用含有丰富的铁、叶酸、维生素 B_{12} 的食物，可以增加健康红细胞的生成量。

·补充物和多种维生素

维生素 B_{12} 和铁缺乏的患者可以用药一段时间，直到患者的血流中存在足够该物质的水平。

·停止用药

某些药物能引发某些贫血病症。医生可以改变药方或降低用药剂量。

·免疫抑制药

如果患者的免疫系统正攻击健康的红细胞，免疫抑制类药物可通过抑制免疫细胞的功能来防止其造成的破坏。

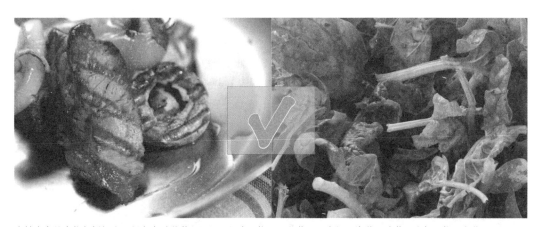

含铁丰富的食物包括红肉、绿色多叶蔬菜、干豆、干杏、梅干、葡萄干、杏仁、海藻、欧芹、全部谷物、山药。

· **输血**

在输血期间，健康捐献者的红细胞通过静脉输入以增加患者血液中的携氧能力。

· **骨髓移植**

在骨髓不能生成健康红细胞时，患者就需要采取此类手术。许多因素决定着本手术的有效性，包括贫血原因、患者年龄、患者的健康状况。

· **药物治疗**

在一些病例中药物可以治疗贫血，比如：羟基脲和促红细胞生成素。羟基脲可以增加异常血细胞的灵活性，允许其参与镰状细胞性贫血患者的血液循环。一种合成的能够刺激红细胞生成的激素叫促红细胞生成素，有时候也被用于本病的治疗。

发热

人体在下丘脑区域有内部恒温器。每个人都有自己的标准体温，通常在37℃左右。有时候，该恒温上升到更高的温度，使得患者感受到身体发热。从医学的角度，发热定义为直肠温度为38℃。

除了热的感觉外，发热也引起出汗、恶寒、头痛、肌肉痛、疲劳、口渴、缺乏食欲。

儿童发热后会诱使癫痫发作，导致肢体左右摇摆。这种病情在所有的孩子中约占4%，一般情况下不会造成永久性的损伤。

» 病因

虽然发热看起来令人担忧，但它是抵抗病毒和细菌感染的正常反应。体温的轻微上升为机体创造了一个不适于微生物生存的环境，这能帮助机体抵抗感染。

虽然很少见，但发热有时也是心衰、晒伤或出现恶性肿瘤的反应。治疗细菌感染、高血压以及癫痫发作的药物也会引起发热。

许多孩子在正常的免疫接种之后也会出现高热不退现象。

» 预防

好的卫生习惯如勤洗手，是预防病毒和细菌感染所引起发热的唯一途径。在便后和用餐前以及接触动物后都要洗手，同时应避免频繁用手触摸嘴、鼻子、眼睛等部位，因为细菌极易通过这些部位进入体内。

» 诊断

有些发热需要到医院治疗，包括：婴儿体温发生的任何变化；两岁以上的儿童发热高达38.3℃，并且超过3天；成年人发热高达40℃，并且超过3天。

可以用体温计来诊断发热，测量体温计可以放置嘴里、内耳侧、直肠部位。医生也可以做其他辅助性检查如体检、病史、血液、尿测试和胸透以确诊病因。

» 治疗

新生儿或小孩子的发热表明存在威胁生命的感染性疾病，如脑膜炎，特别是伴随着烦躁、无力或不停的哭喊症状时应立刻就医。

· **药物**

对乙酰氨基酚（扑热息痛）、布洛芬、阿司匹林是治疗发热的常用药。儿童应禁服阿司匹林，因为该药物会引发一种严重疾病——瑞氏综合征。

· **水疗法**

在微热的水中进行海绵擦身浴能有助于降温。同时建议大量饮水，喝橙汁或含有补充流体的电解质运动饮料。

高危人群

危险因素包括：

· 感染
· 免疫接种

单核细胞增多症

单核细胞增多症又被称为热吻病，是一种系统性疾病，主要影响青少年。常见的症状包括疲劳、高热、咽喉痛、扁桃体增大、淋巴结肿大、头痛、皮疹以及脾脏发炎。少数患者还会涉及肝脏，形成单核细胞增多性肝炎。单核细胞增多症可以引起异常血液凝固和出血的风险。脾大的患者应限制运动以防止任何损伤的危险。

» 病因

单核细胞增多症是由 Epstein-Barr（简称 EB）病毒所引起的，它是疱疹病毒家族的成员，也是一种人类常见的病毒。大约 95% 人群在未成年之前都会受到该病的影响，所以许多人在其儿童期间感染并患有类似于轻微呼吸器官综合征。如果在儿童阶段没有接触到该病毒，那病情会出现在成年或更晚的时候。青年人更易受到典型的单核细胞增多症的影响。

单核细胞增多症并不大规模传染蔓延。EB 病毒只通过近距离地与病毒携带者的唾液和黏液接触后感染，例如共享杯子或食物、近距离咳嗽或打喷嚏或接吻。

» 预防

防治单核细胞增多症的唯一方法就是避免与感染者接触。正在遭受典型的单核细胞增多症的患者也不应当与其他人过分亲密接触，也不应该与他人共享美食或餐具器皿，直到高热退去数天后。此外，在生病后 6 个月禁止献血，因为该病症通常持续大约四个星期。

高危人群

危险因素包括：
- 青春期
- 接触感染者

> **警告** ⚠
>
> 单核细胞增多症可以引发脾增大和破裂。由于该原因，在发病期间以及随后的 2 个月，应该避免体育运动和剧烈的活动项目。

» 诊断

医生一般在体检和患者症状的基础上确诊单核细胞增多症。如果有必要，可以用单核细胞增多症血滴试验进行血液测试以确诊。该检测可以检验出患者血液中是否存有 EB 病毒抗体。此外，医生可以检测白细胞上升的数量以及非典型性白细胞的上升的百分比。白细胞在血液中的变化表明身体正在抵御其感染。

» 治疗

单核细胞增多症的治疗包括充足的卧床休养，摄入大量的流体以缓解高热所带来的不舒服。

· 药物治疗

镇痛药如对乙酰氨基酚（扑热息痛）、布洛芬等可以缓解咽喉痛和头痛。

· 漱口

盐水漱口也可以缓解咽喉痛。方法是 225 毫升温水中加入 1/2 茶匙的盐，摇匀后每日漱口多次。

凝血障碍

当一个人划伤或受伤时，一系列复杂的变化会在其体内发生。血液从流体变为固体，且大量的血流失，这个过程称之为凝血，即血液中血小板、小细胞聚集在受伤的区域。接着，称为凝血因子的特殊物质在伤口处与钙和其他化合物结合形成血凝块。该凝块覆盖在伤口上起到保护作用。随着时间的推移，凝块会变得越来越坚硬，一旦伤口治愈，最终在伤口处消失。

一个人没有经历过这一连串的变化时，凝血障碍发生的可能性就会增加。凝血障碍患者自发性或在一个小创伤后流血的时间要比健康的人更长，并会失去更多的血。除此之外，他们可能更容易出现瘀伤和频繁的鼻流血。

» 病因

通常，人的体内都有许多能有助于控制流血的特殊血液凝固因子，但是在凝血障碍患者体内可能缺乏这些血液凝固因子或凝固因子不能正常工作。其次，血小板的异常也可导致大量流血。

一些凝血障碍是遗传的。血管性血友病（Von Willebrand disease）就是一个遗传性疾病，该病患者的血液中缺乏一种叫作血管性血友病因子的物质或该物质在血液中不稳定。而血管性血友病因子有助于血小板在血液凝结期间结合在一起，并能携带凝血因子Ⅷ在血液中运行。

血友病是另一个遗传性疾病，它影响机体的凝血能力。血友病患者体内没有足够的凝血因子Ⅷ（最典型的缺乏因子）、凝血因子Ⅸ或凝血因子Ⅺ。

» 预防

遗传性凝血障碍是不能防治的，因为它们遗传于父母。然而，摄入足够的维生素K十分重要，因为它是形成多种凝结因子的必要条件。

» 诊断

在完成体检和病史分析后，医生会建议进行特殊的血液测试，以检测其凝血因子和血小板的水平和功能。

对于年轻的女孩子和妇女，凝血问题的第一征兆是在月经周期出血过多。

高危人群

危险因素包括：
· 有出血障碍家族史

» 治疗

鉴于凝血障碍的病因，医生可以推荐以下治疗方法：

· **补充剂疗法**

给患者输入所缺乏的凝血因子。

· **去氨基精加压素（DDAVP）**

这种合成激素通过静脉注射的方式使用，也可以降低流血的危险。

· **抗纤维蛋白溶解的药物**

这类物质可以通过口服、注射、静脉注射形式以防止血液中凝固因子的损伤。

· **纤维蛋白胶体**

该物质可以直接用于伤口处，并能有助于产生人工凝块。

· **黄体酮**

该激素可用于月经出血过多，同时能增加血液中某些凝结因子。

狼疮

免疫系统由特殊的细胞构成，它们可以在分泌型化学物质和蛋白质（其中一类被称为抗体）的帮助下识别并攻击如病毒和细菌之类的外来物质。狼疮是免疫系统出现混乱并且开始攻击自身组织的一种疾病。自身抗体，或攻击自己身体的抗体，在体内四处散布，最终引发各种器官发炎。

狼疮有四种类型，系统性红斑狼疮（SLE）是其中最严重的一种。它经常引发关节的增大和触痛，皮疹，疲劳，中端神经系统症状，以及肾损伤。

盘状狼疮是一个身体皮肤表面出现红色皮疹的慢性皮肤疾病，尤其还出现在脸上和头皮上。盘状狼疮很少会发展成为更严重的系统性红斑狼疮。

药物性狼疮是发生在服用某些药物之后发生的，一旦这些药物中断，症状就会消失。

新生儿红斑狼疮是狼疮中最罕见的一种，通常发生在携有狼疮的母亲生育的新生儿身上。这些婴儿在出生时遗传了母亲的自身抗体。

» 病因

这种自身免疫性疾病的确切病因至今仍然未知。一种理论认为狼疮是由于多种因素共同引发的。遗传因素很明显在本病的发生中起很大作用，因为有狼疮家族史的人更有可能发生本病。同时研究也表明病毒感染，如 EB 病毒感染，可以再次引发系统性红斑狼疮，但这不是主要原因。

药物也和狼疮有关联，其中包括氯丙嗪（抗精神病药）、肼酞嗪（降血压药）、异烟肼（治疗肺结核药），某些抗生素，心脏用药如 β 受体阻滞剂和普鲁卡因。

雌激素诸如雌二醇，看起来在本病的发展中起重要作用。因为临床诊断中，妇女被确诊患狼疮的比例明显比多于男性。此外，避孕药以及雌激素置换剂可能会加重病情。

» 预防

研究人员仍在研究预防狼疮的方法。

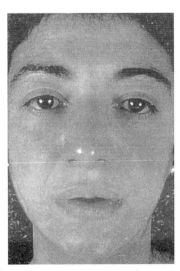

因为狼疮的症状因人而异，因此诊断狼疮很困难。不过，最常见的症状之一是持续的疲劳，且不会因充足的睡眠或休息而得到改善。

高危人群

危险因素包括：
- 妇女
- 15～45 岁
- 非洲裔美国人
- 狼疮家族史
- EB 病毒感染
- 怀孕

» 诊断

狼疮的症状因人而异。有的人也许会反反复复出现轻微的症状，而有的人可能会因此而变得虚弱。这使得狼疮变成一种很难诊治的疾病。美国风湿病学会建议所有确诊的狼疮都必须具备至少四个下列与本病相关的症状。

· 皮疹

典型的皮疹覆盖在鼻梁和两颊上。但是，皮疹也可以出现在身体的其他部位。

· 疲劳

即使经过充足的睡眠之后，许多狼疮患者仍然感到很困。

· 关节炎

常见的是关节肿大和疼痛。

· 发烧

38℃恒温或者更高的体温持续存在且难以解释。

· 光过敏

对大自然的太阳光或日光灯不耐受，这些光可以加重皮疹。

· 溃疡

口腔或鼻子经常很疼痛。

· 肾衰竭

一些病人由于肾衰竭，丧失了肾排毒的能力。结果就是需要透析。

· 中枢神经系统（CNS）问题

自身免疫攻击大脑或者中枢神经系统会导致许多问题，包括头晕、癫痫发作、精神病的问题和失明。

·心脏问题

心肌，它的内壁和周围组织极易发炎，引发胸腔疼痛和不能呼吸。

·肺部问题

最普通的肺部问题是胸腔发炎，也称之为胸膜炎。

·血液循环受损

血管在经过免疫系统侵袭后极易感染。

·脱发

头部皮疹有时候引起头发一簇一簇的脱落。

·体重下降

腹部疼痛、恶心、呕吐最终能引起狼疮患者体重下降。

·雷诺现象

在低温环境下会引发手指、脚趾、鼻子、耳朵变苍白和麻木。

在诊断过程中某些实验室检测将会给医生提供一些线索。根据症状的情况，医生可以评估循环系统、肾、肺、肝、以及心脏功能。医生也通过测试来检查在血液中循环的自身抗体。皮肤和（或）肾活检可以提示狼疮是否会引发变态反应。狼疮患者可能会出现某些补充物水平降低的现象，如血液循环中的能辅助抗体的活化和控制感染的蛋白质水平的降低，这些物质在体内的含量是可以测量出来的。

» 治疗

任何治疗计划都是为了防止症状的复发，减轻已出现的症状，并且阻止疾病的并发症。治疗方法包括如下：

·非甾体类抗炎药（NSAIDS）

这些药物可以抑制关节痛和炎症，药物包括布洛芬、阿司匹林、甲氧萘丙酸钠。

·抗疟药

这些药物可以减轻疲劳、关节疼痛、溃疡、皮疹以及肺部炎症。

·皮质类固醇类

这些是天然的抗炎激素。

·ω-3鱼油

鱼油补充物可以改善狼疮症状。一项包括 52 位狼疮患者的研究结果表明，该补充剂可以降低患者系统性红斑狼疮行为测量（SLAM-R）的得分。

·补充剂

钙和维生素 D 的补充剂往往具有降低患有狼疮妇女骨结构降解的作用。

·免疫抑制剂

这些药物因为具有降低自身抗体生成并能防止由自身抗体所导致的损伤的作用而被临床应用。但是它们具有危险的副作用，所以务必要谨慎使用。

·利妥昔单抗（rituximab）

研究表明该药物能降低体内免疫细胞的数量，所以可能对治疗狼疮有效。

·脱氢表雄酮（DHEA）

有关这个类固醇类激素的研究表明脱氢表雄酮能够有效地降低系统性红斑狼疮女性患者疾病骤发的次数。

莱姆病和其他蜱媒疾病

蜱，又名壁虱或扁虱，是生活在草丛和树丛中的昆虫，这些昆虫所引起的疾病称为蜱媒疾病。蜱能在肠中成为隐藏病毒。一旦它们叮咬人，可以传播病菌而引发莱姆病、洛矶山斑疹热、埃里希体病、土拉菌病。少见的蜱媒疾病主要表现有蜱性麻痹、巴贝西虫病、回归热、科罗拉多蜱传热。

下面的图表列出了几种蜱媒疾病以及它们各自的病因。

» 病因

蜱媒疾病通常是由生活在蜱胃里的微生物引发的，这些微生物能通过蜱的叮咬进入血液。蜱通常需要附在身体一段时间才能传播疾病。

» 预防

蜱媒疾病能够轻易由以下预防措施防治。

蜱通常隐藏于茂密的草丛和树丛中。到蜱聚集的户外游玩时应穿浅色裤子、长袖和不露脚趾的鞋子或靴子。因为浅色衣服可以轻易地暴露出蜱的身影。同时还要将衣角藏入裤子里，裤脚也藏入袜子里。

在夏季几个月份中，应避免到蜱严重密集的地方活动。

应用能用于皮肤的含有避蚊胺（DEET，

蜱媒疾病	病因
莱姆病	包柔螺旋体
落矶山斑疹热	立克次体
犬艾利希体症	人类埃立克体
土拉菌病	兔热病杆菌
巴贝西虫病	果氏巴贝虫
回归热	疏螺旋体属
科罗拉多壁虱热	科罗拉多壁虱热病毒
蜱性麻痹	蜱口腔中分泌的神经毒素

世界上应用最广泛的昆虫驱避剂）的产品，以及用于衣服的含有杀虫剂氯菊酯的产品。

仔细检查全身各处。如果发现有蜱的踪迹，立刻用镊子轻轻地并迅速地把蜱去除，千万不要挤压它。并用消毒膏药涂到咬伤之处。

也要检查宠物身上的任何蜱，宠物可以把这些昆虫带到家中，并在家里把它们传染给人。

研究表明大蒜是天然的驱蜱剂。一项研究表明100名瑞典士兵每天食用大蒜胶囊可以使蜱叮咬频率降低30%。

» 诊断

蜱媒疾病很难诊断。皮疹的出现通常是诊断该病最重要的线索。每个蜱媒疾病都能引发典型性皮疹。如莱姆病引起的皮疹看起来像一个有红色外环的公牛眼睛，一个未受影响的补丁，也像一个红色中心区。这被称之为游走性红斑或 EM 皮疹。

不幸的是，许多患者从来没有患过皮疹。在这些情况下，医生们主要根据其他症状和病史来诊断。其他病症包括高体温、受寒、身体疼痛、恶心、呕吐、腹泻、疲劳。该病可以引发关节痛，神经和心病问题。

在询问病史的时候，医生可以问以下一些或所有的问题。

·你在蜱严重聚集的地方待过吗？

·你采取过必要的预防措施以避免叮咬吗？

·你看过蜱附着于你的皮肤吗？如果你见过，多长时间？

因为蜱媒疾病的症状与许多其他疾病的症状相似，因此在诊断过程中收集的信息在诊断期间很重要。

在检查之后，实验室检查可用于确诊蜱媒疾病的诊断。这些检查有助于寻找出由蜱所传播的生物抗体。

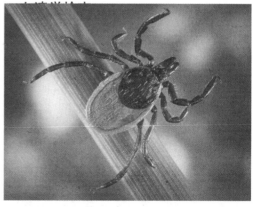

黑腿虱，太平洋硬蜱（上图）和气肿性炭疽蜱，是已知的病原体携带者，是引发莱姆病的病因。

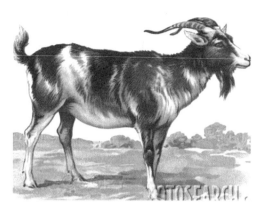

有些蜱通过野生动物和家养动物（如狗、羊和牛）进行传播。

血清学检查用于检测与蜱媒疾病相关的生物抗体。

·显微镜检查

在显微镜下检查血液所存在的微生物。

·酶联免疫吸附测定（ELISA）法

该测定方法用于在血样本中寻找专一抗体。

·Western 印迹法

如果 ELISA 法结果是阳性，那么 Western 印迹法就会验证这个结果，它可鉴别出蛋白质和由微生物（如引发蜱媒疾病的微生物）产生的其他物质。

·聚合酶链反应（PCR）

该实验能在脊椎和关节液中检测出带有蜱媒疾病的微生物。特别是对于出现神经学症状的患者很重要。

» 治疗

下面的图表总结了蜱媒疾病现有的治疗方法。

淋巴瘤

淋巴系统是机体防御系统中的一部分，能保护机体免遭包括病毒、细菌和异常细胞等外来物质的攻击。淋巴液通过淋巴管被传递到颈部、腋下、胸部、腹部、腹股沟处的淋巴结。淋巴结能生成和储藏被称为淋巴细胞的特殊免疫细胞。淋巴细胞可以破坏那些进入体内的外来或有害物质。

在淋巴瘤中，一些细胞或淋巴细胞在淋

蜱媒疾病	治疗
莱姆病	阿莫西林、多西环素等抗生素对莱姆病疗效显著。对于神经性损伤，头孢曲松或盘尼西林 G 可通过静脉注射进入患者的血液中
落矶山斑疹热	四环素、氯霉素等抗生素可用于治疗落矶山斑疹热。对于出现神经性症状的患者可静脉注射氯霉素来治疗
犬艾利希氏体症	四环素、多西环素等抗生素对治疗犬艾利希体症疗效显著
土拉菌病	链霉素、庆大霉素等抗生素对治疗土拉菌病疗效显著
巴贝西虫病	巴贝西虫病症状轻微时无需治疗。奎宁和氯林肯霉素合用可治疗严重的感染患者
回归热	四环素、红霉素对于治疗回归热疗效显著。静脉注射这些抗生素可用于严重感染的患者
科罗拉多蜱传热	无医治方法可参考
蜱性麻痹	该病是由于未发现嵌入蜱所引发的疾病，医生去除掉经常出没于头皮中的蜱后，该病的症状就会立刻消失

巴系统内无限增生。淋巴细胞可分为 B 细胞和 T 细胞两种。淋巴瘤根据细胞生长种类可划分为非霍奇金淋巴瘤或霍奇金病。两种类型的淋巴瘤都可传播至其他淋巴结和身体器官。

» 病因

淋巴瘤的确切病因仍不很清楚，但普遍认为本病发生在淋巴细胞中的 DNA 受到损伤之后，DNA 受到损伤使淋巴细胞变异并产生肿瘤。

» 预防

还没有找到防治淋巴瘤的办法。

» 诊断

为了诊断淋巴瘤，医生应首先查看患者的病史并且进行体检。观察颈部、腋下、胸部、腹部、腹股沟处的淋巴结是否肿大或增大（淋巴瘤最显著的症状），并加以判断。其他症状包括夜间盗汗、疲劳、体重下降和皮肤瘙痒。

血液检查可查明患者体内的血细胞数量以及肾、肝的功能。医生也可检测血液中乳酸脱氢酶（LDH）化合物的水平，对于淋巴瘤患者来说 LDH 水平通常都很高。随后，活组织检查可用于诊断淋巴细胞的变异性，成像检查可用于检测受影响的器官。

» 治疗

·化疗与放疗

高危人群

危险因素包括：

- 男性
- 接触化学物质，如杀虫剂，溶剂以及化肥
- 老人
- 由于病毒感染或药物治疗而使免疫系统低下
- 淋巴瘤家族史

这些疗法常用于破坏癌变的淋巴细胞。在化疗中使用强效药可以杀死变异与正常的细胞。而在放射性治疗中，高能量的射线主要针对血液中存在的肿瘤或放射性物质。

·免疫治疗

以癌细胞为靶点并破坏癌细胞的抗体可用于本病的治疗。其他物质也能使患者增强机体对癌症的反应能力。多聚糖 K，一种从蘑菇中提取的化合物，也可用于提高机体的免疫功能和抗癌能力。

·针灸

一些患者成功地用针灸减轻了疾病症状。针灸时将针放置于皮肤的特定区域，以减轻淋巴瘤与化疗所带有的疼痛与恶心。

·抗氧化剂

辅酶 Q10 是一种激活免疫系统和防止化疗与放疗副作用的抗氧化剂。

多发性骨髓瘤

浆细胞是一种可生成抗体的特殊血细胞。免疫系统利用这些抗体来攻击有害物质。多发性骨髓瘤是一种影响浆细胞的癌症。骨髓瘤细胞是一种可以大量扩散的变异性浆细胞。骨髓瘤在骨髓中生成，它可以取代其他健康血细胞。由于骨髓瘤浆细胞产生的抗体对外来有害物无效，因此患者极易感染。

骨髓瘤细胞也可侵入骨的同体部位。当这种情况发生时，大量的钙就沉积于血液中。除此之外，骨髓瘤细胞可产生称为 M 蛋白质的抗体。这些因素可造成多发性骨髓瘤患者的肾脏过度工作以过滤出多余的钙与 M 蛋白质。因此，骨髓瘤患者有患肾衰竭的危险。

» 病因

病因还没有找到。

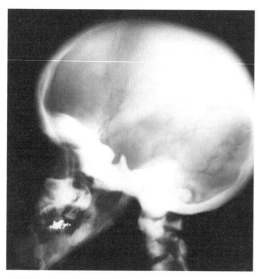

在 X 线下颅底的亮点就是过量的已经聚集并形成浆细胞瘤的浆细胞，它们会使骨头变脆弱。

» 预防

研究表明减少接触电离辐射和杀虫剂二噁英可能有助于预防多发性骨髓瘤。

» 诊断

由于有疲劳和体重下降的症状，因此骨髓瘤扩散通常在进行血液测试后进行确诊。其他的症状包括骨疼痛、骨折、疲惫、口渴异常、高热、反复感染、恶心、呕吐、便秘、小便频繁以及腿麻木。

血液测试可检测出浆细胞与钙水平的上升幅度。由于大部分患者存在贫血，所以也需要检测出血液中 M 蛋白质的存在和全血细胞计数。医生也可通过其他如骨髓抽吸和活检以确诊。

» 治疗

·化疗

这是骨髓瘤的主要治疗方法。干细胞移植有时候用于化疗后重建骨髓。在治疗前从患者身上移除干细胞，治疗后再重新放入患者体内。或者也可能通过一名身体健康人捐干细胞给患者。

·生活方式

患者改变生活方式以减少骨髓瘤的并发症。经常锻炼可以防止骨头坏死和钙流失。保持体内充足水分有助于肾功能运转。一份营养平衡合理的饮食与避免接触人群或传染病感染者可以保护免疫系统。

高危人群

危险因素包括：

- ·老人
- ·非洲裔美国人
- ·放疗
- ·家族史
- ·接触有毒化学物质
- ·肥胖症

第十二节　激素紊乱引发的疾病

糖尿病

糖尿病主要分为两型，即 1 型糖尿病和 2 型糖尿病。在 1 型糖尿病中，由于自身免疫功能受损，胰腺组织不能产生足够的胰岛素——一种重要的代谢调节激素。而对于 2 型糖尿病患者，通常首先出现的是胰岛素抵抗；胰腺分泌胰岛素，但是机体却产生抵抗，需要更多的激素量。随着越来越多的胰岛素分泌，细胞的耐受性显著增强，最终导致高糖水平和高胰岛素水平。

胰腺位于肝、肠之后，约手掌大小，是负责产生胰岛素和其他帮助机体将食物转化为能量的激素的器官。

食物被消化后，降解为葡萄糖，成为

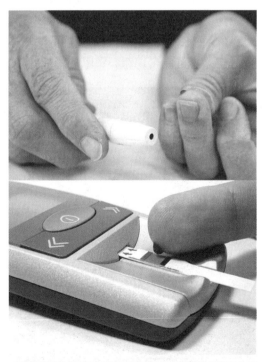

一种便携式血糖测量仪通过对小样本血样的检测测量血糖浓度，通常是指尖采血，点样于覆有特殊化学物质的测试纸上。有些仪器可以检测来源于身体其他部位的血样，但是可能不够准确。

细胞的主要能源。然后葡萄糖进入血循环。如果胰腺不能产生足够的胰岛素或者机体不能利用现有的胰岛素，细胞则不能利用葡萄糖并将之转化为能量。过多的葡萄糖在血中积聚而导致葡萄糖不耐受。糖耐量异常有时称为前糖尿病，发生于高血糖而又未达到糖尿病诊断标准的个体。前糖尿病通常无明显临床症状，但是严重时可能出现颈部、肘关节或膝关节附近的皮肤黑斑，即棘皮症。

1 型糖尿病和 2 型糖尿病均可发生继发性低血糖。这通常是过量的胰岛素或接受其他降糖药物治疗，未摄入足够的食物、过多的运动引起或者是这些因素联合作用的结果。低血糖可导致许多症状，例如软弱无力、复视、震颤、焦虑、抽搐甚至意识丧失。一旦发生低血糖，含糖食物、甜饮料如橙汁或葡萄糖片剂（专为此种紧急状况设计）可以迅速提升血糖至安全水平。

这两型糖尿病的发生、发展不尽相同。1 型糖尿病通常是突发起病，可能引起诊断前住院或是死亡。该型糖尿病通常发生于儿童、青少年和 30 岁以下成人，有时被称为胰岛素依赖性糖尿病或青少年起病糖尿病。然而，目前最常见的糖代谢异常为 2 型糖尿病，又称为非胰岛素依赖性糖尿病。过去，它发生于成人，尤其是年龄大于 45 岁者，但近年来有年轻化趋势。妊娠期糖尿病出现在女性妊娠时期，虽然可能增加妇女其后患 2 型糖尿病的风险，但它是一种暂时性疾病。

糖尿病的长期并发症包括心脏病、中风、肾功能减退、失明、高血压、神经系统损害、截肢、口腔疾病和妊娠期并发症。

» 病因

为什么胰腺组织会丧失分泌胰岛素的功能或为什么细胞产生胰岛素抵抗还是原因未明的。研究人员认为遗传和环境因素在两型糖尿病中均起作用，而在 1 型糖尿病中起主要作用的可能是自身免疫性因素。

一旦葡萄糖不能进入细胞，它就不能用作能源。血中过多的葡萄糖必然溶解在体液中通过肾脏排泄。这就引起了 1 型或 2 型糖尿病中多尿、口渴、饥饿及虚弱的典型症状。

» 预防

目前尚无针对 1 型糖尿病的有效预防措施，但保持正常的体重、平衡膳食和规律运动可以预防 2 型糖尿病。因为超重会影响体内的胰岛素发挥作用，多余的脂肪组织还可能导致机体的胰岛素抵抗，所以运动可以帮助胰岛素增效。

1994~2004 年，美国国家糖尿病、消化系统和肾脏疾病研究所完成了一项糖尿病预防研究项目。研究人员发现：那些被诊断为糖耐量异常或前糖尿病的患者，如果能够通过适度的运动（例如每周步行 150 分钟或每天步行 30 分钟）而减重 7% 的话，那他们发展为 2 型糖尿病的危险就能减少 58%。此研究还指出，降糖药二甲双胍在 31% 的患者中可以预防 2 型糖尿病的进展，由此可见，改变生活方式能够更有效地预防糖尿病。

另一个预防 2 型糖尿病发展的重要方面是维持稳定的血糖水平。血糖指数将大量的碳水化合物分类，依据是其各自对血糖水平的直接效应。学习如何用特定的碳水化合物评估血糖指数可以更好地选择饮食方案。例如，普通糖类是 100 级，然而那些消化较慢的谷物和很多蔬菜的等级要低得多。因此，用高纤维食品和复杂的碳水化合物取代单糖及"垃圾食品"可以维持血糖水平的稳定。

» 诊断

有症状患者及有危险因素的人群都必须定期检查血糖。45 岁以上的人应至少每 3 年检查 1 次血糖。

1 型糖尿病患者可能食欲增加的同时体重减轻，还可能出现恶心和呕吐的症状。2

高危人群

危险因素包括：

1 型糖尿病
· 家族史

2 型糖尿病
· 家族史，尤其是父母或同胞患病者
· 肥胖，尤其是腹部肥胖
· 45 岁或以上
· 非高加索人
· 缺乏运动
· 妊娠期糖尿病或分娩体重大于 4 千克的胎儿
· 高血压
· 血甘油三酯（一种脂肪分子）浓度高于 250mg/dl
· 高血胆固醇浓度，HDL 浓度低于 35mg/dl
· 经确诊的糖耐量异常

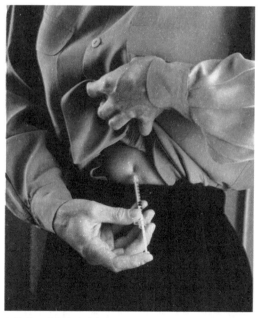

血液内无胰岛素或胰岛素不足的人必须通过注射胰岛素或安装胰岛素泵来补充胰岛素。

型糖尿病患者会出现复视，感染或伤口延迟愈合；男性患者还可能出现阳痿。然而，在许多病例中，由于其慢性病程，个体可能根本未发生以上症状。很多糖尿病患者不知道自己已患病。大部分诊断出 2 型糖尿病的人都是超重或肥胖，同时患有高胆固醇症。

当各种血液测试显示血葡萄糖总量异常升高时，即可被确诊糖尿病。快速血糖测试应于至少禁食 8 小时后完成；血糖应两次均低于 126 毫克 / 分升。当血糖浓度介于100~125 毫克 / 分升时，为快速糖代谢异常或前糖尿病，可能导致 2 型糖尿病的发生。随机血糖检测可以随时进行，无需禁食，此时血糖必须低于 200 毫克 / 分升。血糖值在140~199 毫克 / 分升显示前糖尿病。

对于 2 型糖尿病，当禁食葡萄糖水平正常而诊断仍有疑问时，尚需做口服糖耐量测试。这项测试与快速血糖检测相比，更具敏感性，但更复杂和难于操作。它还可以用来检测妊娠期糖尿病。禁食后，首先检测血糖水平，然后给予患者高葡萄糖饮料。2~3 小时后采集血样测量血糖浓度，这时不应超过200 毫克 / 分升。140~199 毫克 / 分升显示前

糖尿病。

当患者的 1 型糖尿病难以控制时，就有酮体增高的危险。酮体是由脂肪和肌肉组织分解产生的，由尿液排出体外。酮体水平增高是十分危险的，甚至可能因为出现"酸中毒"或血液 pH 值低而致命。一个简单的尿检即利用检测试纸就可以检测出是否有酮体的存在。尿液分析还能检测是否有高尿糖。

» 治疗

目前，糖尿病仍不可根治，但是结合运动、饮食、控制体重和药物可以延缓其病程。虽然一些方法可以帮助稳定血糖水平，但它们不能替代饮食和药物治疗，而且必须在医生的指导下进行。自我监督可以确保疾病的控制并减少远期并发症发生的危险。

· 饮食

吃什么、何时吃，对于保持稳定的血糖是至关重要的。注册营养师会帮助你制订饮食计划，这对防止血糖过高或过低都非常重要，也意味着你必须严格遵循进食时间表和进食量。低脂肪饮食对 2 型糖尿病患

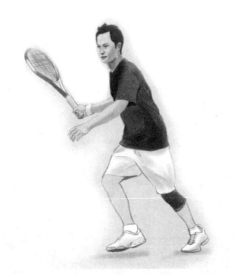
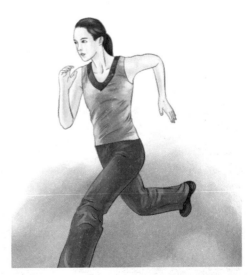

规律运动有利于减轻体重、调整血压，这两者对控制糖尿病都是很关键的。然而，在运动前后必须检测血糖水平，并随身携带小糖果以避免血糖急剧下降。

警告 ⚠️

酮症酸中毒和血糖浓度的急剧变化必须紧急处理。佩带一个医疗 ID 警报可以告知健康救护人员你是糖尿病患者。请注意以下酮症酸中毒的前兆，一旦发生，立刻前往急救室：

· 过度口渴和排尿
· 恶心和呕吐
· 腹痛
· 深快呼吸
· 呼吸带甜味或指甲床失去光泽（丙酮）

者维持正常的胆固醇和甘油三酯水平是十分有益的。

· 体重管理

对于 2 型糖尿病患者，体重问题至关重要。事实上，一些患者通过减去多余的体重可以减少药量甚至停药。完全低卡路里摄入的速成饮食是必须避免的；取而代之的是少吃、限制脂肪以及增加运动。

· 运动

每天至少 30 分钟的规律运动有利于控制血糖和体重，降低血压。运动前后检查血糖水平，并在运动时携带小糖果以避免血糖过低是非常重要的。

· 胰岛素

1 型糖尿病患者和某些 2 型糖尿病患者需每日注射胰岛素。胰岛素必须注射才起效，并且每天需注射 1~4 次。此外，还可以在靠近腹部的皮肤下安装胰岛素泵；它长期起效，可以稳定地释放胰岛素。不同时段注射不同的胰岛素都是有用的。

· 药物治疗

口服降糖药可以降低 2 型糖尿病患者的血糖水平。这些药物通过促进胰岛素的分泌，增加机体对胰岛素的敏感性或延迟葡萄糖的吸收而发挥作用。妊娠期妇女不能服药，需要依赖饮食和胰岛素来控制病情。

· 补充剂

铬缺失可能影响机体对葡萄糖和胰岛素的反应。每天补充 150 微克甲基吡啶铬能够有效治疗低血糖，维持恒定的血糖值。全麦面包、黑面包、牛肝、西红柿、青椒、鸡蛋、鸡肉、啤酒酵母、苹果、黄油、欧洲防风根和玉米粉中都含有铬元素。

· 自我监测

感染、精神压力、某些药物，甚至每天的不同时间都可以影响血糖水平。因此，糖尿病患者在家中自我控制血糖就尤为重要。如果掌握了相关知识，就可以调整饮食、运动强度和药物剂量来避免急症的发生。

· 医学监测

血红蛋白 A1C 测试（也称为羟乙酸化血红蛋白或糖化血红蛋白），检测血液中血红蛋白 A1C 的含量。该指针可以反映测试

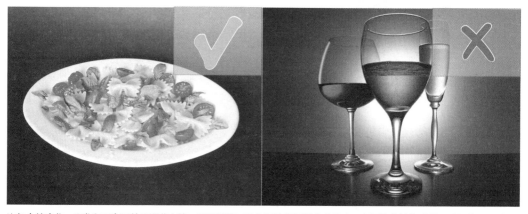

比起含糖食物，谷类和面食更益于调节血糖。不要喝酒，因为机体将酒精当作毒素，在酒精未被代谢前肝脏不会释放糖分。

前三个月的血糖平均值。绝大部分糖尿病患者的目标是血红蛋白 A1C 低于 7%；一旦高于 8% 可能增加并发症的风险。该测试每年至少进行 2 次。有研究表明，正确控制血糖水平（血红蛋白 A1C 低于 7%）可以避免糖尿病长期并发症的发生。

肾上腺功能紊乱

肾上腺是位于肾脏上方并分泌多种激素的两个三角形腺体。它所分泌的激素包括皮质醇和肾上腺素（这两种激素维持机体的新陈代谢及其他功能），以及醛固酮，醛固酮的作用主要是调节血液中钠离子及钾离子的浓度，从而控制水平衡、血容量以及血压。人体中这些激素水平过高或过低都可能导致肾上腺功能紊乱。

肾上腺功能紊乱如不治疗，会引起严重的并发症，包括高血压、糖尿病、骨质疏松等，严重情况下还可能导致死亡。

» 病因

肾上腺功能紊乱的病因各不相同。艾迪生病是由于体内缺乏肾上腺激素所致。最常见的病因是自身免疫反应，即免疫系统攻击肾上腺的外部，此部位主要产生皮质醇（主要作用是调节血压及血糖水平）。其他原因包括结核、真菌感染、肿瘤以及手术摘除肾上腺等。艾迪生病也可由抗凝血治疗导致，当药物进入腺体时可能发生。

库欣综合征即皮质醇水平过高，最常见的原因是肾上腺皮质素类药物的摄入，如每天服用泼尼松，持续数周甚至数月。另一个主要原因是腺瘤，即脑垂体腺的良性肿瘤。垂体腺腺瘤使垂体腺产生过多的促肾上腺皮质激素，促肾上腺皮质激素又刺激肾上腺产生皮质醇（医生通常所说的库欣综合征指由垂体腺瘤引起的综合征）。库欣综合征的其他病因还包括肾上腺肿瘤以及其他部位的肿瘤等。

嗜铬细胞瘤是肾上腺肿瘤的一种，可促使腺体分泌过多的肾上腺素和去甲肾上腺素，这两种激素的主要作用是调节心率以及血压。嗜铬细胞瘤病因尚未明确，但较多发生于年轻人以及中年人，90% 以上的嗜铬细胞瘤是良性的。

醛固酮增多症又称康恩（Conn）综合征，即醛固酮分泌过量，醛固酮的作用主要是调节血容量以及血液中钠离子和钾离子的浓度。本病的主要病因是肾上腺肿瘤，也可能是其他疾病如心衰、肝硬化或肾衰竭的

高危人群

危险因素包括：

艾迪生（Addison）病
- 1 型糖尿病
- 垂体功能减退
- 慢性甲状腺炎
- 重症肌无力
- 恶性贫血
- 自身免疫功能紊乱

库欣（Cushing）综合征
- 肾上腺肿瘤
- 脑垂体腺腺瘤
- 使用皮质类固醇类药物
- 女性

嗜铬细胞瘤
- 年轻成年人或中年人

醛固酮增多症
- 肾上腺肿瘤
- 高血压
- 肝硬化
- 心力衰竭
- 肾衰竭

并发症。

» 预防

在可能的情况下避免口服皮质类固醇类药物可降低肾上腺功能紊乱的风险。

» 诊断

肾上腺功能紊乱的诊断主要以症状、实验室检查以及影像学检查为依据。虚弱、劳累及无意识的体重减轻或增加都提示肾上腺功能紊乱。

艾迪生病可引起食欲不振、嗜盐、慢性腹泻以及皮肤黑斑等。

库兴综合征导致一系列躯体症状——面部变圆发红，双肩之间隆起，伴口渴、排尿增多及高血压等。男性还可能出现阳痿等性功能障碍，女性则可能停经。嗜铬细胞瘤通常表现为出汗增多、头痛以及血压波动。醛固酮增多症主要表现为高血压、头痛、麻木以及间断性麻痹。

为了明确诊断，可进行血液检查测定肾上腺激素浓度。尿液检查可估计激素水平及钾离子浓度，醛固酮增多症中钾离子浓度降低。促肾上腺皮质激素实验即用垂体腺分泌的激素刺激肾上腺，使其分泌皮质醇。其他检查还包括影像学检查如磁共振或 CT 扫描来探测垂体或肾上腺的肿瘤。

» 治疗

·艾迪生病

这种疾病可危及生命。

1. 药物治疗

必须终身服用皮质类固醇激素来补充肾上腺产生皮质醇的不足。当机体处于额外的精神压力或躯体压力之下时，可能需要较大剂量的类固醇。出现肾上腺危象时，此时体内的皮质醇水平低至非常危险的程度，须静脉注射皮质类固醇激素。脱氢表雄酮是肾上腺产生的一种化学物质，并随

着年龄的增长而逐渐减少，可改善人的心情，保持身体健康。一些患者需要醛固酮替代治疗。

2. 草药治疗

中国以及西方国家的许多草药，例如我们所知道的调节剂，尽管尚缺乏确切证明其有效性的研究结果，但有时它们也和醛固酮替代疗法联合使用达到治疗目的。

·库欣综合征

库欣综合征的所有治疗都必须包括定期随访，以检查该病所导致的一些并发症如糖尿病、高血压以及骨质疏松等。

1. 手术治疗

垂体腺瘤以及肾上腺肿瘤可通过外科手术切除。

2. 放射治疗

放射治疗用于手术治疗后的癌症。

3. 药物治疗

手术切除垂体瘤后常需要暂时性或永久性地使用皮质类固醇激素治疗。如果库欣综合征是由使用皮质类固醇激素治疗其他疾病

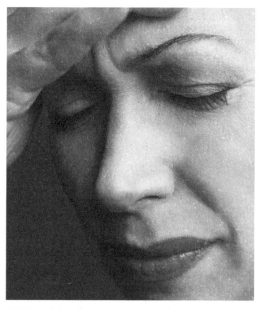

嗜铬细胞瘤表现为头痛以及强烈的焦虑感。这种由肾上腺良性肿瘤所引起的症状可导致肾上腺素分泌过量，如果不予以治疗，可能危及生命。

所引起，此时应在医生指导下逐渐停药。

· 嗜铬细胞瘤

1. 手术治疗

肾上腺肿瘤常常须手术切除。

2. 改变生活方式

如术后仍有高血压，可能需要一些其他治疗如利用饮食、体育锻炼及药物治疗来降低血压。富含水果、蔬菜、谷类以及低脂肪的饮食可降低血压。

· 醛固酮增多症

1. 手术治疗

虽然有时药物治疗也可控制症状，仍需要手术切除肾上腺肿瘤。

2. 药物治疗

醛固酮阻滞剂可联合或代替手术治疗来降低醛固酮的水平。

3. 饮食治疗

建议低钠饮食，帮助保持血液中适当的钠钾平衡。

甲状腺疾病

甲状腺环绕气管，分泌两种激素：甲状腺素（T_4）和三碘甲腺原氨酸（T_3）。这两种激素主要调节机体新陈代谢（机体所有的生理过程）的节律。甲状腺疾病大多发生于甲状腺的功能异常、甲状腺激素分泌过多或不足，但垂体功能异常也可引起甲状腺疾病。

通常情况下，脑中的垂体腺通过分泌促甲状腺激素（TSH）来刺激甲状腺产生激素。甲状腺功能亢进即甲状腺激素分泌过剩，可引起一系列症状，如突眼、体重减轻、疲劳、怕热、出汗增多等。甲状腺功能低下即甲状腺激素分泌不足，可引起疲劳、体重增加、脱发、怕冷、性欲降低、抑郁症以及指甲变脆等症状。甲状腺疾病在任何年龄都可能发生，中年女性尤为常见。

» 病因

· 甲状腺功能亢进

Graves 病（毒性弥漫性甲状腺肿）是一种自身免疫性疾病，主要侵袭甲状腺、皮肤及眼睛，是世界范围内甲状腺功能亢进的最常见原因。最常发生于 20~60 岁的女性，也可见于新生儿。母亲患有 Graves 病的新生儿中 1%~5% 可能出现此种情况。Graves 病可引起心悸、心动过速、疲劳以及出汗增多。Graves 眼病是 Graves 病的一种并发症，主要表现为眼球突出。

压力可通过最初抑制免疫系统的功能继而引起功能亢进，导致 Graves 病的发生。妊娠有时也可引起这种压力反应，导致暂时性甲状腺功能亢进。吸烟虽然不是 Graves 病的病因，但可加重 Graves 眼病的症状。如不治疗，Graves 病可能危及生命。

甲状腺肿即甲状腺的肿大。甲状腺的重量一般不大于 28 克，但甲状腺肿中甲状腺可肿胀为原来的几倍，从而使颈部有明显膨胀。症状有声音嘶哑、吞咽困难等。甲状腺肿还可能是一些药物如锂或多巴胺的副作用，或者是由食物中含碘过少所致，碘是甲状腺分泌激素所必不可少的一种矿物质。在一些罕见病例中，甲状腺肿还可能是由甲状腺瘤引起的。

甲状腺瘤是良性肿瘤，也可引起甲状腺功能亢进。表现为甲状腺上的小节结，可引起吞咽时的压迫感。

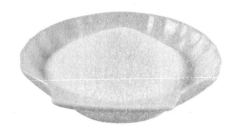

许多国家已通过使用加碘盐消除了碘缺乏现象，但在世界很多地方，碘缺乏仍是一个主要的健康问题，引起了联合国儿童基金会以及世界卫生组织的极大关注。

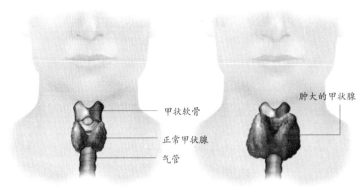

左边是正常的甲状腺，右边是肿大的甲状腺。甲状腺的重量通常不大于 28 克，但肿大的甲状腺可为正常体积的数倍，使得颈部有明显膨胀，这种情况叫作甲状腺肿。甲状腺肿可由一些药物的副作用、碘缺乏或肿瘤所导致。

甲状软骨
正常甲状腺
气管
肿大的甲状腺

应摄入 150 微克的碘。碘常见于海鲜、奶制品以及加碘盐中。另外，还应食用一些富含硒的食物，硒是存在于麦胚、鸡肉、鱼、瘦肉以及瓜子当中的一种微量元素。医生建议每天摄入 55 微克的硒。硒元素缺乏可增加患甲状腺炎的危险。

·甲状腺功能低下

甲状腺功能低下的首要原因是自身免疫性甲状腺炎，即当免疫系统侵袭甲状腺时所发生的甲状腺炎症。最常见的类型是桥本甲状腺炎，即由于自身免疫的破坏，甲状腺不能正常分泌甲状腺激素。桥本甲状腺炎病程进展缓慢，可持续数年，最终导致慢性甲状腺损伤。

垂体功能紊乱引起的甲状腺功能低下约占 5%。此种情况下垂体没有向甲状腺发出分泌激素的信号。

每年接受甲状腺功能亢进治疗的患者约有 3% 出现永久性甲状腺功能低下。90% 甲状腺功能亢进患者在进行放射性碘治疗时出现暂时性甲状腺功能低下，放射性碘被甲状腺吸收后明显减慢了甲状腺激素的释放。

甲状腺疾病的其他病因还包括甲状腺先天缺陷、下丘脑（大脑中和垂体连接的部分）损伤、甲状腺感染以及妊娠等。感染及妊娠引起的甲状腺功能低下通常是暂时性的。如是先天性缺陷所致，则有可能是呆小病——智力和躯体的发育迟缓。

» 预防

摄入过多或过少的碘都有可能引起甲状腺疾病。碘是被甲状腺吸收用于产生甲状腺激素的一种矿物质。理想情况下，每人每天

» 诊断

甲状腺疾病的诊断主要以症状、病史、体格检查以及多种实验室检查为依据。血液检查可测定甲状腺激素以及促甲状腺激素释放激素的水平，监测甲状腺抗体的存在（提示 Graves 病或桥本甲状腺炎——甲状腺抗体的出现表明机体已启动自身免疫反应并侵袭甲状腺）。如怀疑甲状腺功能亢进，可进行甲状腺扫描检查，即用放射性化学药物使甲状腺成像，来确定甲状腺是否有炎症，或是否有全部或部分的腺体功能亢进。如怀疑甲状腺功能低下，可检查血胆固醇水平，因为甲状腺功能低下可引起血胆固醇水平的增高。

» 治疗

暂时性的甲状腺疾病不需要治疗。慢性

高危人群

危险因素包括：

· 女性
· 压力
· 甲状腺瘤
· Graves 病
· 先天性甲状腺缺陷
· 垂体腺功能紊乱
· 甲状腺病毒感染
· 食物中碘过多或过少
· 妊娠
· 甲状腺瘤

甲状腺疾病需针对病因进行治疗。

·甲状腺功能亢进

1. 药物治疗

丙硫氧嘧啶和甲巯咪唑可阻碍甲状腺激素的产生或向活性形式 T_3 的转化，它们可降低整体的激素水平。β 受体阻滞剂可干扰甲状腺激素的活性，并可在其他药物起效之前缓解甲状腺激素水平过高引起的症状如心动过速等。有些情况下，可短期内使用类固醇来缓解严重的甲状腺功能亢进症状，如 Graves 眼病等。

2. 放射性碘治疗

药物治疗无效时，可使用放射性碘来破坏甲状腺细胞以降低甲状腺激素的水平。然而，在大多数患者中，放射性碘治疗最终都会导致甲状腺功能低下。发生此种情况时，应进行甲状腺素替代治疗，提高甲状腺激素的水平。妇女妊娠期禁止进行放射性碘治疗，放射性碘治疗也不能用于 Graves 眼病，因为它可使其症状加重。

3. 补充剂

传统治疗中加入硒可加快甲状腺激素水平的下降。

4. 手术

甲状腺瘤需采用手术切除。甲状腺全部切除或大部分切除也适用于妊娠期妇女以及其他不能进行药物治疗或放射性碘治疗的患者。

在少数病例中，可用眼眶减压术来治疗 Graves 眼病，即通过手术将眼窝扩大到足以容纳突出的眼球。手术中，将分隔眼窝和窦道的骨头去除，这样创造出足够的眼球后空间，使膨出的双眼能够回到眼窝中。

5. 眼睛的治疗

可用人工泪液缓解 Graves 眼病的眼干燥症状。太阳镜通过使光线变弱减轻眼部不适感，冷敷可减轻肿胀，增加眼睛周围的湿度。也可用放射治疗来缓解眼球突出。

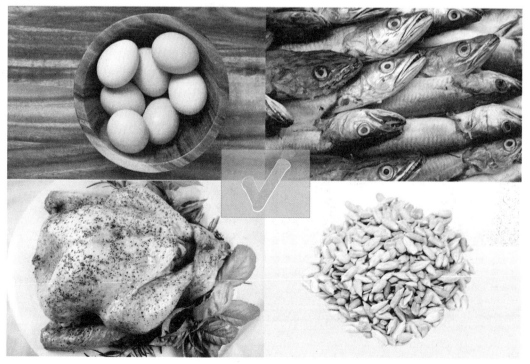

硒是一种微量元素，存在于鸡蛋、海鲜、瓜子、鸡肉中，有证据表明，食用富含硒的食物可通过减少激素分泌来控制甲状腺功能亢进。

6. 适量运动

避免剧烈的运动，这样可使 Graves 病患者的心悸以及心动过速的发生频率降到最低。

· 甲状腺功能低下

1. 甲状腺素替代治疗

这种方法是用合成的甲状腺激素来增加或维持体内的激素水平。需定期检查体内的甲状腺激素水平，以防止激素水平过高导致甲状腺功能亢进。通常单独使用甲状腺素替代治疗，但如果联合三碘甲腺原氨酸治疗效果更好。

2. 药物治疗

如果是由垂体腺功能异常或自身免疫性甲状腺炎引起的甲状腺功能低下，可使用抗感染药物来治疗甲状腺炎症。首先使用非类固醇类的抗感染药物，如果无效，再使用可的松治疗。也可用 β 受体阻滞剂缓解症状。

3. 补充剂

补充硒可降低甲状腺抗体的水平，提示可能对桥本甲状腺炎也有一定的治疗效果。

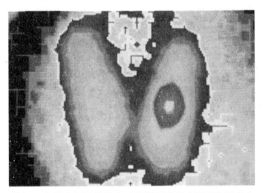

彩色 γ 扫描在甲状腺的右叶检测到腺瘤（显示为红色）。这种良性肿瘤使甲状腺分泌过多的甲状腺激素，导致甲状腺功能亢进。

垂体疾病

垂体疾病的主要特征是垂体激素异常以及受垂体激素所控制的激素异常。症状主要包括虚弱、异常生长、女性月经周期异常、男性缺乏性冲动等，如不予以治疗，可进一步导致甲状腺疾病、肾上腺疾病以及其他神经系统和内分泌系统的并发症。

» 病因

肿瘤可破坏垂体腺或下丘脑。其他破坏垂体腺的因素还包括放射、手术、脑膜炎以及各种感染。

垂体功能减退即一种或几种垂体激素的缺乏，病因很多，包括垂体腺肿瘤或脑肿瘤、头部外伤、中风以及脑内感染等。极少数病例为妊娠并发症。

» 预防

垂体疾病目前仍无法预防。

» 诊断

诊断主要以症状、病史、垂体激素测定以及其他血液检查为依据。如果垂体激素出现任何异常，可进行 CT 扫描或磁共振检查，来确定是否有垂体肿瘤或脑内异常情况。可能还需要其他一些血液检查或尿液检查。乳溢症患者如果乳房内出现肿块，需进行活组织检查。

» 治疗

· 手术治疗

垂体腺瘤或脑肿瘤需手术切除。

· 药物治疗

肢端肥大症可用药物来抑制生长激素的分泌。垂体功能减退患者可通过生育药物来治疗。

第十三节 精神及情感障碍

焦虑症

压力和烦恼是生活的一部分，但是当焦虑——一种恐惧不安或害怕的感觉——出现并发展到极端，使人失去控制的能力，就可认为是焦虑症。焦虑症包括惊恐障碍、强迫症、恐惧症以及创伤后应激障碍。焦虑症是最常见的精神疾病，在西方国家至少有10%的人受到此病的影响，其中包括儿童和青少年。

» 病因

焦虑症的病因目前尚未完全清楚。它常发生于儿童时期的感情忽视或生活中的压力、创伤性事件之后，并可在事件发生后的很多年还继续存在。它们也会在家庭中蔓延，其中一些症状可能是由于大脑中化学物质不平衡所导致，例如，一些强迫性神经失调的病例就是由大脑中一种叫作5-羟色胺的化学物质的不平衡所导致。

躯体功能紊乱，如甲状腺功能亢奋或一些药物（如皮质激素或可卡因）都有可能引起焦虑症的症状。

» 预防

虽然不能完全预防焦虑症的发生，但是教会人们如何区分真正的危险和恐惧是预防和治疗焦虑症的关键。另外，一些研究表明规律的锻炼和放松方法（如沉思）的使用对预防焦虑症都大有益处。避免咖啡因、非法药物、含刺激性物质的非处方药物，因为这些都可能会加重焦虑症的症状。

» 诊断

主要根据症状进行诊断。通过全身检查排除其他可能因素。多种精神疾病可同时发生；焦虑症可伴随抑郁症、进食障碍、药物滥用或其他焦虑症状。

· 广泛性焦虑症

女性发病率是男性的两倍，表现为持续的、过度的烦恼和紧张，症状持续至少6个月。至少有3个以下所列症状存在才能达到诊断标准：不安、疲劳、注意力难以集中、易怒、肌张力亢进以及睡眠问题。

· 强迫症

烦恼、焦虑的想法或想象叫作强迫观念，摆脱这些想法的行为叫作强迫行为。这些想法和行为不能自控，可能每天至少发生一次，干扰人的日常生活。例如，一个有强迫症的人可能对细菌有一种强烈的恐惧感，因此不停地洗手，甚至每天会洗上百次。男性和女性的发病率无差异，通常开始于儿童时期、青少年时期或成年早期。

· 惊恐障碍

其特点是发作的不可预测性和突然性，患者常体会到濒临灾难性结局的害怕和恐惧，伴有胸痛、心悸、气短、眩晕、腹痛、不真实感、濒死感等类似心脏病发作的躯体症状。女性发病率是男性的两倍，常始于青春末期或成年早期。约有三分之一患者有广场恐惧症，即害怕处于一种没有帮助或无法逃离的场所，或在惊恐发作时感到非常尴尬。一些惊恐发作的患者可能会因害怕而不能出门，尽管这种情况是治疗焦虑症的最有效的

高危人群

危险因素包括：
- 家族史
- 儿童时期的情感忽视或情感滥用
- 创伤性事件

方法之一。

» 治疗

许多焦虑症可用心理治疗联合药物治疗。其他方法也有一定的作用。

· 药物治疗

选择性5-羟色胺再摄取抑制剂（SSRIs）是抗抑郁药的一种，常用于治疗焦虑症，但是起效较慢，一般在治疗两到三周后起效，一开始还会使症状加重，最常用于广泛性焦虑症和强迫症。有些病例也会使用其他抗抑郁剂，如三环类抗抑郁剂或单胺氧化酶抑制药。抗焦虑药物如地西泮也常用来治疗焦虑症，但容易产生药物依赖，停药时必须注意逐渐减量。抗焦虑药丁螺环酮无依赖性，但起效较慢，两到三周起效。其他的一些药物如 β 受体阻滞剂、抗组胺类药物以及镇静药也常用于焦虑症的治疗。

· 心理治疗

认知—行为疗法对许多焦虑症患者都有效。认知疗法改变患者的思维方式，继而改变对恐惧处境的反应。行为疗法减少对恐惧处境的回避，并使患者自己认识到这些处境能够很好地得到控制。

恐惧症患者常用暴露疗法和效应预防法治疗，通过将他们暴露于恐惧之中并提供帮助来应对所产生的焦虑，从而达到治疗的效果。暴露疗法通过在安全的环境中谨慎采用重复再现的方式来帮助患者获得对恐惧的控制能力。脱敏疗法使用更加渐进的反应并包括放松训练等进行治疗。

· 集体治疗

这种治疗方法可帮助广泛性焦虑症的患者意识到其他人也经历过类似的过于烦恼的经历。

· 音乐疗法

研究表明音乐治疗能改善心情、防止松弛反应——一种以心率、血压、肌张力降低为特征的躯体状态。听音乐虽然只是一种个人爱好，但却对健康大有益处。

· 静思

念心静坐（内观）是静思的一种类型。练习时，将注意力集中于身体的感觉，这将有助于减轻焦虑的症状。一些研究表明练习时练习者的脑电波有所改变。

· 卡瓦胡椒

从卡法胡椒灌木的干燥根中提取的物质已被证实对焦虑症非常有效，但有报道卡瓦胡椒曾引起 30 多例肝脏损伤，因此一些国家已停止出售此药。美国食品及药品监督管理局已向消费者及医生发出了警告。

· 催眠疗法

催眠术能减轻焦虑的症状，特别是在手术或牙科治疗前。它可作为一种辅助方法同认知—行为疗法共同使用。虽然有充足的无对照证据，但目前仍没有可靠的研究比较催眠术和抗焦虑药物治疗的差别。

· 瑜伽

已有一些研究表明瑜伽对焦虑症也有治疗效果。常用的是达里尼静心及放松。然而，在此方面仍需要更多的研究。

健康小贴士

强迫症一般起病缓慢，病程较长，症状可持续多年或时轻时重，病前性格特征明显。发病年龄较早和病程较长者，预后欠佳，随年龄增长，症状逐步减轻。强迫症的预后因人而异，有的患者恢复得很好，有的略差，还有的属于难治性的。不管你属于哪一种，相信经过治疗都会有好的改善。需要特别注意的是：症状缓解后，建议服药 1~2 年。各种类型的强迫症，都需要坚持服用一段时间的抗强迫药。停药以及加减药量请咨询医生，千万不要自行调整药物用量，以免加重病情。

· **放松**

有规律地练习放松技巧可减轻焦虑症的症状，在用脱敏疗法治疗惊恐性障碍或恐惧症的时候尤其有帮助。

创伤后应激障碍

以前曾被称为爆炸性精神异常或战斗疲劳，但发生创伤后应激障碍的人远比厌战的退伍军人要多得多。遭受创伤性事件或烦扰事件的人可能会出现这种障碍。创伤后应激障碍的发病率在 10% 左右。

» 病因

任何人在发生严重的创伤性事件如车祸、性侵害、自然灾害或者危及生命的疾病等之后，都有可能出现创伤后应激障碍。大约 1% 的女性在流产后也可能发生创伤后应激障碍。

身体在应对压力时产生一种叫作肾上腺素的激素。有创伤后应激障碍的人，其肾上腺素的水平非常高，引起紧张、不安、无法放松及失眠。肾上腺素还可阻碍掌管记忆的大脑海马区的功能。

» 预防

创伤性事件过程中的消极无力状态使发生创伤后应激障碍的危险性增大。保持积极的状态并致力于帮助其他经历战争或自然灾害的人，可降低发生创伤后应激障碍的危险性。创伤性事件发生后有机会向支持自己的人表达出痛苦也有助于预防症状的发生。

» 诊断

创伤后应激障碍最具代表性的症状包括对创伤性事件的清晰的回忆和噩梦，患者重

高危人群

危险因素包括：

· 创伤性事件

治愈的希望

在经历了那场车祸之后，我告诉自己我很幸运没有受伤。但是在接下来的几个月内，重新坐到方向盘的后面变得越来越困难——尤其是在高速公路上。我不得不驶向一旁，因为我总是不停地看到并听到发生在几个月前的那场灾难。我不时地从噩梦中惊醒。我开始头痛，并好像总是对着孩子们大叫。

我的丈夫对此做了一点儿研究，并给我介绍了些眼动脱敏重整疗法，这些对我来说非常陌生。

我开始接受这个治疗，让眼睛运动时慢慢重现车祸时的情景。短短几周内，我就能再次开车上路并且没有任何症状。我不知道它是怎样起作用的，但它确实让我获得了新生。

复体验创伤性事件发生时的情景，常常伴随着事件发生时的声音、气味、痛苦及恐惧。由于这些创伤性事件令人非常痛苦，患者可能会出现"情感麻痹"状态，回避与事件有关的人物及场景。最后，创伤后应激障碍的患者可能出现"警戒"状态，总是在不停地寻找危险，也叫作"警觉过度"。此时可出现易怒、抑郁以及躯体症状，如头痛、腹泻、不规则的心跳以及酒精或药物依赖等症状。女性发病率高于男性。

儿童也可能患创伤后应激障碍。他们可能反复出现有创伤性内容的噩梦，并对曾经喜欢的活动失去兴趣。他们也可能在玩耍的时候再现创伤性事件，同时伴发头痛及胃痛的症状。精神科医师可根据症状诊断创伤后应激障碍。

必须做一个全身检查来排除引起症状的其他可能因素。创伤后应激障碍常常同其他病症共同存在，如抑郁症、酒精或药物滥用、恐惧症以及其他焦虑症等。

时间是一个重要因素。事件发生后前 4 周出现的症状可能是精神上恢复的积极征象。如果症状持续超过 4 周甚至更长并逐渐加重，就可诊断为创伤后应激障碍。

» 治疗

英国国立临床实践研究所的指导方针建议：在可能的情况下，在药物治疗创伤后应激障碍之前，可使用认知—行为疗法或眼动脱敏重整疗法（EMDR）来治疗。

·眼动脱敏重整疗法

虽然仍有争论，但一些研究表明，此疗法对日常或战争相关的创伤后应激障碍都有一定的效果。这种治疗方法吸收了暴露疗法、认知—行为疗法以及眼球前后快速运动的元素。在暴露于创伤性记忆期间，眼球运动产生注意力的交替；研究人员推测这种交替在大脑的记忆过程中起到了一定的促进作用。这种疗法通常比传统的心理治疗需要更少的就诊次数，同时花费也比较少。

·暴露疗法

这种类型的认知—行为疗法是在一个安全的环境中，小心地用创伤性事件的重复再现来帮助患者获得对恐惧的控制能力。脱敏疗法是与放松技术共同使用的一种渐进性的治疗方法。倾吐疗法是暴露疗法的一种，患者要一次面对所有的记忆。

·集体治疗

向有类似经历的其他人诉说，对患有创伤后应激障碍的人可能会有所帮助，尤其是对那些有"幸存者内疚感"的患者。

·家庭治疗

家庭成员也常常受到创伤后应激障碍的影响，可通过治疗来改善症状。

·认知—行为疗法

在进行自我重复暴露疗法时，这种治疗方法很有效。此疗法改变患者的思维方式，因此患者对特定情景的反应也随之改变。行为疗法通过放松训练、暴露等技术的使用来改变特定的行为方式。

> **健康小贴士**
>
> 创伤后应激障碍的女性发病率约是男性的两倍，可能由生活中的高压力事件所导致，包括车祸、自然灾害、慢性疾病或危及生命的疾病等。

·药物治疗

治疗创伤后应激障碍最常用的药物是抗抑郁剂，即我们熟知的选择性5-羟色胺再摄取抑制剂；它们不能达到治愈的效果，但可减轻症状，使得心理治疗更加有效。其他的一些抗抑郁剂如三环类抗抑郁剂或单胺氧化酶抑制药也会在一些情况中使用。抗焦虑药（如地西泮）也常用于治疗创伤后应激障碍引起的焦虑症状，但因其容易导致药物依赖并且停药时需逐渐减量，因而效果有限。

·催眠疗法

尽管目前尚无可靠的研究比较催眠术与经过证明的有效方法之间疗效的差别，但催眠疗法的确可以减轻焦虑的症状。它可作为一种附加的治疗方法，联合认知—行为疗法或眼动脱敏重整疗法用于治疗创伤后应激障碍。

·瑜伽

包括瑜伽、按摩等放松技术可减轻创伤后应激障碍相关的焦虑症状。波士顿大学的一个初步研究已经证实了瑜伽的治疗效果。

恐惧症

有高达10%的人受到恐惧症的干扰，恐惧症以过分和不合理地惧怕外界某种客观事物、情境、活动或动物为主要表现，大多数情况下这些事物、情境等并不会对人造成伤害。恐惧症不仅是所有焦虑症中最常见的病症，也是所有精神疾病中最常见的一种。

飞行、水体、牙科就诊——所有这些都

可引起恐惧症。这种单一恐惧症的女性发病率约是男性的两倍。社会性的焦虑症导致在社会场景中强烈的焦虑及自我意识，比如在公开场合讲话，会见陌生人，或者甚至使用公共厕所时都有可能发生。此时男性和女性的发病率大致相同。

» 病因

患者的恐惧症可作为被模仿的行为传递给儿童。有时，一种糟糕的经历比如被狗咬，也可引起恐惧症的发生。恐惧症常发生于儿童期或青春期。过分保护型的父母或较少接触社会都可促进社交恐惧症的发生。

» 预防

练习一些放松技巧如深呼吸、肌肉放松练习以及瑜伽等都可帮助预防症状的加重。不能依靠酒精或非法药物来缓解症状。减少咖啡因以及非处方制剂中刺激性物质的摄入。

» 诊断

主要根据症状、发生频率及诱发因素来诊断。恐惧症常引起躯体症状，如呼吸困难、血压升高、心动过速、手心出汗等。通过全身体检可排除躯体性疾病。恐惧症可同时伴有抑郁症、进食障碍、物质滥用或其他类型的焦虑症。

» 治疗

只有当恐惧症干扰正常工作及人际关系时才需要治疗。

· 药物治疗

虽然药物不能治疗恐惧症，但可以缓解症状。用于心脏病的 β 受体阻滞剂可阻断肾上腺素的作用，减轻躯体症状。抗抑郁剂可减轻焦虑症状；最常用的处方药是选择性5-羟色胺再摄取抑制剂。地西泮也可减轻焦虑症状，但因其容易产生成瘾性，因此停药时应逐渐减量。有酒精或其他药物滥用史的患者应避免使用此类药物。

· 心理疗法

认知疗法改变人的思考方式进而改变对所害怕场景的情绪反应。行为疗法通过一些技巧如放松训练或暴露疗法的使用来改变特定的行为方式。暴露疗法通过在安全的环境中小心地使用恐惧重复再现来帮助患者获得对恐惧的控制能力。一种用计算机产生虚拟现实经历的新的暴露疗法的初期研究已取得初步成果。脱敏疗法采取渐进的方式来面对恐惧。

· 集体治疗

患者讨论彼此的恐惧感觉，有时还参与到角色中去，这些都有助于缓解恐惧症的症状。

· 眼动脱敏重整疗法

这种技术可缓解与害怕牙科就诊相关的焦虑症状，而害怕牙科就诊往往是由过去的创伤性经历所导致。

· 催眠疗法

催眠术能够减轻焦虑症状，特别是在医疗程序或牙科治疗前。目前没有可靠的研究比较催眠术和其他干预治疗的差别。

注意力缺陷障碍

许多儿童都是好动的。他们会说或做冲动的事情，注意力难以集中。当这些特征变得严重并影响他们的学习成绩及社会生活时，就成为一种病症，即我们所知道的注意力缺陷多动症（ADHD），注意力缺陷障碍（ADD），或多动症。

注意力缺陷多动症曾经是一种全世界有争论的疾病。但现在，它已经得到了世界卫生组织、英国皇家精神科医学院及美国精神病学会的认可。

同时我们也认识到有 1/3~2/3 患有注意

高危人群

危险因素包括：
- 男孩
- 出生时创伤
- 怀孕期间使用药物
- 家族史

力缺陷多动症的儿童，其症状会一直持续到成年。关于有多少人患注意力缺陷多动症的估计差别较大——学龄期儿童发病率为3%~7%，成人发病率2%~4%。

» 病因

目前病因尚未明确，但很多研究表明注意力缺陷多动症可在家庭中传播。男孩比女孩更容易患病。尽管一定的教育方式可使症状加重或减轻，但它并不是缺乏教育所导致的。

出生时体重较轻，母孕期吸烟或药物滥用以及其他孕期问题都与注意力缺陷多动症的发生有关。

研究人员发现，神经递质——大脑中传递信号的化学物质——在注意力缺陷多动症的儿童中有异常。至于为什么出现此种情况目前尚不可知。

英国皇家精神科医师学会认为饮食会对儿童有一定的影响，但美国资料坚决否认了糖及食品添加剂的作用。

» 预防

虽然注意力缺陷多动症可能无法真正预防，但适当的措施可预防学校及社会关系方面问题的出现。怀孕期间不要吸烟、喝酒或滥用药物，注意孕期保护。

» 诊断

目前没有一种检测能够诊断注意力缺陷多动症，因此诊断此病比较困难。通常根据症状，并在排除可能引起类似问题的其他情况的基础上才能诊断。

对身体状况的评估，包括听力及视力评估是很关键的。医生可能会做一些血液测定、脑显像研究（如CT扫描、磁共振）或脑电图等检查。但这些都不能诊断注意力缺陷多动症；只能排除其他情况如甲状腺问题等。在大约2/3的病例中，注意力缺陷多动症可与其他问题（如抑郁症、焦虑症、睡眠障碍及学习障碍）共同存在。

诊断通常在6岁或7岁之后才能确定，因为许多正常幼童可能表现注意力缺陷多动症的一些症状。应从父母、老师及其他看护人那里搜集信息。症状必须发生在一个场所以上，比其他正常儿童严重得多，7岁以前开始出现，持续6个月以上，并干扰在学校、家庭及社会环境中的正常功能。

·不专一

注意力缺陷多动症并伴有不专一现象的儿童至少有下列症状中的6个：难以服从指令，难以集中注意力，常常丢三落四，与人交谈时似听非听，不能注意到细节，看起来生活杂乱无章，不能提前计划，常常忘记事情，很容易分心。

·多动/冲动

注意力缺陷多动症并伴有多动/冲动现象的儿童至少有下列症状中的6个：烦躁不安，到处乱跑或攀爬，不能安静玩耍，迫不及待地抢先回答老师的问题，打扰别人，在座位上扭来扭去，说话特别多，总是到处乱跑，不能耐心地排队等候。有一些儿童既有不专一，又有多动和冲动表现。

·成人注意力缺陷多动症

注意力缺陷多动症的成年患者通常并不多动，但会出现心境不稳、易发脾气、不能完成任务、容易分心等情况。他们可能很难安排事物、听从指示、记住细节以及控制自己的行为。

注意力缺陷多动症的症状并不是在成

年期突然出现；一定是在儿童时期就已经存在。另外，一些情况如抑郁症、焦虑症、甲状腺或其他激素问题、酒精成瘾、药物滥用、接触毒物、处方药或中草药的副作用等都可能有一定的影响。

» 治疗

应制订一个综合性的治疗方案。

·药物治疗

中枢兴奋剂（如哌甲酯、右苯丙胺、匹莫林）对儿童及成人都有效。这些药物并不能治愈此病，但可控制许多症状。一种新的非兴奋性药物——阿托西汀也可能有作用。一些抗抑郁药及抗多动症药也可控制症状。

·行为干预

注意力缺陷多动症的儿童需要长期一致的双亲教育策略以及正性强化策略。特别是年龄较大的儿童以及青少年，应进行有计划的治疗。儿童以及成人需要有解决问题、交流及自我支持的技巧来应对注意力缺陷多动症的症状。个体、家庭辅导以及支持小组可提供其他一些应对策略并建立自信。

·学校支持

大多数注意力缺陷多动症的儿童可与其他正常儿童在同一教室里上课。其中一些儿童可能需要正性强化或特别教育，特别是学习能力较差的儿童。

·其他策略

注意力缺陷多动症的患者应有一个有组织的环境来接受治疗，并使用组织手段如规划师。

·顺势疗法

发表在 2005 年 European Journal of Paediatrics 上的一项研究发现，顺势疗法制剂对儿童注意力缺陷多动症有肯定的疗效。

·ω-3 脂肪酸

发表在 2005 年 Paediatrics 杂志上的一项来自牛津大学的研究发现，当给予有协调障碍以及学校表现问题的儿童 ω-3 脂肪酸与 ω-6 脂肪酸混合物治疗时，他们的注意力及行为都有所改善。

抑郁症

抑郁症是比悲伤或"灰色心情"更严重的一种状态。它是世界上导致失能的首要原因，影响全球 1.2 亿人。每年大约有 85 万人因抑郁症而自杀。抑郁症还在其他方面影响身体健康，并可影响从儿童到老年的每个人。

» 病因

虽然确切的病因尚未明确，但可以确信是由于大脑功能的改变所导致，大脑功能的改变又是由一些压力事件所触发，如爱人死亡、严重疾病或失业。许多人可能有遗传倾向，因而在面对此类事件时容易变得抑郁。自信心较低、态度悲观、难以应对压力、连续暴露于暴力之下、感情忽视或贫穷等都可增加患抑郁症的危险性。一些身体疾病如脑肿瘤、甲状腺功能减退或叶酸等维生素的缺乏都可引起抑郁症。

» 预防

任何人都不应该因患抑郁症而感到内疚；有时我们不能预防它的发生。通常来说，下列健康习惯有助于预防：多吃水果、蔬菜以及富含 ω−3 脂肪酸的平衡饮食，充足的睡眠，规律的锻炼，找到放松的方式，限制酒精的摄入，不使用药物。

忠告也有助于预防抑郁症，教会人们应对悲痛、压力或慢性疾病等压力事件的新方法。当感到孤独无助时，社会联系就显得尤为重要，特别是对那些老人；志愿者或小组活动都非常有帮助。

» 诊断

目前没有医学检测方法来诊断抑郁症。持续至少两周的悲伤和（或）对能够带来享受的事情失去兴趣或快乐可提示抑郁症的发生。必须有 3~4 个下列症状的存在：

· 无望或无助的感觉
· 内疚或没有价值的感觉
· 疲劳或精力缺乏
· 难以集中注意力，难以记忆或做决定
· 失眠，清晨早醒
· 胃口变化较大，常伴有明显的体重增加或减少
· 想到死亡或者相信死了比活着要好
· 不安，激动
· 持续的躯体症状，如头痛、消化不良以及慢性疼痛，并不能通过治疗而改善。

心境恶劣被认为是抑郁症的一种慢性但较轻的形式，持续时间较长，通常为两年。精神病性抑郁会有异常症状，如幻觉或妄想。

儿童抑郁症可能很难诊断。幼童可能会假装生病或担心父母会死去；年龄较大的儿童可能会闹情绪或在学校陷入麻烦。老年人的症状可能类似于痴呆的表现。

抑郁症可伴随一些严重疾病，如帕金森病或心脏病，并减慢疾病恢复的时间。男性可能会用酒精或过度工作来掩盖抑郁症。女性更容易患抑郁症并常常归咎于激素。产后抑郁症发生于大约10%的分娩后女性，持续 3 周或更长时间。季节性情感障碍是抑郁症的一种，通常在冬季发生。

» 治疗

抗抑郁药及心理治疗可成功地治疗60%~ 80% 的抑郁症患者。短期内药物治疗和心理治疗所产生的疗效大致相同。长远来看心理治疗效果更好一点儿。

· 心理治疗

认知—行为疗法教会患者对抗消极思想的方法，被认为是抑郁症最有效的非药物疗法。

· 锻炼

规律的锻炼可改善抑郁症的症状。锻炼的积极效应也可提升健康的感觉，有助于预防随后的令人抑郁的偶发事件。

· 药物治疗

抗抑郁药种类繁多，可能需要尝试不同的类型，直到找到效果最佳的药物。所有药物都需要数周到数月才能产生治疗效果。一些药物可安全地用于母乳喂养的产后抑郁症母亲。选择性 5− 羟色胺再摄取抑

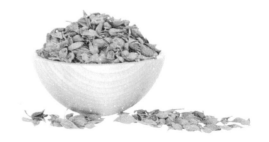

贯叶连翘是一种植物制剂，被用于安神已达几个世纪之久。目前在欧洲，它已经广泛地应用于轻、中度抑郁症的治疗。

制剂较三环类抗抑郁剂的副作用小。单胺氧化酶抑制剂用得较少，因其要求避免高酪胺食物如奶酪、威士忌以及药物减充血剂。其他药物如抗焦虑药、镇静药、锂元素、甲状腺补充剂以及抗精神病药也是必需的药物。

·补充剂

确保你的饮食中含有来自鲔鱼、鲑鱼以及鲭鱼的 ω-3 脂肪酸，摄入含有 400~800 微克叶酸（维生素 B₉）的复合维生素。

·贯叶连翘

这是一种在欧洲广泛用于抑郁症治疗草药，研究表明它对轻、中度抑郁症有效。虽然有时会引起口干，增加光敏感性，但副作用还是很小。它可降低避孕药、抗艾滋病药、化疗药以及抗排异反应药物的作用。用药前先咨询医生。常规起始剂量为 300 毫克，其中含 0.3% 的金丝桃素提取物，每天 3 次。儿童使用的安全性尚未证明。

·光疗

每日于全光谱光源下照射 30 分钟，有助于减轻季节性情感障碍的症状。

·瑜伽

研究表明瑜伽对儿童及成人抑郁症都有肯定的治疗效果。

·电惊厥治疗

电休克治疗用于其他治疗方法无效的重度抑郁症或有自杀倾向的患者。

·经颅磁力刺激治疗

这种方法与电休克治疗相似，但副作用较小，研究人员正在对其有效性进行评估。

·音乐疗法

这种方法可提高抗抑郁剂的疗效，尤其对老年人效果较好。

·艺术疗法

把艺术创作作为自我表达的一种方式，

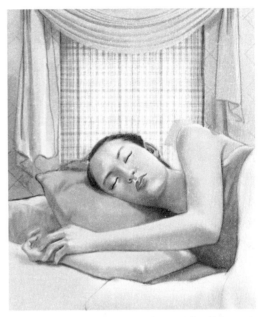

抑郁症的症状包括在活动很少的情况下仍感到精力缺乏和疲劳，睡眠模式改变，如难以入睡、清晨早醒或嗜睡等。

对有自杀倾向的青少年可能有效。

进食障碍

近年来，进食障碍越来越受到人们的关注，因为很多名人也承认他们患有神经性厌食症或贪食症，有时甚至二者皆有。进食障碍是一种疾病，因此需要治疗。如果不治疗，可能还会出现其他健康问题，甚至可能致命。

» 病因

进食障碍的病因仍在探讨之中，但社会的审美倾向以及家庭因素都有很大作用，形成一种刻意追求苗条的强迫观念，并强烈地害怕变胖。虽然男孩的发病率正在上升，但是女孩及妇女的发病率约是男孩及成年男性的 10 倍。进食障碍通常始于青春期或成年早期，但可能后来才发病。

健身、拳击、舞蹈、游泳、体操及其他项目运动员可能要求低体重，这促进了进食障碍的发生。

缺乏自信及抑郁症也可能是致病因素。

进食障碍可由一些创伤性事件，如死亡或关系中断而触发。

通过厌食症来控制体重也可能会给年轻女孩们一种控制的感觉，这种控制的感觉可能是她们在生活的其他方面所找不到的。

» 预防

预防进食障碍比较困难，除非社会对于苗条的观点发生变化。但是，通过对进食障碍症状的认识及早期的治疗，可预防厌食症及贪食症的一些可能并发症。这些并发症包括牙釉质丢失、严重心脏问题、肾衰竭以及自杀等。

» 诊断

厌食症患者有明显的体重减轻，并且瘦到很可怕的程度。贪食症患者常可维持正常体重。暴食症者甚至可能会超重。一些患者既有厌食症又有贪食症，或在患有厌食症几年后，又出现贪食症的症状。其他情形包括药物滥用、抑郁症及焦虑症等也可同时存在。

诊断需在临床及行为评估之后才能确定。为了检查体重减轻或催泻对身体的损伤，可做一些测定，包括血液及尿液检查、甲状腺功能及心电图检查等。

·神经性厌食症

这种类型的患者由于害怕变胖而故意限制饮食，甚至极端限制饮食，让自己变瘦。大约有 1/3 的患者在减肥前处于超重状态，但他们无法停止减肥的脚步。虽已严重消瘦，但仍强烈地认为自己太胖。因此他们吃得越

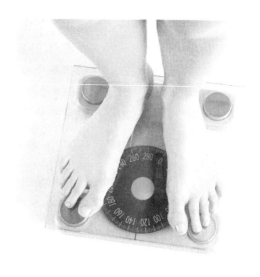

进食障碍，如厌食症或贪食症，以对体重的过分关注为特点，严重干扰了饮食及其他行为。

来越少，运动越来越多。尽管他们努力地控制饮食，但常常会抵制不住食物的诱惑。女性常常由于减肥过度而影响月经周期，甚至出现停经。男性的生殖器会缩至青春前期的大小。

患者的体重会比正常平均体重减轻 15% 以上。症状包括闭经、骨细化、头发及指甲变脆、皮肤干燥、贫血、肌肉消耗（包括心肌）、严重便秘、低血压、呼吸及脉搏减慢、总是怕冷、抑郁以及嗜睡等。

·贪食症

与节食到挨饿的程度不同，贪食症的患者容易形成"暴食—诱吐"的恶性循环。他们常常在不能控制饮食感觉时进食大量的食物，继而又产生一种强烈的负罪感或自我厌恶感。为了补偿，他们用自我诱发呕吐、滥用泻药、过度运动等行为来去除身体过多的热量。像神经性厌食症患者那样，他们对变胖有一种强烈的惧怕心理，并且由于对自己的外表不满意而想要减肥。这在那些像儿童一样超重的女性中最常见。

症状包括喉咙发炎及溃疡、唾液腺肿胀、面部浮肿、牙釉质受到胃酸腐蚀、肠道问题、

高危人群

危险因素包括：

- 家族史
- 情绪上的不安全感
- 优秀运动员
- 模特及舞蹈演员

胃食管反流病、肾脏问题、严重脱水等。滥用泻药可能会损伤肠肌，使得在没有泻药的情况下肠道不能正常蠕动。

·暴食症

生活中有的人无法自控的过食，经常在无形中消耗了大量的食物。这些人其实是患有暴食症（或狂食症）。贪食症患者也可表现为狂食，但是贪食症患者往往在进食结束后，通过主动呕吐来清除体内过多的食物。暴食症患者不会主动清除体内过多食物。暴食症可能是最常见的一种进食障碍。

虽然越来越多的证据提示它是一种独立的诊断结果，但是这种进食障碍尚未作为正式诊断得到认可。这种病症就如同它的名称一样：暴食症，或在感觉无法停止时食入大量的食物。随后又会产生内疚及厌恶的感觉。因为没有催泻，患者通常体重会增加。参加体重控制计划的人中，多达30%被认为有此种类型的进食障碍。

暴食症的病因不明，但是有一半患者同时有抑郁症。许多暴食症患者在狂食前感到气愤、无聊、沮丧、焦虑。医生认为暴食症患者与常人相比更难以控制冲动。遗传倾向及脑化学物质的相互作用也可能都是发病原因。

暴食症患者，尤其是肥胖的患者，会遭遇到很多健康问题。主要的健康问题有糖尿病、高血压、高胆固醇、胆囊疾病、心脏病和一些癌症。

》治疗

需联合多种方法进行治疗。对于厌食症患者，关键是恢复到健康状态的体重，严重病例可能需住院治疗以防止死亡。越早开始治疗，成功的机会越大。

·住院治疗

一旦患者被确诊为贪食症，医生必须要决定患者是否需要住院治疗。确定是否需要住院的主要指标包括体重减轻过快和过多，影响到心脏和肾的严重脱水，以及抑郁症（特别是患者说过自杀）。不管患者是住院治疗还是院外治疗，专家们都应该帮助他们克服任何情绪问题。如果患者体重较轻，就应该尽量帮助其增加体重。治疗时常将一些心理疗法（通常是认知行为疗法）和抗抑郁药联合使用。注册营养师能提供出必要的营养方案。

可能需用静脉营养来纠正体重问题及营养不良。治疗的第一步，就是使体重恢复到正常水平。

·营养恢复

向营养师咨询，建立新的饮食习惯。

第十四节 女性生殖系统疾病

良性乳房疾病

乳房包括腺体组织和间质组织，腺体组织包括小叶和导管。哺乳期妇女，小叶产生乳汁，流经导管，从乳头泌乳。间质组织由脂肪和纤维结缔组织组成，为乳房提供支撑。

有两种常见的良性乳房疾病：乳房纤维囊肿病变和纤维腺瘤，都无生命危险，但都可导致焦虑。

乳房纤维囊肿病变很常见，据估计60%以上的妇女有纤维囊肿，病变涉及乳房腺体组织和间质组织。

纤维腺瘤是在乳房腺体或者间质组织发生的良性肿瘤。

» 病因

两种病变的病因都不明，但据估计卵巢激素在两种疾病的发展过程中都起到重要作用，因为在月经周期中症状趋向多样化，而更年期则消退。

» 预防

美国癌症协会（ACS）建议密切注意乳房的任何变化，因为早期发现有利于预后。ACS制订了如下的指导方针。

· 40岁以后，每年做乳房X线检查。

· 30岁以下每3年、40岁以上每年进行定期的乳房检查。

· 20岁开始每月进行乳房自检，乳房

高危人群

危险因素包括：

· 绝经前期的妇女

· 非洲裔美国妇女的乳房纤维腺瘤发病率高

· 饮食中含有大量脂肪和咖啡因的妇女

有任何变化应立即报告医生。最好的自检时间是在月经期结束时——此时是整个周期中乳房最不饱满，最敏感的时候。

· 对于有乳腺癌家族史的妇女应增加检测和乳房X线检查。

» 诊断

乳房纤维囊性病变的症状包括乳房组织多发性肿块，形成囊肿、乳房不适、乳房丰满或增厚，触痛、乳头感觉痒。这些症状在经前期加重，经期结束后缓解或消失。

纤维腺瘤的症状包括乳房内有可移动的肿块，无痛，硬而有弹性，边缘清晰。纤维腺瘤可增大（尤其是在怀孕时），随着更年期的发展可萎缩或消失。这种良性肿瘤常发生在30岁以下的妇女。非洲裔美国妇女患纤维腺瘤的风险较高。

通过诊断，医生可以确定症状是乳腺癌还是良性乳房疾病。以下诊断手段可用于区分乳房疾病。

· 病史

询问患者的个人和家族病史。

健康小贴士

乳腺纤维腺瘤是乳腺疾病中最常见的良性肿瘤，可发生于青春期后的任何年龄阶段，多在20~30岁之间。其发生与雌激素刺激有关，所以很少发生在月经来潮前或绝经期后的妇女身上，为乳腺良性肿瘤。而且纤维腺瘤是较常见的有家族遗传倾向的良性乳房疾病，尽管可导致乳房疼痛或触痛等症状，但没有生命危险。预防方法是，澡时避免用热水刺激乳房，更不要在热水中长时间浸泡，洗澡时的水温以27℃左右为宜。规律的性生活能促进乳房的血液循环、性激素分泌的增加，有利于女性乳房的健康。

· 身体检查

对乳房进行检查，确认硬结和肿块，如果发现，应注意手感、大小和定位。医生观察乳头和乳房皮肤的变化，并检查腋下淋巴结和锁骨上淋巴结。

· 乳房 X 线检查

通过特殊的 X 线鉴别乳房组织的肿块、钙化和少量矿物质沉积。

· 乳房超声检查

通过高频超声波产生乳房的图像，区分肿块和囊肿。

· 穿刺细胞学检查

将细针插入乳房肿块中，将液体引流出来，随后进行细胞学分析。

· 外科活检

取出部分或全部的乳房肿块，进行病理学分析。

· 分泌物检查

任何乳头分泌物应检查是否有异常细胞。

· 乳腺导管造影

该检测用于鉴别导管内的物质。将细管放入乳头内的导管中，注射一种特殊的染料，使医生可以在放射设备上看到导管的形状。

» 治疗

有多种不同的治疗方法可用于良性乳房疾病。有些妇女发现改变饮食，如限制摄入脂肪和咖啡因及其他软饮料、咖啡、茶和巧克力中的刺激物质，可改善症状。穿戴带支撑的胸罩可缓解恼人的症状。

· 外科手术

有时对于良性肿瘤或囊肿推荐手术摘除。应权衡手术的利弊，因为许多病例的肿瘤可自行消除，而且摘除大量的病变组织可导致瘢痕组织形成，而改变乳房的外形和结构。如果患者和她的医生选择不切除纤维腺瘤，建议每月一次自检和定期乳房检查以监控肿瘤的生长。

· 避孕药

内科医生可以为患者开口服避孕药的处方治疗良性乳房疾病，这些避孕药会改变患者的激素水平从而缓解部分症状。使用维生素 E、维生素 B_6 和含有月见草油的植物药制剂仍有争议。

月经失调

许多妇女在一生中的某一时期有不规则的月经。月经失调有三种类型：月经过多或经期过长；闭经或月经过少；月经频多，经期出血过多并且在整个月经周期内都有不规则出血。

健康小贴士

乳腺炎是哺乳期妇女经常发生的乳房感染，乳房内的一定区域出现红、热，有触痛。它是由于细菌通过乳头周围破裂的皮肤进入乳腺管造成的。患乳腺炎的妇女应继续哺乳，使乳汁排空并使用热敷以疏通乳腺管，减轻不适。使用非甾体类抗炎药有助于止痛，如果以上方法都不能彻底治愈乳腺炎，可能需要使用抗生素。在极少数病例中，需进行手术引流形成的脓肿。

高危人群

危险因素包括：

月经过多

· 初来月经的年轻女子

· 更年期妇女

· 有严重阴道出血家族史的妇女

· 有纤维瘤史的妇女

闭经

· 妊娠或哺乳期妇女

· 超过 16 岁仍未来月经的女子

· 使用口服避孕药的妇女

· 患厌食症的妇女

· 长期进行体育训练的妇女

月经过多的症状包括一小时内经血量可浸透一片或更多的卫生巾，整夜必须不停地更换卫生巾，经期超过一周，流出大量血块，经期会影响日常活动，严重绞痛，贫血。

闭经有原发性和继发性两种。原发性的是指年满16岁的女孩仍未来月经。继发性的是指妇女原有月经，但连续3个月以上未来月经。

在月经周期内过量出血或月经频多可能提示激素失衡，良性纤维瘤，感染或癌症。月经频多的妇女患贫血的风险增加。

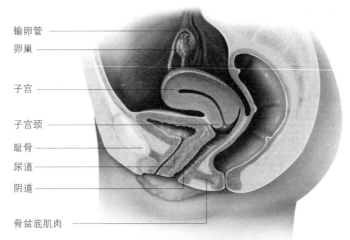

输卵管
卵巢
子宫
子宫颈
耻骨
尿道
阴道
骨盆底肌肉

月经失调的根源可能在卵巢、输卵管或子宫，应进行全面的检查以确定真正的病因。

» 病因

导致月经过多或月经频多最常见的两个病因是激素失衡和子宫肌瘤。为准备受精卵着床，子宫内膜因雌二醇和黄体酮的激素水平变化而增厚。正常情况下，如未怀孕，子宫内膜会在经期脱落。月经过多时，子宫内膜过厚，造成脱落后产生血量过多。青春期少女，近更年期或激素失衡的妇女月经过多的机会增加。

不常见的原因有息肉或小的良性子宫增生；子宫内膜异位（指子宫内膜的腺体植入了子宫肌肉中）；卵巢囊肿；卵巢不能有规律地排卵；流产或宫外孕；女性生殖系统肿瘤，子宫内膜异位症；狼疮及抑制凝血的药物或疾病。

原发性闭经可能的病因有多种，包括染色体异常，抑制卵巢产生成熟的卵子；垂体后叶疾病，下丘脑异常；阴道闭锁，或缺少女性生殖系统组分。

继发性闭经的原因有怀孕；使用避孕药或注射激素；哺乳；慢性疾病；使用药物，如抗抑郁症药物，抗神经病药物，化疗药或口服皮质类固醇药物；多囊卵巢症；甲状腺问题；垂体后叶肿瘤；因饮食障碍（如厌食症或贪食症）造成的低体重；运动过度；子宫瘢痕以及更年期开始阶段。

» 预防

为降低发展为月经失调的风险，应该多休息，饮食营养均衡，减少心理压力，保持适当的运动规律。

» 诊断

为诊断月经出现异常，医生应进行：

· 询问病史

医生应询问患者的月经周期及家族史，患者会被要求每天记录是否出血，出血量，所需卫生巾或卫生棉条的数量。

· 身体检查

盆腔检查会揭示生殖器官有无异常及是否怀孕。

· 血液测定

取血测定是否怀孕、有无激素缺乏或其他异常。

· 阴道涂片

检查宫颈细胞是否有感染或肿瘤。

- **子宫内膜活检**

  取子宫内膜组织样品,检查有无细胞异常。

- **超声检查**

  检查子宫、卵巢、盆腔的状况。

- **子宫内膜检查（sonohysterogram）**

  将液体注射进入子宫,然后进行超声检查。

- **宫腔镜检查和腹腔镜检查**

  末端带有光源的细导管从阴道和宫颈插入子宫腔（宫腔镜检查）或在腹部做一小切口,使医生能通过腹腔镜检查子宫外、输卵管和卵巢。腹腔镜检查是一个门诊手术,宫腔镜检查也可在门诊进行。

- **扩张刮除术**

  宫颈扩张后,用一种勺形装置除去子宫内膜,检查内膜组织有无异常。

- **子宫输卵管造影术**

  在注射染色剂后,对子宫和输卵管进行X线造影,观察子宫形状,输卵管是否畅通。

》治疗

闭经可以通过改变生活方式包括减肥,运动和减轻压力来治疗。

- **药物治疗**

  月经过多或月经频多可口服避孕药或黄体酮来治疗,如果出血过多导致贫血则应补充铁剂。非甾体类抗炎药（如布洛芬）可用于缓解绞痛和减少血流量。

- **外科手术**

  医生可能需要通过扩张刮除术,子宫内膜切除术去除子宫内膜。子宫息肉可通过使用宫腔镜去除,手术过程中使用一个带有发光末端的细管插入子宫颈,进行定位并切除息肉。

- **激素治疗**

  如果发现子宫纤维瘤是月经出血过多的原因,可以通过给予激素进行控制,或通过子宫肌瘤切除术（仅切除纤维瘤）或子宫切除术（切除子宫）等手术来去除纤维瘤。

经前综合征和经前烦躁症

经前综合征（PMS）是发生在月经周期前的生理和心理的综合反应,症状严重甚至会影响妇女的正常生活。多达75%的女性经历过一种或更多 PMS 的症状。

经前烦躁症（PMDD）的特征是严重的生理和情绪变化,月经开始后症状消失。2%~10%的女性受 PMDD 的困扰。

》病因

尽管一些相关的因素已经确认,但 PMS 和 PMDD 的病因尚不清楚。例如,激素水平波动与 PMS 和 PMDD 的改变有关,当这些波动停止,如怀孕或绝经,PMS 和 PMDD 的症状消失。

研究表明 5-羟色胺——大脑中的一种会影响情绪的化学物质,与这些异常有关,患有 PMS 和 PMDD 的患者可能缺乏 5-羟色胺,从而导致疲劳,食欲过旺和失眠。

其他可能因素包括抑郁、压力、维生素或矿物质缺乏、高盐饮食、过量饮用含酒精或咖啡因的饮料。

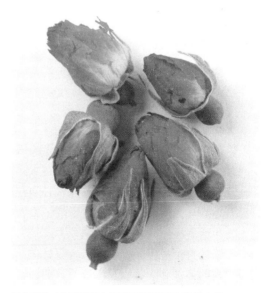

植物药物（如玫瑰花）可有助于缓解 PMS 的症状。

» 预防

生活方式改变可以帮助妇女减轻 PMS 和 PMDD 的相关症状。这些改变包括进食营养均衡的饮食，建立运动计划，管理日常压力，保持正常休息，进行放松练习（如深呼吸）。

» 诊断

PMS 的症状在不同的月份可能会有所变化，但都会在月经开始时结束。症状包括：

· 液体潴留导致体重增加
· 臌胀
· 便秘
· 腹泻
· 乳房触痛
· 头痛
· 关节和肌肉疼痛
· 焦虑
· 流泪
· 情绪波动
· 疲劳
· 易怒和攻击性强
· 食欲旺盛
· 睡眠问题

PMDD 的症状包括：

· 抑郁
· 绝望
· 生气
· 自卑
· 不易集中注意力

诊断 PMS 或 PMDD 的标准：①月经周期开始前 5~10 天开始出现症状；②症状必须在连续 3 个月经周期出现；③症状必须在月经开始后 4 天内消失；④症状影响了患者的正常生活。

诊断的整个过程中，要求患者写日记，记录出现的体征和症状以及出现的日期，经期的日期也应记录，日记应持续两个人完整

高危人群

危险因素包括：

· 所有育龄妇女都有患 PMS 的风险
· 有抑郁症史或家族成员中有抑郁症患者的妇女患 PMDD 的风险增高

的月经周期。

然后，做身体检查，包括妇科检查。对病情严重的病例，可能有必要进行心理评估，来确定是否患有抑郁症等心理疾病。

因为许多甲状腺疾病中有些症状与 PMS 和 PMD 很相似，医生会进行甲状腺检查，从而判断甲状腺功能异常是否是这些症状的根源。

» 治疗

PMS 和 PMDD 患者的症状各不相同，因此治疗手段也应因人而异。可选择的治疗方法如下：

· 改变生活方式

避免咖啡因、盐、糖和酒精饮料，增加谷物、水果的摄入可以缓解部分 PMS 和 PMDD 的症状。每周的大部分时间里每天至少运动 30 分钟，可减轻症状和减轻压力。练习放松技巧可减少 PMS 的症状。有规律地进行按摩和针灸也被发现对缓解许多妇女的 PMS 症状有效。

· 维生素

服用含有 1200~1600 毫克钙、200~400 毫克镁、50 毫克维生素 B_6 的制剂可改善 PMS 和 PMDD 的症状，尤其是乳房疼痛、腹胀和痉挛。

· 草药

黑升麻、蔓荆子、月见草油可缓解 PMS 症状。

· 非甾体类抗炎药（NASIDS）

该类药物的代表药物是布洛芬和萘普生，它们可减轻乳房触痛和腹部绞痛。

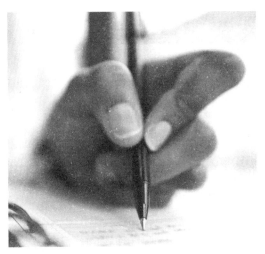

诊断过程的第一步是坚持记日记，患者应记录他们感受到的任何症状和体征。

·口服避孕药

医生有时会让患者服用口服避孕药，药物通过抑制排卵和使波动的激素水平稳定而减轻症状。

·抗抑郁药

研究表明有些妇女因缺乏 5- 羟色胺而患 PMS。使用选择性的 5- 羟色胺再摄取抑制剂（SSRIs），如氟西汀、帕罗西汀和舍曲林可有助于减轻疲劳、食欲旺盛和失眠。

·醋酸甲羟孕酮

注射醋酸甲羟孕酮可暂时停止排卵，有时可缓解 PMS 和 PMDD 的症状。不幸的是醋酸甲羟孕酮也可产生类似 PMS 和 PMDD 症状的副作用，包括体重增加，食欲增加，头痛和情绪波动。

·黄体酮膏

这种软膏含有野山药和黄豆中的衍生物。尽管没有研究结果说明该药的优点，很多女性报告该药可缓解她们的症状。尽管许多黄体酮膏配方为野生山药和黄豆的衍生物，有效成分应含有激素黄体酮。不推荐其他药膏，如不含黄体酮的野生山药膏。

·咨询

无论是群体还是个人，咨询可帮助女性应对压力、愤怒、焦虑和抑郁。对患者进行教育可帮助妇女应对与情绪有关的症状。

卵巢囊肿

卵巢囊肿是卵巢上的液体充满的囊或囊肿，每月周期性生长，是女性生殖周期的一部分。根据功能分类，两种常见的卵巢囊肿的类型是卵泡囊肿和黄体囊肿，它们都在女性生殖系统中起着重要作用。卵泡囊肿和黄体囊肿通常无痛并在 2~3 个周期内自行消失。

其他常见的卵巢囊肿如下：

·皮样囊肿

一种卵巢囊肿，内部充满可产生毛发、牙齿和其他组织的细胞。

·卵巢巧克力囊肿

子宫内膜异位症后发展成的囊肿。

·囊腺瘤

一种在卵巢上的含有水状或黏性液体的良性囊肿。

·多囊卵巢

这种状况发生在卵子已开始形成但未成熟，不能规律性排卵。

» 病因

卵巢每月从囊肿样的结构（被称为卵泡）中排出一个卵子。该过程是由黄体生成素介导的。黄体生成素升高产生信号使卵子释放，卵子释放后，卵泡变成一种被称为"黄体"的结构，产生黄体酮进一步为子宫着床做准备。通常如果没有受精卵着床，黄体会在 14 天后消失。

» 预防

使用激素疗法抑制排卵可减少形成卵巢囊肿的危险，定期进行盆腔检查可使卵巢囊肿的并发症减到最低。

» 诊断

卵巢囊肿可导致不同的症状，包括盆腔区域或腹部疼痛、痛经、性交疼痛、腹胀、对直肠和膀胱有压迫感。当卵巢囊肿发生扭转并切断其血供，称为卵巢扭转。这种情况通常导致突然爆发的严重的腹痛，恶心和呕吐。其他良性的较少见的囊肿包括纤维腺瘤和Brenner瘤（又称纤维上皮瘤）。尽管也有恶性囊肿，但绝经期前的妇女很少发生卵巢的恶性囊肿，终生患卵巢癌的可能性为大约1/70。

卵巢囊肿可通过盆腔检查诊断。医生通过对卵巢附近的腹部区域进行触诊，检查有无不正常的生长。询问病史可以帮助医生和患者判别月经周期中的异常和变化。其他卵巢囊肿的检测包括：

- **盆腔超声波**

    通过高频超声波检查子宫和卵巢。

- **血液测定**

    医生通常会分析血液中CA125（一种癌抗原）是否升高，患有卵巢癌的妇女血液中经常会发现CA125。该测试对患有卵巢囊肿的更年期妇女是有益的。

» 治疗

因为大多数囊肿会自行消失，医生应选择简易的手段进行检测症状，时间可到3个月。

- **避孕药**

    避孕药可抑制排卵，因此降低了形成新的囊肿的可能性。

- **手术**

    进行手术摘除那些大的或持久性的囊肿，消除严重症状，或确保囊肿是非恶性的。

高危人群

危险因素包括：

- 所有妇女

多囊卵巢疾病

多囊卵巢疾病（PCOD），又叫多囊卵巢综合征（PCOS）或Stein-Leventhal综合征，是激素失衡导致的不规则的月经周期，体重增加，多毛，乳房萎缩，痤疮，不育，糖尿病，高血压和心血管疾病等。有些PCOS患者的颈背部，腋窝，大腿内侧，阴道和乳房下的皮肤会变黑。

» 病因

女性生殖周期和排卵是由黄体生成素（LH）和卵泡刺激激素（FSH）等化学物质调控的。LH和FSH是由垂体后叶释放的，它们可刺激卵巢产生雌二醇、黄体酮和少量的雄激素。

患有PCOS的妇女不能有规则地排卵，卵子成熟，但不释放。保留的卵子被卵巢吸收，使卵巢增大，白色外层增厚。

» 预防

为预防PCOS及其并发症，应保持正常的体重，营养均衡的饮食，规律的体育锻炼，这些可帮助身体保持正常的激素水平，减少患糖尿病和心血管疾病的危险。

» 诊断

妇科医生和内分泌医生经常联合起来诊断PCOS。医生都要详细了解病史，获取关于患者的发病症状和家族史。

通过盆腔检查，妇科医生可观察有无卵巢和阴蒂增大，而且还应注意有无痤疮、多

高危人群

危险因素包括：

- 肥胖妇女
- 月经周期不规则的妇女
- 育龄妇女
- 有PCOS家族史的妇女

毛和皮肤色素沉着。

诊断时应采用一些血液测试，测定激素水平，尤其是促黄体生长素（LH）、促卵泡成熟激素（FSH），前列腺素（PG）、雌二醇（E2）、黄体酮等。空腹血糖、胆固醇水平和肝功能可用来鉴定是否有 PCOS 的胰岛素抵抗、肝和心血管疾病等并发症。

有时用超声和腹腔镜对卵巢和子宫进行检查也是必要的。腹腔镜是一个在末端带有摄像头的细管，通过在腹腔开的小切口插入体内，使医生能看到卵巢及其周围的器官。

» 治疗

一些可用的 PCOS 治疗手段：

·减肥

健康的饮食和规律的体育锻炼可帮助恢复激素平衡。

·枸橼酸氯米芬

该药可增加准备怀孕的妇女排卵的可能性。

·抗雄激素药物

螺内酯，一种利尿药，可阻断雄激素的产生和作用，减少毛发的产生。

·二甲双胍

研究表明二甲双胍可增加 PCOS 合并胰岛素抵抗的妇女的排卵并降低其雄激素水平。

子宫纤维瘤

子宫纤维瘤是生长在子宫壁的良性肿瘤，开始时可能是小肿块，可长成小西瓜大小的肿瘤。有些纤维瘤可在子宫内侧生长（黏膜下层），可能是导致痛经和经期异常的原因。其他的可生长在子宫壁内或子宫外侧（浆膜下层），导致盆腔有压迫感，腹部膨出下降，尿频或腰背疼痛。

> **高危人群**
>
> 危险因素包括：
> · 有子宫纤维瘤家族史的女性
> · 非洲裔美国女性
> · 肥胖女性

» 病因

子宫纤维瘤的确切病因尚不清楚，但有证据表明纤维瘤是由单细胞过度增殖开始的，这是因为细胞的遗传信息改变造成的，也有证据表明雌激素雌二醇可进一步刺激肿瘤的发展。

» 预防

子宫纤维瘤不能预防，但健康、平衡的饮食和规律的体育锻炼可减少并发症。

» 诊断

常见的子宫纤维瘤症状包括经血过多、经期绞痛、淋漓不净、盆腔疼痛、尿频、背痛和性交不适。而且如果肿瘤阻塞输卵管，子宫纤维瘤可导致不孕，或使宫颈扭曲干扰胚胎植入。

为诊断子宫纤维瘤，医生会问一些关于症状的问题并做盆腔检查。为确定纤维瘤的位置和大小，医生可能会使用超声等影像学手段。

血液检测可测定雌激素水平并鉴定因经期出血过多导致的贫血症。子宫内膜活检可区分子宫纤维瘤与其他原因导致的出血。活检可检查子宫内膜的细胞样本有无异常。

» 治疗

根据症状和肿瘤的严重程度，有许多治疗方案。

·监测

如果患者没有症状，通过定期的随访可以对子宫纤维瘤的发展进行单一的监测。

·药物治疗

某些药物，如避孕药和促性腺释放激素拮抗剂，可减轻症状。

·子宫肌瘤切除术

通过手术切除纤维瘤，保留子宫，从而使患者在手术后仍可以怀孕生子，但只能通过剖宫产进行分娩。

·子宫动脉栓塞术

通过手术阻断纤维瘤的血液供应，使其萎缩。这种方法只适用于将来不准备怀孕的妇女。

·子宫内膜剥除术

永久性剥除子宫内膜，以减轻月经期的绞痛和出血，这种方法只适用于不希望再怀孕的妇女。

·子宫切除术

为根治此病，医生会彻底摘除子宫。进行过子宫切除术的妇女不可能再怀孕。

性传播疾病

性传播疾病（STD）是通过性接触传播的疾病，性传播疾病可通过阴道性交、肛交或口交传播。

最常见的感染女性的性传播疾病包括衣原体感染、淋病、单纯疱疹病毒（HSV）感染、人乳头瘤病毒（HPV）感染、滴虫病、梅毒和人免疫缺陷病毒（HIV）感染。

这是一种常见的性传播疾病，感染风险最大的年龄段是 15~24 岁。如不进行治疗，这些细菌感染可导致严重的健康问题，

除节制性行为外，唯一能预防性传播疾病的方法是使用乳胶制成的避孕套。避孕套也可由其他材料制成，如动物皮，但只有乳胶的避孕套可以预防性传播疾病。

如不育症、宫外孕和盆腔炎。许多妇女因为症状非常轻或没有症状并未意识到已感染衣原体。

衣原体感染的症状包括阴道疼痛、阴道分泌物过多、排尿疼痛、性交疼痛、下腹部疼痛、腰痛和月经淋漓不净。

·淋病

淋病是另一种常见性传播疾病。同衣原体感染一样，因为没有症状，或症状与膀胱感染和另一种阴道感染相似，很多感染了淋病的女性并未意识到已被感染。淋病的症状包括阴道分泌物多、黄色、混浊或带血，排尿时有烧灼感，尿频，性交疼痛，月经淋漓不净。

·单纯疱疹病毒感染

有两种单纯疱疹病毒（HSV）可以导致生殖器疱疹。Ⅰ型疱疹病毒通常伴随口周的感冒疮和热病性疱疹。经过口交，病毒可通过溃疡和热病性疱疹传播。Ⅱ型疱疹病毒常伴随生殖器疱疹，通过亲密接触传播。

除了小肿块、疱疹和出血性溃疡，HSV可导致生殖器区域、臀部和大腿内侧疼痛，阴道分泌物增多，肌肉疼痛，排尿疼痛。HSV以不断发生的有痛感的疱疹和溃疡为特征。

·人乳头状病毒感染

人乳头状病毒（HPV）常伴随生殖器疣

警告 ⚠

患 STD 的妊娠妇女可将这些病原体传给未出生的胎儿。大多数情况下，STD 感染胎儿可导致严重的后果。妊娠妇女应在产前检查时筛查 STD，如已感染应立即进行治疗。

性传播疾病	病原体	治疗
衣原体感染	沙眼衣原体	阿奇霉素，红霉素，四环素，多西环素等抗生素
淋病	淋病奈瑟菌	头孢曲松，头孢克肟，环丙沙星，氧氟沙星，头孢氨噻醚酯，依诺沙星等抗生素
疱疹病毒感染	HSV-1，HSV-2	HSV 无法治愈，但暴发后可用抗病毒药物如阿昔洛韦，范昔洛维，伐昔洛维来控制
人乳头状病毒感染	人乳头状病毒	HPV 感染无法治愈，但暴发后可用一线药物如咪喹莫特，普达非洛，三氯醋酸等加以控制
滴虫病	阴道毛滴虫	甲硝唑
梅毒	梅毒螺旋体	青霉素
HIV 感染	HIV 病毒	合用抗病毒药物控制病毒

和宫颈发育异常，疣可表现为小肿块或菜花样生长。疣突可见于外阴、阴道内壁、阴道外口、肛门或子宫颈。HPV 感染的症状还有阴道烧灼感，性交时疼痛或出血。有些 HPV 感染伴随宫颈癌，以及外阴、肛门肿瘤。

·滴虫病

滴虫病可导致黄绿色、有时有泡沫的分泌物。其他症状包括阴道刺激，下腹部疼痛，排尿疼痛和性交疼痛。

·梅毒

梅毒不仅影响生殖器，也影响皮肤和黏膜表面。梅毒不及时治疗会导致虚弱，精神疾病甚至死亡。梅毒可分三期：一期，二期，三期。一期梅毒常伴随阴道、直肠、舌或口唇上小的无痛溃疡（称为下疳），以及腹股沟增大的淋巴结。二期梅毒的症状包括红褐色疹，发热，疲劳，关节疼痛。三期梅毒可涉及神经系统和心血管疾病。

·HIV/AIDS

妇女和年轻女孩是全世界感染人免疫缺陷病毒（艾滋病毒，HIV）最快的人群。HIV 导致获得性免疫缺陷综合征（艾滋病，AIDS），HIV 病毒通过破坏辅助性 T 淋巴细胞或 CD4 淋巴细胞破坏免疫系统。患病早期没有症状或症状很轻。最终，随着免疫系统慢慢被破坏，患者开始有流感样症状，淋巴结肿大，腹泻，体重减轻。威胁生命的 AIDS 继续发展，反复感染很常见，如盗汗，寒战，发热，精神损害，疲劳，持续头痛和视力减弱。

» 病因

见上表。

» 预防

最好的避免感染 STD 的方法是避免高风险的性行为，包括避免不加保护的肛交、口交及和固定性伴侣以外的人发生性关系，在和任何新的性伴侣发生关系时应使用乳胶避孕套。另外，定期进行盆腔检查可帮助尽早发现 STD 并预防严重的并发症。

» 诊断

为诊断性传播疾病，医生应检查阴道分泌物，分析尿样，进行血液检测分析血液中有无 STD 病原体的抗体，或从溃疡、疣或疱疹处取少量细胞样品分析。

» 治疗

见上表。

阴道炎

阴道感染或阴道炎可能是细菌或霉菌感染、滴虫、衣原体、病毒感染或雌二醇水平低所致。阴道炎的症状包括阴道分泌物有异味，阴道疼痛或有烧灼感，腹部不适，排尿或性交时有痛感，轻微阴道出血。

» 病因

通常情况下，阴道中存活着一些细菌，这些细菌称为正常菌群，帮助维持阴道中的正常环境，抵御其他有害微生物。当正常菌群中某种微生物生长超过其他细菌时，破坏了阴道中的天然平衡，会发生细菌性阴道炎。患有细菌性阴道炎的妇女常有灰白色的分泌物，并伴有鱼腥味，这种气味在性交后更明显。

霉菌感染是由真菌造成的，最常见的是白色念珠菌。当阴道菌群环境发生改变时，正常存在的真菌就会过度生长。

尽管真菌感染并不总是很严重，但会感觉不适。经常导致阴道疼痛和白色凝乳状分泌物，很像白色松软干奶酪。分泌物也可能是水状的，但无味。穿化纤材料的内裤或内衣过紧可增加霉菌感染的风险。霉菌感染也可能是服用某种抗生素造成的，因为抗生素可杀死阴道中某些"友好"菌。患糖尿病的妇女霉菌感染的风险也会增加。

一些性传播疾病（STDs）也可导致阴道炎。滴虫病是由一种寄生虫感染并通过性接触传播的。患滴虫病的妇女阴道分泌物呈黄绿色，有泡沫并伴恶臭。

其他性传播疾病，如衣原体感染、疱疹病毒和人乳头状病毒都可刺激阴道。

单纯疱疹病毒可导致阴道内产生有痛感的溃疡和疱疹，某种人乳头状瘤病毒可产生阴道内的疣的生长。HPV 也与宫颈癌有关。

更年期妇女或摘除了卵巢的妇女因为激素水平发生改变也可能会患阴道炎，雌二醇水平降低可导致阴道内膜干燥易受刺激。另外，有些妇女使用阴道喷雾剂、香皂、香型清洁剂和含有壬苯醇醚 –9 的杀精子药也可导致阴道炎。

» 预防

有些种类的阴道炎可通过以下方式预防：

·保持良好的卫生习惯

每天用无香的、无刺激的、温和的香皂清洗阴部，并将香皂冲洗、擦干。

·限制盆浴

避免使用热水盆浴和漩涡水疗。

高危人群

危险因素包括：

- 更年期
- 糖尿病
- 使用抗生素
- 穿合成材质的内裤
- 阴道灌洗
- 不安全的性行为

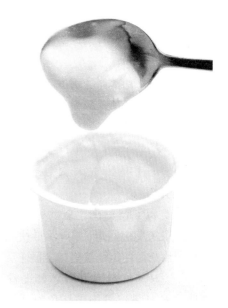

吃含有活性乳酸菌的酸乳酪可以预防复发性的阴道霉菌感染。

健康小贴士

有些类型的阴道炎可以通过保持良好的卫生习惯预防，每天用无香的、无刺激的、温和的香皂清洗阴部，然后冲洗并擦干。

·穿全棉内衣

化纤材质的内裤或内衣过紧可使霉菌在阴部潮湿的环境中滋生，睡觉时应脱去内衣。

·避免使用带香味的卫生巾和棉条

为这些产品增加香味所用的化学物质可能会刺激阴道。

·从前向后擦

如厕后，尤其是大便后，应用纸从前后擦干净，以避免将细菌带到阴道。

·不对阴道进行灌洗

灌洗可破坏阴道正常菌群，使某些微生物生长过快，导致感染发生。

·饮用含活性乳酸菌的酸乳酪

这些乳酸菌寄居在阴道，是正常菌群，可抑制霉菌感染的复发。

·进行安全性行为

应使用避孕套保护免受性传播疾病感染，除非是保持单一性伴侣，且双方都经检测未受感染。

» 诊断

阴道炎可通过如下方法进行诊断：

·询问病史

医生可询问相关症状及继往阴道感染和性传播疾病的情况。

·盆腔检查

检查生殖器区域的分泌物或有无损伤。

·实验室分析

收集阴道分泌物样品，送检分析以便确定阴道炎的病因。

» 治疗

对阴道炎的治疗取决于炎症的病因，细菌性阴道炎可采用甲硝唑或林可霉素等药物治疗感染，药物的剂型可以是片剂或阴道用凝胶或软膏。

·药物治疗

抗真菌药广泛用于霉菌感染，含有咪康唑和克霉唑的软膏或栓剂有时用于感染霉菌性阴道炎的妇女，有时有性关系的双方应同时使用抗真菌药物。这些药物可以是处方药也可以是非处方药。另外也可选用氟康唑等口服抗真菌药物。

滴虫病可使用甲硝唑片剂治疗，阿奇霉素、红霉素、四环素、多西环素等抗生素可用于治疗衣原体感染。

对于单纯疱疹病毒和人乳头状病毒仍无法根治，医生使用阿昔洛韦，范昔洛韦，伐昔洛韦等抗病毒药物减轻症状、控制病毒暴发。一线药物或手术可用于去除生殖器疣。

第十五节　男性生殖系统疾病

前列腺疾病

前列腺炎和良性前列腺增生是常见的前列腺疾病。前列腺炎的特征是位于膀胱和尿道之间的腺体发红、肿大、有热感。前列腺炎患者在小便时会有烧灼感、尿频、两腿后侧或内侧有疼痛感、发热、畏寒、易感疲劳。

良性前列腺增生（BPH）中，即前列腺体积增大，伴随有尿频和尿急现象，无法排尿和停止排尿困难，有时尿中带有少量血。有些BPH患者没有这些症状，而有的患者则有其中一种或一种以上的症状。如不及时治疗，BPH可导致尿路感染和肾损害。

» 病因

前列腺炎通常是由细菌感染造成的。细菌攻击身体的防御体系，导致明显的炎症。细菌性前列腺炎反复发作提示有前列腺异常导致的细菌反复感染。

良性前列腺增生是自然衰老进程的结果。随着年龄的增长，男性的前列腺继续在雄激素睾酮的刺激下长大，最终前列腺变得很大，挤压阻塞了尿道，阻断了排尿。增大的前列腺带来的压力也影响了对膀胱的控制。

» 预防

健康的生活方式是增强身体防御能力和延缓衰老进程的最好方法。保持健康、平衡饮食，多吃水果、蔬菜、谷物，少吃饱和脂肪会减少前列腺炎和BPH的发生。

» 诊断

医生会采用一些方法来诊断前列腺问题，下面列出一些常见方法。

·直肠指检法

医生将戴手套的手指插入直肠，检查前列腺的大小和状况。

·尿液分析

将检测尿液中是否存在细菌。将计量计插入尿液样本中，如果有细菌，会发生颜色改变。当有细菌存在时需要使用显微镜对细菌进行分类。

·肾盂造影图（IVP）

静脉注射某种染料，染料经血液循环后进入尿液，使得在X线设备上可以看到尿道轮廓。

·膀胱镜检查

将一根带有显微镜镜头的细管或膀胱镜，通过尿道插入膀胱，这时医生可以看见尿路阻塞的位置和程度。

·残留尿试验

将一根小管或导尿管插入膀胱，测定排尿后膀胱残余尿量和膀胱压力。

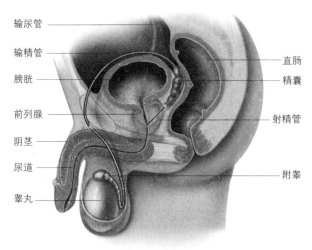

输尿管　输精管　膀胱　前列腺　阴茎　尿道　睾丸　直肠　精囊　射精管　附睾

良性前列腺增生（BPH）时，前列腺体积增大，时常感到需要小便，小便前有延迟，遗尿，尿流细弱及少量血尿。

» 治疗

根据前列腺疾病的病因会选择相应的治疗方案。

· 抗生素药物

口服抗生素用于治疗细菌性前列腺炎。

· 前列腺按摩术

通过按摩前列腺可减少慢性前列腺炎的水肿并缓解其症状。

· 热水浴

反复发作性前列腺炎患者可以进行热水浴来放松肌肉，减少排尿过程中的烧灼感。

· 监测

患者应配合医生，随时监测症状并及时向医生报告其变化。这种监测要一直进行到BPH症状消失为止。

· 药物治疗

医生可开一些处方药进行治疗，如非那雄胺及 α - 肾上腺素受体阻断药，阻断使前列腺增大的激素分泌。

· 锯叶棕榈（Serenoarepens）

已有研究显示，草药锯叶棕榈的提取物对减轻 BPH 的症状有效。它可增加尿流，并能减轻排尿过程中的烧灼感和尿频的现象。

· β - 谷甾醇复合剂

在针对 BPH 患者的临床实验中，一种含有 β - 谷甾醇葡萄糖苷的制剂表现出改善排尿困难的作用。

· 荨麻（Uriticadioica）

荨麻常与锯叶棕榈联合用于治疗 BPH，

健康小贴士

BPH 会使人有患前列腺癌的风险吗？

不会，尽管有些 BPH 患者也患有前列腺癌，但两种疾病并没有相关性，事实上大多数 BPH 不会发展为前列腺癌。应该意识到，BPH 和前列腺癌可出现相似的症状，因此你的医生应评估你的疾病的每个情况。

高危人群

危险因素包括：

· 良性前列腺增生
· 年龄超过 50 岁的男性
· 前列腺炎
· 有多个性伴侣或有高危性行为
· 酗酒
· 较少体育锻炼
· 饮食较差

研究表明其可以抑制某种前列腺细胞的生长，改善尿流和膀胱压力。

· 外科手术

切除部分或全部前列腺，可以减轻尿道狭窄并降低膀胱压。根据前列腺的大小，外科医生选择不同的手术方式。

经尿道前列腺切除术（TURP）是利用前列腺切除器将前列腺的一节段切除。这个手术是在前列腺和膀胱颈处做数个小切口，这样就能松弛围绕在膀胱周围的肌肉，改善尿液排泄。

· 非创伤性手术

在经尿道微波热疗（TUMT）和经尿道针刺消融术（TUNA）两种疗法中，需将一根导管插入尿道，然后给前列腺施加一定的温度来进行操作。在这两种疗法中，医生能去除部分前列腺，而且患者在手术后无需住院或全身麻醉。大多数患者在术后 3 天就可工作和正常活动。

附睾炎

附睾是由一条睾丸后面的纤细、曲折且很长的小管蜷曲而成，是精子的传送通路，其产生的炎症为附睾炎，可能是（亦或不是）由性传播疾病导致的细菌感染造成的。常见症状为睾丸、阴囊、腹股沟肿胀和触痛，排尿或性交过程中会出现疼痛、发热、阴茎流

> **警告** ⚠️
>
> 对于某些附睾炎患者，其性伴侣也应接受治疗以防通过性行为反复感染。

脓但少见流血。

» 病因

性传播疾病，尤其是衣原体感染和淋病是导致青年男性患附睾炎的主要病因。高风险的性行为，如不加保护的性关系，可大大增加附睾炎的患概概率。

细菌多从感染的前列腺、尿道、精囊经输精管蔓延至附睾，使其产生炎症。其他非常见的病因有因尿道的结构性异常便于细菌在其内生长、增生的前列腺、使用器械扩张或长期留置导尿管也可引起附睾炎。如果结核杆菌从血液进入附睾，结核病也可引起附睾炎。

» 预防

可以通过避免高风险的性行为来预防附睾炎，建议禁欲或保持一夫一妻关系。另外，因细菌感染可导致附睾炎，应寻找合适的药物治疗尿路道感染和前列腺炎，从而预防附睾炎的发作。

» 诊断

首先进行身体检查来确诊附睾炎。医生会检查睾丸、前列腺和腹股沟淋巴结的肿大和触痛情况。血液和尿液检查可以对感染细菌进行分类。检查龟头分泌物中传染性微生物。

附睾炎与睾丸扭转的症状很相似，但治疗方法却大相径庭。可以通过增加睾丸血流的方法区分附睾炎和睾丸扭曲。睾丸的超声波或核扫描有时用于血流显像便于医生区分

高危人群

危险因素包括：

· 高风险的性行为
· 慢性尿道感染或前列腺感染

两种疾病。

» 治疗

在细菌感染时，抗生素用丁治疗附睾炎。患者应多休息，穿可支撑阴囊的内衣，提高阴囊，使用冰袋缓解症状。

性传播疾病

性传播疾病（STD）的发病率正在上升，尤其是在25岁以下的青年人和未成年人中。美国国家过敏和传染性疾病研究所（NIAID）的健康专家将这种变化归因于现代人的性生活低龄化和生活中有更多性伴侣。

有时患性传播疾病的男女并没有症状或只感觉到轻微的不适。任何有性行为的人都应定期检查STD，尤其是当发生过高风险性行为时，如有多个性伴侣，同性恋和未加保护的性行为时。如有以下症状请速与医生联系：

· 阴茎有烧灼感或疼痛
· 在性交或排尿过程中疼痛
· 尿道有分泌物
· 生殖器和肛门区域疼痛，或有疣突、肿块

» 病因

性传播疾病可以由细菌、病毒或寄生虫引起。最常见的性传播疾病如下。

· 衣原体感染

最常见的性传播疾病为衣原体感染。长

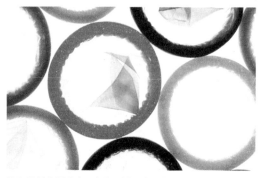

为预防性传播疾病，任何形式的性交都应使用避孕套。

伴随于尿道炎、附睾炎和睾丸炎。衣原体感染一般采用阿奇霉素等抗生素治疗。

·淋病

淋病也是一种常见的性传播疾病，由细菌感染造成。淋病可导致尿道、附睾、睾丸、咽喉及直肠的感染。经过细菌培养可以确定感染细菌的类型及应使用的抗生素，如头孢曲松。

·生殖器疣

这种疾病特征是在阴茎和肛门处有硬的、无痛小肿块，这些小肿块可发展成为菜花样的大肿块。生殖器疣是由人乳头状瘤病毒（HPV）引起的，而HPV常与男女生殖器肿瘤相关。常用的治疗方法为使用一线药物（如鬼臼脂）涂于患处，冷冻疗法——用液氮将肿块冻掉，激光手术或注射干扰素，干扰素可激活HPV病毒。有研究表明香菇中的一种天然成分香菇多糖可以减少生殖器疣的复发。

·生殖器疱疹

疱疹感染的特征是在生殖器和肛门区域有疼痛的水疱或开放疮。感染的患者也可在口唇处或者在身体的任何位置有疱疹的暴发，这与单纯疱疹病毒（HSV）有关。一旦感染，病毒会阶段性发作，导致疮和水疱暴发。疱疹无法治愈，但是可以通过抗病毒药物进行控制，如阿昔洛韦、泛昔洛韦、伐昔洛韦。这些抗病毒药物可以外用，也可口服或注射。而且初步研究表明蜜蜂制造的一种名为蜂胶的物质可以破坏疱疹病毒。

·梅毒

梅毒的最初症状是硬下疳或大的开放性溃疡，疼痛可发于阴茎、口唇、肛门或手部。感染呈进行性，可导致复发性疱疹，甚至损伤心脏和中枢神经系统。梅毒的诊断是由一种特殊的显微镜（暗视野）以及

健康小贴士

当有性关系的双方中的任何一方感染了性传播疾病，双方都应接受治疗以防相互反复感染。此外，注意保持阴部的清洁是预防性病最为简单而且有效的方法。如平时注意清洗阴部，注意衣物卫生。

血液和其他筛选实验检查下疳处的分泌物来确诊的。由于暗视野显微镜并未普及，常用筛选实验来进行诊断。梅毒可用青霉素或其他抗生素治疗。

·软下疳

这是一种相对少见的性传播疾病，特征为淋巴结肿大，生殖器、肛门或口部疼痛，阿奇霉素等口服抗生素可用于该病的治疗。

·阴虱和疥疮

阴虱和疥疮都是由小的肉眼可见的寄生虫造成的。它们寄居在毛发中，透过皮肤吸吮血液。有阴虱和疥疮的男子常会抓挠生殖器。疥疮可导致手、臂、腿、臀部疼痛。医生常会开含有苄氯菊酯或林丹的处方。被诊断带有这些寄生虫的男子必须用热水烫洗衣服被褥，因为阴虱和疥疮会在丝线纤维中存活。

·滴虫病

这是一种常见的性传播疾病，常由性伴侣之间反复传播，因为许多患病的男子没有明显症状。有些患者称有阴茎疼痛，尿道有分泌物，排尿和射精时有烧灼感。滴虫病是由一种称为阴道毛滴虫的寄生虫引起的。使用甲硝唑容易治愈。

·人免疫缺陷病毒

人免疫缺陷病毒（HIV）导致人的免疫防御系统被破坏，使人失去抗感染的能力。最终，感染HIV的人会被诊断为AIDS病，即免疫缺陷综合征。患有其他性传播疾病，尤其是有溃疡的生殖器疱疹、梅毒或软下疳，

都可增加感染 HIV 的风险。感染 HIV 的症状首先是疲劳、发热，血液检测可确定是否感染 HIV。

HIV 或 AIDS 尚未有效的治疗方法。包括抗病毒药物和用于激发免疫反应的处方药可以延缓 AIDS 病的进程。

» 预防

最有效的预防性传播疾病的方法是避免婚外性行为。统计表明，如果性行为的双方都能保持对方是自己唯一的性伴侣时，感染性传播疾病的机会是最小的。而且，在各种性关系中，使用男性避孕套可将感染性传播疾病的风险降到最低，包括口交，因为口腔也可感染性传播疾病。咽喉发炎，舌或咽喉溃疡都可能提示感染了经口腔的性传播疾病，应及时咨询医生。因肛门和直肠是导致 STD 的微生物的寄居地，不加保护的肛交会增加患 STD 的危险。

男性性功能障碍

不能勃起、早泄或不能达到性高潮都属于男性性功能障碍。一项调查显示有近一半的 40~70 岁的男性有不同程度的性功能障碍。

» 病因

当男子的大脑向阴茎的神经发送信号使其附近的肌肉放松时，产生性兴奋。而后血液流向并充满阴茎，使其勃起，在整个过程中的任何环节被破坏都可造成男性性功能障碍。

患有糖尿病或高血压的患者更易患性功能障碍。血管性疾病如动脉粥样硬化、外周血管疾病、心肌梗死和动脉高血压，是近半数 50 岁以上男子患病的原因。睾酮水平降低、吸烟、喝酒和滥用药物、使用处方药、抑郁症、有外遇或压力过大都可能导致性功

高危人群

危险因素包括：
- 年龄增长
- 心理压力
- 男性性器官损伤

能障碍。

» 预防

保持个人的生理和心理健康是预防性功能障碍的最好办法。

» 诊断

诊断男性性功能障碍时，生理和心理因素都应考虑。

· 病史询问

医生的问题应涉及与性功能降低有关的疾病，服用药物和生活方式等。

· 身体检查

检查患者的阴茎、睾丸，甚至进行全身检查。

· 实验室检测

测定血常规，包括睾酮水平，通过检测确认是否存在性激素缺乏。

· 夜间阴茎勃起功能监测

检测患者在睡眠时的勃起情况。

· 心理检查

与患者及其性伴侣的面谈有助于揭示阻碍性功能的心理因素。

» 治疗

如果患者的性功能障碍是由心理因素造成的，医生将建议进行心理治疗或心理咨询。当性功能障碍是由服用药物引起时，应换药或停药。其他的治疗方式还有：

· 磷酸二酯酶抑制剂

该药可松弛肌肉，增加性兴奋时阴茎的血流量。

· 睾酮代偿治疗

当激素失衡时，可采用含睾酮的口服药物、注射药物、透皮吸收药物或凝胶等进行治疗。

· 注射治疗

前列腺素 E1 等药物可经过阴茎注射或以栓剂塞入尿道可增加阴茎血流。

· 真空装置

将泵放置于阴茎处，可产生局部真空负压，将血液吸引到阴茎，使其勃起。

· 植入

外科医生将一种装置放入患者阴茎，可使其人工控制勃起。

· 外科手术

通过外科手术修复阻塞或损坏的动脉，恢复阴茎血流。

· 针灸

对于心理性的性功能障碍，已证明针灸可以帮助一些患者恢复他们的性功能。

· 保健品

临床实验表明盐酸育亨宾、松树皮提取物（碧萝芷）、红高颗（又名艳紫铆）和精氨酸都可用于治疗性功能障碍。

精索静脉曲张

阴囊中的任一静脉增大，就称为精索静脉曲张。正常情况下，睾丸的血液是由精索内的动脉供应，在阴囊内睾丸上部有一组静脉形成蔓状静脉丛，将睾丸的血液运送回心脏。当这些通路发生扩张时，可阻断生殖器区域的正常血流。

高危人群

危险因素包括：

· 所有男子都有患病风险，但精索静脉曲张通常在 15~25 岁开始形成。

据估算大约有 20％的男性有精索静脉曲张，这是导致不育症的一种重要因素。因为该症可导致阴囊温度控制出现问题。精索静脉曲张可导致精子产生减少，精子活力降低和不正常精子的产生。

精索静脉曲张的形成开始于青春期，经过很长一段时间，静脉可以变得很大很粗。因为静脉通过左侧角进入此测，精索静脉曲张经常发生于左侧。大多数精索静脉曲张患者没有症状，直到因不育症就诊或身体检查才发现患病。少数患者会在运动后有阴囊疼痛，休息一段时间后疼痛可消失。

» 病因

精索静脉曲张被认为是由静脉瓣的异常造成的。如同门可以开关，静脉瓣可控制静脉内的血流。当静脉瓣处于开的状态时，血液可向上流，而当静脉瓣关闭时，则阻止血液回流。如果静脉瓣不能闭合完全，有少量限制性血流回流，最终因多出的血液而使静脉变大。

因精索静脉曲张导致的不育被认为是由于阴囊的温度增高导致的后果，精子的形成需要特殊的温度，血液在睾丸的静脉中将温度降至所需温度。然而当回流血液增加时，静脉无法将增加的血液温度降低。

» 预防

尚未有确切的方法阻止精索静脉曲张的发展。

» 诊断

经过身体检查可诊断精索静脉曲张，通常在睾丸的上部有增生，形如一袋蚓虫。精索静脉曲张严重时，站立时可感觉到。当静脉曲张较轻时，医生会让患者行 valsalva 法（捏鼻鼓气法）——当注意力集中在腹股沟时，做深呼吸。

阴囊的超声波检查可确定增生静脉的

部位。

» 治疗

·药物治疗

只有当因不育症或患者称有疼痛时，精索静脉曲张才会被治疗。如果只是有轻微的不适，医生会开一些镇痛剂，如对乙酰氨基酚（扑热息痛）或布洛芬，每天穿运动内裤减少对阴囊的压力。

·手术治疗

如果两侧睾丸的大小相差大于20%，泌尿科医生会建议进行手术治疗。手术切除增大的静脉血管，使血流进入健康静脉血管。

阴茎硬结症

阴茎硬结症，又名佩洛尼病，常发生在中老年男子中，偶见于青年男子。硬结常发生在阴茎的上部使阴茎向上弯曲。有时，在阴茎的上下两侧都长有硬结，产生瓶颈而使阴茎变短。这些畸形可导致勃起时疼痛和因无法进行性生活而缺乏自信。

» 病因

通常认为阴茎硬结症是由于阴茎受损伤引起的。围绕阴茎海绵体的弹性橡皮筋使阴茎形成两腔，中隔膜发炎，受损组织变硬或纤维化。

因药物原因导致阴茎硬结症的概率很小，但一些治疗高血压和心脏病的药物（β-受体拮抗剂）将该病列为其副作用之一。

» 预防

预防阴茎硬结症的唯一方法就是保护好阴茎不受任何形式的损伤或外伤。

» 诊断

阴茎硬结症是通过对松弛和勃起的阴茎进行检查来确诊的。有时利用超声波对硬结的位置进行定位。

» 治疗

治疗的目的是减轻阴茎的畸形，重建患者的性生活能力及缓解勃起时的痛楚。大约10%的患者会自愈。医生通常在进行正畸手术前会等待1年，观察患者能否自愈。

·非手术治疗

许多非手术治疗方法仍处于实验阶段，其有效性尚未得到充分证明。例如口服维生素E、他莫西芬、秋水仙碱。对氨基苯甲酸钾（POTABA）治疗阴茎硬结症有效，但药用剂量很大，会导致肠道不适。对阴茎进行化疗药物注射和放射治疗也已用于阴茎硬结症的治疗。胶原酶是一种正用于阴茎硬结症治疗研究的药物，原理是使用酶消化瘢痕组织。

·手术治疗

当硬结不能自愈、疼痛增加、畸形恶化时，必须进行手术治疗。目前有三种手术治疗方法：

1. 移植法

外科医生移去硬结而代之以移植物，移植物可来自于患者身体的其他部位，或其他人或动物，乃至合成材料也可制成移植物。

2. 芮斯比式（Nesbit）术

从阴茎硬结的对侧切开，移走部分组织，减少阴茎弯曲的程度。

3. 人工阴茎

外科医生在阴茎内植入一种装置可以使阴茎变直。

第七章 传统中医疗法

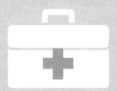

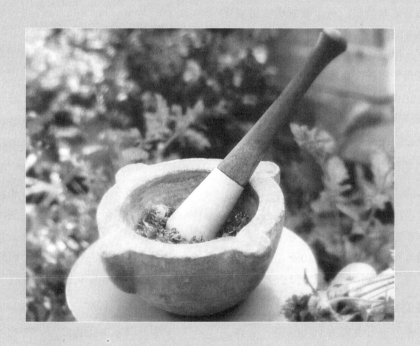

第一节　按摩

自我按摩的 10 个功效

保健按摩是通过外力的直接作用，通过手的力量和技巧以调节机体生理、病理变化而达到治疗和康复的目的，其作用是多方面的。

» 提高人体抗病能力

按摩可以促进淋巴形成，加速人体淋巴液的流动，使人体内的白细胞总数增加、白细胞分类中的淋巴细胞比例升高、白细胞的吞噬能力增强，从而提高了人体抗病能力、免疫功能，达到预防疾病和治疗疾病的目的。

» 调整内脏功能紊乱

按摩对内脏具有双向的调节作用。对胃肠蠕动快的可以减缓胃肠蠕动，对胃肠蠕动慢的可以加快胃肠蠕动，从而促进人体对饮食有效的消化和吸收。对于糖尿病，可以促进部分患者的胰岛功能，使血糖降低，尿糖转为阴性，控制各种并发症。对泌尿系统疾病，可以调节膀胱张力和括约肌功能，可以治疗遗尿症和尿潴留。对于心血管疾病，可以改善冠心病患者的左心功能，降低外周阻力，减少心肌耗氧量，从而缓解心绞痛。

» 减轻和消除心理疲劳

人体的疲劳包括心理的和肉体的。心理疲劳主要表现为头晕、焦虑、抑郁、记忆力减退、注意力不集中、工作能力下降等。按摩可以调节自主神经系统的功能，改善大脑的血液供应，缓解精神疲劳，保护大脑。

» 减轻和消除肌肉疲劳

肌肉疲劳主要表现为肌肉酸痛、乏力、能力下降。按摩可以促进肌肉纤维的收缩和伸展运动，增强肌肉的弹性。又因为按摩可以促进人体内血液和淋巴液的循环，从而可以改善肌肉的营养状况，使肌肉疲劳引起的肌肉酸痛、乏力、肌力下降等症状得以减轻或消除，很快地恢复体力，甚至使其他疾病引起的肌萎缩得到改善。

» 解除肌肉痉挛

按摩既可以通过肌肉的牵张反射直接抑制肌肉的痉挛，又可以通过消除疼痛源而解除肌肉的痉挛。因为长久的肌肉痉挛挤压穿行于其间的神经和血管，可以形成新的疼痛源。肌肉痉挛的缓解，可大大改善局部的血液循环和营养供应，使疼痛明显减轻甚至消除。

» 松解粘连

软组织粘连是引起运动功能障碍和疼痛的主要原因，按摩可以直接分离粘连。

» 使肿胀和瘀血消散

按摩可以促进被按摩部位毛细血管的扩张，加快静脉血回流，从而可以促进炎症渗出物的吸收，使局部肿胀和瘀血消散。

» 改善血液循环

按摩可以使被按摩部位的毛细血管扩张，改善被按摩部位的血液循环，并且可以反射性地调节全身的血液循环。还能降低血液的黏稠度、降低血脂，减少胆固醇在人体血管壁的沉积，提高血管的弹性，预防动脉硬化。能够改善冠心病患者的心肌缺血缺氧状况，使心绞痛等症状缓解甚至消失。

» 减肥和美容

按摩可以减少脂肪在人体内的堆积，使人体内多余的脂肪转化成热量，从而起到减肥的作用。按摩还可以清除皮肤表面衰老的上皮细胞，使人体表面的毛细血管扩张，增强皮肤的营养供应；增强皮肤的弹性和光洁度，减少皱纹，使松弛干燥的皮肤逐渐变得有光泽和富有弹性；调节皮肤表面汗腺和皮脂腺的分泌，减轻色素沉着。

» 使人心情愉悦

按摩可以调畅人体的气机，舒肝解郁。所以当你心情不舒畅的时候，在接受按摩后会使你神清气爽，一切烦恼和不如意都会随之消散。

自我按摩的 3 个优点

中医保健按摩是"以人疗人"的方法，属于现代所崇尚的自然疗法的一种，具有其他药物疗法所无可比拟的优势：

» 简便易行

只要学会常用的各种手法，无需任何特殊设备，只用一双手，随时随地就可以进行治疗。

» 安全有效

一般药物治疗往往会产生一定的副作用，特别是需要长期服用某种药物的患者往往会产生很多顾虑，以致影响情绪、影响效果。而中医保健按摩只要掌握手法要领，认真对待，的确是一种安全可靠、无副作用的"绿色疗法"。当然我们并不是说按摩能包治百病，它也具有一定的适应证。没有适应证的患者，绝对禁止使用按摩进行治疗。

» 适应证广泛

现在中医保健按摩已经适用于临床各科的某些疾病（不是所有的疾病），尤其对一些运动系统的伤病、慢性、功能性疾病，以及某些器质性病变均有良好的治疗效果。其适用人群包括：

（1）糖尿病、高血压、高血脂及风湿疼痛等常见病患者。

（2）精神憔悴、经常加班、睡眠不足的办公室白领。

（3）易患风寒、易染疾患、免疫力下降的亚健康人群。

（4）长期工作压力大、脑力疲劳、应酬多、烟酒为伴者。

（5）厨房中的家庭妇女及皮肤过早衰老的女性。

（6）体质虚弱、经常患病的老年人。

（7）喜食油脂类食物的人群及痤疮、粉刺等皮肤病患者。

（8）生活不规律的各类自由职业者。

按摩的 10 大必知事项

按摩治疗各科疾病比较安全、可靠，但做保健按摩时还应注意以下几个问题，以免出现不良反应及意外。

（1）家庭按摩一定要在明确诊断的基础上进行，禁止不明病情，不分穴位，不通手法就进行按摩。对病情较重者应慎重从事。一是不要无根据地下判断，二是不要马上停药和停止原来的治疗，待病情好转后再考虑自我按摩，以免延误病情。

（2）患者在过于饥饿、饱胀、疲劳、精神紧张时，以及在大怒、大喜、大恐、大悲等情绪激动的情况下，不要立即进行按摩。

（3）按摩时要保持一定的室温和清洁肃静的环境，既不可过冷，也不可过热，以防感冒和影响按摩。

（4）按摩前按摩者一定要修剪指甲，不戴戒指、手链、手表等硬物，以免划破皮肤，并注意按摩前后个人的卫生清洁。

（5）按摩时要随时调整姿势，使自己处在一个合适松弛的体位上，从而有利于按摩的持久。

（6）为了避免按摩时过度刺激被按摩部位暴露的皮肤，可以选用一些皮肤润滑剂，如爽身粉、按摩膏、凡士林等，按摩时涂在被按摩部位的皮肤上，然后进行按摩。

（7）按摩时要用力适中，先轻后重，由浅入深，严禁暴力或蛮劲损伤皮肤筋骨；手法应协调柔和，切忌生硬粗暴。

（8）进行足部按摩时，患者在洗脚时要剪短脚趾甲、修磨过厚的脚垫。有足癣者先抹药膏再按摩。

（9）外耳患有炎症，如湿疹、溃疡、冻疮等时暂不宜用耳部反射区疗法，待其愈后再进行耳部反射区按摩治疗。

（10）按摩时间，每次以 20 ～ 30 分钟为宜。

穴位按摩的禁忌证

按摩治疗各科疾病比较安全、可靠，但做保健按摩时还应注意以下几个问题，以免出现不良反应及意外。

» 下列疾病属按摩的严格禁忌范围

（1）年老体弱、病重、极度虚弱经不起按摩者。

（2）骨折早期。

（3）一些感染性疾病，如化脓性骨关节炎、脊髓炎、丹毒等。

（4）皮肤破损、感染、烫伤或有严重皮肤病的患者，其病损局部和病灶部位禁止按摩。

（5）严重的心脏病患者。

（6）有脑血管意外先兆者。

（7）急性传染病患者，如急性肝炎、活动性肺结核、脑膜炎等。

（8）精神病情绪不稳定者。

（9）酒后神志不清者。

（10）发热者。

（11）截瘫初期。

（12）恶性肿瘤和艾滋病患者。

（13）出血性疾病或有出血倾向者，如外伤出血、胃肠溃疡性便血、呕血、尿血、子宫出血、恶性贫血、白血病等。

（14）有其他诊断不明的可疑病症者。

» 下列情况应该慎用按摩方法治疗

（1）怀孕者，腹部、腰骶部一般慎用手法，有些穴位如合谷、肩井、三阴交，据记载受刺激后可能引起流产，也不宜使用。其他部位不宜使用重刺激手法。

（2）剧烈运动后及极度疲劳者，应休息一段时间后再考虑按摩。

（3）妇女月经期间。

（4）饥饿时。

（5）饭后 45 分钟内，或腹胀时。

（6）酒醉者。

反射区与穴位按摩的 2 个关键词

所谓"反射区"，也就是指人体的各组织器官、五脏六腑，在其足、手、耳等部位均有相对应的解剖位置，这一解剖位置就称为"反射区"。"穴位"亦称腧穴，是针灸施术之处，是脏腑经络之气输注于体表的部位。

当一个人的某个组织器官或五脏六腑发生病理变化时，将在人体的足、手、耳等相对应的反射区上产生组织变异，刺激这些有组织变异的部位就会有疼痛感，也叫作压痛反应。有病变的反射区除表现压痛反应外，触摸这些有病变的部位时，可感觉到像砂粒感、条索状、块状物等组织变异的情况，这些变化对疾病诊断、疾病治疗都十分重要。因此，反射区既是疾病诊断的部位，也是疾病治疗的部位。

以祖国医学为理论基础，以反射学原理

为依据，当人体某一部位或器官出现病态时，如果对反射区等特定部位进行按摩等刺激，就能获得治疗信息能量，继而通过经络传递，使之透入皮肤直达经脉，摄于体内，直达病所，从而调动和激发机体的免疫力，调节脏腑、组织、器官的生理功能，提高疗效，促使患者早日康复。

» 反射区按摩

· 足部反射区

足是人体重要的组成部分，足处在人体最低部位，它由 52 块骨骼、66 个关节、40 条肌肉和多条韧带组成。这些解剖特点使双足与身体健康有着密切关系。俗话说："人老足先衰，木枯根先竭。"若把人体比喻为一棵树的话，那么足即为其根部，树根枯竭则枝折叶落，大树夭折。现代医学认为：双脚密布着丰富的毛细血管、淋巴管和神经末梢，与人体五脏六腑和大脑组织密切相关。足作为人体的基石，它如果出现异常，人体的各组织器官必将出现异常。因此，双足健康是人体健康的保证，足可以说是人体的第二心脏。

足部反射区按摩，是我国传统医学中独特的治疗方法之一，是祖国医学的宝贵遗产。它运用不同的手法，刺激人体双足的反射区，产生神经反射作用，来调节机体内环境的平衡，发挥机体各组织器官潜在的原动力，从而起到调节机体各组织器官的生理功能，加速血液循环，促进内分泌功能，加强机体的新陈代谢，达到治病和保健的目的。

· 手部反射区

手部反射区按摩是指在手部的反射区及经穴等部位上，进行手法按摩或借用按摩工具对这些部位加以刺激，以达到预防和治疗疾病目的的一种方法。

人的双手分布有丰富的神经与血管系统，中医学认为手部是手经脉的起止交会点，

分布有二十多个人体重要的经穴，还有更多的经外奇穴与有效刺激点，可治疗多种疾病。生物全息理论的确立，更为手部按摩治病找到了现代科学的依据。全息理论认为：全身具有相对独立的部分都是一个与整体相对应的反应点位系统，手是一个相对独立的部分，人体的每个脏腑器官均在手上有相应的反射区，内在脏腑器官的信息就可以通过这些反射区反映出来，对这些反射区进行按摩等刺激，就能有效地调整脏腑器官的功能，充分发挥人体的生物功能，起到治疗疾病、养生保健、延年益寿的作用。

· 耳部反射区

耳郭是人体的缩形，人体各部位在耳郭的分布好似一个倒置的胎儿。"耳者，宗脉之所聚也"，十二经脉皆通于耳，耳部有反射身体各部位的丰富穴位，所以人体某一脏腑和部位发生病变时，可通过经络反映到耳郭相应点位上。根据生物全息论，经常按摩双耳及其反射区，可以疏通经络，调节神经的兴奋和抑制过程，增强代谢功能，促进血液循环，从而起到强身健体的作用。同时，具有镇痛、镇静、消炎、止咳、发汗、退热、催眠等功效，能防治感冒、疼痛、神经衰弱和失眠等。

» 穴位按摩

穴位，亦称腧穴、穴道等，它是人体脏腑经络之气输注于体表的特殊部位，是中医和针灸的"专业术语"，是"皮肉筋骨"特异的组织结构，是皮肉筋骨具有"治疗功能"的地方。按照中医基础理论，人体穴位主要有三大作用，它既是经络之气输注于体表的部位，又是疾病反映于体表的部位，还是针灸、推拿、气功等疗法的施术部位。穴位具有"按之快然""驱病迅速"的神奇功效。

从中医角度来看，按摩人体的穴位或某

些特定部位，可以起到疏经通络、活血化瘀、理筋整复，调整营卫气血，协调阴阳的作用，从而达到防病治病、强身健体的目的。从现代医学角度来看，按摩人体的某些特定部位，不仅可以加速局部血运，增强局部皮肤肌肉的营养供应，加速代谢产物的排出，而且可以反射性地影响内脏器官，从而调整五脏六腑功能。另外还可以缓解痉挛，松解粘连，纠正错位等。

穴位按摩就是以中医理论为基础，根据中医经络学说，运用按摩手法，或者借助于一定的按摩工具在人体的特定穴位进行防病治病的方法。其治疗的基本原则是："扶正祛邪""急则治标，缓则治本""标本兼顾""补虚泻实"。穴位按摩广泛运用于临床各科的治疗中，对内科、外科、妇科、儿科、五官科的许多病症都有比较好的疗效。同时穴位按摩易于被大众所接受和掌握，所以在实际生活中得到广泛的应用。

自我按摩的 14 种手法

按摩手法是指施术者进行操作的动作，可以用手指、手掌、肘部以及身体的其他部位作用于受术者的体表，通过施以一定的力度，对患者疾病进行治疗的手段。

按摩手法的种类很多，如按法、摩法、推法、拿法、捏法、掐法、揉法、拍法等。在实际应用中常常把两种或多种手法结合起来形成各种复合手法，如按法常与揉法、压法等结合，组成按揉法、按压法等复合手法。其他复合手法还有捏拿法、捏揉法、搓摩法、推挤法、拔伸法、弹拨法、勾点法、梳理法、推擦法、捻揉法、指甲推法、拇指按压法、曲示指点法、一指禅推法等。虽然按摩手法繁多复杂，但都有其共同的要求，即持久、有力、均匀、柔和。为了方便学习和使用，现列举以下几种常用的

基本手法。

» 按法

指用手指、掌根或肘部按压体表或穴位，逐渐用力深压的一种手法，主要有指按法、掌按法、肘按法三种。

· 操作

（1）指按法：用拇指端或指腹垂直向下按压穴位。

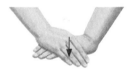

（2）掌按法：用手掌向下按压体表的方法，可用单掌或双掌按，也可用双掌重叠按压。

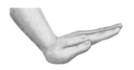

（3）掌根按法：用掌根着力，向下按患者体表的方法。

（4）肘按法：肘关节屈曲，以肘关节尺骨鹰嘴突起部着力于施术部位用力按压。

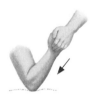

· 要领

（1）着力部位要紧贴体表，不可移动。

（2）用力要由轻而重，再到轻，可配合重心的移位。

（3）忌用暴力。

· 适用范围

　　按法是一种刺激较强的手法。指按法适用于全身各部分的穴位，掌按法常用于背腰、下肢、臀部等部位。按法具有放松肌肉、矫正畸形、安心宁神、镇静止痛等作用。

» 摩法

　　用手指或手掌在体表部位做有节律的直线往返或环形移动的手法。

· 操作

　　（1）指摩法：用示指、中指、无名指相并，指面附着于体表，做节律性环旋运动。

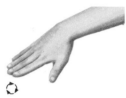

　　（2）掌摩法：用手掌面附着于体表，连同前臂做节律性的环旋或往返运动。

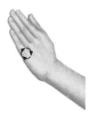

　　（3）四指摩法：以示指、中指、无名指、小指指腹协同作用，以腕关节的活动带动进行环转抚摩的方法。

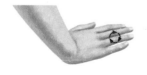

· 要领

　　（1）肘关节自然屈曲、腕部放松。
　　（2）指、掌自然伸直。
　　（3）动作缓和而协调。

（4）指摩法每分钟 120 次，掌摩法每分钟 80 次。

· 适用范围

　　摩法轻柔缓和，常用于胸腹、肋部操作，具有行气和血、理气和中、祛瘀消肿、清腑排浊、健脾和胃等作用。

» 推法

　　用手或拳在体表做直线缓慢运动。

· 操作

　　（1）拇指直推法：用拇指指腹在颈项、手、足等部位做推动或双指重叠加力。

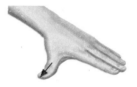

　　（2）全掌直推法：用全掌着力于背、腰或四肢处做推动，力量深透，单方向直推。

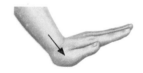

　　（3）掌根反推法：用掌根作用于背、腰、臀及下肢部，着力深透，单方向直推。

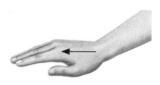

　　（4）拳推法：用示指、中指、无名指、小指间关节作用于脊柱两侧做推法。

· 要领

　　（1）紧贴体表，带动皮下肌肉组织。
　　（2）单方向直线缓慢运动。
　　（3）局部涂抹按摩油。

· 适用范围

推法可在人体各部位使用。具有疏通经络、行气活血、消积导滞、解痉镇痛等作用。

》拿法

手指呈钳形，提拿局部肌肉或肌筋的方法。

· 操作

（1）二指拿法：用拇、示指提拿穴位。

（2）三指或四指拿法：用拇、示、中或拇、示、中、无名指提拿颈项部或上肢及腕、踝关节。

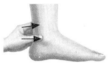

（3）五指拿法：用拇与其余四指提拿肩、四肢等部位。

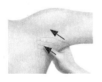

（4）掌拿法：掌心紧贴应拿部位，进行较缓慢拿揉动作。掌心与局部贴紧，四指与掌根和拇指合力对拿，着力面要轻重适宜。

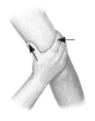

（5）抖动拿法：用指拿法或掌拿法提起肌肉，进行较快均匀抖动的方法，指腹与掌根着力，均匀地前后抖动 3 ~ 8 次，然后慢慢松开，反复数次，动作和缓连续，勿要掐皮肤。

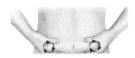

· 要领

（1）腕关节要放松，摆动灵活。

（2）手指之间相对用力，力量由轻而重。

（3）动作缓和有连贯性。

（4）频率为每分钟 60 ~ 80 次。

· 适用范围

拿法刺激较强，多用于较厚的肌肉筋腱，具有通经活络、行气开窍、祛风散寒、解痉止痛等作用。

》捏法

指用指腹相对用力挤捏肌肤的手法。

· 操作

用拇指与示指或拇指与其余四指相对用力，捏挤施术部位。

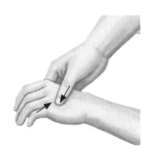

· 要领

（1）相对用力，由轻而重。

（2）腕关节放松，手法灵活，不可用蛮力。

· 适用范围

捏法常用于头颈、项背、背腰和四肢，具有舒筋通络、行气活血、调理脾胃、消积化痰等作用。

» 掐法

用手指指甲按压穴位的手法。

·操作

拇指微屈，以拇指指甲着力于体表穴位进行按压。

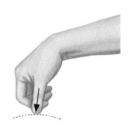

·要领

（1）操作时垂直用力按压，不能抠动，以免掐破皮肤。

（2）掐后常继以揉法，以缓和刺激。

（3）不宜做反复长时间的应用。

·适用范围

掐法常用于人中等感觉较敏锐的穴位。具有开窍醒脑、回阳救逆、疏通经络、运行气血等作用。

» 揉法

用手指、手掌或鱼际部（手掌的两侧呈鱼腹状隆起处，外侧者叫大鱼际，内侧者叫作小鱼际）在体表穴位处做轻柔缓和的揉动的手法。

·操作

（1）指揉法：用拇指指腹或示、中指指腹揉动体表的穴位。

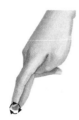

（2）大鱼际揉法：用手掌大鱼际在体表的腰、腹、四肢等处揉动。

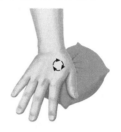

（3）掌根揉法：用手掌掌根在体表的腰、腹、四肢等处揉动。

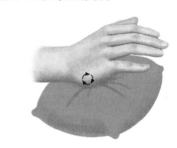

·要领

（1）紧贴体表，带动皮下肌肉组织。

（2）腕部放松，以肘部为支点，前臂做主动摆动，带动腕部做轻柔缓和的摆动。

（3）频率为每分钟 120 ~ 160 次。

·适用范围

揉法轻柔缓和，刺激量小，适用于全身各部位。具有消积导滞、活血化瘀、舒筋活络、缓解痉挛、消肿止痛、祛风散寒等作用。

» 拍法

用手指或手掌平稳而有节奏地拍打体表的手法。

·操作

（1）指拍法：用示指、中指、无名指、小指四指的指腹并拢，拍打体表穴位或部位。

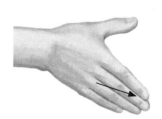

（2）虚掌拍法：用虚掌拍打体表的部位。

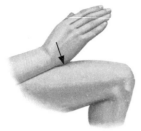

· 要领

（1）腕关节放松，摆动灵活。

（2）动作连续而有节奏，不可忽快忽慢。

（3）指掌同时用力，避免抽拖的动作。

· 适用范围

拍法主要作用于背部、肩部、腰臀及下肢部位。具有舒筋活络、行气活血、解除痉挛等作用。

》击法

用手的某一部位轻轻叩击体表部位的手法，又叫叩法。

· 操作

（1）侧击法：手指自然伸直，腕略背屈，用单手或双手小鱼际部击打体表。

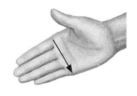

（2）掌击法：手指自然分开，腕伸直，用掌根部击打体表。

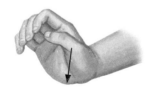

（3）拳击法：手握拳，腕伸直，击打体表。

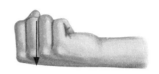

（4）指尖击法：用指端轻轻击打体表，如雨点下落。

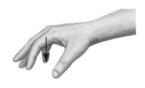

· 要领

（1）腕关节放松，摆动灵活。

（2）垂直用力，快速而短暂，有节律性。

（3）不能有抽拖动作。

（4）忌用暴力。

（5）手法熟练时，可发出清脆的响声。

· 适用范围

侧击法多用于背腰、下肢，掌击法多用于腰臀、下肢，拳击法多用于背腰部，指尖击法多用于头部。击法具有舒筋通络、调和气血、提神解疲等作用。

》点法

用指端或指间关节等突起部位，固定于体表某个部位或穴位上点压的方法。

· 操作

（1）拇指点法：用拇指端点按在施术部位的穴位上，拇指指端着力，点按时拇指与施术部位呈80°角。

（2）屈示指点法：用示指关节背侧面

突起处点穴的方法。用拇指指间关节背侧面顶示指近端指间关节掌面。

（3）握拳点法：握拳屈拇指，用拇指关节背面突起处点压的方法。

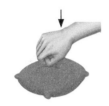

（4）三指点法：用三指点体表某部位的方法。三指并点法：即示、中、无名指指端并拢，用指端点压在经络上，定而不移。

· 要领

（1）垂直用力，逐渐加重。

（2）操作时间宜短，点到而止。

（3）忌用暴力。

· 适用范围

点法作用面积小，刺激量大，可用于全身穴位。具有疏通经络、调理脏腑、活血止痛等作用。

》擦法

用手掌的大鱼际、小鱼际或掌根等部位附着在一定皮肤表面，做直线来回摩擦的手法。

· 操作

（1）大鱼际擦法：手指并拢微屈成虚掌，用大鱼际及掌根部紧贴皮肤做直线往返摩擦，连续反复操作，以透热为度。用于四肢、腰骶。

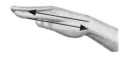

（2）小鱼际擦法：手掌伸直，用小鱼际的尺侧部紧贴皮肤，做直线往返，反复操作，以透热为度。用于腰骶、四肢、脊柱两侧。

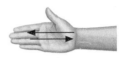

（4）掌擦法：手掌自然伸直，紧贴于皮肤，做直线往返，反复操作，以皮肤透热为度。用于胸腹部、四肢部、肩背部。

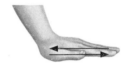

· 要领

（1）腕关节伸直，使前臂与手接近相平。

（2）紧贴体表。

（3）推动幅度要大。

（4）涂抹按摩油。

（5）频率为每分钟100～120次。

· 适用范围

擦法是一种柔和温热的刺激，可用于身体各部。具有行气活血、温通经络、健脾和胃、消肿止痛等作用。

》搓法

指用双手掌面夹住施术部位，相对用力做快速搓揉，同时上下往返移动的手法。

· 操作

以在手臂施用搓法为例，用两手掌面夹住手臂，用力做相反方向的快速搓揉动作，同时上下往返移动。

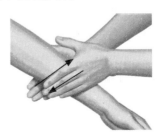

· 要领

（1）用力要均匀，方向相反。

（2）搓揉动作要快，但在足部的移动要慢。

（3）搓揉动作灵活而连贯。

· 适用范围

搓法常用于背腰及四肢，以四肢最常用。具有通经活络、调和气血、放松肌肉、解除疲劳等作用。

» 摇法

指一手握住或按住患者某一关节近端的肢体，另一手握住关节远端的肢体，以被摇关节为轴，使肢体被动旋转活动的手法。

· 操作

摇法主要有摇指、摇腕、摇肩、摇腰、摇踝等几种。如摇指法即用一手握住另一手的手指做顺、逆时针环绕摇动的方法。

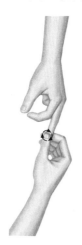

· 要领

（1）幅度要由小到大，速度要由慢到快。

（2）要控制在各关节生理功能许可的范围之内进行，忌用力过猛。

· 适用范围

摇法适用于颈、项、肩、腰和四肢关节。具有滑利关节、松解粘连、解除痉挛、整复错位等作用。

» 滚法

以第五掌指关节背侧贴于施术部位，通过腕关节的屈伸运动和前臂的旋转运动，使小鱼际和手背在施术部位上做连续不断的滚动。

· 操作

（1）大滚法：以小鱼际和手背在施术部位上做连续不断的滚动。

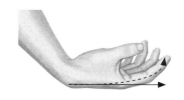

（2）小滚法：以小指、无名指、中指及小指的第1节指背在施术部位上做连续不断的滚动。

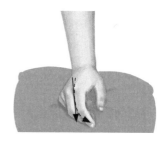

· 要领

（1）肩关节放松，腕关节放松，手指自然弯曲。

（2）腕关节屈伸幅度在120°左右，掌背的1/2面积接触治疗部位。

（3）要在治疗部位上滚动，不要拖动或空转。

· 适用范围

滚法压力较大，接触面较广，适用于肩背、腰臀、四肢等处。具有疏通经络、活血止痛、解除痉挛、放松肌肉、滑利关节等作用。

第二节　刮痧

8种常用刮痧手法

» 刮痧法

刮痧法又分为直接刮法和间接刮法两种。

·直接刮法

指在施术部位涂上刮痧介质（如水、植物油、刮痧油等）后，用刮痧工具直接接触患者皮肤，在体表的特定部位反复进行刮拭，至皮下呈现痧痕为止。患者取坐位或俯伏位，术者用热毛巾擦洗患者被刮部位的皮肤，均匀地涂上刮痧介质。施术者持刮痧工具，在刮拭部位进行刮拭，以刮出出血点为止。

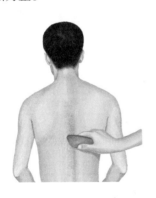

·间接刮法

先在患者将要刮拭的部位放一层薄布，然后再用刮拭工具在布上刮拭，称为间接刮法。此法可保护皮肤。适用于儿童、年老体弱、高热、感染、抽搐、某些皮肤病患者。

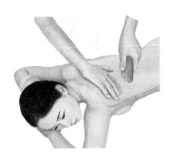

» 挑痧法

施术者用针挑患者体表的一定部位，以治疗疾病的方法。术者用酒精棉球消毒挑刺部位，左手捏起挑刺部位的皮肉，右手持三棱针，对准部位，将针横向刺入皮肤，挑破皮肤0.2～0.3厘米，然后再深入皮下，挑断皮下白色纤维组织或青筋，有白色纤维组织的地方，挑尽为止。如有青筋的地方，挑3下，同时用双手挤出瘀血（非专业人员慎用）。术后用碘酒消毒，敷上无菌纱布，用胶布固定。

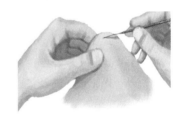

» 放痧法

放痧法又分为泻血法和点刺法。

·泻血法

常规消毒，左手拇指压在被刺部位下端，上端用橡皮管结扎，右手持三棱针对准被刺部位静脉，迅速刺入脉中0.5毫米深，然后出针，使其流出少量血液，出血停止后，以消毒棉球按压针孔。当出血时，也可轻按静脉上端，以助瘀血排出，毒邪得泄。此法适用于肘窝、腘窝及太阳穴等处的浅表静脉，用以治疗中暑、急性腰扭伤、急性淋巴管炎等病。

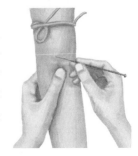

·点刺法

即针刺前先推按被刺部位，使血液积聚于针刺部位，经常规消毒后，左手拇、示、中三指夹紧被刺部位或穴位，右手持针，对准穴位迅速刺入2～4厘米深，随即将针退出，轻轻挤压针孔周围，使少量出血，然后用消毒棉球按压针孔。此法多用于手指或足趾末端穴位，如十宣穴、十二井穴或头面部的太阳穴、印堂穴、攒竹穴、上星穴等。

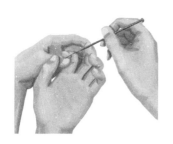

挑痧法及放痧法必须灭菌操作，以防止感染，针刺前消除患者紧张心理，点刺时手法宜轻宜快宜浅，出血不宜过多，以数滴为宜。注意勿刺伤深部动脉。另外，病后体弱、明显贫血、孕妇和有自发性出血倾向者不宜使用。为防止晕针，患者最好采取卧位，术后休息后再走。

» 揪痧法

指在施术部位涂上刮痧介质后，施术者五指屈曲，用示、中指的第二指节对准施术部位，把皮肤与肌肉揪起，然后瞬间用力向外滑动再松开，一揪一放，反复进行，并连续发出"啪啪"的声响。每个部位可连续操作6～7遍，被揪起部位的皮肤才会出现痧点。

» 扯痧法

扯痧疗法是施术者用自己的示指、拇指提扯患者的皮肤和一定的部位，使表浅的皮肤和部位出现紫红色或暗红色的痧点。此法主要应用于头部、颈项、背部。

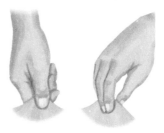

» 挤痧法

施术者用拇指和示指在施术部位用力挤压，连续挤出一块块或一小块紫红痧斑为止。

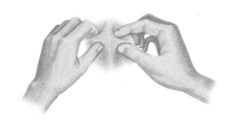

» 焠痧法

用灯芯草蘸油，点燃后，在患者皮肤表面上的红点处烧燃，手法要快，一接触到患者皮肤，立即离开皮肤，往往可听见十分清脆的灯火燃烧皮肤的爆响声。适用于寒证，如腹痛、手足发冷等。

» 拍痧法

用虚掌拍打或用刮痧板拍打体表施术部位，一般为痛痒、胀麻的部位。

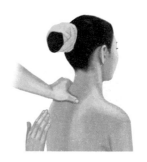

刮痧的 7 个步骤

» 选择工具

准备刮痧器具与用品，仔细检查刮痧板边缘是否光滑，应边角钝圆、厚薄适中，不宜使用粗糙或有裂纹的，以免伤及皮肤。比较常用的刮痧工具为刮痧板，可用水牛角或木鱼石制作而成。

» 消除患者紧张心理

应向患者介绍刮痧的一般常识，消除其紧张恐惧心理，以取得其信任、合作与配合。

» 选择体位

根据患者的病情，确定治疗部位，选择合适的体位。对体位的选择，应以施术者能够正确取穴，施术方便，患者感到舒适自然，并能持久配合为原则。常用的体位有以下几种：

（1）仰卧位，适用于胸腹、头、面、颈、四肢前侧的刮痧。

（2）俯卧位，适用于头、颈、肩、背、腰、四肢的后侧刮痧。

（3）侧卧位，适用于侧头部、面颊一侧、颈项和侧腹、侧胸及上下肢侧面的刮痧。

（4）仰靠坐位，适用于前头、颜面、颈前和上胸部的刮痧。

（5）俯伏坐位，适用于头顶、后头、项背部的刮痧。

（6）侧伏坐位，适用于侧头、面颊、颈侧、耳部的刮痧。

» 涂刮痧润滑剂

在刮拭部位均匀涂布刮痧润滑剂，用量宜薄不宜厚。因为刮痧润滑剂过多，不利于刮拭，还会顺皮肤流下，弄脏衣服。保健刮痧和头部刮痧可不用介质，亦可隔衣物刮拭。常用润滑剂多选用红花油、液状石蜡、麻油或刮痧专用的活血剂。

» 刮拭

操作时手持刮痧板，蘸上润滑剂，然后在患者体表的一定部位按一定方向进行刮拭，至皮下呈现痧痕为止。刮痧时要求用力要均匀，一般采用腕力，同时要根据患者的病情及反应调整刮动的力量。刮痧疗法的操作手法有平刮、竖刮、斜刮、角刮。

平刮就是用刮板的平边，着力于施术部位，按一定方向进行较大面积的平行刮拭。

竖刮就是用刮板的平边，方向为竖直上下着力于施术的部位，进行大面积刮拭。

斜刮就是用刮板的平边，着力于施术部位，进行斜向刮拭。适用于人体某些部位不能进行平、竖刮的情况下所采用的操作手法。

角刮就是用刮板的棱角和边角，着力于施术的部位，进行较小面积或沟、窝、凹陷地方的刮拭，如鼻沟、耳屏、神阙、听宫、听会、肘窝、关节等处。

另外，刮痧疗法分为补法、泻法和平补平泻法。其补泻作用，与操作力量的轻重、速度的急缓、时间的长短、刮拭的长短、刮拭的方向等诸多因素有直接关系。现简单介绍如下：

（1）刮拭按压力小、刮拭速度慢、刺激时间较长为补法。刮拭按压力大、刮拭速度快、刺激时间较短为泻法。

选择痧痕点个数少者为补法，选择痧痕点数量多者为泻法。

操作的方向顺经脉运行方向者为补法，操作的方向逆经脉运行方向者为泻法。

刮痧后加温灸者为补法，刮痧后加拔罐者为泻法。

（2）平补平泻法介于补法和泻法之间，包括三种刮拭方法：第一种为按压力大，刮拭速度慢；第二种为按压力小，刮拭速度快；第三种为按压力中等，速度适中，常用于正常人保健或虚实兼见证的治疗。

» 把握刮痧时限与疗程

刮痧时限与疗程一般每个部位刮 20 次左右，以使患者能耐受或出痧为度，每次刮拭时间以 20 ~ 25 分钟为宜。初刮时间不宜过长，手法不宜过重，不可一味片面求出痧。第二次应间隔 5 ~ 7 天后或患处无痛感时再实施；直到患处清平无斑块，病证自然痊愈。通常连续治疗 7 ~ 10 次为 1 个疗程，间隔 10 天再进行下一个疗程。

» 刮痧后处理

一般刮拭后半小时左右，皮肤表面的痧点会逐渐融合成片，刮痧后 24 ~ 48 小时出痧表面的皮肤触摸时有痛感或自觉局部皮肤有微微发热，这些都属于正常反应，几天后即可恢复正常。刮完后，擦干皮肤，让患者穿好衣服，适当饮用一些姜汁、糖水或白开水，促进新陈代谢。

刮痧疗法的 8 个人体部位

» 头部刮法

头部有头发覆盖，须在头发上面用刮板刮拭，不必涂刮痧润滑剂。为增强刮拭效果，可使用刮板边缘或刮板角部刮拭。每个部位刮 30 次左右，刮至头皮发热为宜。手法采用平补平泻法，施术者需一手扶患者头部，以保持头部稳定。

· 循行路线

（1）刮拭头部两侧，从头部两侧太阳穴开始至风池穴，经过穴位为头维穴、颔厌穴等。

（2）刮拭前头部，从百会穴经囟会穴、前顶穴、通天穴、上星穴至头临泣穴。

（3）刮拭后头部，从百会穴经后顶穴、脑户穴、风府穴至哑门穴。

（4）刮拭全头部，以百会穴为中心，呈放射状向全头发际处刮拭。经过全头穴位和运动区、语言区、感觉区等。

· 适应证

有改善头部血液循环，疏通全身阳气之作用。可预防和治疗中风及中风后遗症、头痛、脱发、失眠、感冒等病症。

» 面部刮法

因为面部出痧影响美观，因此手法要轻柔，以不出痧为度，且面部不需涂抹活血剂，通常用补法，忌用重力大面积刮拭。方向由内向外按肌肉走向刮拭。可每日 1 次。

· 循行路线

（1）刮拭前额部，从前额正中线分开，经鱼腰穴、丝竹空穴朝两侧刮拭。

（2）刮拭两颧部，由内侧经承泣穴、四白穴、下关穴、听宫穴、耳门穴等。

（3）刮拭下颌部，以承浆穴为中心，经地仓穴、颊车穴等。

· 适应证

有养颜祛斑美容的功效。主治颜面五官的病证，如眼病、鼻病、耳病、面瘫、雀斑、痤疮等。

» 颈部刮法

颈后高骨为大椎穴，用力要轻柔，用补法，不可用力过重，可用刮板棱角刮拭，以出痧为度。肩部肌肉丰富，用力宜重些，从风池穴一直到肩髃穴，应一次到位，中间不要停顿。一般用平补平泻手法。

· 循行路线

（1）刮督脉颈项部分，从哑门穴刮至大椎穴。

（2）刮拭颈部两侧到肩，从风池穴开始经肩井穴、巨骨穴至肩髃穴。

· 适应证

人体颈部有六条阳经通过，其中精髓直接通过督脉灌输于脑，颈部是必经之路，所以经常刮拭颈部，具有育阴潜阳、补益人体正气、防治疾病的作用。主治颈、项病变，如颈椎病、感冒、头痛、近视、咽炎等病症。

» 背部刮法

背部由上向下刮拭。一般先刮后背正中线的督脉，再刮两侧的膀胱经脉和夹脊穴。背部正中线刮拭时手法应轻柔，用补法，不可用力过大，以免伤及脊椎。可用刮板棱角点按棘突之间，背部两侧可视患者体质、病情选用补泻手法，用力要均匀，中间不要停顿。

·循行路线

刮督脉、足太阳膀胱经及夹脊穴，从大椎刮至长强。督脉位于后正中线，足太阳膀胱经位于后正中线旁开 1.5 寸和 3 寸处，夹脊穴位于后正中线旁开 0.5 寸处。

·适应证

刮拭背部可以治疗全身五脏六腑的病证，如刮拭胆俞可治疗黄疸、胆囊炎、胆道蛔虫症、急慢性肝炎等，刮拭大肠俞可治疗肠鸣、泄泻、便秘、脱肛、痢疾、肠痈等。背部刮痧还有助于诊断疾病，如刮拭心俞部位出现压痛或明显出痧斑时，即提示心脏可能有病变或预示心脏可能即将出现问题，其他穴位类推。

» 胸部刮法

刮拭胸部正中线用力要轻柔，不可用力过大，宜用平补平泻法。用刮板棱角沿肋间隙刮拭。乳头处禁刮。

·循行路线

（1）刮拭胸部正中线，从天突穴经膻中穴向下刮至鸠尾穴。用刮板角部自上而下刮拭。

（2）刮拭胸部两侧，从正中线由内向外刮，先左后右，用刮板整个边缘由内向外沿肋骨走向刮拭。中府穴处宜用刮板角部从上向下刮拭。

·适应证

胸部主要有心、肺二脏。故刮拭胸部，主治心、肺疾患，如冠心病、慢性支气管炎、支气管哮喘、肺气肿等。另外可预防和治疗妇女乳腺炎、乳腺癌等。

» 腹部刮法

空腹或饱餐后禁刮，急腹证忌刮，神阙穴禁刮。

·循行路线

（1）刮拭腹部正中线，从鸠尾穴经中脘穴、关元穴刮至曲骨穴。

（2）刮拭腹部两侧，从幽门穴刮至日月穴。

·适应证

腹部有肝、胆、脾、胃、膀胱、肾、大肠、小肠等脏腑。故刮拭腹部可治疗以上脏腑病变，如胆囊炎、胃及十二指肠溃疡、呕吐、胃痛、慢性肾炎、前列腺炎、便秘、泄泻、月经不调等。

» 四肢刮法

刮拭四肢时，遇关节部位不可强力重刮，对下肢静脉曲张、水肿应从下向上刮拭。皮肤如有感染、破溃、痣瘤等，刮拭时应避开，如急性骨关节创伤、挫伤之处不宜刮痧，但在康复阶段做保健刮痧可促进康复。

·循行路线

（1）刮拭上肢内侧，由上向下刮，尺泽穴可重刮。

（2）刮拭上肢外侧，由上向下刮，在肘关节处可做停顿，或分段刮至外关穴。

（3）刮拭下肢内侧，从上向下刮，经承扶穴至委中穴，由委中穴至跗阳穴，委中穴可重刮。

（4）刮拭下肢外侧，从上向下刮，从环跳穴至膝阳关穴，由阳陵泉穴至悬钟穴。

·适应证

四肢刮痧可治全身病证，如手少阴心经主治心脏疾病，足阳明胃经主治消化系统疾病，四肢肘膝以下五腧穴主治全身疾病。

» 膝关节刮法

膝关节结构复杂，刮痧时宜用刮板棱角刮拭，以便掌握刮痧正确的部位、方向，而不致损伤关节，刮拭关节动作应轻柔。膝关节内积水者，局部不宜刮，可取远端穴位刮拭。膝关节后方及下端刮痧时易起痧疱，疱起时宜轻刮或遇曲张静脉可改变方向，由下向上刮。

·循行路线

（1）刮拭膝眼，刮拭前先用刮板的棱角点按膝眼。

（2）刮拭膝关节前部，膝关节以上部分从伏兔穴刮至梁丘穴，膝关节以下部分从犊鼻穴刮至足三里穴。

（3）刮拭膝关节内侧，从血海穴刮至阴陵泉穴。

（4）刮拭膝关节外侧，从膝阳关穴刮至阳陵泉穴。

（5）刮拭膝关节后部，委中穴可重刮。

·适应证

主治膝关节的病变，如风湿性关节炎、膝关节韧带损伤、肌腱劳损等。另外对腰背部疾病、胃肠疾病有一定的治疗作用。

刮痧的注意事项

» 选择工具

刮痧疗法临床应用广泛，适用于内、外、妇、儿、五官等各科和各系统疾病，如消化系统、循环系统、呼吸系统等，还适用于预防疾病和保健强身。

» 禁忌证

刮痧疗法尽管可以用于多种病症的治疗，但它也有禁忌证和慎用证。

（1）有出血倾向的疾病，忌用本法治疗或慎用本法治疗。如血小板减少性疾病、过敏性紫癜、白血病等。

（2）凡危重病证，如急性传染病、重症心脏病等，应立即住院观察治疗。如果没有其他办法，可用本法进行暂时的急救措施，以争取时间和治疗机会。

（3）新发生的骨折患部不宜刮痧，须

刮痧适应证

呼吸系统疾病	如感冒、咳嗽、气管炎、哮喘、肺炎等
消化系统疾病	如泌尿系统感染、尿失禁、膀胱炎等
神经系统疾病	如眩晕、失眠、头痛、多汗症、神经衰弱、抑郁症、坐骨神经痛等
心血管系统疾病	如心悸、高血压等
运动系统疾病	如腱鞘炎、脉管综合征、网球肘、落枕、肩痛、腰痛、肥大性脊柱炎、急性腰扭伤、慢性腰肌纤维炎、梨状肌综合征等
妇科系统疾病	如月经不调、痛经、闭经、经期发热、经期头痛、经前紧张综合征、更年期综合征、产后缺乳、急性乳腺炎等
五官系统疾病	如牙痛、咽喉肿痛、急性鼻炎、鼻衄、耳鸣、失音等
内分泌系统疾病	如糖尿病等
其他	如中暑、水肿、日常保健等

待骨折愈合后方可在患部刮疗。外科手术瘢痕处亦应在 2 个月以后方可局部刮痧。恶性肿瘤患者手术后，瘢痕局部处慎刮。

（4）传染性皮肤病不宜刮痧，如疖肿、痈疮、瘢痕、溃烂、性传染性皮肤病及皮肤不明原因的包块等。

（5）年老体弱者、空腹及妊娠妇女的腹部、处于经期女性的下腹部及女性面部忌用大面积泻法刮拭。

（6）对刮痧恐惧或过敏者，忌用本法。

（7）孕妇、妇女经期，禁刮下腹部及三阴交穴、合谷穴、足三里穴等穴位，且刮拭手法宜轻，用补法。

» 注意事项

· 术前注意事项

（1）刮痧疗法须暴露皮肤，且刮痧时皮肤汗孔开泄，如遇风寒之邪，邪气可从开泄的毛孔直接入里，影响刮痧疗效，而且易引发新的疾病。故刮痧前要选择一个合适的治疗场所，注意空气流通、清新，注意保暖，注意避风，尤其是夏季不可在有过堂风的地方刮痧。

（2）选择舒适的刮痧体位，以利于刮拭和防止晕刮。

（3）刮痧工具要严格消毒，防止交叉感染。刮拭前须仔细检查刮痧工具，以免刮伤皮肤。

（4）施术者的双手应消毒。

（5）刮拭前一定要向患者解释清楚刮痧的一般常识，消除其恐惧心理，取得患者配合，以免晕刮。

（6）勿在患者过饥、过饱及过度紧张

的情况下进行刮痧治疗。

· 术中注意事项

（1）刮拭手法要用力均匀，以能忍受为度，至出痧为止。

（2）婴幼儿及老年人，刮拭手法用力宜轻。

（3）不可一味追求出痧而用重手法或延长刮痧时间。出痧多少受多方面因素影响。一般情况下，血瘀之证出痧多；实证、热证出痧多；虚证、寒证出痧少；服药过多者，特别是服用激素类药物不易出痧；肥胖者与肌肉丰满的人不易出痧；阴经较阳经不易出痧；室温低时不易出痧。

（4）刮拭过程中，要经常询问患者感受。如遇到精神疲惫、头晕目眩、面色苍白、恶心欲吐、出冷汗、心慌、四肢发凉、血压下降、神志不清时应立即停止刮痧。同时，抚慰患者勿紧张，帮助其平卧，注意保暖，并给予温开水或糖水。如仍不缓解，可用刮板角部点按其人中穴，力量宜轻，避免重力点按后局部水肿，并对百会穴和涌泉穴施以泻法。患者病情好转后，继续刮内关穴、足三里穴。

· 术后注意事项

（1）刮痧治疗使汗孔开泄，邪气外排，会消耗体内部分津液，故刮痧后宜饮温水一杯，休息片刻。

（2）刮痧治疗后，为避免风寒之邪侵袭，须待皮肤毛孔闭合恢复原状后再洗浴，一般应等待约 3 小时。

（3）对于某些复杂的病证，除用刮痧治疗外，应配合其他治疗方法，如药物治疗等，以免延误病情。

第三节　拔罐

3 种流行的拔罐疗法

》火罐疗法

火罐疗法又称拔火罐，是以杯、罐为工具，借助火力或负压排出其中空气，使其吸附于皮肤表面，从而祛邪除湿的一种疗法。

·施术方法

1.点火吸引法

（1）闪火法：用镊子夹着燃着的酒精棉球或纸片或火柴，在罐内绕一下，或将蘸有酒精的棉球在罐的内壁涂擦一下，使酒精沾在罐内燃烧，然后立即将棉球或纸片或火柴抽出，并将罐子扣在应拔部位或穴位上。此法多无烧伤之弊病，但是吸力较小。

应用闪火法时，棉絮蘸的酒精不宜过多，防止其滴下，对皮肤造成烫伤。

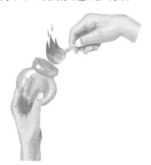

（2）投火法：用纸片或酒精棉球或火柴，点燃后投入罐内，迅速将罐扣在治疗部位上。此种疗法只适宜火罐横着拔，否则纸片或酒精棉球或火柴杆落下，容易造成皮肤烫伤及烧伤。

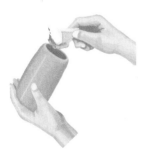

应用投火法时，火焰要旺，动作要敏捷，扣罐时用另一只手掌挡一下罐口，或摇晃一下火罐，以免烫伤。

（3）贴棉法：用剪刀剪 1 厘米见方的消毒棉花一块，不要过厚，用浓度为 95% 的酒精浸湿，贴在罐内壁上中段或罐底处，点燃后罩于选定的穴位或部位上。

应用贴棉法时，一定要防止燃着的棉花脱落，避免掉在患者的身上，造成灼、烫伤。

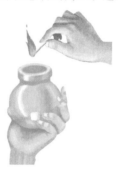

（4）架火法：取一个不易燃、不传热、直径 2～3 厘米的片状物，如胶木瓶盖、橘皮、萝卜皮、土豆片、黄瓜片等，置于治疗部位或穴位中心，其上再放一个酒精棉球，点燃后将火罐扣上。此法较安全，吸着力强，适合重力吸拔刺激。

应用架火法时，一定要留心，燃着的火架不能歪倒或倾斜，以免烧伤患者的皮肤。另外，扣火罐时，一定要准确，避免扣歪，火焰扑灭，导致拔罐不成功。

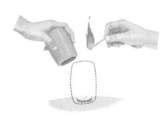

（5）滴酒法：在火罐内中段滴浓度为95％的酒精1～2滴，再将罐横滚几转，使酒精均匀地附于罐内壁上，但不能流于罐口，以免灼伤皮肤，用火点燃后，迅速罩在选定的穴位或部位上。

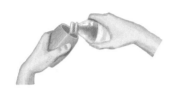

2. 抽气吸引法

由玻璃制品厂特殊加工制作的玻璃罐，罐口较大、磨光，罐底较小，塞上橡皮塞，橡皮塞可以经常更换。根据需要，罐子可制成不同大小规格。具体做法是：用注射器从橡皮塞刺入，抽出罐中空气，使罐子吸拔在选定的部位或穴位上。此法的优点是不引起烫伤，而且负压大小可以掌握，还可以看到皮肤的反应情况，随意施以补法或泻法。但是，负压过大，同样也能造成水疱。

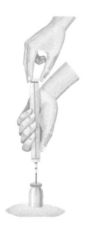

· 起罐方法

一只手拿着罐子稍微向一方倾斜，另一只手则在火罐倾斜的对侧火罐口附近肌肉上，用手指缓缓按压，使罐子和皮肤之间形成一个空隙，让空气由此进入罐里，吸力就会逐渐消失，火罐就会自然脱落下来。避免强力取下，以防伤害皮肤。

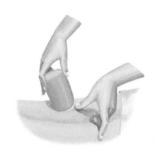

» 竹罐疗法

竹罐疗法是用竹罐加中药蒸煮后吸附在体表进行治疗的一种方法。目前应用比较普遍。

· 施术方法

（1）将已经装好的中药布袋放在锅内煮沸，然后将竹罐放在锅内煮2～3分钟，此时最容易吸拔，而且不容易发生烫伤，一定不能超过5分钟，太热容易发生烫伤；煮1～2分钟不够热，不容易吸拔。

（2）患者取松弛、舒适体位。治疗中不可移动体位，以免竹罐脱落。

（3）拔罐数量及竹罐大小，应该按患者全身及局部情况决定，身体强壮者多拔、虚弱者少拔，初次使用此法者应该少拔，以后再多拔。一般每次3～4个，大部位可以多到10多个，竹罐排列可有以下两法：①密排法：罐距不超过1寸（同身寸）。适合于体壮、有疼痛症状者。②疏排法：罐距在2寸以上。适合年老体弱者。

（4）操作时，操作者用镊子从锅内将竹罐夹出，把水甩干净，口向下，迅速投入另一手持的毛巾中，把水吸干，立即扣在需要治疗的部位或穴位上，借罐内热气吸住。

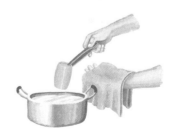

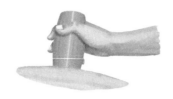

（5）每次治疗 10 ~ 20 分钟，每日或隔日 1 次。10 ~ 12 次为 1 个疗程。竹罐的吸拔力较强，拔罐过紧或时间过长容易发生水疱，所以一般不超过 20 分钟。

（6）拔罐时，如局部有发热、酸胀、冷气外出、温暖舒适之感，为正常现象。如有紧痛和灼热感，应即时取下检查，然后再吸拔，以免发生烫伤。

（7）如果不是用开水煮沸法，而是用蒸汽法，则先将整壶水煮沸，使蒸汽从壶嘴喷出，在壶嘴处套上橡皮管，令热蒸汽从橡皮管喷出，再将竹罐口对准喷气口套入 1 ~ 2 秒钟，随即取出，迅速扣在需要治疗的部位或穴位上。用竹罐时，必须甩尽罐内的热药液或热水，以免烫伤皮肤。

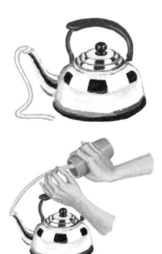

· 起罐方法

起罐时，将罐的一侧倾斜，用一指压对侧皮肤，使管与皮肤间形成小空隙，空气即可进入，吸力消失，罐自行脱落。

» 药罐疗法

一般认为，在火罐疗法的基础上，再进行药罐疗法，能更好地发挥药物拔罐的综合作用，疗效较好。

· 施术方法

（1）在罐内装入 1/2 ~ 2/3 药液。

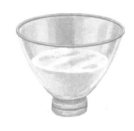

（2）患者采取最舒适的体位。

（3）依患者身体的倾斜度，将药罐迅速按于需要治疗的部位或穴位。

（4）用注射器从橡皮塞刺入罐内，抽出罐内空气使之产生负压。需要强力刺激时多抽空气使之产生大的负压；需要弱力刺激时少抽空气使之产生小的负压。看罐内负压大小可视在罐内隆起的皮肤和皮下组织多少而定，隆起得多为负压大、吸拔力大；隆起得少为负压小、吸拔力小。吸紧皮肤后留罐。

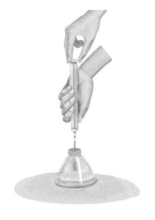

（5）一般留罐 15 ~ 20 分钟。当皮肤出现深红色红晕时，即可起罐。

用罐前，必须甩尽罐内的热药液或热水，以免烫伤皮肤。

·起罐方法

起罐时，一手指压住罐口的一侧，另一只手扶住罐体使之倾斜，待空气进入，负压消失，罐自行脱落。或者将注射针头从橡皮塞刺入罐内放进空气，负压消失，罐自行脱落。

7 种常用的拔罐手法

» 单罐法

即只拔一个罐具，适用于病变范围较小或压痛点的疾病，可按病变或压痛范围的大小，选择适当口径的罐具。如胃脘痛，可在中脘穴拔罐。一些轻度的全身性疾病，也可选一个关键穴位拔罐，如感冒初期，只在大椎穴处拔罐即可。

» 多罐法

即拔两个以上的罐具，适用于病变范围较广泛的疾病，可按病变部位的解剖形态等情况，吸拔数罐。若某一肌束劳损，可按肌束的体表位置成行排列吸拔数罐，又称排罐法。一般的全身性疾病和脏腑疾病，均可根据病情的需要选择 4 ~ 10 个穴位拔罐。

在使用多罐法时，吸拔的罐子不宜过密，以免相互牵拉，引起疼痛，同时相互排挤，不易拔牢。但是，也不能过稀，以免影响疗效。

» 留罐法

又称坐罐法，即拔罐后将罐留置一定时间，一般留置 15 ~ 20 分钟。罐大、吸拔力强的应适当减少留罐时间；夏季及肌肤薄处，留罐时间也不宜过长，以免损伤皮肤。此法是常用的一种方法，一般疾病均可应用，而且单罐、多罐皆可应用。

» 闪罐法

适用于肌肉比较松弛、吸拔不紧或留罐有困难处，以及局部皮肤麻木或功能减退的虚证患者。其操作方法是：将罐子拔上后立即取下，如此反复吸拔多次，至皮肤潮红为度。需注意闪罐大多采用火罐法，所用的罐不宜过大。多用于局部皮肤麻木、疼痛或功能减退等疾患，尤其适用于不宜留罐的患者，如小儿及年轻女性的面部。

» 走罐法

又名推罐法、飞罐法，一般用于面积较大，肌肉丰厚的部位，如腰背部、大腿等处。需选口径较大的罐，罐口要求平滑较厚实，先在罐口涂一些润滑油脂或在施术皮肤上涂以润滑油脂，将罐吸拔好后，以手握住罐底，稍倾斜，前边略提起，慢慢向前推动，这样在皮肤表面上下或左右或循经，来回推拉移动数次，至所拔部位的皮肤红润、充血，甚或瘀血时，将罐起下。用于调节机体功能，疏通经络，泄热等。此疗法要求局部皮肤完整无破损。

在应用走罐法时，不能用在骨突出处或小关节处及皮肤有皱襞、细嫩之处，以免损伤皮肤，或使吸拔的罐子漏气脱落。

» 血罐法（刺络拔罐）

先用三棱针或陶瓷片、粗毫针、小眉刀、皮肤针、滚刺筒等，按病变部位的大小和出血量要求，刺破小血管，然后拔以火罐，一般刺血后拔罐留置 10 ~ 15 分钟，这样可以加强刺血法的疗效。此法应用较广泛，多用于各种急慢性软组织损伤、神经性皮炎、痤疮、皮肤瘙痒症、坐骨神经痛等。

应用刺络拔罐时，要掌握针刺的深浅、出血的多少。一定要按病情而定，如果是实热证，则可深刺，并多出点血，即所谓泻法；如果是虚寒证，则宜浅刺，少出点血，这为补法。另外，不可在大血管上行刺血拔罐法，以免造成出血过多。

» 针罐法

先在选定的穴位上施行针刺，待达到一定的刺激量或按病情需要施以补泻手法后，将针留在原处，再以针刺处为中心，拔上火罐。如再与药罐结合，称为"针药罐"。此法能起到拔罐与针刺的双重作用，多用于治疗各种深处慢性、疼痛性、寒性病证，如肩背痛、筋膜炎、风湿、类风湿等。

应用针罐时，一定要找准穴位，先行针刺，待得气后，再扣罩上罐子，在扣罩罐子时，决不能撞压针，以免针刺过深，造成不应有的损伤。尤其在胸、背部，针刺更不能过深。

拔罐9大操作步骤

» 拔罐前准备

（1）施术者洗干净手，做好技术操作准备。

（2）仔细检查患者，确定是否适应证，有无禁忌。根据病情，确定拔罐方法。

（3）检查应用的药品、器具是否都备齐，并都擦拭干净。

（4）拔罐前让患者休息一会，以消除疲劳和紧张，并对患者说明拔罐的过程，以消除其恐惧心理。

» 选择患者体位

为了便于拔罐操作和使患者被吸拔的体位不至感到不舒适，要摆好患者的体位，原则上使患者保持舒适持久，又便于施术者操作。通常包括仰卧位、俯卧位、侧卧位和坐位四种。

（1）仰卧位：患者自然平躺于床上，双上肢平放于身体两侧。适用于吸拔患者的前胸、腹部、上肢和下肢的前侧部位时。

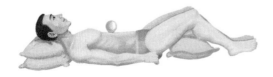

（2）俯卧位：患者俯卧于床上，两臂顺平摆放于身体两侧，颌下垫一薄枕。适用于吸拔患者的腰、背和下肢的后侧部位时。

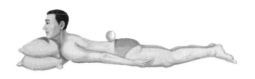

（3）侧卧位：患者侧卧于床上，同侧的下肢屈曲，对侧的腿自然伸直（如取左侧卧位，则左侧腿屈曲、右侧腿自然伸直），双上肢屈曲放于身体的前侧。适用于吸拔患者的侧胸、髋部和下肢的侧面时。

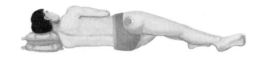

（4）坐位：患者倒骑于带靠背的椅子上，双上肢自然重叠，抱于椅背上。适用于吸拔患者的肩部、背部、上肢和膝部时。

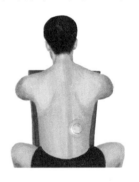

» 选取拔罐部位

一般以肌肉丰满、皮下组织丰富、毛发稀少的部位为宜；一般不宜在血管浅显处、心搏处、鼻、眼、乳头和皮肤细嫩处拔罐。

» 选择罐具

根据所要拔罐部位面积的大小、患者体质的强弱、患者的病情，区别对待，选用大小适宜的玻璃罐、竹罐或其他罐具。

» 擦洗消毒

先用毛巾浸温水洗净选好的治疗部位，再用干纱布擦干（为防止发生烫伤，一般不用酒精或碘酒消毒），待皮肤干燥后再行拔罐。

» 拔罐

将选好的部位暴露出来，施术者靠近患者身边，顺手执罐，按不同方法扣上。

» 询问

拔上火罐之后，需要询问患者感觉怎么样。如果患者感觉紧、灼痛、难受，可能是吸拔的力量过大，或此处不适宜，应该立刻起罐，而另外选择附近肌肉较多的地方，再重新进行吸拔，或改用较小的罐子多拔几次。

» 起罐

一只手拿住火罐，另一只手将罐口边缘的皮肤轻轻按下，待空气进入罐内后，火罐就会自然落下。如果是抽气罐，则将进气阀拉起，待空气进入后，罐便会脱落。

患者如有晕罐现象，也应立即起罐，及时做妥善处理。

» 起罐后处理

一般不需要进行特别处理。如果留罐时间较长，皮肤起了较大的水疱，可以用消毒针刺破，为防止感染，可以涂上些紫药水。起罐后如果针孔出血，可以用干的消毒棉球压迫止血。处理完毕后，患者休息 10 ~ 20 分钟即可。

如果患者连续几天都接受拔罐疗法，应该注意轮换位置。针对病因和病情，可以在同一经络腧穴上，选不同位置但有同样疗效的穴位。

拔罐的注意事项

» 适应证

拔罐疗法的适应证非常广泛，现仅列出最常见的适应证如下：

内科疾病	如急性胃炎、慢性胃炎、急性胃肠炎、慢性胃肠炎、胃及十二指肠溃疡、消化不良、胆囊炎、胰腺炎、急性气管炎、慢性气管炎、支气管哮喘、偏头痛、三叉神经痛、神经衰弱、眩晕症、坐骨神经痛、肋间神经痛、面神经麻痹、急性或慢性尿路感染、肾炎等病症
外科疾病	如慢性阑尾炎、急性乳腺炎、慢性乳腺炎、急性膀胱炎、睾丸炎、前列腺炎、尿潴留、软组织损伤、风湿性关节炎、退行性关节炎、急或慢性腰扭伤、腰肌劳损、肩关节周围炎、急或慢性淋巴结炎、落枕、颈椎病、骨质增生、跌打损伤、遗尿症等病症
妇产科疾病	如痛经、闭经、月经不调、急性盆腔炎、慢性盆腔炎、卵巢炎、输卵管炎、子宫内膜炎、阴道炎、外阴炎、子宫脱垂、妊娠呕吐、产后子宫收缩不佳、更年期综合征等病症
小儿科疾病	如消化不良、寒性腹泻、伤食、气管炎和支气管炎、肺炎、遗尿症、夜尿症、腮腺炎、百日咳、猩红热等病症
五官科疾病	如慢性结膜炎、急性或慢性睑腺炎、慢性巩膜炎、慢性视网膜脉络膜炎、各种急性或慢性鼻炎、急性或慢性鼻窦炎、急性或慢性扁桃体炎、急性或慢性咽喉炎等病症
皮肤科疾病	如神经性皮炎、外阴瘙痒症、皮肤瘙痒症、阴囊瘙痒症、阴囊炎、银屑病（牛皮癣）等病症
传染科疾病	如慢性细菌性痢疾、慢性肝炎、流行性腮腺炎、肺结核、胸膜炎、流行性感冒等病症

» 禁忌证

拔罐疗法无绝对禁忌证，但有一些情况是不适宜运用拔罐疗法的。

（1）患者发狂、烦躁不安，或者全身剧烈抽搐、癫痫正在发作的患者，不宜拔罐治疗。

（2）患者精神失常、精神病发作期，不适宜施用拔罐疗法。

（3）久病体弱致全身极度消瘦、皮肤失去弹性者，不适宜施用拔罐疗法。

（4）患者平时容易出血、患有出血性疾病，如过敏性紫癜、血小板减少性紫癜、白血病、血友病、血管脆性试验阳性者，不适宜施用拔罐疗法，以免造成出血不止。

（5）患有广泛的皮肤病，或者皮肤有严重过敏者，不适宜拔罐疗法。

（6）患者患有恶性肿瘤，不管有什么样的适合拔罐疗法治疗的疾病，也不能施用拔罐疗法，以免促进肿瘤播散和转移。

（7）怀孕期间妇女的下腹部、乳头部不能施用拔罐疗法。

（8）患者患有心脏病出现心力衰竭者，患肾脏病出现肾衰竭者，患有肝脏病出现肝硬化腹水者，全身有浮肿者，不适宜施用拔罐疗法。

（9）在需要拔罐治疗的局部有皮肤病者，局部皮肤的毛发太多、皮肤太细嫩、皮肤有皱褶的患者，不适宜施用拔罐疗法。

» 注意事项

晕罐是拔罐治疗中产生的一种特殊情况，和晕针有相似的地方，常常在拔罐的过程中发生，在起罐后发作。虽然不多见，但不可不防。这里要特别注意：在拔罐过程中，患者如果有晕罐现象，应立即起罐，及时做妥善处理。

（1）晕罐症状：头晕目眩，面色苍白，恶心欲吐，呼吸急促，心慌心悸，四肢发凉，伴有冷汗，脉沉细、血压下降；严重者口唇、指甲青紫，神志不清，扑倒在地，大小便失禁，脉搏微弱。

（2）晕罐原因：拔罐时空腹或者大汗之后过度疲劳；心情过于紧张；体质虚弱；拔罐手法过重，时间过长。

（3）晕罐处理：患者平卧，并注意保暖。症状轻者服温开水或糖水即可迅速缓和，并恢复正常；重者应立即采取其他急救措施。

（4）晕罐预防：施术者应注意观察和询问患者，如果患者大饥大渴，应该让其进食，稍稍休息后再做治疗；神情紧张者应先做解释，消除其顾虑和恐惧心理，不可勉强；拔罐过程中一旦发现患者出现不适，应立即起罐并做妥善处理。

拔罐的适用人群

拔罐的适应人群主要是患有如下疾病的人：内科疾病、外科疾病、骨科疾病、儿科疾病等。

» 内科疾病

感冒、咳嗽、肺痈、哮喘、心悸、不寐、多寐、健忘、百合病、胃脘痛、呕吐、反胃、呃逆、痞满、泄泻、便秘、腹痛、胃下垂、饮证、痿证、眩晕、胁痛、郁证、水肿、淋证、癃闭、遗尿、遗精、阳痿、男性不育、阳强、风温、暑湿、秋燥。

» 骨科疾病

落枕、颈椎病、腰椎间盘突出症、腰椎管狭窄症、腰肌劳损、急性腰扭伤、肩关节周围炎、颈肩纤维织炎、肱骨外上髁炎、坐骨神经痛、股外

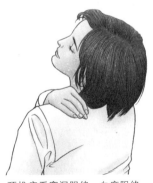

颈椎病看寒湿阻络、血瘀阻络拔罐治疗可祛寒湿，化瘀血。

侧皮神经炎、肋软骨炎、肋间神经痛、类风湿性骨关节炎等。

» 妇科疾病

经行先期、经行后期、经行先后无定期、月经过多、月经过少、经闭、痛经、白带、黄带、赤带、妊娠呕吐、产后缺乳、产后腹痛、人工流产综合征、脏躁、阴挺、阴吹、阴痒、不孕症、产后大便困难、产后发热等。

» 儿科疾病

小儿发热、小儿呕吐、小儿泄泻、小儿厌食、小儿夜啼、小儿遗尿、百日咳、腮腺炎等。

» 外科疾病

红丝疔、丹毒、有头疽、疔病、乳痈、脱肛、急性阑尾炎、急性胆绞痛、急性胰腺炎、急性输尿管结石。

» 皮肤科疾病

缠腰火丹、银屑病、牛皮癣、斑秃、湿疹、瘾疹、风瘙痒、漆疮、疥疮、蛇皮癣、皮痹、白癜风等。

» 五官科疾病

针眼、睑弦赤烂、流泪症、沙眼、目痒、目赤肿痛、目翳、远视、近视、视神经萎缩、鼻塞、鼻渊、鼻衄、咽喉肿痛、乳蛾、口疮、牙痛、下颌关节紊乱症。

拔罐养生常用方法

拔罐养生常用方法主要有：增加活力法、祛除浊气法、疏通经络法等。

» 增加活力法

取穴：劳宫、涌泉、三阴交、足三里。

劳宫穴位于手掌心，是手厥阴心包经的荥穴，回阳九针穴之一，具有振奋阳气，清心泻火，宽胸利气，增加活力的功能，配合

涌泉、三阴交、足三里，效果更加明显。经常在此拔罐可使人解除疲劳，保持旺盛的精力，以面对现代社会节奏快，竞争激烈，环境污染日趋严重的生活。

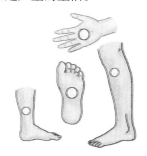

» 祛除浊气法

取穴：涌泉穴、足三里穴。

涌泉穴位于足心，是足少阴肾经的井穴。肾为"先天之本"，肾的生理功能异常，则水液代谢出现障碍，就会有湿毒侵袭，常阻塞经络气血，引发其他疾病。常拔涌泉穴可祛除体内的湿毒浊气，疏通肾经，使经络气血通畅，肾脏功能正常，肾气旺盛。配伍足三里更可使人精力充沛，进而延缓衰老，体质康健。

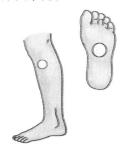

» 疏通经络法

· 任、督二脉透罐法

任、督二脉透罐法是对传统腹背阴阳配穴法的继承和发展，任脉为阴脉之海，督脉为阳脉之海。在任、督两脉透罐可以通透全身的阴经与阳经，起到疏通经络，平衡阴阳的效果，对人体五脏六腑均有防病治病的作用。

· 背腧穴及华佗夹脊穴

背腧穴及华佗夹脊穴纵贯整个颈背腰部。五脏六腑之经气均在此流通。现代医学证明，背腧穴及华佗夹脊穴位于人体脊髓神经根及动、静脉丛附近，在这两处腧穴用走罐之法，可以疏通五脏六腑之经气，调整全身气血经络的协调，增强机体的抗病能力。现在，背腧穴及华佗夹脊穴走罐已经成为人们最常用的保健方法，尤其对颈椎病、腰椎病可以收到明显的疗效。

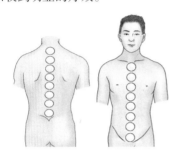

» 培补元气法

取穴：关元、气海、命门、肾俞。

关元与气海穴皆为任脉之要穴，气海者元气之海也，关元为任脉与足三阴经交会穴，二穴自古以来就是保健强身的要穴。命门，顾名思义为"生命之门户也"，为真气出入之所，肾俞为肾之要穴，经常拔这四个穴位，可以培补元气，益肾固精，达到强身健体，延年益寿的目的。

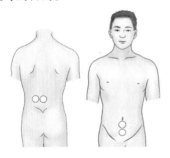

» 调补精血法

取穴：三阴交、气海、肾俞、心俞。

三阴交是足太阴脾、足少阴肾、足厥阴肝三条阴经的交会穴。常拔之可调补肝、脾、肾三经的气血，配以肾俞、心俞、气海可使先天之精旺盛，后天气血充足，有助于健康长寿。

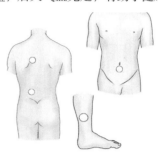

» 预防呼吸道疾病

取穴：天突、肺俞、风门。

呼吸系统疾病多是因风寒之邪侵袭而致。肺为娇脏，最易受邪。天突位于任脉，与阴维脉交会，现代医学报道刺激天突穴可以明显降低呼吸道阻力；肺俞为肺之要穴，风门为外邪出入之门户，故这三个穴位有着理肺止咳，祛风除邪，调畅气机的作用，经常拔罐能够预防呼吸系统疾病。

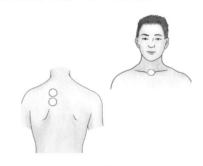

» 预防心血管疾病

取穴：内关、心俞、肝俞、肾俞。

内关为手厥阴心包经络穴，八脉交会穴之一，通阴维脉，具有宁心安神，宽胸利气的作用。心包乃心之外围，具有保护心脏，代心受邪的作用。心俞为心脏之要穴。肝藏血，肾藏精，肝肾同源。二者都和人体心血管系统有着密切联系，故经常在内关、心俞、肝俞、肾俞上拔罐可以有效地预防心血管疾病的发生。

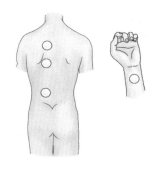

» 预防胃肠道疾病

取穴：足三里、脾俞、胃俞、中脘。

足三里是人体极重要的保健穴位，对于脾胃功能具有良好的双向调节作用，脾俞、胃俞为脾、胃二脏的背腧穴，中脘为胃之募穴，在这几个穴位拔罐可以有效地调节脾胃功能，预防胃肠道疾病的发生。

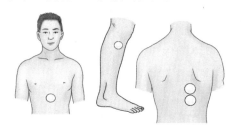

起罐时的注意事项

起罐时，一般先用一手夹住火罐，另一手拇指或示指从罐口旁边按压一下，使气体进入罐内；即可将罐取下。罐吸附过强时，切不可用力猛拔，以免擦伤皮肤。

» 起罐时要注意

（1）拔罐时要选择适当体位和肌肉丰满的部位。若体位不当或有所移动，骨骼凹凸不平，毛发较多的部位，火罐容易脱落，均不适用。

（2）拔罐时要根据所拔部位的面积大小而选择大小适宜的罐。若应拔的部位有皱纹，或火罐稍大，不易吸拔，可做一薄面饼，置于所拔部位，以增加局部面积。

操作时必须动作迅速，才能使罐拔紧、吸附有力。

（3）用火罐时应注意勿灼伤或烫伤皮肤。若皮肤因烫伤或留罐时间太长而起了水疱，小的无须处理，仅敷以消毒纱布，防止擦破即可；水疱较大时，用消毒针将水放出，涂以烫伤油等，或用消毒纱布包敷，以防感染。

（4）皮肤有过敏、溃疡、水肿处及心脏、大血管分布部位，不宜拔罐。高热抽搐者，以及孕妇的腹部、腰骶部位，亦不宜拔罐。

拔罐调理亚健康

据世界卫生组织（WHO）一项全球性调查结果，全世界有70%～75%的人处于亚健康状态。亚健康状态是人体处于健康和疾病之间的过渡阶段，这个阶段是一个从量变到质变的发展过程。此时脏腑器官活力逐渐降低，反应能力减退、适应能力下降，会出现一些轻重不同的不适症状。比如：有人经常感到全身乏力，头昏、头痛、胸闷、心慌、气短、容易疲倦、精力难集中，甚至腰背颈肩酸痛、食欲减退、失眠多梦、耳鸣、体虚易感冒、出汗、心烦时，到医院多次检查却并不能发现明显器质性改变，这就是亚健康状态。据WHO报道：全世界人群中符合世界卫生组织健康标准者约占15%，患有各种疾病者也约占15%，而处于亚健康状态者却占到65%左右，这不能不引起我们的警惕。因为亚健康时所出现的症状是疾病的预警信号，亚健康是疾病的前期，如不及时治疗，其中半数以上可能会发展为高血压、冠心病、糖尿病等器质性疾病，所以不可掉以轻心。

近来，现代自然医学的观念正逐渐被人们接受。人体天生有一个自然康复系统，当你得了病，人体可通过多种防御功能对付各种致病因素的侵袭。这是人之自然本能，医生是帮助你的本能，激发和提高"自然自愈能力"，达到强身健体、治病的目的。而拔罐疗法正是一种绿色健康的自然疗法，无副作用，可以逐寒祛湿、疏通经络、祛除瘀滞、行气活血、消肿止痛，具有调整人体的阴阳平衡，解除疲劳、增强体质的功能，从而达到扶正祛邪，治愈疾病的目的。

》缓解便秘

便秘是多种疾病的一种表现症状，而不是一种病。对不同的病人来说，便秘有不同的含义。常见症状是排便次数明显减少，每 2 ~ 3 天或更长时间一次，无规律，粪质干硬，常伴有排便困难感的病理现象。根据病因及发作时特点的不同，一般可分为虚证便秘和实证便秘两种。

·虚证便秘

1. 表现

大便干结，欲便不出，腹中胀满，伴有便后乏力，汗出气短；或伴有心悸气短，失眠健忘；或伴有面色苍白，四肢不温，喜热怕冷，小便清长，或腹中冷痛，怕按揉。

2. 治疗方法

选穴：神阙、天枢、气海、关元、足三里。

定位：

神阙：在腹中部，脐中央。

天枢：在腹中部，距脐中 2 寸。

气海：在下腹部，前正中线上，当脐中下 1.5 寸。

关元：在下腹部，前正中线上，当脐中下 3 寸。

足三里：在小腿前外侧，当犊鼻下 3 寸，距胫骨前缘 1 横指。

拔罐方法：艾灸拔罐法，先在上述各穴用艾条温灸 10 ~ 15 分钟，以局部皮肤红晕为度，后拔罐，留罐 15 分钟，每日 1 次，10 次为 1 疗程。

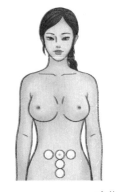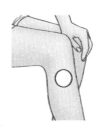

穴位示意图

·实证便秘

1. 表现

大便干结，腹中胀满，伴有口干口臭、小便短赤；或伴有胸胁满闷、嗳气呃逆等。

2. 治疗方法

选穴：脾俞、大肠俞、支沟、天枢、上巨虚。

定位：

脾俞：在背部第一胸椎棘突下，旁开 1.5 寸。

大肠俞：在腰部，当第四腰椎棘突下，旁开 1.5 寸。

支沟：在前臂背侧，当阳池与肘尖的连线上，腕背横纹上 3 寸，尺骨与桡骨之间。

天枢：在腹中部，距脐中 2 寸。

上巨虚：在小腿前外侧，当犊鼻下 6 寸，距胫骨前缘一横指处。

拔罐方法：单纯拔罐法，留罐 10 分钟，每日 1 次，5 次为 1 疗程。

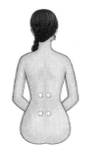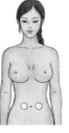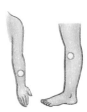

穴位示意图

第八章　自然疗法

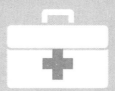

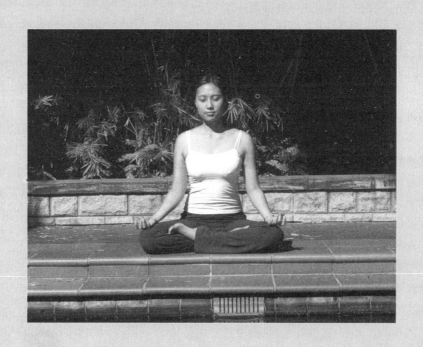

第一节　芳香疗法

很多世纪以前，人们就开始使用纯精油了。精油疗法的历史在很大程度上是草药疗法的历史中的一部分。阿拉伯人在1 000多年前发明了从植物中提取精油的方法，并以此为荣。从那时起，他们的这一发明开始向东传入印度次大陆，向西传入欧洲。许多国家对精油进行了大量的现代研究，研究它们的熏香用途以及医疗用途（如强效抗传染药）。

精油是高浓缩的。例如，制造5毫升（一茶匙）纯玫瑰精油需要5 000朵玫瑰。正因为如此，我们应该小心和节省地使用精油，每次只用少量（这样也更经济）。大量的精油会伤害皮肤，有些精油如果没有正确使用甚至会导致中毒。

精油通过其气味对人的情绪有较大的影响，所以最好不要长时间只用一种精油。而且一种精油使用的时间长了，身体就会对它形成依赖，精油的效用也就减少了。一般来说，日常用一种精油不要超过10天。同样，不要一次吸入太多精油气体，也不要一次混合精油的种类过多。这样会影响大脑的嗅觉中枢，太多香精会引起头痛甚至恶心。一次最多混合4种精油，2种最好。

精油最常用于沐浴。沐浴前在浴缸里滴上6滴精油，它们会迅速在水面上形成一层薄膜，这层薄膜附着在皮肤上并在水温的作用下被部分吸收。一些精油如果用得太多，会使皮肤有刺痛感，如薄荷精油等，只要滴上3~4滴就可以了。而像薰衣草一类非常温和安全的精油，则可以滴入10滴。如果用的是混合的精油，上面建议的用量是指混合之后的总量。如果用精油外敷，遵照一小碗热水或冷水最多滴入5滴精油的比例来使用。

精油的另外一个重要用途是用于按摩，即用稀释后的精油和基础油调配成按摩油。在家自己调配时，精油总浓度应该为1%。我们买的精油通常是带玻璃滴管的，每100毫升基础油最多配20滴精油。过去不同的国家习惯于使用不同的基础油，这主要取决于当地的情况。最常用的可能要数甜杏仁油了，它有滋养皮肤的功效，而且易于被皮肤吸收。其他好的基础油还有葡萄子油、葵花子油、红花油。最温和的基础油是椰子油，但是它在低温状态下易凝固。

运用芳香疗法治病

» 焦虑

一些精油有放松、舒缓神经的作用。使它们发挥最佳疗效的办法可能就是用它们沐浴，因为沐浴时热水能够帮助放松身体，同时精油也更容易被身体吸收。

鼠尾草：有放松、提高情绪甚至使人兴奋的作用，尤其适用于焦虑所引起的极度疲劳。

薰衣草：帮助保持精神和情绪平静，它是最温和的精油之一。

蜜蜂花：特别能稳定情绪，跟薰衣草一样，对皮肤很温和。它尤其适用于焦虑所引起的消化不良，以及激素失衡所造成的紧张。

玫瑰：它具有无与伦比的放松功效，同时它被认为是最好的激素调节剂。

» 抑郁

很多种精油对人的情绪都有很大的影响，所以有必要根据不同的症状选择不同的精油。用配制好的按摩油对皮肤进行芳香按摩的疗法治疗抑郁的效果最好，因为这种疗法直接接触皮肤。用精油泡澡对治疗抑郁也非常有帮助。

香柠檬：它是所有精油中提神效果最好的，有着让人清醒的柑橘香味，无论是男人还是女人都难以抗拒。著名的伯爵茶的特殊香气就来自于它。

鼠尾草：这是一种有镇定功效的精油，但它同时也有提神甚至是使人兴奋的作用，适用于长时间的紧张所引起的抑郁或疲劳。

天竺葵：这种精油集多种天竺葵植物的芳香于一身，能够滋养肾上腺皮质，帮助调节压力所产生的激素。

橙花：这种精油提取自苦橙的花瓣。它是一种高浓缩的精油（非常昂贵），一点儿橙花精油就可以用很久。它能帮助放松和平静，缓解肌肉痉挛和易怒情绪。

» 头痛

很多种精油都有止痛的功效。下面所提到的几种精油最好用来冷敷太阳穴或者前额——在装满凉水的小碗里滴入 5 滴精油，把毛巾浸在里面，取出拧干，再敷于需要部位，或者也可以取几滴直接用来按摩太阳穴。

薰衣草：具有放松、提神以及镇痛的功效，是最温和的精油之一。脖子疼可以热敷于脖子和上背（用量跟上面所讲的冷敷一样）。

薄荷：具有极好的清凉作用，对黏膜炎和鼻充血很有效。它有较强的刺激性，因此可以和薰衣草精油等量混合，按上面所讲的方法敷于太阳穴和前额。

警告 ⚠

精油具有一定的毒性，因此它们不可内服，也必须存放在儿童无法触及的地方。另外，一些精油（如胡椒薄荷油和桉树油）如果使用时未经稀释能引发皮疹或化学灼烧。在使用精油前最好先咨询专业的从业人员，将精油应用于皮肤之前须仔细地阅读说明书。

迷迭香：它对神经系统有更好的作用，针对精神过度紧张和疲劳所引起的头痛有很好的疗效，同时还能有效清除窦组织细胞。

» 失眠

精油对放松神经、保持良好的睡眠特别有效。试着用精油沐浴或者在一小片纸巾上滴上 2 ~ 3 滴精油，晚上睡觉时放在枕头下面。每次可以只用一种精油，也可以用 2 种或 2 种以上的精油混合。每种精油不要连续使用 2 周以上，否则效果会明显降低。

春黄菊：能够有效地放松和镇定神经，适用于消化不良所引起的失眠。

鼠尾草：它具有镇静的作用，但是注意不要在喝酒之后使用，因为它会让你很快醉了，做噩梦，或者过后让你一直感到醉。

薰衣草：它不仅能够放松神经，而且具有止痛的作用。所以对于疼痛所引起的失眠，它是当之无愧最好的药。

马郁兰：具有放松和兴奋的功效，大量使用具有很好的镇静作用，但是第二天早上起来你可能会感到头重脚轻，所以最好不要过度使用。

» 偏头痛

偏头痛发作时通常嗅觉器官会变得更敏感，所以精油疗法当之无愧地成为最好的治疗方法。在偏头痛初期只使用其气味能够被患者接受的精油。

用自然疗法治疗偏头痛时首先要区分是"热"偏头痛还是"冷"偏头痛："热"偏头痛时血管扩张，而"冷"偏头痛时血管则会收缩。在前一种情况下，可以用浸了冷水或者凉水的毛巾敷在额头，冷敷同时使用精油，薄荷或薰衣草精油都可以减轻疼痛。而如果是"冷"偏头痛，则用热毛巾敷在额头或者后颈处，热敷同时使用马郁兰精油。

» 神经痛

用含有止痛功效的精油热敷于疼痛部位。可选择春黄菊、薰衣草、马郁兰或迷迭香精油。如果疼痛反复发作，则周期性地更换这几种精油，或者把它们混合起来用以增加疗效。

» 坐骨神经痛

首先用春黄菊或薰衣草精油对疼痛处进行冷敷。如果疼痛不是很剧烈，或者是长期疼痛，可试试针对神经痛冷敷的方法。

» 带状疱疹

有多种精油可以有效地对抗局部疼痛，消灭水痘病毒，或者作为抗病毒药物来使用。最好是 2 种或 3 种精油混合后使用。对于只小范围出现的水疱可以用精油直接擦在患处，每日 1～2 次，另外也可以用精油来泡澡或热敷。

» 压力

很多精油对于缓解压力都有很好的功效，最好的办法是把它们与基础油调制成按摩油来按摩。但是如果你没有一个训练有素的助手帮你的话，最好还是用它们来沐浴。

香柠檬、鼠尾草和天竺葵精油更具有提神的功效，而薰衣草或马郁兰更能放松神经。茉莉、橙花和玫瑰精油尽管特别昂贵，但对减轻压力却具有非常好的功效（而且芳香特别宜人）。用的时候要省着用，因为这几种精油都是高度浓缩的。茉莉精油具有放松和振奋精神的作用，橙花精油能够减轻压力和提神，玫瑰精油则可以使人平静和放松。

» 哮喘

哮喘发作时，滴几滴精油于纸巾上，用力嗅一下它的芳香，可以减轻呼吸道症状。适合的精油有薰衣草、香柠檬、乳香或春黄菊精油。哮喘不发作时，用以上这几种精油的按摩油涂于胸前，可以减轻痉挛症状，抑制黏液分泌过多，而这些都可以导致呼吸困难。

» 支气管炎

使用精油吸入法对支气管炎有很好的疗效。针对急性支气管炎可以选择薰衣草、桉树、麝香、茶树等精油。把精油稀释后轻轻地涂于前胸（每 5 毫升橄榄油或植物油中加入 5 滴精油）。而对于慢性支气管炎最好从下面列出的 3 种精油（它们提取自橡胶或树脂）中选择一种或者用这 3 种的混合物，同样使用吸入法。

安息香胶：它的成分跟著名的复方安息香酊差不多，具有放松支气管和化痰的功效。

乳香：一种化痰剂，它能够使呼吸放慢，加深，同时具有杀菌的作用。

没药：具有强效抗感染和化痰的作用。

» 黏膜炎

鼻黏膜和喉黏膜发炎会刺激分泌黏液，如果分泌的黏液过多，停留的时间过长，比如感冒之后，就会导致黏膜炎。如果这种情况出现在下呼吸道，就会引起支气管炎。鼻黏膜炎在气候潮湿的地区发生率更高，针对支气管炎的建议也适用于鼻黏膜炎。

鼻塞严重的时候，用精油吸入法可以减轻症状。薄荷对于短期黏膜炎疗效出众，它可以缓解浓鼻涕症状，同时还可以抗感染，特别是跟桉树精油或茶树精油一起使用效果更好。长期黏膜炎则需要使用松树精油，若跟春黄菊、薰衣草或茶树精油混合使用效果更好。

» 感冒

用精油治疗感冒最有效的两种方法分别是吸入法和沐浴法。感冒初期常常会感觉寒冷，而晚上用精油洗个热水浴可以驱赶寒冷，具体用量是在浴缸里滴入 10 滴薰衣草精油和 5 滴肉桂精油。桉树和茶树等精油则可以用于白天泡澡。上面提到的几种精油都适用于吸入法。用这几种精油的混合油常常比只用一种效果要好。

» 流行性感冒

一些精油如茶树、桉树、柠檬或薰衣草精油都具有抗病毒功能，同时还能帮助增强免疫力。应该在感冒刚刚出现症状的时候就使用它们，这样才能将它们的药效发挥到最大。可以用精油泡澡或者采用吸入法来治疗流感，同时在房间里用精油熏香，这样可以防止传染给屋子里其他的人。最好是在散热器上滴上 2 ～ 3 滴精油让其自行挥发，或者在兑了水的植物喷剂里面加上 10 滴精油在房间里喷洒。

» 咳嗽

精油吸入法对于发挥咳嗽的正面作用特别有效。这些精油有助于缓和呼吸道，增强抗感染能力，也能使浓稠的黏液变稀从而便于清除。具有缓和作用的精油有安息香胶和薰衣草精油。很多精油都有抗菌的作用，特别是麝香和桉树精油，而乳香和马郁兰则具有很好的消炎作用。总的来说，上面列出的所有精油对于咳嗽都有很好的疗效。选择一种自己喜欢的味道的精油——记住如果咳嗽在几天内都没有得到缓解，一定要马上寻求专业医生治疗，特别是儿童。

» 耳痛

用精油热敷于耳朵处可以消炎，或者能帮助耳朵里的脓流出来。这里推荐春黄菊和薰衣草精油，使用这两种精油的混合油效果会更好。

» 花粉热

滴上 1 ～ 2 滴精油直接嗅应该是治疗此症的最好方法。精油吸入法也不错，但对有些人来说可能太热了。在花粉热多发的季节，你最好将几种精油交替使用，因为一种精油

如果用得太久，它的疗效就会减弱。可以使用这几种精油：春黄菊、茶树、松树、蜜蜂花（薄荷属）或者桉树精油。

» 咽喉炎

最好的方法无疑是精油吸入法。精油最佳选择要数安息香胶精油了，当然你也可以使用檀香或者麝香精油。采用吸入法时，精油分子随着水蒸气飘上来，可以舒缓干燥发炎的黏膜，放松呼吸，同时还具有杀菌的作用。

» 鼻窦炎

最好是采用精油吸入法，它能够直接作用于鼻黏膜，使黏液变清，增强黏膜抗感染能力。选择下面的精油：春黄菊、桉树、薰衣草、薄荷、松树、麝香或茶树精油；最好是几种精油一起使用，或者交替使用。针对急性鼻窦炎，每天使用 4 次精油吸入法，能够有效地减轻疼痛，缓解鼻塞。症状减轻后减少为每日 1 次，直到完全康复。

» 咽喉痛

采用精油吸入法，选用安息香胶、薰衣草或麝香精油。在 2.5 毫升蜂蜜里滴入 1 滴（只需 1 滴）柠檬精油调和，具有极好的杀菌和镇痛的作用。

» 扁桃体炎

除非有专业医生的指导，否则精油一般不得内服，而且内服的治疗效果也不好。针对扁桃体炎，精油最好用来辅助治疗，选用安息香胶、桉树或麝香精油采用吸入法可以消炎和抗感染。

常用精油的疗效

安息香胶精油：治疗支气管炎、咳嗽、咽喉炎、喉咙痛。

香柠檬精油：治疗脓肿、痤疮、哮喘、疖子、水痘、感冒疮、膀胱炎、抑郁、更年

期问题、牛皮癣、带状疱疹、压力。

黑胡椒精油：治疗关节炎、冻疮、痉挛、血液循环不畅。

芫荽精油：治疗胃肠胀气。

春黄菊精油：治疗脓肿、胃酸过多症、胃痛、关节炎、哮喘、前列腺肥大、疖子、黏膜炎、水痘、腹部疼痛、膀胱炎、腹泻、耳痛、湿疹、发热、胃肠胀气、花粉热、消化不良、失眠、恶心和呕吐、神经痛、痛经、牛皮癣、坐骨神经痛、鼻窦炎、扭伤和拉伤、晒伤、牙痛、静脉曲张。

肉桂精油：治疗感冒。

快乐鼠尾草精油：治疗焦虑、抑郁、失眠、压力。

丁香精油：治疗恶心和呕吐。

柏树精油：治疗关节炎、冻疮、发热、痛风、痔疮、风湿病、小便失禁、静脉曲张、百日咳。

桉树精油：治疗支气管炎、黏膜炎、水痘、感冒、感冒疮、咳嗽、腹泻、发热、纤维组织炎、花粉热、流行性感冒、带状疱疹、鼻窦炎。

茴香精油：治疗腹部绞痛、腹泻、胃肠胀气、水肿、痛风。

乳香精油：治疗哮喘、支气管炎、咳嗽。

黄素馨精油：治疗痤疮、抑郁、湿疹、水肿、更年期问题、牛皮癣、压力。

生姜精油：治疗关节炎、冻疮、腹泻、孕妇晨吐。

柚子精油：治疗水肿。

茉莉精油：治疗阳痿、压力、更年期问题、牛皮癣。

刺柏精油：治疗关节炎、前列腺肥大、冻疮、痉挛、水肿、痛风、痔疮、风湿病、静脉曲张。

薰衣草精油：治疗脓肿、胃酸过多症、痤疮、焦虑、关节炎、哮喘、脚癣、昆虫咬伤或蜇伤、疖子、支气管炎、青肿、烧伤、黏膜炎、水痘、感冒疮、感冒、便秘、咳嗽、痉挛、割伤和咬伤、腹泻、耳痛、膀胱炎、湿疹、晕厥、发热、纤维组织炎、胆结石、痛风、头痛、消化不良、流行性感冒、失眠、偏头痛、扭伤和拉伤、恶心和呕吐、神经痛、痛经、血液循环不畅、牛皮癣、风湿病、坐骨神经痛、带状疱疹、鼻窦炎、喉咙痛、扭伤、压力、晒伤、鹅口疮、百日咳。

柠檬精油：治疗痤疮、关节炎、水痘、便秘、咳嗽、痉挛、纤维组织炎、胃肠胀气、恶心和呕吐、流鼻血、咽喉炎。

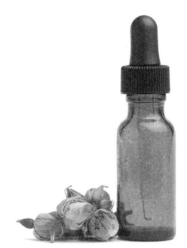

玫瑰精油气味芬芳，能有效缓解偏头痛、喉咙痛、咳嗽、便秘等病。

第二节　顺势疗法

作为一种系统的治疗方法，顺势疗法近年来发展得越来越迅速。尽管这种疗法的原理数百年前就被人们所认识，它真正被系统创立是在 18 世纪末，创立者是德国化学家沙缪尔·哈尼曼。顺势疗法认为患者的症状不是疾病的消极影响，而是人体抵御疾病的反应。

顺势疗法与现代西医有一个重要区别：如果一种药物被确定适用于该病人的治疗，处方上所开出药的剂量是相当小的。哈尼曼发现用一种特定的方法稀释药物后，药力释放更快。他明白这些稀释液不仅仅可以让人体产生反应，而且能够精确地发挥作用。很特别的是，药物浓度越低，药效越好。

自己用顺势疗法治疗一般选用浓度为 6c 或 30c 的稀释液。症状轻微的采用 6c（通常所购买的顺势疗法药物是药片或药丸，它们的包装瓶里配有使用说明），1 日 3 次，连续服用 5 天。病情严重的采用 30c，用法一样。

病情异常严重的患者可以每 3 小时服 1 次，每次服 6 剂，服浓度为 6c 或浓度为 30c 的都可以，只能短期内加大剂量，因为长期持续服用则可能加重病情。哈尼曼自己做试验，曾经验证了这一点。如果有任何疑问，或者药物在规定时间内没有效果，一定要咨询顺势疗法专家。

运用顺势疗法治病

» 焦虑

乌头：适用于受惊吓等突然的焦虑或紧张。

磺胺嘧啶银：适用于紧张所引起的神经质或消化不良，以及持续地渴望甜食。

砷酸：极其不安、害怕、食欲不振以及对事物极为敏感的时候使用。

素馨属：针对考试前的紧张或者恐惧登台，如膝盖发抖。

» 抑郁

吕宋豆：适用于因为过分震惊或悲痛所造成的抑郁，这种情况的患者常有歇斯底里的情绪和咽喉肿块。

30c 磷化钾：适用于神经性疲劳，缺少身体或精神上的活力。

白头翁：尤其适用于那些容易流眼泪、常常突然感到凄惨的人。这种药对小孩很有用，但首先要咨询医生。

» 头痛

颠茄：适用于伴有发热的剧烈头痛，以及任何头部的震动或者噪声都会引起发作的头痛。

泻根属植物：适用于头痛欲裂，只有静静躺下或者用冷毛巾敷在额头上才能减轻一点儿疼痛的患者。

黄素馨：适用于睡觉刚醒或者刚吃完饭后有剧烈头痛并伴有恶心或者过饱的感觉的患者。最好是躺下的时候服用，注意保持身体暖和。

白头翁：对月经期间的头痛或者营养过剩所引起的头痛有很好的疗效。在额头冷敷以及出去呼吸新鲜空气能减轻疼痛。

健康小贴士

顺势疗法的药物能够缓解季节性的过敏症状。例如，顺热疗法中的鼻腔喷雾剂在缓解鼻过敏症状方面与常规的鼻腔喷雾剂色甘酸钠一样有效。

» 失眠

乌头：适用于由于受到突然的打击伤心或恐惧而没有休息好，在床上感觉眩晕的患者。

咖啡：适用于头脑过度兴奋、完全清醒的情况，比如说你喝了太多的浓咖啡。

黄素馨：适用于那些由于过度工作、暴饮暴食、过度酗酒而引起失眠的人，其症状通常是凌晨三四点钟会醒来，持续几小时，伴有时断时续的梦。

硫黄：适用于那些过度兴奋，脑子里总是不断地涌现出各种想法，容易被轻微的声音吵醒的人。

» 偏头痛

重铬酸钾：适用于紧张性头痛，其前兆是短暂失明、恶心，天气炎热时更严重。

氯化钠：适用于严重的偏头痛，其症状为眼前模糊或视物时物像扭曲，恶心，面色苍白。针对月经期间的偏头痛也有较好疗效。

无水硅酸：适用于疼痛遍及后颈到眼睛区域的情况，疼痛通常在右边，而且经常会伴有呕吐。

» 神经痛

类叶升麻：晚上使用能够减轻面部神经痛，其表现为面颊骨和眼球的疼痛。

颠茄：适用于面部发热，常伴有头部右半边的神经痛和肌肉抽搐。

黄素馨：适用于由脖子一直到面部这一区域的疼痛，常伴有恶心的神经痛，也适用于偏头痛所引起的神经痛。

» 坐骨神经痛

白砷：对大腿到膝盖甚至到脚踝部分的间歇性疼痛有治疗作用。

吕宋豆：适用于背部下方和大腿上部的刺痛，散步能够减轻这种疼痛。

野葛：适用于臀部到膝盖的严重疼痛，这种疼痛可能导致跛足，通常在潮湿的天气疼痛更厉害。

» 带状疱疹

蜂蜜：适用于大面积地猛出水疱，伴有灼伤的情况。采用冷敷的办法可以减轻症状。

白砷：适用于皮肤红肿、水痘聚集在一小块区域并有液体流出来的情况。采用热敷的办法可以减轻症状。

野葛：适用于皮肤红肿，上面长满了又痛又痒的白色小疱疹的患者。在这种情况下患者由于上火和极度的不舒服通常很难静下心来。

» 压力

乌头：适用于急性焦虑和精神困扰，患者不断有很多念头从脑子里冒出来，得不到休息。

春黄菊：适用于对任何事情和任何人都容易动怒的人，这种人总是特别喜欢发脾气。

吕宋豆：适用于情绪容易波动的人，他们常常叹息，掉眼泪，很可能突然之间想起很多事情，然后很伤心。

磷化钾：适用于长期紧张、疲劳、沮丧，对小事情神经质的人。他们常常辞职，不喜欢外出，对生活缺乏兴趣。

» 哮喘

乌头：适用于出现呼吸问题的初期，如果这种问题是由感冒或者寒冷大风天气引起且常伴有焦虑或担心尤其适用。

砷：适用于病证在午夜后加重的患者。这种

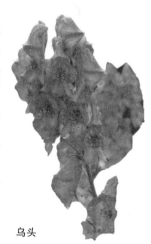

乌头

情况下患者常常休息不好，感觉异常疲惫。

吐根：适用于呼吸困难、伴有顽固咳嗽以及强烈恶心感的患者。

» 支气管炎

对于急性支气管炎，下列药物可供参考。但如果症状持续很久得不到缓解或者出现胸部疼痛，请寻求专业医生治疗。

乌头：在患病初期使用，适用于有疼痛、干咳、紧张并伴有低热等症状的患者。

泻根：适用于干咳，并且当温度发生变化时（比如说从外面走进一个温暖的房间）咳嗽更厉害的患者。

吐根：适用于间歇性咳嗽、胸部积痰、恶心想吐的患者。

磷：适用于声音嘶哑，甚至发不出声，干咳，胸部有紧绷感的患者。

» 黏膜炎

发病初期可以试试下面所列出的药物。

白砒：对于缓解流清鼻涕效果很好。

黄连碱：治疗长期鼻涕倒流，以及由此导致的压迫咽鼓管所造成的听力下降。

重铬酸钾：对付难以清除的浓鼻涕。

白头翁：适用于慢性黏膜炎患者，其黏膜分泌的黏液常常呈黄绿色。

» 感冒

乌头：适用于感冒刚刚开始的时候，比如在冷风中吹了太久后突然出现感冒症状。

黄素馨：适用于类似流行性感冒的症状，如感觉寒冷，发抖，且脸部发热。

钠：适用于打喷嚏、鼻塞、流清鼻涕或者黄鼻涕等症状。

» 咳嗽

乌头：适用于经常在早上出现的短促干咳，或者是在冷风中着凉后出现的咳嗽。

泻根：适用于间歇性干咳的患者，他们咳嗽时常常整个身体都随之震动，或者饭后难以运动。

吐根：适用于咯痰、呼吸困难、有窒息感以及常伴有恶心的患者。

磷：适用于咽喉发炎或发痒所引起的干咳，常常在温度变化时咳嗽更厉害。

» 耳痛

颠茄：适用于阵发性疼痛，脸发红，耳朵周围发热，伴有发热的症状。

硫肝：针对耳朵特别疼，特别痒，如果挠的话会有脓流出来的情况。这种情况一定要马上就医，千万不能放任不管。

白头翁：适用于黄绿色的脓特别多，并且耳痛在闷或热的环境下会加重的情况。

» 花粉热

有时可以在症状出现前用几种花粉混合制成一定浓度的稀释液进行预防。另外可以选择下面的药物：

洋葱：适用于流鼻涕或流泪。

白砒：适用于眼睛发热、流热眼泪，或者流鼻涕、感觉发热、打喷嚏不能减轻痛苦的患者。

小米草：适用于不停地流清鼻涕，晚上可能会鼻塞，眼睛疼痛或有异物感，流热眼泪的患者。

» 流行性感冒

泻根：适用于感觉干热、口渴、全身痛、头痛、运动时头痛更厉害的患者。

黄素馨：适用于头和脸发热，背部感觉寒冷，头痛伴有发热但并不感到口渴的症状。

马钱子：适用于全身发冷，不能变暖，四肢和背部酸痛，胃不舒服等症状。

» 咽喉炎

乌头：适用于感冒和干燥的大风所引起的急性咽喉炎，常伴有高热和干咳。

苛性钠：适用于声音嘶哑，甚至完全失声，咽喉发热，有刺痛感，以及咳嗽等症状。

磷：适用于用声过度所造成的只能小声说话，伴有干咳，口干，想喝冷的饮料、吃冰激凌等症状。

» 鼻窦炎

硫肝：适用于鼻窦肿大，流黄色浓鼻涕等症状。

钠：适用于不断流清鼻涕，打喷嚏，头前部疼痛等症状。

无水硅酸：适用于鼻子干、堵，头痛厉害，不停地打喷嚏。症状在温度低时会恶化，在较暖和时会缓解。

» 咽喉痛

蜂蜜：治疗咽喉红肿发热，难以吞咽。

重铬酸钾：适用于有刺痛感，吞咽东西时疼痛减轻，或者一直有轻微咽喉炎的症状。早上咽喉尤其干疼，有痰。

汞：适用于咽喉有刺痛感，有痰，痰有异味的情况。

» 扁桃体炎

乌头：适用于急性发炎，扁桃体发红发热，并伴有口干。

硫肝：适用于吞咽困难，咽喉有异物感，扁桃体肿大且流脓。

石松：适用于慢性扁桃体炎，有溃疡面，上面有白点。

» 百日咳

患了百日咳最好尽快就医。这里介绍一种经常用于治疗典型突发性咳嗽的药物——茅膏菜。咳嗽发作常常会引起呕吐，茅膏菜对此症状有缓解作用。如果孩子接触了百日咳患者，最好在接触患者 24 小时内服用 3 剂 30c 的茅膏菜稀释液，可有效预防百日咳的发生。

» 冻疮

一般冻疮需要数周的时间才能完全治好，可以试试下面所列的药物。

蘑菇：适用于温度降低时冻疮加重，发痒、疼痛，皮肤发红。

碳酸钙：适用于温度较低时症状有所缓解，脚摸上去感觉特别冰凉。

石油：适用于患处除了发热和发痒，还有皮肤皲裂，特别是指尖皲裂。

» 发热

跟草药疗法一样，使用顺势疗法药物之前也要搞清楚发热的原因。下面列出的药物适用于轻热。

乌头：适用于皮肤干燥，发热，情绪不安或兴奋，以及症状来得很快。

颠茄：适用于高热，脸发红、发烫，心动过速。特别严重的发热患者可能会昏迷不醒或者特别容易激动。

北美兰草：适用于流感所引起的发热，感觉时冷时热，肌肉酸痛，可能伴有出汗。

磷酸铁：对于病因不明的低热、头痛发烫以及频繁出汗有疗效。

» 痔疮

七叶树：适用于患处干痒和刺痛，痔疮易下垂和外突。

金缕梅：适用于患处灼痛、出血。

硫黄：适用于肛门痛痒发热，站起来疼痛加剧，躺着时疼痛暂时得到缓解。

» 血液循环不畅

短期内下面的药物可以促进血液循环，但是如果症状长期出现，手指和脚趾都失去知觉，应该寻求专业医生的意见。

黑麦：适用于手脚冰凉而感觉很热，身体的其他部分感觉寒冷，手指和脚趾发白发青。用 30c 的稀释液，每 30 分钟服用 1 次，每次服 10 剂。

植物碳：适用于手脚冰凉，皮肤出现色斑。皮肤摸上去冰冷并且发青，皮肤有瘀血。

» 胃酸过多症

植物碳：适用于烧心和胃酸倒流（返酸水），这些症状常常是由于吃得太多或是喝得太多引起的。

马钱子：适用于吃得太多，喝了太多酒或咖啡所引起的恶心和胃酸过多，胃有空空的和饥饿的感觉。

» 便秘

要针对各人不同的症状来选用药物。

泻根：适用于大便干结、发黑、发硬，同时有口干的症状。

马钱子：适用于常常感觉大便没有拉干净的症状。这是由于长期暴饮暴食或长期服用轻泻剂所致。

硫黄：适用于排便时伴有疼痛和紧绷感，甚至会有灼痛，大便发黑发硬的症状。有时患者会得交替型腹泻和便秘。

» 腹泻

很多治疗腹泻的顺势疗法药物在患者服用后也具有类似腹泻的反应。最常用的 3 种药物如下。

砷酸：适用于受细菌感染所引起的腹泻，大便灼热，发黑或者呈棕黄色，很臭。

马钱子：适用于暴饮暴食、酗酒等原因所引起的交替型腹泻与便秘。饱餐之后更严重，而肠蠕动能缓解症状。

白头翁：饮食中营养过剩或脂肪含量过高，食用洋葱，过度紧张都是引起腹泻的原因。大便量常常变化。有以上情况的人适合使用白头翁（使用白头翁的人常常是很温柔、害羞、面色苍白的人，他们生病时常常会流眼泪）。

» 消化不良

如果只是偶尔消化不良，可以试试下面的药物。

硝酸银：适用于胃肠胀气、打嗝，可能伴有胃痛，想吃甜食或油腻食品，但是吃了以后胃不舒服或拉肚子。

石松：适用于胃痛和胀气，饿了只能吃少量食物，如果吃冷的食品或喝冷饮会使症状加重。

马钱子：适用于暴饮暴食所引起的消化不良，伴有疼痛、胃酸过多甚至呕吐。

» 口腔溃疡

硼砂：适用于小溃疡，口腔内感觉灼热，吃东西时甚至会流血。

汞：适用于口臭，口腔内有大的灰色溃疡，可能还伴有牙龈出血。此外它对鹅口疮也很有用。

常用顺势疗法药物的疗效

乌头：治疗焦虑、哮喘、支气管炎、感冒、咳嗽、晕厥、发热、失眠、咽喉炎、压力、经期不适。

类叶升麻：治疗神经痛、风湿病。

七叶树：治疗痔疮。

蘑菇：治疗冻疮。

洋葱：治疗花粉热。

蜂蜜：治疗昆虫咬伤或蜇伤、前列腺问题、带状疱疹、喉咙痛。

硝酸银：治疗焦虑、阳痿、消化不良、小便失禁。

山金车花：治疗青肿、烧伤、割伤和咬伤、晕厥、痛风、风湿病、眩晕、扭伤和拉伤。

砷酸：治疗焦虑、哮喘、黏膜炎、腹泻、花粉热、恶心和呕吐、牛皮癣、坐骨神经痛、带状疱疹。

金：治疗抑郁。

颠茄：治疗疖子、耳痛、发热、头痛、神经痛、前列腺肥大、小便失禁。

硼砂：治疗口腔溃疡。

泻根：治疗关节炎、支气管炎、腹部绞痛、便秘、咳嗽、胆囊炎、头痛、流行性感冒、风湿病。

碳酸钙：治疗冻疮、经前综合征。

万寿菊：治疗脓肿、脚癣、青肿、割伤和咬伤、晒伤。

斑蝥：治疗烧伤、膀胱炎、晒伤。

植物碳：治疗胃酸过多症、晕厥、胃肠胀气、血液循环不畅、静脉曲张。

健康小贴士

由高血压、脑膜炎以及脑肿瘤等引起的严重头痛并不是很多，这些需要医生的专业治疗。而对于那些无缘无故或者长期反复发作的头痛则应该要仔细诊断。当然大多数头痛都能检查出病因，同时病人可以在家自己治疗。对于事故所致的头痛，如颈椎过度屈伸损伤，最好找临床经验丰富的医生来治疗，如脊椎按压法专家或整骨疗法专家。

硫酸钙：治疗痤疮。

苛性钠：治疗咽喉炎。

春黄菊：治疗腹部绞痛、胃肠胀气、压力、牙痛。

小干果：治疗旅行疾病。

咖啡：治疗失眠。

秋水仙：治疗痉挛。

铜：治疗痉挛。

茅膏菜：治疗百日咳。

北美兰草：治疗发热。

小米草：治疗花粉热。

磷酸铁：治疗发热、流鼻血。

黄素馨：治疗焦虑、感冒、流行性感冒、神经痛、痉挛。

石墨：治疗湿疹、牛皮癣。

金缕梅：治疗痔疮、流鼻血、静脉曲张。

硫肝：治疗脓肿、痤疮、脚癣、疖子、耳痛、鼻窦炎。

黄连碱：治疗黏膜炎。

金丝桃：治疗脓肿、青肿、割伤和咬伤、晒伤。

吕宋豆：治疗抑郁、晕厥、坐骨神经痛、压力。

吐根：治疗哮喘、支气管炎、咳嗽、孕妇晨吐、恶心和呕吐。

重铬酸钾：治疗黏膜炎、偏头痛、喉咙痛。

磷化钾：治疗抑郁、阳痿。

石松：治疗胃酸过多症、消化不良、经前综合征。

磷酸镁：治疗腹部绞痛。

汞：治疗脚癣、口腔溃疡、喉咙痛、鹅口疮。

硫酸钾：治疗口腔溃疡。

花粉：治疗花粉热。

钠：治疗感冒、感冒疮、便秘、腹泻、晕厥、胃肠胀气、胆结石、头痛、消化不良、流行性感冒、失眠、孕妇晨吐、恶心和呕吐、痉挛。

石油：治疗冻疮。

磷：治疗支气管炎、咳嗽、咽喉炎。

第三节　草药疗法

从古至今，草药都是世界上使用最为广泛的一种药。草药学曾经是所有文明医学系统中最核心的部分，它的起源甚至可以追溯到人类起源之初。

近代草药学建立在数个世纪以来人们大量的实践经验上，而现代科学的研究结果再次验证了这些经验的正确性。现在全世界仍然有80%的人在日常的治疗中使用草药。而在现代西医中也有20%的药是从草药中提取出来的。

草药倡导的是一种自然疗法，因而它被广泛用于日常治疗和护理中。

运用草药疗法治病

》焦虑

很多草药都有极好的缓解焦虑的功效。试着用下面所给的一种或几种草药泡茶。

春黄菊：具有放松以及促进消化的功能。春黄菊茶包到处都可以买到。

蜜蜂花：对于轻度焦虑，蜜蜂花茶可以长期饮用；新鲜的蜜蜂花味道更佳，取几枝泡茶，早晚饮用。

莱姆花：是一种极佳的晚上饮品，能舒缓精神，减缓消化速度和心率。

黄芩：有很好的放松效果。通常很容易买到它的药片。

缬草：是一种强效的弛缓剂，能够缓解身心紧张。最好是服用其药片，或者饮用5毫升含有它的药酒，因为用它泡的茶实在是太难喝了。

》抑郁

传统方法治疗抑郁注重体内的各个系统，特别是肝脏。有苦味的草药被认为可以刺激食欲，还可以作为滋养品。比如几滴龙胆根（龙胆属植物）所制的药酒就可以缓和抑郁情绪。下面所列出的草药可以拿来泡茶喝，或者做成浸泡液，这样药效更强。

琉璃苣：能够刺激肾上腺，还可以作为日常滋补品。最好用它泡茶喝，只适合短期饮用。

燕麦秆：它能从多方面促进神经恢复元气。每次服用20滴燕麦秆制的药酒，1日2次；或者在日常主食中加入足够的燕麦，比如说谷类。

迷迭香：对神经性疲劳所引起的抑郁很有效，同时也适用于头痛和消化缓慢。

马鞭草：一种能使人放松的滋补品，对病后恢复过程中的抑郁非常有效。

》头痛

头痛初期泡草药茶喝可以防止头痛加重；而对于严重头痛以及头痛反复发作，则要用草药制成浸泡液喝，或者谨遵医嘱。

春黄菊：对发怒所引起的头痛，以及由于暴饮暴食或消化不良后的食管堵塞所引起的头顶轻微疼痛有较好疗效。

莱姆花：能够松弛神经，对紧张所致的头痛很有效，如果和薄荷一起使用则疗效更加明显。

薄荷：对消化不良或鼻窦炎所引起的头痛有很好的疗效，对退热尤其有帮助。

迷迭香：适用于疲劳或抑郁，以及发怒所引起的头痛。对于酒醉后的头痛，用迷迭香和薄荷泡的茶有非常神奇的疗效，但是预防永远先于治疗。

》失眠

春黄菊：能够使大脑和胃放松，调节消化，促进睡眠。

牛膝草：它是一种非常温和的镇静剂，

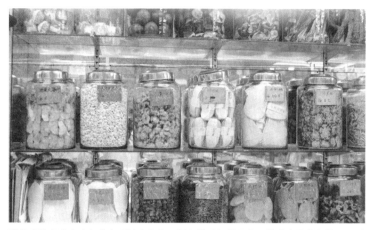

草药疗法事实上在各个文明社会存在已经有数千年的历史。传统中医药学就可以追溯至 5000 年以前。

能够改善鼻充血和感冒引起的失眠。

蜜蜂花：它能帮助神经系统恢复平衡，对于小孩也很安全。新鲜蜜蜂花味道更好，它可以用来日常泡茶喝。

莱姆花：能够用来放松和止痛，可以减缓头痛或其他疼痛。

西番莲：是一种较强的镇静剂和止痛药，然而它没有任何副作用。很多治疗失眠的草药药片里都含有这种草药。

» 偏头痛

春黄菊：适用于轻微的、伴有阵发性疼痛和恶心的头痛，加入生姜对缓解恶心的效果更好。

小白菊（解热菊）：可以日常服用来治疗头部伴有紧绷感的"冷"偏头痛。这种草药的药片也很容易买到。

迷迭香：对紧张所导致的偏头痛以及局部受热可以减轻疼痛的偏头痛具有很好的疗效。

» 神经痛

圣约翰草：它具有消炎和滋养神经的作用。这种血红色的精油是把这种草药的花朵浸泡在纯植物油里得到的，对于局部止痛和治疗特别有效。

马鞭草：具有镇静和滋养神经的作用，

通常对过度疲劳所引起的神经痛有很好的疗效。

» 坐骨神经痛

春黄菊和薰衣草所制的浸泡液对减少肌肉痉挛和消炎有非常好的效果，可以减轻疼痛。对于大腿或小腿的急性痉挛，可以用痉挛树皮熬制成药汁后，再热敷于疼痛处；或者直接饮用一小杯，这都具有很好的止痛作用。

» 带状疱疹

薰衣草精油对局部疼痛疗效显著。可以用薰衣草花朵制成浸泡液，其止痛效果特别好。对于水疱消失后的长期疼痛，可以用燕麦秆一类的草药来止痛：可以制成药酒每日服用 20 滴，每日 2 次；也可以在主食中加入燕麦片长期食用，如熬成燕麦粥。针对疼痛所致的抑郁，每天早上饮用一满杯迷迭香的浸泡液具有神奇的疗效，而每天晚上喝一杯莱姆花茶则可以让你睡个好觉。

» 压力

针对压力所引起的不安，可以选用一些具有放松功能的草药浸泡液饮用，如薰衣草、莱姆花或蜜蜂花。针对急性的紧张则可以试试缬草——由于味道特别不好，最好购买它的药片。特别疲惫的时候可以饮用迷迭香、马鞭草或石蚕的浸泡液，或者是这 3 种草药浸泡液的混合液，它具有很好的滋补功能。在日常主食中加入燕麦，对神经也有很好的滋补作用。

» 哮喘

针对不同患者的需求，专家会推荐一些具有减轻过敏反应、扩张支气管作用的药物。

哮喘不发作时，饮用春黄菊、小米草和薰衣草混合制成的浸泡液能够帮助清理呼吸道，加固黏膜，消炎和减轻支气管过敏反应。

» 支气管炎

针对不同程度的支气管炎有很多神奇的草药疗法，如果你担心的话最好去找专业医生治疗。症状刚刚出现时，患者可能会感觉寒冷，这时用新鲜生姜泡一杯热茶（加点辣椒效果更好）喝，很快就能使身体暖和起来。伴有疼痛的剧烈咳嗽的患者可以饮用药用蜀葵叶（蜀葵属）、牛膝草和麝香或者白苦薄荷（一种抗痉挛和化痰的药）的浸泡液。长期食用大蒜，特别是新鲜大蒜，不仅能帮助抑制支气管分泌过多黏液，同时还具有强效的抗感染作用，能帮助抵抗各种呼吸道感染。

» 黏膜炎

除了用精油吸入法来缓解短期不适，还可以用任何一种上面所提到的精油制作浸泡液来饮用，或者用一把薄荷叶、桉树叶和春黄菊花加1升开水制成浸泡液。另外，下面几种草药的浸泡液对黏膜炎有很好的治疗作用。

猫薄荷：缓解鼻塞，促进鼻子的血液循环。

接骨木花：具有消炎、治疗黏膜肿胀，以及抑制黏液分泌的作用。

一枝黄花：收敛剂，能清理黏膜，抑制过多的黏液分泌。

牛膝草：能够缓解浓鼻涕症状，调整呼吸，同时能够有效地解决呼吸困难所致的睡眠问题。

» 感冒

辣椒：每次使用1.25克辣椒粉，对刺激血液循环特别有效。

肉桂：取一根桂皮，折断放入其他草药的浸泡液中。它具有补阳、除寒、通血脉的

功效。

生姜：把一小片新鲜生姜放进药液中可以释放出更多热量。

» 咳嗽

款冬：是治疗咳嗽的最好的草药之一，特别适用于发炎性、间歇性咳嗽。它能够使黏液变稀，同时缓解痉挛。

牛膝草：针对休息不好和发炎所引起的咳嗽，具有放松和镇静的效用。

药用蜀葵：一种止痛剂，能够作用于发炎的呼吸道。针对伴有疼痛的剧烈干咳，它具有镇痛的作用。

麝香：具有强效的杀菌作用，对于由呼吸道感染所引起的干咳特别有效。

白苦薄荷：除痰剂，使浓痰变稀，从而达到有效清除的效果。

» 耳痛

热敷是最有效的方法。另外用春黄菊制成浸泡液饮用也可以达到同样的效果。大蒜外用能帮助消除黏膜炎，抑制感染。具体做法是：把一瓣大蒜碾碎后放入5毫升橄榄油中，轻轻地取几滴滴入耳中。注意操作要小心，以免弄破鼓膜。它能够帮助提高血液温度，具有很好的抗炎作用。

» 花粉热

春黄菊和小米草这两种草药对于减轻花粉热的症状效果特别好。它们都适用于泡茶和制成浸泡液：若用它们泡茶喝，每日2～3次，可以有效地消炎和清除鼻涕（如果病情较为严重，饮用它们的浸泡液效果更明显）；若用它们制成浸泡液，待药液冷却后把准备好的棉纸浸入，取出敷于眼部，能够有效地缓解眼睛发炎或发痒。

如果流清鼻涕，选择饮用这两种草药的浸泡液。浸泡液里还可以加入下面的草药：

落地常春藤：收敛剂，能够抑制过多黏

液分泌并使其变干。

长叶车前草：也具有抗黏膜炎和收敛的功效，能够强化黏膜抵抗力，治疗黏膜炎。

» 流行性感冒

在感冒初期感觉寒冷时，用肉桂泡热茶喝（把肉桂折断放入茶壶中，可以加 2.5 克辣椒或者再加点碾碎的生姜）。感觉稍微暖和一点儿以后，再饮用猫薄荷或接骨木花所制成的浸泡液来刺激出汗。对于肌肉疼痛可以饮用北美兰草的浸泡液，或者是它与上面提到的任何一种草药混合制成的浸泡液。

多吃大蒜，特别是生大蒜可以刺激免疫系统，防治支气管炎等疾病。热大蒜面包或吐司适合平常食用。

» 咽喉炎

可以用药酒进行局部治疗（有很多种草药的药酒对此都很有效），或者用凉的浸泡液也可以。可以选择下面这些具有收敛作用的草药：鼠尾草、麝香、龙牙草或者覆盆子叶，它们具有收缩肿胀的黏膜的作用。如果要让疗效更显著，可以在药酒里加入药用蜀葵，或者用药用蜀葵根熬成药液内服，每日 3 ~ 4 次，每次 10 毫升。

警告 ⚠️

尽管草药给人的印象是"天然的"，因此比西药更安全，但它们的功效也很强大，仍然需要像对待西药那样谨慎使用。许多制剂有潜在的毒副作用。值得一提的是，许多植物食品和草药制剂所含有的成分可能有干扰血凝的作用，并可能与华法林之类的抗凝血药物存在危险的交叉作用。

另外，用于销售的制剂中可能有掺假现象和被污染的产品，举例说，自称为"草药"的制剂中实际上含有类固醇和苯二氮卓类等西药成分。一些制剂发现存在重金属污染现象，包括铅和砷。因为草药产品销售在大多数国家管控不严，标签上写的成分可能与实际并不一定符合。

» 鼻窦炎

猫薄荷：缓解鼻塞，使浓鼻涕变清。

接骨木花：通过促进局部循环来治疗炎症，治疗长期黏膜炎，缓解鼻塞。

北美黄连：收敛剂，适用于黏膜肿胀发炎，具有清热的作用。这种草药非常昂贵而且难以找到，所以建议服用它的药片，每天最多 500 毫克。

另外，常吃大蒜，生大蒜或大蒜丸都可以，能够有效地抗感染。

» 咽喉痛

有条件的话，用下列草药制成药酒或者制成凉的浸泡液。龙牙草、鼠尾草和麝香都具有收敛和加固黏膜的作用，后两种草药还具有杀菌的功能。如果选用没药制成药酒，效果会更好；也可以将没药跟上面列举的草药中的一两种同时使用。如果制作浸泡液，可以在里面加上 2 根甘草根或者加入与其他草药等量的药用蜀葵，能增加疗效。

» 扁桃体炎

如果扁桃体炎反复发作，每天食用大蒜是一个很好的办法，大蒜胶囊或者新鲜大蒜都可以。可以用来治疗慢性扁桃体炎的草药还有紫锥菊，它能够增强人体免疫力，可以服用它的药片或者是用它制成药酒，每次饮用 20 滴，每日 2 次。

» 百日咳

在咳嗽症状出现的初期就开始用草药泡茶喝，不要任病情发展，直到发展成百日咳。上面提到的蒸汽疗法具有祛痰的作用。对于婴幼儿，可以把草药茶冲淡了再给他们喝；而大一点儿的孩子则需要喝冲淡了的草药浸泡液。下面所列出的草药都适用于该病，根据不同症状选出一种最合适的。

春黄菊：有助于平静情绪，缓解黏膜炎和恶心。

款冬：最好的止咳药之一，有助于缓解痉挛性咳嗽。

薰衣草：具有祛痰、减轻咳嗽、促进呼吸以及平静情绪的作用。

麝香：能够强效杀菌，缓解干咳，而干咳可能就是百日咳的前兆。

白苦薄荷：是一种很好的除痰剂，能够使浓稠的痰液变清，同时可以缓解痉挛。

这里还有另外一种具有神奇作用的疗法：取 2 瓣大蒜，切碎或磨碎，放入 15 毫升蜂蜜中，放置数小时或者过夜。每次喝 5 毫升，直接喝或者冲淡了喝都可以，每日 4 次。

» 冻疮

每次洗脚时在洗脚水中加入用新鲜生姜熬制的药液（每 750 毫升水中放入 15 克生姜），或者直接把生姜泡的茶倒在洗脚水中，用辣椒水效果会更好。但是如果皮肤表面已经溃烂就不要用辣椒。

用上面所讲的草药泡茶喝也可以促进血液循环。西洋蓍草的浸泡液对毛细血管具有较为温和的作用，它能够扩张手和脚上的毛细血管，有助于增加手脚温度。

常用草药及功效

龙牙草：治疗膀胱炎、腹泻、咽喉炎、喉咙痛。

芦荟：治疗烧伤、水痘、割伤和咬伤、尿布疹、晒伤。

大茴香：治疗腹部绞痛。

石蚕：治疗压力。

北美兰草：治疗发热、流行性感冒。

琉璃苣：治疗抑郁。

布枯：治疗膀胱炎。

牛蒡：治疗痤疮、疖子、湿疹。

万寿菊膏：治疗割伤和咬伤、尿布疹。

芫荽：治疗腹部绞痛。

猫薄荷：治疗耳塞、黏膜炎、腹部绞痛、发热、胃肠胀气、流行性感冒、鼻窦炎。

辣椒：治疗支气管炎、冻疮、感冒、流行性感冒、血液循环不畅。

芹菜子：治疗关节炎、膀胱炎、痛风。

春黄菊：治疗脓肿、胃酸和胃痛、焦虑、哮喘、昆虫咬伤或蜇伤、烧伤、黏膜炎、水痘、腹部绞痛、膀胱炎、腹泻、耳痛、胃肠胀气、水肿、胆囊炎、花粉热、头痛、消化不良、失眠、更年期问题、偏头痛、孕妇晨吐、尿布疹、恶心和呕吐、痛经、经前综合征、牛皮癣、坐骨神经痛、晒伤、牙痛、百日咳。

蔓荆子：治疗更年期问题和经前综合征。

繁缕：治疗湿疹、昆虫咬伤或蜇伤。

肉桂：治疗感冒、发热、流行性感冒。

猪殃殃：治疗疖子、湿疹、水肿、牛皮癣。

款冬：治疗咳嗽、百日咳。

紫草：治疗青肿、割伤和咬伤、湿疹、

尿布疹、扭伤和拉伤。

紫锥菊：治疗痤疮、脚癣、疖子、口腔溃疡、鹅口疮。

茅草：治疗水肿。

痉挛树皮：治疗痉挛、痛经、坐骨神经痛。

达米阿那：治疗阳痿。

蒲公英叶：治疗水肿、风湿病。

蒲公英根：治疗痤疮、疖子、便秘、湿疹、胆囊炎、牛皮癣、风湿病。

野荨麻：治疗湿疹、牛皮癣。

莳萝：治疗腹部绞痛、胃肠胀气。

南非钩麻：治疗痛风。

接骨木花：治疗痤疮、昆虫咬伤或蜇伤、黏膜炎、感冒、发热、感冒疮、血液循环不畅、鼻窦炎、晒伤。

桉树：治疗黏膜炎。

月见草：治疗湿疹、经前综合征。

小米草：治疗哮喘、花粉热。

茴香：治疗腹部绞痛、胃肠胀气、水肿。

小白菊：治疗关节炎、偏头痛。

大蒜：治疗脚癣、疖子、支气管炎、膀胱炎、腹泻、耳痛、流行性感冒、血液循环不畅、鼻窦炎、鹅口疮、百日咳。

龙胆根：治疗抑郁。

生姜：治疗关节炎、支气管炎、冻疮、感冒、腹部绞痛、痉挛、发热、胃肠胀气、流行性感冒、偏头痛、孕妇晨吐、恶心和呕吐、血液循环不畅、风湿病、旅行疾病。

一枝黄花：治疗黏膜炎。

川贝母：功能主治 化痰止咳，清热润肺。对肺热燥咳，干咳少痰，阴虚劳嗽，咯痰带血有疗效。

胖大海：利咽解毒，清热润肺，润肠通便。用于肺热声哑，咽喉干痛，干咳无痰，头痛目赤，热结便秘。

枇杷叶：降逆止呕，清肺止咳。对肺热咳嗽，胃热呕逆，气逆喘急，烦热口渴有疗效。

朱砂：安神解毒，清心镇惊。对心悸易惊，失眠多梦，小儿惊风，癫痫发狂，口疮，视物昏花，喉痹，疮疡肿毒均有疗效。

酸枣仁：宁心，补肝，生津，敛汗。用于惊悸多梦，体虚多汗，虚烦不眠，津伤口渴。

冬虫夏草：止血化痰，补肺益肾。用于久咳虚喘，劳嗽咯血，腰膝酸痛，阳痿遗精。

人参：补脾益肺，生津，大补元气，生脉固脱，安神。用于肢冷脉微，体虚欲脱，肺虚喘咳，脾虚食少，内热消渴，津伤口渴，惊悸失眠，久病虚羸，心力衰竭，阳痿宫冷；心源性休克。

天麻：平肝息风止痉。用于头痛眩晕，肢体麻木，癫痫抽搐，小儿惊风，破伤风。

白芍：养血调经，平肝止痛，敛阴止汗。用于头痛眩晕，四肢挛痛，胁痛，腹痛，月经不调，血虚萎黄，自汗，盗汗。

枸杞子：益精明目，滋补肝肾。用于腰膝酸痛，虚劳精亏，内热消渴，眩晕耳鸣，血虚萎黄，目昏不明。

第四节　物理疗法

物理疗法在很多方面都与我们的健康息息相关，其原理是：人体本身有着很强的自愈能力，能够自己克服疾病，恢复生理平衡。物理疗法教育患者利用合理膳食、科学运动、适度放松、呼吸新鲜空气，以及水疗来增强人体自愈能力。这种疗法强调身体自己恢复，同时突出以防为主，以治为辅。

运动是自助物理疗法的一个主要方式，运动量一定要控制在自己感到舒适的限度以内。做体操和正确的呼吸都是运动的一部分，不正确的呼吸可以导致过度疲劳。同样，保证适度的休息和放松也极为重要（在当今快节奏的生活中说到容易做到难）。当然，物理疗法会在这几方面给出合适的建议。

运用物理疗法治病

» 焦虑

除了广为流传的运动如瑜伽或冥想能够帮助减轻长期的焦虑，一些轻微的运动或者热水浴也能帮助缓解紧张的情绪。早上补充维生素，晚上补充钙既能满足神经系统的营养需要，又能让身体整天都保持自然活力。人们之所以习惯晚上饮用奶制品就是因为它富含钙——一种天然的镇静剂。

» 抑郁

首先要做的事是检查自己的食谱，要确保日常饮食能够给神经系统提供足够的营养。减少咖啡、茶、糖分和酒精的摄入量。多吃天然食品，如果营养不够，要增加蛋白质的摄入。

多参加锻炼也是一种积极的做法，它能有效促进血液循环，增强肌肉以及增加氧气摄入量。锻炼最大的困难是缺乏动力，所以在健身房报一个班可能会比自己单独运动更易于成功。

除了日常饮食以外，要补充各种身体所需的矿物质和维生素，做到广泛摄入营养。

» 头痛

一般说来，物理疗法更强调预防，即通过改变生活方式来减少可能引起头痛的因素。对于长期受头痛之苦的人来说，制订营养全面丰富的食谱，少喝酒、咖啡和茶，多做运动，多呼吸新鲜空气等措施对减少头痛发生频率都有很大的帮助。要多喝水或者饮料等流体，因为脱水也可能引起头痛，特别是长期工作在不通风的环境下以及长期熬通宵的人要注意这一点。要避免极其不规律的饮食，因为不规律的饮食是导致头痛的原因之一（比如暴饮暴食就会导致血糖升高，引起头痛）。有时 B 族维生素片可以帮助缓解

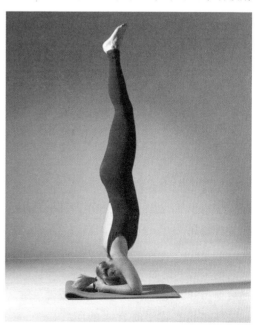

有背部和眼睛疾患、高血压、凝血障碍、动脉硬化症或骨质疏松的人应该避免倒立姿势的动作，如倒立。在极少数情况下，一些姿势带来的血流增加可导致休克。

精神疲劳。对于发热、充血性头痛要采取在前额冷敷的方法。如果再用热水泡脚效果会更好，因为这样可以促进血液循环。

» 失眠

白天多做运动，多呼吸户外的新鲜空气可以保持整天的活力。早起对于治疗失眠也很有好处，这样能够调节平衡。不要在不通风的房间里睡觉，晚上不要喝咖啡、茶或者可乐。

睡前食用一些含钙或镁的补充剂能够帮助放松，用热草药茶服下更佳。如果你没有任何黏膜炎可以喝一杯热牛奶。

» 偏头痛

一定要注意日常饮食，避免饮用茶、咖啡、酒（特别是红酒）；不要吃生肉、奶酪、巧克力、西红柿和鸡蛋。多吃鱼，生沙拉；多喝水等流体，因为脱水也能导致偏头痛。试试B族维生素片，看看能不能减轻疼痛。偏头痛发作时，通过运动或按摩脖子和肩膀来缓解压力。

» 神经痛

用冷热敷的方法就能减轻疼痛，热敷3~4分钟，冷敷最多1分钟，交替进行。对于慢性神经痛，补充B族维生素能够很好地滋养神经系统。另外，找一些能减轻压力的方法，如休闲娱乐或瑜伽。

» 坐骨神经痛

适用于神经痛的热敷和冷敷同样适用于坐骨神经痛。可以进行不太剧烈的运动，但是要注意疼痛一发作就要马上停止。检查你平时的姿势，比如弯腰捡东西等。弯腰时仍然要保持背部挺直，让腿部弯曲或者承重。

仔细检查你平时常坐的那些椅子。坐的时候应该背部靠着椅背，如果想更舒服点还可以在背后放一个垫子。一般要避免

保持一个姿势太长时间，因为这样会导致肌肉紧张或僵硬。比如坐长途汽车旅行时，中途要休息几次；坐火车时，可以在车厢里走动一会儿。

» 带状疱疹

避免和水痘患者接触，尤其当你感到筋疲力尽时。现实生活中你可能得照看自己患了水痘的孩子，所以要做到这点有时并不容易。可以在患者的房间里喷上精油，每600毫升植物喷剂中加入10~15滴精油。

如果你身上出现带状疱疹的前兆，把新鲜柠檬切开涂于感觉不适的地方。带状疱疹发作时用盐水沐浴可以减轻疼痛，加速治愈。同时补充B族维生素来滋养神经，缓解压力，保持健康的生活方式。

» 压力

检查饮食，停止饮用所有带刺激性的饮品，如咖啡、茶或可乐，它们的作用过后只会让你的大脑更加疲劳。减少酒的饮用量，少量饮用可能能够帮助你放松，但是它很有可能成为一种危险的习惯，因为无论量的多少，酒都具有镇静剂的作用。

多做运动，这不仅能消耗过多的肾上腺素，同时还能够有效地培养我们身体和精神上的毅力。深呼吸能够给大脑提供更多的氧气，而氧气是大脑最好的补品。此外，全面补充维生素和矿物质也会有用，因为疲劳状态下身体消耗营养速度更快。

» 哮喘

对于儿童哮喘，或者常伴有稠厚黏液栓的患者，可以试试改变饮食习惯，暂时停止饮用牛奶，少食糖果和含糖食品，多吃蔬菜和水果。

呼吸练习对治疗很有帮助，特别是迟发性哮喘或者运动反而加重病情的情况。练习深呼吸的最简单的方式就是吹气球，为达到

最大的效果最好是把气球吹爆。经常进行背部按摩可以帮助放松肌肉，增强血液循环。用冷敷或者热敷作用于上背或者前胸也可以通过刺激肺部血液循环，帮助清理黏液。

» 支气管炎

　　少吃易刺激痰液产生的食品，主要是奶制品和高碳水化合物食品，如蛋糕和馅饼。天气潮湿或有雾时最好待在室内，但要注意保持室内不要太干燥或者太热。慢性支气管炎患者在天气晴朗的时候散散步或者做做其他的运动都能够促进更好地呼吸。热敷或者冷敷的方法能够刺激肺部血液循环，促进呼吸。

» 黏膜炎

　　避免所有刺激黏液分泌的食物，特别是牛奶和其他奶制品，以及高碳水化合物食品，多种谷物加牛奶的早餐都属于这一类，如馅饼、蛋糕等。多喝热的果汁。对于普通感冒所引起的黏膜炎，应该每天补充约500毫克的维生素C。

　　长期食用大蒜特别是生大蒜可以防治呼吸道疾病。很多人讨厌大蒜味儿，所以在感冒流行的时候就容易被传染。散发这种味道的成分叫蒜素，是大蒜所有成分中最具有抗感染作用的，而这种具有挥发性的蒜素99%的部分都由肺部排出，所以它对呼吸系统有很大的好处。无味的大蒜胶囊或药丸也具有很好的疗效，但还是比不上生大蒜的作用。

» 感冒

　　增加维生素C的摄入量，感冒刚出现时可以服用最多2000毫克的维生素C含片，但如果感冒已很严重，就不要吃那么多，否则会导致肠道疾病。每天只能服用500毫克左右，直到感冒所有症状全部消失。另外一种是饮用含锌的补充剂，每3～4小时饮用200～300毫升含锌量为20毫克的补充剂（不要同时服用其他具有同样功效的药物）。

　　多吃富含维生素A、B族维生素、维生素C的水果，多吃生大蒜。少吃含糖、含淀粉量高的食品以及奶制品。只吃新鲜水果和沙拉，多喝流体如热果汁或草药茶，这些都有助于身体更好地抵御感冒。

» 咳嗽

　　咳嗽时嗓子通常有很干很疼的感觉，服一勺蜂蜜可以缓解症状，或者在蜂蜜中加入一点儿切碎的生洋葱或生大蒜，这种方法不太常用，却很有效。停止食用所有的奶制品，可以止痰。

　　用吸入法或者热敷的方法都有除痰和促进肺部功能的作用。

　　咳嗽有所减轻后，不要马上恢复原来的饮食习惯，不要食用很多含糖量高的食品或奶制品，如蛋糕和馅饼。这样会降低身体的抗感染能力，导致咳嗽一直不能完全消除甚至重新严重起来。

　　当儿童咳嗽，或者咳嗽原因不明且持续很久时，最好寻求专业医生进行治疗。同样，如果痰液是黄绿色，这代表着可能已经出现了感染，应该尽快找医生治疗。

» 花粉热

　　减少奶制品的食用可以抑制分泌过多的黏液。如果症状很严重，摄入大量的维生素C（如果不出现腹泻，每天最多可以服用2000毫克），它具有抗组胺的功能。

　　用凉的蒸馏水或者专门的洗眼水轻轻冲洗眼睛，可以暂时缓解不适，也可以用鼻子吸入蒸馏水，把花粉冲洗出来。

» 流行性感冒

在感冒初期泡个热水澡，在浴缸里加入30～40毫升泻盐，泡完澡后直接上床睡觉。

控制饮食，多喝果汁，直到高热退去，然后逐渐吃些水果、蔬菜和全麦食品。如果身体总是发热和出汗，用凉毛巾敷于胸部和全身。

感冒症状刚刚出现时，大量服用维生素 C，可以增强免疫力。刚开始每天最多可以服用 3000～4000毫克，过 3～4 天后用量减少到每天 500 毫克，直到身体完全康复。

» 咽喉炎

限制奶制品以抑制痰液过多分泌，多喝果汁。用毛巾冷敷于咽喉处，如果咽喉痛已经持续了一段时间，可以在冷敷之后再使用热敷。服用含锌口服液不仅可以缓解咽喉疼痛，还可以直接防止感染。除了多吃水果多喝果汁，每日补充 500 毫克的维生素 C 也有很大帮助，坚持服用数天，或者饮用柠檬汁和蜂蜜饮品。

» 鼻窦炎

马上停止饮用所有奶制品，并严格限制白面包、馅饼、蛋糕等食品。多吃新鲜水果和蔬菜。尽量避免待在吸烟的环境中。不要搭乘飞机，因为如果是鼻道急性发炎或阻塞，在大气压力下会特别疼痛甚至可能引起鼓膜破裂。

采用冷敷和热敷交替的方法（或者直接在鼻子周围喷点水也可以），首先热敷 3 分钟，然后改冷敷，冷敷不超过 1 分钟，如此重复 2～3 次。这样可以缓解鼻塞和发炎，还能缓解疼痛。同时可以用精油吸入来作为这种方法的补充。

» 咽喉痛

对于成人和青少年可以节食 1～2 天，只喝果汁；而对于儿童和婴儿则减少奶制品食用量，多喝果汁。如果咽喉红肿发热，试试用冷毛巾敷在脖子周围。有条件的可以服用含锌口服液。少说话，尽量待在温暖的环境中。在现代办公室干燥的空调房里常常容易导致咽喉痛，一定要多喝水，采取一些措施增加空气湿度，比如在房间里放上一盆植物。

» 扁桃体炎

患了扁桃体炎应该消灭病菌，否则可能引起更严重的问题。这说明扁桃体本身很容易受感染，这种感染可能会更进一步引起淋巴组织感染，伴有鼻塞等症状。

出现这些症状时，最好暂时停止饮用奶制品。任何情况下都要多喝流体，特别是果汁。鲜榨柠檬汁加蜂蜜具有很好的杀菌作用。如果扁桃体炎反复发作，就意味着身体抵抗力低，需要寻求专业治疗。

» 百日咳

多喝流体，特别是在咳嗽引起呕吐时。同时吃清淡一点儿的食物，不要大吃大喝。少吃奶制品可以抑制痰液分泌，食用容易消化的食物。

对于稍微大一点儿的孩子，可以每天补充约 500 毫克的维生素 C，连续服用数周，有助于增强身体免疫力。如出现腹泻则相应减少用量或者停用。

在最初症状有所缓解后的相当长的一段时间内，仍然要坚持吃清淡而营养全面的食物，少吃奶制品，因为任何刺激痰液分泌的食物在数周内都可能引发更多的问题。

» 冻疮

用热水和冷水交替洗脚和洗手，先用热水（水不要太热）泡 4 分钟，再用冷水泡最多 1 分钟，然后把手或脚充分擦干。如此每天晚上重复做 10～15 分钟，如果需要的话连续做 1 周。每天轻轻摩擦手和脚，这样可以促进血液循环。

多食用富含维生素 C 的食物，如新鲜水果和土豆。如果冻疮很严重的话，可以直接补充维生素 C，每天的摄入量不超过 1克，直到症状有所改善。还可以同时补充维生素 E，每天 300 ～ 400 个国际单位，因为它可以增加血管弹性。

» 发热

避免剧烈运动，多休息，不要盖太厚的被子，保持房间通风。多喝果汁、草药茶和水，少吃东西，直到体温降至正常。如果体温太高要用海绵蘸温水擦拭脸和胸部。全身冷敷有助于身体散热：把一条大浴巾浸在冷水里，然后裹在身上，再把更大一点儿的干毛巾或干毯子包在身体上。

运用自然疗法需要注意，如果有人发高热到昏迷不醒或是全身痉挛，一定要马上送去医院治疗。儿童发热时抽筋的可能性较大，但是对于成年人来说，这种情况很少发生。

» 痔疮

无论是哪种疗法的专家都会给出关于饮食的建议：多吃新鲜蔬菜和水果来摄取足够的食物纤维很重要，这能够帮助减轻便秘症状。热敷、冷敷或者热水浴、冷水浴能促进局部血液循环，缓解便秘；偶尔冰敷则可以缓解血管肿胀。运动能够促进血液循环畅通。有条件的话，可以咨询医生。还要注意不要站立太久。

» 血液循环不畅

有些物质会引起外围血管收缩，特别是咖啡因和烟碱，所以少喝咖啡、少抽烟绝对有好处。在冷天里尽可能地通过手腕和脚踝的运动来保持手脚暖和。补充维生素 C（每天最多 500 毫克）和维生素 E（每天最多 400 毫克）也能促进血液循环，增强血管壁的弹性。

» 胃酸过多症

喝一杯牛奶可以暂时中和胃酸。但是这并不是一个长远的解决办法，因为奶制品也会引发一些胃的疾病。出现较严重的胃酸过多症最好在 24 小时内不要吃固体的食物，热敷腹部可以减轻疼痛。几天内不要碰咖啡、酒、香烟、巧克力、甜馅饼以及辛辣食品。如果胃酸过多长期反复发作，最好能慢慢把这些东西都戒掉。

» 便秘

多吃新鲜蔬菜和水果、全麦食品和豆类食品以获取足够的食物纤维。麦麸里面所含的食物纤维过多，所以不宜单独食用，可以作为饮食的一部分，每次只吃少量。要多做运动，特别是锻炼腹肌。还要常做深呼吸，从而可以使膈肌上下运动，这能够间接地按摩结肠，促进肠蠕动。

对于接受抗生素治疗所引起的便秘，可以用补充维生素 B 来刺激肠内的有益菌增长，或者也可以补充乳酸菌。每天喝原味酸奶有助于治疗便秘。如果这还不够，或者肠胃对奶制品过敏，可以试试服用富含有益菌的药片。